靶器官毒理学丛书
TARGET ORGAN TOXICOLOGY SERIES

神经系统毒理学
Neural System Toxicology

主编 赵超英 姜允申
主审 常元勋

北京大学医学出版社

图书在版编目（CIP）数据

神经系统毒理学/赵超英，姜允申主编. —北京：北京大学医学出版社，2009
ISBN 978-7-81116-802-0

Ⅰ. 神… Ⅱ. ①赵…②姜… Ⅲ. 神经系统—毒理学 Ⅳ. R99

中国版本图书馆 CIP 数据核字（2009）第 070075 号

神经系统毒理学

主　　编：	赵超英　姜允申
出版发行：	北京大学医学出版社（电话：010-82802230）
地　　址：	（100191）北京市海淀区学院路 38 号　北京大学医学部院内
网　　址：	http://www.pumpress.com.cn
E - mail：	booksale@bjmu.edu.cn
印　　刷：	北京东方圣雅印刷有限公司
经　　销：	新华书店
责任编辑：	靳新强　　责任校对：金彤文　责任印制：郭桂兰
开　　本：	880mm×1230mm　1/32　印张：16.75　字数：450 千字
版　　次：	2009 年 10 月第 1 版　2009 年 10 月第 1 次印刷　印数：1—2000 册
书　　号：	ISBN 978-7-81116-802-0
定　　价：	53.50 元

版权所有，违者必究

（凡属质量问题请与本社发行部联系退换）

本书由
北京大学医学部科学出版基金
　　　　　　　　资助出版

编写人员名单

主　　　　审	常元勋	北京大学公共卫生学院	
主　　　　编	赵超英	北京市疾病预防控制中心	
	姜允申	南京医科大学公共卫生学院	

编　　　　委（以编写章节前后顺序排列）
- 姜允申　南京医科大学公共卫生学院
- 肖　明　南京医科大学解剖教研室
- 莫宝庆　南京医科大学公共卫生学院
- 倪春辉　南京医科大学公共卫生学院
- 陆荣柱　江苏大学医学院预防医学系
- 李　忠　南京医科大学公共卫生学院
- 穆效群　北京市疾病预防控制中心
- 卢庆生　北京市疾病预防控制中心
- 马　玲　北京市疾病预防控制中心
- 马　彦　北京市疾病预防控制中心
- 仝国辉　北京市疾病预防控制中心
- 马文军　北京大学公共卫生学院
- 宋玉果　北京市朝阳医院
- 粟建林　北京市疾病预防控制中心
- 谭壮生　北京市疾病预防控制中心
- 李　煜　北京市疾病预防控制中心

作 者 名 单（以编写章节前后顺序排列）
- 叶　洋　南京医科大学公共卫生学院
- 杜宏举　北京市疾病预防控制中心
- 丛　泽　北京大学公共卫生学院
- 许迎春　北京大学公共卫生学院
- 李　芳　北京市疾病预防控制中心

秘　　　　书　赵　茜　谭壮生

本书编审组成员　常元勋　赵超英　姜允申　马　玲　谭壮生

《靶器官毒理学丛书》编审委员会

主 任 委 员　常元勋
副主任委员　赵超英　朱宝立　姜允申
委　　　员（按姓氏汉语拼音排序）
　　　　　　贾　光　马文军　茆文革　彭双清
　　　　　　谭壮生　唐　萌　王民生　张恒东
　　　　　　张增利　赵振东　周志俊
秘　　　书　赵　茜　谭壮生

序

《靶器官毒理学丛书》以机体各系统（器官）为"靶器官"，以靶器官损伤与外源化学物的关系为切入点，全面总结和介绍外源化学物对神经、血液、心血管、呼吸、免疫、消化、泌尿和生殖系统，以及眼、皮肤与骨的毒性表现、毒性机制、防治原则。重点介绍近几十年来外源化学物对人和动物致突变、生殖发育（致畸）毒性及致癌性。这将填补我国这一领域的空白。

本丛书是国内第一套全面介绍外源化学物对各系统（器官）损伤的丛书。北京大学医学出版社委托常元勋教授担任本丛书总主编，组织全国部分院校、省（市）疾病预防控制中心的教授、研究员，作为本丛书各分册的主编。

本丛书作为毒理学综合参考书，具有系统性、完整性和先进性。相信本丛书对从事环境卫生、劳动卫生、环境保护和劳动保护等领域的专业人员的工作和研究有所帮助。

中国科学院院士
北京大学教授　王夔

2009 年 4 月 24 日

丛书前言

20世纪人类进步的一个表现是通过使用天然的和合成的化学物质解决迅猛增加的人口的生存问题,并且提高了人类的生活水平。但是经过一百多年的迅猛发展后,人们慢慢觉悟到生存、生活质量和安全是互相关联的,不可忽略其中任何一个方面。因此,环境有害化学物对人体健康的影响已受到全社会的关注。

人体的生命活动是组成人体的各个系统(器官)功能的综合。因此,健康状态下的系统(器官)方能行使其正常功能,如:呼吸系统对气体的吸入和排出,消化系统对食物的消化和吸收,泌尿系统对代谢产物的排出,免疫系统的防御功能,健康的生殖系统关系到出生人口的素质,皮肤是人体重要的保护器官,眼是重要的视觉器官。神经系统在人体各系统(器官)中起着主导作用,它全面地调节体内各系统(器官)的功能,以适应内外环境的变化。由此可见,环境中任何一种化学物,如果影响到某一系统(器官)或多种系统(器官)功能,将会引起人体综合功能的改变,导致损伤或死亡。

本丛书分为《神经系统毒理学》、《血液系统毒理学》、《呼吸系统毒理学》、《心血管系统毒理学》、《免疫系统毒理学》、《消化系统毒理学》、《泌尿系统毒理学》、《生殖发育毒理学》以及《眼、皮肤与骨毒理学》等9个分册。以机体各系统(器官)为"靶器官",以靶器官损伤与外源化学物的关系为切入点,全面总结和介绍外源化学物对神经、血液、心血管、呼吸、免疫、消化、泌尿和生殖系统,以及眼、皮肤与骨的毒性表现、毒性机制、防治原则。重点介绍近几十年来外源化学物对人和动物致突变、生殖发育(致畸)毒性及致癌性。这将填补我国这一领域的空白。

由于本丛书是国内第一套全面介绍外源化学物对各系统(器官)损伤的丛书。为此,我们组织全国部分院校、省(市)疾病预防控制中心的教授、研究员,作为本丛书各分册的主编。尤其令人振奋的是，作者群中有相当数量的年轻、学有所长的硕士、博士，显示了我国未来毒理学领域发展的巨大潜力。本丛书的编写得到了北京市疾病预防控制中心和江苏省疾病预防控制中心资金资助，以及北京大学医学出版社的出版基金资助。同时还得到各分册主编、编委及编写人员所在单位领导的大力支持，使本丛书能够顺利出版发行。

本丛书作为毒理学综合参考书，具有系统性、完整性和先进性。希望本套丛书能够对环境卫生、劳动卫生、食品卫生、毒理学、中毒抢救、环境保护和劳动保护等领域的专业人员的工作有所帮助。

由于编写人员较多，编写内容的简繁可能有所不同，难免有些疏漏之处，请读者谅解。

常元勋
2009.3.17

前　言

神经系统是人体最复杂、最敏感的系统之一。它统辖着人体的其他各器官系统，是机体适应外界环境和联系内部信息的主要系统，也是机体各种功能的调节中心。由于神经系统的重要作用以及它又最容易遭受到环境中各种有害因素影响的特性，即便是其他系统受损也会影响到神经系统，并通过神经系统影响到其他相关器官系统，因此神经系统毒理学在靶器官毒理学中占有重要位置。近年来随着脑科学的发展，脑毒理学的研究已提到议事日程上，这大大丰富了神经毒理学的研究内容。最近20年来，由于新技术的不断涌现，神经毒理学的研究呈现动态发展。分子生物学、膜生理学、影像学、电生理学以及现代分析技术的进步，使神经毒理学的研究从宏观到微观，从静态到动态。随着人类宇航和深海科学的探究，神经毒理学的研究已深入到不同的时间和空间。

20世纪分子生物学的快速发展，人们相继建立了DNA与蛋白质序列进化模型及分析方法，既能定量地描述和预测不同分子随时间变异的模式，也可区分遗传和环境因素对基因变异的影响。由于外源化学物对基因变异产生影响以及个体遗传基因的差异，今后可根据个体基因的特点，防治职业危害，应用神经分子生物学为保护人类健康，进行职业禁忌证的筛选。由于神经系统对外源化学物的毒作用极为敏感，因此神经系统对有些外源化学物的反应可作为接触生物标志物或效应靶器官，为制定有关卫生标准及管理方案提供科学依据。

本分册分总论与各论两部分，总论介绍了研究神经毒理学的目的、意义、发展历史、神经毒物，神经毒性机制、临床表现、治疗及研究方法等，各论重点介绍了一些常见神经毒物的理化性质、毒作用特点、机制、临床表现及防治要点。

本分册的编写我们邀请了国内多年从事神经毒理学研究的专家、

教授参与写作,由于我们水平有限,书中难免存在不妥之处,敬请各位专家和读者批评指正。

姜允申　赵超英

2009.3.24

目 录

第一部分 总 论

第一章 概述 …… 3
第一节 研究神经系统毒理学的目的和意义 …… 4
第二节 神经系统毒理学研究简史 …… 5
第三节 神经系统毒理学研究展望 …… 9

第二章 神经系统的结构与功能 …… 13
第一节 神经元和神经胶质的结构与功能 …… 13
一、神经元的结构与功能 …… 13
二、神经胶质细胞的结构与功能 …… 14
第二节 神经元间的功能联系及反射 …… 16
一、突触传递 …… 16
二、神经递质 …… 17
三、神经反射与反射弧 …… 21
第三节 神经系统解剖结构 …… 22
一、中枢神经系统 …… 23
二、周围神经系统 …… 28
第四节 神经系统生理功能 …… 32
一、神经系统的感觉分析功能 …… 32
二、神经系统对运动和姿势的调节 …… 34
三、神经系统对内脏活动的调节 …… 38
四、脑的高级功能 …… 41

第三章 致神经系统损伤的外源化学物 …… 44
第一节 致神经系统损伤的外源化学物 …… 44
一、外源化学物的概念 …… 44
二、致神经系统损伤外源化学物的分类 …… 44
第二节 外源化学物致神经系统损伤的特点 …… 46
一、致神经系统损伤机制 …… 46
二、致神经系统损伤部位 …… 47
三、致神经系统损伤的长期性或终生性 …… 48
四、生物转化致神经系统的毒性增强 …… 48
第三节 影响外源化学物致神经系统损伤的因素 …… 49
一、自身因素 …… 49
二、生物因素 …… 51

三、联合作用 …… 52
第四节 致中枢神经系统损伤的外源化学物 …… 52
一、致脑组织结构损伤的外源化学物 …… 53
二、影响能量和物质代谢的外源化学物 …… 55
三、致皮质损伤的外源化学物 …… 62
四、致小脑损伤的外源化学物 …… 66
五、致感觉神经损伤的外源化学物 …… 69
六、与神经信号传递损伤有关的外源化学物 …… 72
第五节 致周围神经系统损伤的外源化学物 …… 83
一、致轴索损害的外源化学物 …… 83
二、致髓鞘损害的外源化学物 …… 87
三、对外周神经系统代谢与物质运输产生影响的外源化学物 …… 89

第四章 外源化学物致神经损伤的机制 …… 91
第一节 神经元病 …… 92
第二节 轴索病 …… 98
第三节 髓鞘病 …… 104
第四节 神经递质相关的毒性 …… 105
第五节 血-脑屏障相关的神经毒性 …… 109

第五章 神经系统受损伤的临床表现 …… 114
第一节 中枢神经系统受损伤的临床表现 …… 114
一、急性中毒 …… 114
二、慢性中毒 …… 124
第二节 周围神经系统损伤的临床表现 …… 126
一、发病形式 …… 127
二、症状与体征 …… 127
第三节 急性中毒某些特殊的临床表现 …… 133
一、潜伏期长 …… 133
二、中间期肌无力综合征 …… 133
三、迟发性脑病 …… 134
四、迟发性周围神经病 …… 135
五、迟发性猝死 …… 136

第六章 神经系统损伤的治疗 …… 138
第一节 中枢神经系统损伤的治疗 …… 138
一、急性中毒性脑病 …… 138
二、类神经症 …… 148
三、慢性中毒性脑病 …… 151
第二节 周围神经系统损伤的治疗 …… 154
一、药物治疗 …… 154

二、理疗 ………………… 155
三、中医药治疗 …………… 155
四、神经营养因子治疗 …… 155
五、其他药物治疗 ………… 156
六、手术治疗 ……………… 156
第三节 急性有机磷中毒的
解毒治疗进展 ……… 159
一、抗胆碱药 ……………… 159
二、肟类药物 ……………… 161
第七章 神经毒理学研究
方法 ………………… 164
第一节 神经毒性评价方法 … 164

一、迟发性神经毒性试验 … 164
二、形态学方法 …………… 167
三、生物物理和生物化学
方法 ……………………… 171
四、分子生物学方法 ……… 180
五、电生理实验方法 ……… 184
第二节 神经行为毒理学评
价方法 ……………… 186
一、行为毒理学的评价方法
概述 ……………………… 187
二、一般行为毒理学方法 … 189
三、行为致畸学方法 ……… 192

第二部分 外源化学物的神经系统毒性

第八章 金属及其化合物的
神经系统毒性 ……… 201
第一节 锰及其化合物 …… 201
一、理化性质 ……………… 201
二、来源、存在与接触机会 … 201
三、吸收、分布、代谢与排泄 … 201
四、毒性概述 ……………… 203
五、毒性表现 ……………… 206
六、毒性机制 ……………… 207
第二节 铝及其化合物 …… 211
一、理化性质 ……………… 211
二、来源、存在与接触机会 … 211
三、吸收、分布、代谢与排泄 … 212
四、毒性概述 ……………… 213
五、毒性表现 ……………… 215
六、毒性机制 ……………… 216

第三节 铊及其化合物 …… 220
一、理化性质 ……………… 220
二、来源、存在与接触机会 … 220
三、吸收、分布、代谢与排泄 … 221
四、毒性概述 ……………… 221
五、毒性表现 ……………… 225
六、毒性机制 ……………… 226
第四节 汞及其化合物 …… 228
一、理化性质 ……………… 228
二、来源、存在与接触机会 … 228
三、吸收、分布、代谢与排泄 … 228
四、毒性概述 ……………… 229
五、毒性表现 ……………… 233
六、毒作用机制 …………… 234
第五节 铅及其化合物 …… 240
一、理化性质 ……………… 240

二、来源、存在与接触机会… 240
三、吸收、分布、代谢与排泄… 240
四、毒性概述 … 242
五、毒性表现 … 246
六、毒性机制 … 248
第六节 锡及其化合物 … 255
一、理化性质 … 255
二、来源、存在与接触机会… 256
三、吸收、分布、代谢与排泄… 256
四、毒性概述 … 257
五、毒性表现 … 260
六、毒性机制 … 261
第七节 锂及其化合物 … 263
一、理化性质 … 263
二、来源、存在与接触机会… 263
三、吸收、分布、代谢与排泄… 263
四、毒性概述 … 264
五、毒性表现 … 266
六、毒性机制 … 267
第八节 羰基镍 … 270
一、理化性质 … 270
二、来源、存在与接触机会… 270
三、吸收、分布、代谢与排泄… 271
四、毒性概述 … 271
五、毒性表现 … 274
六、毒性机制 … 275
第九章 有机磷农药 … 277
一、化学结构及理化性质 … 277
二、来源、存在与接触机会 … 277
三、吸收、分布、代谢与排泄 … 277

四、毒性概述 … 278
五、毒性表现与机制 … 283
第十章 氯代烃杀虫剂 … 293
第一节 概述 … 293
一、分类 … 293
二、特性 … 293
三、环境危害 … 294
四、毒性概述 … 295
五、防治原则 … 296
第二节 滴滴涕 … 297
一、理化性质 … 297
二、来源、存在与接触机会… 297
三、吸收、分布、代谢与排泄… 297
四、毒性概述 … 298
五、毒性表现 … 301
六、毒性机制 … 302
第三节 六六六 … 302
一、理化性质 … 302
二、来源、存在与接触机会… 302
三、吸收、分布、代谢与排泄… 303
四、毒性概述 … 303
五、毒性表现 … 305
六、毒性机制 … 305
第十一章 其他农药 … 308
第一节 氨基甲酸酯 … 308
一、理化性质 … 308
二、来源、存在与接触机会… 308
三、吸收、分布、代谢与排泄… 308
四、毒性概述 … 309
五、毒性表现 … 312

六、毒性机制 …………… 314
第二节 拟除虫菊酯 …… 317
　一、理化性质 …………… 317
　二、来源、存在与接触机会 317
　三、吸收、分布、代谢与排泄 317
　四、毒性概述 …………… 318
　五、毒性表现 …………… 323
　六、毒性机制 …………… 324
第三节 杀虫脒 ………… 329
　一、理化性质 …………… 329
　二、来源、存在与接触机会 329
　三、吸收、分布、代谢与排泄 329
　四、毒性概述 …………… 330
　五、神经系统毒性表现 … 333
　六、神经系统毒性机制 … 334
第四节 毒鼠强 ………… 336
　一、理化性质 …………… 336
　二、来源、存在与接触机会 336
　三、吸收、分布、代谢与排泄 337
　四、毒性概述 …………… 337
　五、毒性表现 …………… 340
　六、毒性机制 …………… 340

第十二章 芳香族烃类 … 344
第一节 甲苯 …………… 344
　一、理化性质 …………… 344
　二、来源、存在与接触机会 344
　三、吸收、分布、代谢与排泄 344
　四、毒性概述 …………… 345
　五、毒性表现 …………… 347
　六、毒性机制 …………… 347

第二节 二甲苯 ………… 350
　一、理化性质 …………… 350
　二、来源、存在与接触机会 350
　三、吸收、分布、代谢与排泄 350
　四、毒性概述 …………… 351
　五、毒性表现 …………… 354
　六、毒性机制 …………… 354

第十三章 醇类 ………… 356
第一节 乙醇 …………… 356
　一、理化特性 …………… 356
　二、来源、存在与接触机会 356
　三、吸收、分布、代谢与排泄 356
　四、毒性概述 …………… 358
　五、毒性表现 …………… 362
　六、毒性机制 …………… 363
第二节 甲醇 …………… 365
　一、理化特性 …………… 365
　二、来源、存在与接触机会 365
　三、吸收、分布、代谢与排泄 366
　四、毒性概述 …………… 366
　五、毒性表现 …………… 368
　六、毒性机制 …………… 369
第三节 乙二醇 ………… 370
　一、理化性质 …………… 370
　二、来源、存在与接触机会 370
　三、吸收、分布、代谢与排泄 370
　四、毒性概述 …………… 371
　五、毒性表现 …………… 373
　六、毒性机制 …………… 373

第十四章 混合烃类 …… 374

第一节 汽油 …………… 374
　一、理化性质 …………… 374
　二、来源、存在与接触机会 … 374
　三、吸收、分布、代谢与排泄 … 374
　四、毒性概述 …………… 374
　五、毒性表现 …………… 379
　六、毒性机制 …………… 379
第十五章 氯代烃类 …………… 381
第一节 三氯乙烯 …………… 381
　一、理化性质 …………… 381
　二、来源、存在与接触机会 … 381
　三、吸收、分布、代谢与排泄 … 381
　四、毒性概述 …………… 383
　五、毒性表现 …………… 388
　六、毒性机制 …………… 388
第二节 氯丙烯 …………… 390
　一、理化性质 …………… 390
　二、来源、存在与接触机会 … 390
　三、吸收、分布、代谢与排泄 … 391
　四、毒性概述 …………… 391
　五、毒性表现 …………… 393
　六、毒性机制 …………… 395
第十六章 烷类及环氧化物 … 398
第一节 正己烷 …………… 398
　一、理化性质 …………… 398
　二、来源、存在与接触机会 … 398
　三、吸收、分布、代谢与排泄 … 398
　四、毒性概述 …………… 399
　五、毒性表现 …………… 402
　六、毒性机制 …………… 404

第二节 环氧化物 …………… 406
　一、理化特性 …………… 406
　二、来源、存在与接触机会 … 406
　三、吸收、分布、代谢与排泄 … 406
　四、毒性概述 …………… 407
　五、毒性表现 …………… 410
　六、毒性机制 …………… 411
第十七章 氯、碘、溴代烷类 …………… 414
第一节 氯甲烷 …………… 414
　一、理化性质 …………… 414
　二、来源、存在与接触机会 … 414
　三、吸收、分布、代谢与排泄 … 414
　四、毒性概述 …………… 415
　五、毒性表现 …………… 418
　六、毒性机制 …………… 418
第二节 碘甲烷 …………… 419
　一、理化性质 …………… 419
　二、来源、存在与接触机会 … 419
　三、吸收、分布、代谢与排泄 … 419
　四、毒性概述 …………… 421
　五、毒性表现 …………… 423
　六、毒性机制 …………… 423
第三节 溴甲烷 …………… 425
　一、理化性质 …………… 425
　二、来源、存在与接触机会 … 425
　三、吸收、分布、代谢与排泄 … 425
　四、毒性概述 …………… 426
　五、毒性表现 …………… 429
　六、毒性机制 …………… 430

第四节 1,2-二氯乙烷 … 431
一、理化性质 … 431
二、来源、存在与接触机会 … 431
三、吸收、分布、代谢与排泄 … 431
四、毒性概述 … 431
五、毒性表现 … 435
六、毒性机制 … 435

第十八章 氧及其化合物 … 437
第一节 氧 … 437
一、理化性质 … 437
二、来源、存在与接触机会 … 437
三、吸收、分布、代谢与排泄 … 437
四、毒性概述 … 437
五、毒性表现 … 439
六、毒性机制 … 440
第二节 一氧化碳 … 441
一、理化性质 … 441
二、存在、来源与接触机会 … 441
三、吸收、分布、代谢与排泄 … 442
四、毒性概述 … 443
五、毒性表现 … 444
六、毒性机制 … 445

第十九章 硫及其化合物 … 448
第一节 二硫化碳 … 448
一、理化特性 … 448
二、来源、存在与接触机会 … 448
三、吸收、分布、代谢与排泄 … 448
四、毒性概述 … 449
五、毒性表现 … 452
六、毒性机制 … 453

第二节 硫化氢 … 456
一、理化特性 … 456
二、来源、存在与接触机会 … 456
三、吸收、分布、代谢与排泄 … 456
四、毒性概述 … 457
五、毒性表现 … 460
六、毒性机制 … 460

第二十章 酰胺类与无机磷化合物 … 463
第一节 丙烯酰胺 … 463
一、理化性质 … 463
二、来源、存在与接触机会 … 463
三、吸收、分布、代谢与排泄 … 463
四、毒性概述 … 464
五、毒性表现 … 469
六、毒性机制 … 471
第二节 磷化氢 … 474
一、理化性质 … 474
二、来源、存在与接触机会 … 474
三、吸收、分布、代谢与排泄 … 475
四、毒性概述 … 475
五、毒性表现 … 478
六、毒性机制 … 478

第二十一章 军用毒剂 … 480
第一节 失能性毒剂 … 480
一、理化性质 … 480
二、来源、存在与接触机会 … 480
三、吸收、分布、代谢与排泄 … 481
四、毒性概述 … 481
五、毒性表现 … 481

六、毒性机制 ………… 483
第二节 神经性毒剂 ……… 483
一、理化性质 ………… 483
二、来源、存在与接触机会… 484
三、吸收、分布、代谢与排泄… 484
四、毒性概述 ………… 485
五、毒性表现 ………… 486
六、毒性机制 ………… 488

第二十二章 生物毒素 …… 494
第一节 肉毒毒素 ……… 494
一、生物学特性 ……… 494
二、来源、存在与接触机会… 495
三、吸收与分布 ……… 496
四、毒性概述 ………… 496
五、毒性表现 ………… 499

六、毒性机制 ………… 500
第二节 河豚毒素和石房蛤
　　　　毒素 ……………… 502
一、理化性质 ………… 502
二、来源、存在与接触机会… 503
三、吸收与分布 ……… 503
四、毒性概述 ………… 504
五、毒性表现 ………… 505
六、毒性机制 ………… 505
第三节 贝毒素 ………… 506
一、概述 ……………… 506
二、来源、存在与接触机会… 507
三、中毒临床症状 …… 507
四、流行病学 ………… 507
五、毒性机制 ………… 507

第一部分

总　论

第一章

概 述

神经系统毒理学（neural system toxicology）是研究外源化学物对神经系统各部分引起的结构和功能损害作用的一门学科。神经系统毒理学与相关行为毒理学又称神经行为毒理学，近年来有相当大的进展。神经系统毒理学的研究内容包括毒作用规律，毒物在体内的代谢对神经系统的毒性作用、效应特征、作用机制以及如何救治与防护等。它研究的范围，涉及面很广，包括神经生理、神经生化、神经病理、行为科学以及神经系统分子毒理学等。

20世纪以来，随着药物、农药、军火、合成纤维及其化学的迅猛增多，由化学物引起的神经系统中毒事件也大大增加。近100年来，据不完全统计，神经系统重大中毒事件有30余起，约10多万人中毒，数万人死亡，因此神经毒性的研究引起人们广泛的关注。再则20世纪以来，生物学和其他自然科学的发展，也大大推动了神经毒理学的发展。Klaassen认为是20世纪20年代美国的"禁酒"事件打开了神经毒理学早期研究的大门。第二次世界大战期间Willy Lange和Gerhard Schrader发现有机磷胆碱酯酶抑制剂，进一步推动了神经毒理学的发展。

由于神经系统对外源化学物的毒作用极为敏感，除了有些外源化学物选择性地损害神经系统外，还有些外源化学物可作用包括神经系统在内的多个器官系统或首先作用于其他系统而后继发地损害神经系统，甚至因缺氧而影响神经系统功能。近数十年来，美国在制订外源化学物的容许浓度时，常使用神经毒性指标，由此可见神经毒理学在靶器官毒理学中占有重要位置。20世纪末，国外又掀起脑科学研究热潮，脑毒理学的研究也提到议事日程上。脑毒理学虽是神经毒理学中的一部分，但由于大脑的结构、功能有些还尚未完全弄清，人脑又是自然界中最复杂的系统之一，因此今后开展神经毒理学的研究，仍然是任重道远，但前景是十分美好的。

第一节　研究神经系统毒理学的目的和意义

神经系统特别是高等动物和人的脑是自然界最为复杂的系统之一，它使人成为万物之灵。人脑具有思维功能，使人具有创造能力。人类的活动、感觉、意识、学习与记忆能力均依赖于神经系统复杂的解剖结构和相应的功能整合。尤其是脑功能的分区和功能连接及功能整合。

神经系统的损伤是许多外源化学物中毒的表现之一。由于神经系统的特点，中枢神经系统（脑和脊髓）是全身毒效应中最常见的毒性靶器官，即使外源化学物明显的毒效应表现在其他器官，但通过适当而灵敏的方法仍能证实中枢神经系统仍有损伤。另外，中枢神经系统的损伤多数是不可逆的，因为已分化的中枢神经细胞不再分裂也无法替代。

神经毒理学（Neurotoxicology）的任务就是阐明外源化学物对机体神经系统损害作用的一般规律，毒作用机制以及评定此种损害作用的方法。通过神经毒理学的研究，一方面探讨外源化学物是如何造成神经系统损伤，为早期诊断、预防和治疗提供科学依据。另一方面通过观察实验动物和人类接触毒物后的反应又可增加人们对神经科学的理解，丰富人们对神经系统的认识，同时对神经药理学（Neuropharmacology）也有启迪。由于神经系统对外源化学物的毒作用极度敏感，因此可为制定有关卫生标准和管理方案提供科学依据。

何谓神经毒性，是指外源化学物引起神经系统功能或结构损害的能力。何谓神经毒物即指具有神经毒性的外源化学物，如铅、汞、锰、有机磷化合物等。神经毒理学是 1970 年后兴起并迅速发展起来的毒理学分支。它是神经科学与毒理学的交叉学科。主要研究外源化学物对神经系统作用，引起神经系统功能性或器质性损害，损害作用的类型和特点、损害作用的机制。研究神经毒理学，对掌握哪些是损害（直接、间接）神经系统的有害因子，神经性毒物在体内的代谢过程、效应特征、损害作用的机制，神经系统受损后的临床表现（亦包括亚临床损伤）早期诊断指标以及治疗和预防措施。研究神经毒理学对防治外源化学物损伤神经系统具有重要意义。神经行为毒理学对航天医学有特别重要的意义，新近美国报道，神经毒理学对促进优生优育亦具有重要意义。防止有害外源化学物对机体的损害作用，保护人类健康是我们研究毒理学的最终目的。因此，研究神经性毒物对机体神经系统的损害作用（包括直接和间接的毒作用），保护人类的健康即是我们研究神经毒理学的宗旨。

第二节　神经系统毒理学研究简史

远在没有文字记载的原始社会，人们以狩猎、采集和捕捞等生产方式来谋生，有人因误食某些有毒动、植物而中毒。其中有些毒物具有神经毒性，如食河豚，河豚毒素即是神经毒素。公元前 3000 年我们祖先为了狩猎或战争使用的箭毒，箭毒与河豚毒相似，亦有神经毒性（主要造成机体的神经中枢和神经末梢麻痹，出现感觉神经麻痹，后出现运动神经麻痹，最后呼吸中枢和血管神经麻痹）。公元前 1500 年 Ebers 记载的多种毒物，其中铅即具神经毒性。

我国古代第一部药学著作《神农本草经》中搜集的 365 种药物（包括植物、动物和矿物药）其中有的药可治疗神经系统疾病（如有镇静、镇痛和解痉等作用），例如人参主补五藏，安精神，定魂魄，止惊悸，除邪气，开心益智。龙眼主补五藏，可以安志，久服强魄，聪明。隋巢方《诸病源候论》（公元 610 年）把蛇毒、蜂毒、蝎毒作为中毒原因，有的蛇，其毒素即神经毒素，如金环蛇、银环蛇、海蛇等。蜥蜴毒亦含神经毒素。明朝李时珍《本草纲目》（公元 1590 年）记载了许多毒物，对铅中毒的危害作了详尽的描述。明朝宋应星《天工开物》（公元 1637 年）对神经性毒物汞中毒作了详尽的记载，并提出了预防中毒的方法。由此可见古代我们的祖先就知道神经毒性和神经毒物的利害，并使用它、防治它的毒性。

Federal Register 1994 年指出在世界范围内估计每年有上百万人接触已知的神经毒物，从反复暴发的神经中毒事件可说明这种状况。

近100年来，化学物引起重大的神经中毒事件约30余起，有15万人中毒，数万人死亡（见表1-1）。最严重的一起发生在1930年北美的三邻甲苯磷酸酯（TOCP）中毒，约10万人患周围神经病，5000余人瘫痪。神经系统中毒事件推动了神经系统毒理学的研究。

卡萨瑞特道尔认为是20世纪20年代美国的"禁酒"打开了神经毒理学早期的研究大门。检验人员发现TOCP、甲醇和铅都在违禁的酒之中，这些均为神经毒物。现在用作汽油添加剂的TOCP可引起一种症状，当时称为"姜酒"步态，这是一种痉挛性步态，原因是饮用了掺假的姜酒所致。

表1-1　1924年—1988年间世界各地发生的
重大神经毒物中毒事例（不完全统计）

年份	地点	毒物名称	累及人数
1837	苏格兰	锰（Mn）	5例接触MnO_2粉尘工人锰中毒
1924	美国	四乙基铅	300多名工人出现神经系统症状，5人死亡
1930	美洲	三-邻-甲苯磷酸酯（TOCP）	引发迟发性神经毒性，5000多人瘫痪，近10万人患周围神经疾患
1930	欧洲	芹菜脑	造成60余例神经系统疾患
1932	美国	铊	误食硫酸铊13家成员出现神经系统症状，6人死亡。
1937	南非	TOCP	60名南非人因食用污染TOCP的食用油而瘫痪
1946	英格兰	四乙基铅	工人因清扫汽油罐出现神经系统症状
1950s	日本水俣	甲基汞	因鱼中含甲基汞121人中毒，46人死亡，许多婴儿出现神经系统症状
1950s	法国	有机锡	服Salinon造成100多人死亡
1950s	摩洛哥	锰	150名矿工慢性锰中毒
1956	土耳其	六氯酚	3000～4000人中毒，10%死亡
1956—1977	日本	氯碘羟喹	20年间累及10 000人，死亡近5%

续表

年份	地点	毒物名称	累及人数
1959	摩洛哥	TOCP	因食用油中污染TOCP，10 000人受影响
1960	伊拉克	甲基汞	甲基汞处理谷物制面包，造成1000人中毒
1964	日本	甲基汞	646人中毒
1968	日本	多氯联苯（PCBs）	PCBs污染食用油，造成1665人中毒
1969	日本	n-己烷	发生93例神经病
1969	美国	甲基汞	甲基汞污染猪肉引起多人中毒
1971	美国	六氯酚	用3%六氯酚消毒液给婴儿洗浴数年后引起神经系统症状
1971—1972	伊拉克	甲基汞	因小麦中含甲基汞，造成50 000人中毒，5000人严重中毒，450人死亡
1972	法国	六氯酚	204名儿童因皮肤接触6.3%六氯酚滑石粉，36名儿童死亡
1973	美国	甲基丁酮	纺织工人接触甲基丁酮，80多名工人患多发性神经病，180人患病较轻
1974—1975	美国	氯丹	化学厂工人接触氯丹，20多人出现神经系统症状，40多人症状较轻
1976	美国	对溴磷	至少9名工人出现严重神经系统症状
1977	美国	二氯丙烷	24人住院
1979—1980	美国	BHMH	7名工人出现严重症状
1980s	美国	1-甲基-4苯基-1，2，3，6四吡啶（MPTP）	引起类似帕金森病的神经症状
1981	西班牙	毒性油	500余人死亡，多人严重神经系统症状
1985	美国	涕灭威	1000多人因食用杀虫剂污染的瓜果，引起神经肌肉疾病
1987	加拿大	Domoicacid	食用受Domoicacid污染的蛤贝，107人中毒，3人死亡
1988	印度	TOCP	摄入掺假的油引起600例多发性神经炎

引自：张铣，刘毓谷主编.毒理学.北京医科大学中国协和医科大学联合出版社，北京：1997.379.

美国芝加哥大学药理学系 Engene Maximillian Geiling 在第二次世界大战期间，美国政府曾要求 Geiling 团队对有机磷化合物的药理和毒理进行研究，其间 Willy lange 和 Gerhard Schrader 发现了有机磷胆碱酯酶抑制剂，这一研究工作成了数十年来神经毒理学的驱动力量，他们在阐明这类新化合物的反应机制方面做了大量工作，这对神经毒理学的发展又大大推动了一步。

神经行为毒理学（Neuro-behavioral Toxicology）是神经毒理学的一个分支。1963 年 Kaiser 钢铁联合公司职业医生 Joseph Ruffin 在职业医学杂志上发表了行为毒理学功能测试实验的环境毒理学研究。1971 年芬兰职业卫生研究所首先设计出第一套综合测试组合，用于研究二硫化碳的神经毒性。1975 年美国国家研究委员会首次正式应用行为毒理学概念。1986 年世界卫生组织向全世界推荐出一套标准化的神经行为核心测试组合（Neurobehavioral Core Test Battery，NCTB）。20 世纪 80 年代中期美国神经毒理学家 Baker 等推出计算机化神经行为评价系统（Neurobehavioral Evaluating system，NES）。1992 年美国有害物质和疾病登记中心（Agency for Toxic Substance and Disease Registry，ATSDR）工作组提出更新的神经行为核心测试组合。近年来国际互联网、美国 EPA 网站和美国 Medline 网站，以及美国的许多专业杂志，如 Neuropharmacology、Neurotoxicology and Teratology、Toxicoscience、Human Toxicology 等杂志，对神经行为毒理学研究的报道越来越丰富。

早在 1982 年南京医学院劳动卫生教研组即开展了神经行为毒理学的研究，应用传统的韦克斯勒成人智力量表，韦克斯勒成人记忆力量表［Wechsler Adult Intelligence Scale（WAIS），Wechsler Adult Memory Scale（WAMS）］对铅接触工人进行了调查，发现铅影响工人的记忆商。通过 Y 型迷宫进行动物条件反射实验，证实了铅影响大鼠的学习和记忆力。1983 年南京医学院举办了一期全国性的行为毒理学习班，北京、武汉、杭州、南京等地知名院校曾派研究生或教师来学习和交流。

南京医学院引进了当时比较先进的 HR（Halstead-Reitan，霍尔斯特德-里塔）神经心理成套测验（中文版），对接触不同浓度铅作业工人进行调查，以 Halstead 损伤指数来分析脑损伤后正常行为的变化，取得了满意结果。此后，应用艾森克人格调查表（Eysenck personality questionnaire，EPQ）研究了汞作业工人性格变化，发表了一系列文章。为了探讨铅的神经毒性机制，南京医学院应用了先进的膜片钳技术，钙调蛋白（Calmodulin，CaM）以及钙-镁-ATP 酶等的测定，还研究了铅对膜的脂质过氧化产物（MDA）、超氧化物歧化酶（SOD）及一氧化氮（NO）和一氧化氮合成酶（NOS）等信使的影响，对铅的神经毒性机制进行研究取得了成果并多次获奖。

1986 年上海医科大学梁有信、陈自强将 WHO 推荐的 NCTB 引入国内，制成中文版本。1988 年他们又研制出中文微机化神经行为评价系统（NES-C_1）1992 年—1998 年又发展出性能更好的第二代、第三代中文微机化神经行为评价系统。2000 年第四军医大学航空航天医学系为选拔航天飞行员，在 NES 和 NES-C_1 的基础上，用 Visual Basic 语言编制出一套可以在 486 以上型计算机上、Window 环境下运行的新的计算机化神经行为测试软件，用于测感知觉、记忆、思维心理运动及注意力等基本认识能力。20 世纪 90 年代后期中科院心理所开始应用功能性磁共振成像（fMRI）探索脑与行为的关系。同时中国科学院以唐孝威院士为首的科学团队参加了美国的脑研究十年计划项目，脑毒理学研究在我国也开始启动。一个崭新的以脑毒理学研究为重点的神经毒理学科即将在我国出现。

第三节　神经系统毒理学研究展望

神经系统毒理学作为一门独立的学科，历史不算长，但是它却是一门令人振奋的学科，不仅因为人类疾病中神经系统的毒性损害具有重要意义，而且在研究神经生物学中，神经毒物或毒素是研究的重要工具。人们对神经系统许多功能的认识都是通过神经毒物的作用而认识的。外源化学物与细胞膜的结合是神经细胞受体定位的基础，神经元不同亚型的出现也是由毒物代谢差异而推测的。

现代对神经系统的研究方法很多，如形态学、生理学、电生理学、生物化学（包括脑化学）、分子生物学、行为科学以及神经影像及功能影像等。生物化学及分子生物学的方法是研究神经毒理作用的有用工具，它不仅可鉴定有毒外源化学物，而且可探知已知毒物的作用机制。

神经系统对化学物质非常敏感，早期损害应尽可能早地检测，因为早期改变是可逆的、功能性的、化学性的，而非结构性、器质性的改变。由于神经系统功能复杂多样，故应组合多学科的方法来综合评价神经毒性。

今后，分子生物学技术在神经系统毒理学中将占有一定的地位，应用分子生物学技术寻找反映神经元损伤的生物标志，由于要找到非常理想的标志物较困难，故可以标志物组合方式进行探索。

另外在未来的神经系统毒理学中，可应用新型的动物模型，如创建体内含有转基因信息和去除某种基因的新型的动物模型。还可以应用分子生物学方法，研究神经毒物的作用机制，分子生物学技术在神经毒理学中应用前景十分广阔。

神经毒物的许多作用可直接用神经化学、神经生理学、行为科学及神经病理学的技术进行检测。某些轻微作用亦可用观察神经行为和精神表现改变来推断。近30多年检测人类和动物神经毒性作用表现，可用相对无损害的神经生理学及神经行为学的测试方法来评价认知、情感、运动、感觉、学习、记忆及注意等神经行为功能，亦可用各种心理测验的方法来了解人的性格、精神心理行为方面的变化。近20～30年来应用的生物标志物可作为鉴定神经毒性损害作用的补充，将上述多种测试方法结合起来，多学科的综合评价和鉴定外源化学物的神经毒性作用。

现今我国神经系统毒理学的研究正在进一步发展，21世纪初已将脑毒理学的研究列入其中，并以"脑功能基因组"为研究重点，以学习与记忆的功能基因组合蛋白质组的研究为主攻方向，应用具有时间与空间特异性的可诱导基因敲入和敲除等现代遗传工程技术，以发现、分离和分析与学习记忆等脑的高级功能活动相关的脑基因。有的从基因、分子和神经网络等不同的水平揭示哺乳动物学习和记忆等脑功能的分子生物学神经机制,并在此基础上进一步开展外源化学物损害脑记忆认知等疾病的发病机制与基因治疗的相关研究。

未来神经系统毒理学还可以开展神经毒物基因组学的研究,研究外源化学物对基因活性和基因产物的影响及其交互作用。

由于大脑神经细胞在结构和代谢等方面具有特异性和复杂性,而且毒物对神经系统的作用具有区域性或细胞选择性,使人们关于神经毒物对功能性的损伤及其机制的认识有限,近代神经科学理论与技术的快速发展,为神经系统毒理学的研究提供了广阔的思路与研究手段。

今后神经系统毒理学将随着生理学、电生理学、生物化学、分子生物学以及脑成像技术等的进一步发展而发展。随着整个生命科学的发展,神经毒理学将沿着不同的方向,向生命本质问题纵深推进。

例如:1)随着膜毒理学的发展,在此基础上有关受体、离子通道等研究方法将在神经毒理学上有更广泛的应用;2)在分子水平的基础上分子神经毒理学将进入量子水平,外源化学物的构象与其神经系统的生物学作用将被从量子水平上加以探索;3)神经递质、细胞第二信使信号系统,以及神经胶质细胞在神经毒理学中的意义将进一步得到阐述;4)神经毒物基因组学的建立,为后基因组时代神经毒理学家阐明神经毒物作用模式和基因-环境交互作用的潜在意义做出新贡献;5)神经系统毒理学的发展还将为危险度的评定、卫生标准的制订,保护人类环境做出新贡献。

神经系统毒理学像其他生命科学一样,不断深入、充实和更新。只有将神经毒理学与行为科学、神经化学、组织学和分子生物学等学科结合起来,互相补充,才能彻底阐明神经毒物作用的机制。

(姜允申 常元勋)

主要参考文献

1. 祝寿芬,裴秋玲主编. 现代毒理学基础. 北京:中国协和医科大学出版社,2003.

2. 张铣,刘毓谷主编. 毒理学. 北京:北京医科大学中国协和医科大学联合出版社,1997.
3. 黄吉武,周宗灿主译. 毒理学 毒物的基础科学. 第六版. 北京:人民卫生出版社,2005.
4. 南京医学院劳动卫生教研组(姜允申执笔). 心理测验方法应用于铅接触调查的探讨. 中华预防医学杂志,1985,19(1):34-36.
5. 南京医学院劳动卫生教研组(姜允申执笔). 铅对接触铅工人记忆力的影响. 铁道劳动卫生通讯,1983,1:31-34.
6. 姜允申,汪启琳. HR神经心理成套测验在铅作业危害调查中的应用. 化工劳动保护,1985,1:7-9.
7. 姜允申. 神经毒理学在美国制订化学物容许浓度中的作用. 铁道劳动卫生通讯,1985,4:59-61.
8. 姜允申,顾祖维. 脑毒理学研究的某些进展. 毒理学杂志,2006,20(1):57-60.
9. Perrine SA, Sheikh IS, Nwaneshiudu CA. Withdrawal from chronic administration of cocaine decreases delta opioid receptor signaling and increases anxiety and depression-like behaviors in the rat Neuropharmac, 2008, 54(2):355-364.
10. Slotkin TA. If nicotine is a developmental neurotoxicant in animal studies, dare we recommend nicotine replacement therapy in pregnant women and adolescent. Neurotoxic and Teratol, 2008, 30(1):1-19.
11. Rohrer JD, Knight WD, Warren JE. Word-finding difficulty: a clinical analysis of the progressive aphasias. Brain Journal of Neurology, 2008, 131:8-38.
12. Korinth G, Goen T, Schaller KH. Discrepancies between different rat models for the assessment of percutaneous penetration of hazardous substances. Arch Toxicol, 2007, 81(12):833-840.
13. 姜允申. 膜片钳技术在毒理学中的应用. //顾祖维主编. 职业医学进展. 北京:人民卫生出版社,1998. 73-75.

第二章

神经系统的结构与功能

神经系统（nervous system）由脑、脊髓以及与它们相连并遍布全身的周围神经组成。神经系统主要由神经组织组成，包括神经元和神经胶质细胞。神经系统是机体内主要的功能调节系统，控制和调节全身其他系统的活动，以维持机体内环境的平衡和适应外环境的变化，保证生命活动的正常进行。

第一节 神经元和神经胶质的结构与功能

一、神经元的结构与功能

（一）基本结构

神经元（neuron）又称神经细胞，是神经系统的结构和功能单位，具有传递冲动、接受刺激和整合信息的功能。神经元包括胞体和突起两部分，突起又分树突和轴突。神经元的胞体集中存在于大脑和小脑的皮质、脑干和脊髓的灰质以及神经节内。一个神经元可以有一个或多个树突，它们由胞体向外伸展，并呈树枝状分支，分支上细小的突起称为树突棘，常为形成突触的部位。一个神经元一般只有一个细长而分支较少的轴突，其末端分成许多分支，每个分支的末梢部分膨大呈球状，称为突触小体，与另一个神经元的树突或胞体相接触而形成突触。

（二）基本功能

神经元的基本功能包括合成和分泌神经递质；感受体内外各种刺激而引起兴奋或抑制；对不同来源的信息进行分析、整合或贮存，并通过传出通路作用于效应器，产生相应的生理调节与控制作用。另外，有些神经元，如下丘脑内的某些神经元可合成与分泌激素，具有神经内分泌功能。

二、神经胶质细胞的结构与功能

神经胶质细胞（nueroglial cell），数量 5～10 倍于神经元，主要包括星形胶质细胞、少突胶质细胞、小胶质细胞和施万细胞等。它们包绕或填充于神经元的胞体、树突和轴突之间，具有对神经元的支持、保护、传递代谢物质、吞噬和形成髓鞘等功能。

(一) 基本结构

1. 星形胶质细胞（astrocyte） 是胶质细胞中数量最多、体积最大的细胞，广泛分布于中枢神经系统的灰质和白质内。根据其形态可分为原浆性及纤维性两种。星形胶质细胞的突起呈树枝状，末端膨大，以终足形式附于软脑膜下，或包裹在脑毛细血管表面，称为血管周足（end feet）。另外垂体后叶细胞、视网膜 Muller 细胞，以及室管膜上皮细胞均属于特殊类型的星形胶质细胞。

2. 少突胶质细胞（oligodendrocyte） 较星形胶质细胞小而且突起少。少突胶质细胞中位于白质有髓纤维之间的称为束内细胞；分布于灰质中的称为神经元周细胞；附着于血管周围的称血管周围细胞。少突胶质细胞的突起呈螺旋状缠绕包裹中枢神经轴突形成髓鞘（myelin sheath）。一个少突胶质细胞可包裹 40～50 根轴突。有的轴突没有髓鞘，仅被单层的少突胶质细胞突起所覆盖。

3. 小胶质细胞（microglia） 处于正常静息状态下的小胶质细胞胞体小、突起少且粗短，有分支；但在中枢神经系统受到损伤或炎症时，该细胞被活化，胞体肥大，突起增大，呈阿米巴样变。目前认为小胶质细胞来源于中胚层的胚胎单核细胞或其前体细胞通过脑血管壁进入脑内分化而成。

4. 施万细胞（Schwam cell） 位于周围神经系统，沿周围神经的轴突以链条的方式分布，并包绕轴突。一个施万细胞仅能包裹一根轴突，每个施万细胞的包裹范围为一个节间，之间的间隔称为郎飞结。

(二) 基本功能

1. 支持、绝缘、屏障作用 少突胶质细胞和施万细胞包绕轴突形成髓鞘，在神经纤维传导冲动时具有绝缘作用。胶质细胞包围单个或成群神经元，使之彼此分隔，也起着绝缘作用。近年来研究证实，星形胶质细胞的突起包绕在神经突触的周围，并与神经突触共同构成神经-胶质单元，共同执行神经信号传导的功能。星形胶质细胞的血管周足（脚板）是构成血-脑屏障的重要组成部分。

2. 保护、修复和再生作用　在炎症或变性过程中，小胶质细胞能迅速活化、增殖，并向损伤局部积聚。在此过程中小胶质细胞可吞噬与清除坏死组织；但活化的小胶质细胞可在损伤局部释放大量的炎性因子，如肿瘤坏死因子、白介素-1β和一氧化氮等，加剧对邻近的神经元与轴突的损伤。星形胶质细胞在损伤处增生，在损伤早期可释放神经生长因子，支持神经细胞的存活和轴突的生长；过度聚集的星形胶质细胞填充空隙形成瘢痕，影响神经再生。少突胶质细胞对缺血、缺氧及炎性因子的继发性损伤相对敏感。在周围神经损伤时，施万细胞能吞噬溃变的轴突和髓鞘，同时增殖并在断裂处形成细胞桥，为再生轴突芽提供了生长的通道，而且形成新的髓鞘。

3. 物质代谢和营养作用　在脑组织中，星形胶质细胞的血管周足在毛细血管的表面紧密相贴，并以突起连接神经元，可以转运营养物质和某些代谢产物，如向神经元运送糖原、蛋白质等。另外，神经胶质细胞还产生神经营养因子，以维持神经元的生长、发育和功能的完整性。

4. 维持离子平衡　神经元活动时，细胞K^+浓度升高。邻近的星形胶质细胞可以通过钠泵（K^+/Na^+交换）活动，将K^+泵入胶质细胞内，同时通过缝隙连接扩散到远处的胶质细胞，进而维持局部K^+浓度的平衡，保证神经元的正常活动。另外，星形胶质细胞还可以进行HCO_3^-/Cl^-交换，借以调节神经组织的离子平衡。

5. 免疫应答反应　小胶质细胞是脑内的主要免疫细胞，在各种神经病理状态下，早期就被激活，具有分化、增殖、吞噬、迁移及分泌免疫细胞因子的功能，又是免疫细胞因子的靶细胞，参与免疫调节过程。尽管脑内是免疫系统"特免"器官，星形胶质细胞还是可以作为中枢的抗原递呈细胞，以其特异性的主要组织相容性复合体Ⅱ类蛋白质与外来抗原结合，并将其递呈给T淋巴细胞，发生免疫反应而排斥外来物质。

6. 对递质的调节　星形胶质细胞在谷氨酸和 γ-氨基丁酸（GABA）代谢、互相转化中发挥关键作用，即神经元内的谷氨酸经脱羧产生 GABA，释放后部分被星形胶质细胞摄取，并转化成谷氨酸。另外星形胶质细胞可通过缝隙连接传递 Ca^{2+}，实现不同区域的星形胶质细胞活动同步化。

7. 合成神经活性物质　位于下丘脑等部位的能合成血管紧张素、胰岛素样因子等神经活性物质。近年来的研究表明星形胶质细胞具有有合成 D-丝氨酸功能，是与神经元进行信息交换的重要递质。

第二节　神经元间的功能联系及反射

一、突触传递

(一) 突触的基本结构
神经元之间的信号传递主要依靠突触完成的。一个经典的突触包括突触前成分、突触间隙和突触后成分组成。突触前成分是神经轴突末梢膨大的部分，其基本特征是含有大量的突触囊泡或称突触小泡（synaptic vesicle）。突触后成分，可以是神经元的树突、胞体或轴突。突触间隙指突触前膜和突触后膜之间的空隙，宽 20~30 nm，间隙内含有黏多糖和糖蛋白。一个神经元能够通过突触传递作用于许多其他神经元。另一方面，一个神经元树突或胞体也可接受来自许多不同神经元的突触投射。按平均计算，每个神经元发出约 1000 个突触末梢，人类中枢神经系统约含有 10^{11} 个神经元，如按每个神经元接受约 1000 个突触小体计算。共形成 10^{14} 个突触联系，组成了极其复杂的神经网络。

(二) 突触传递的基本过程
当神经元兴奋时，动作电位传至神经末梢，使突触前膜发生去极化，当去极化达到一定水平时，引起突触前膜上的电压门控性钙通道开放，于是突触间隙中的 Ca^{2+} 内流进入突触前膜，促进突触小泡和前膜接触、融合,最终导致神经递质的释放。神经递质释放后进入突触间隙,扩散到达突触后膜,并作用于特异性受体或通道,引起突触后膜上某些离子通道的通透性发生改变,从而引起突触后膜的膜电位发生一定程度的去极化或超极化。这种突触后膜上膜电位的变化称为突触后电位,包括兴奋性突触后电位和抑制性突触后电位两种类型。

由此可见,突触传递是一个电-化学-电的过程,即由突触前神经元的生物电变化,引起突触末梢的化学神经递质释放,最终导致突触后神经元的膜电位发生改变。另外在突触传递过程中,还存在着突触前抑制或突触前易化以及突触可塑性等复杂的机制调节突触传递功能。其中突触前神经元短时间内受到快速重复性刺激后,突触后神经元产生一种快速形成的突触后电位的持续性增强,称为长时程增强(long-term potentiation,LTP)。目前认为它是学习与记忆的神经基础。

经典的突触传递具有单向性、突触延搁、兴奋性总和及兴奋性节律的改变、易疲劳和对内环境变化敏感等特征。

除了上述经典的突触传递外,还存在非突触性传递、电突触传递以及气体性神经递质(如一氧化氮)简单扩散等传递方式。

二、神经递质

(一)神经递质和神经调质

1. 神经递质和神经调质的定义 如上所述,化学性突触传递过程,包括了神经递质的释放与再摄取。所谓神经递质(neurotransmitter),是指由突触前神经元合成并在末梢处释放的特殊化学物质,经突触间隙扩散作用于突触后神经元或效应器(突触后成分)膜上的特异性受体,实现信息传递功能。

神经调质(neuromodulator)是神经元所产生的另一类生物活性物质,与神经递质不同,它本身并不能直接跨突触进行信息传递,而是调节递质在突触前神经末梢的释放及其基础活动水平,增强或减弱递质的效应。

2. 神经递质的分类 通常将中枢递质分为三类:"经典"的神经

递质、神经肽和一些特殊的神经递质。

(1) 经典递质

①胆碱类　主要为乙酰胆碱。

②单胺类　包括多巴胺、去甲肾上腺素、肾上腺素、5-羟色胺、组胺等。

③氨基酸类　根据其中枢作用可分为兴奋性氨基酸和抑制性氨基酸两大类，前者包括谷氨酸、天冬氨酸，后者主要是 γ-氨基丁酸和甘氨酸等。

(2) 神经肽　根据其产生部位可分为：

①下丘脑神经肽　包括生长抑素、加压素、催产素和促甲状腺激素释放激素等。

②垂体肽　包括促黄体激素释放激素、促肾上腺皮质激素和 α-促黑激素。

③脑肠肽　包括 P 物质、神经降压肽、胆囊收缩素、血管活性肠肽、胰多肽、胃泌素和蛙皮素。

④内阿片肽　包括甲硫脑啡肽、亮啡肽、β-内啡肽、孤啡肽和内吗啡肽。

⑤其他肽　包括甘丙肽、心房肽、血管紧张素 Ⅱ、降钙素基因相关肽和缓激肽等。

(3) 一些特殊的神经递质　如一氧化氮、一氧化碳、腺苷和 D-丝氨酸等。

3. 经典神经递质的代谢、分布与功能

(1) 乙酰胆碱（acetylcholine，ACh）　是最早发现，第一个被确定为神经递质的物质，其合成在神经元胞体进行，由乙酰辅酶 A 和胆碱在胆碱乙酰转移酶的催化下完成。ACh 的失活有三种途径：酶水解、扩散及再摄取，其中酶水解是其失活的主要方式。

ACh 广泛地存在于中枢和外周神经系统。在外周神经系统中，ACh 是躯体运动神经纤维和交感神经的节前纤维以及副交感神经的节前和节后纤维的神经递质。在中枢神经系统中，脊髓前角运动神经元、脑神经躯体运动核、特殊内脏运动核以及副交感核内均含有胆碱能神经元。在前脑含有胆碱能神经元最丰富的脑区包括 Meynert 基底核，Broca 斜角带，新纹状体和伏核等。此外脑干网状结构和丘脑腹后外侧核也广泛存在胆碱能神经元。在边缘系统的核团（如海马、杏仁核等）中，存在 ACh 能纤维终末的分布。

ACh 主要作用于 ACh 受体（烟碱型和毒碱型受体），参与学习记忆过程、感觉和运动功能的调节以及影响心血管活动等。

（2）儿茶酚胺类（catecholamines，CAs） 包括去甲肾上腺素（norepinephrine 或 noradrenaline，NE 或 NA）、肾上腺素（epinephrine 或 adrenaline，E 或 AD）、多巴胺（dopamine，DA）三种胺类递质，其基本结构是 β-苯乙胺。儿茶酚胺在体内的合成主要依赖于酪氨酸的存在，在胞浆酪氨酸羟化酶的催化下生成多巴，再经多巴脱羧酶脱羧生成 DA。DA 进入囊泡，在囊泡内经多巴胺羟化酶催化生成 NE。NE 在肾上腺素能神经元胞体内苯乙醇胺氮位甲基移位酶作用下，形成肾上腺素。儿茶酚胺的失活包括酶（单胺氧化酶和儿茶酚氧化甲基移位酶）解和重摄取。

在外周神经系统，除支配汗腺的交感神经和支配骨骼肌的交感舒血管纤维外，交感神经的节后纤维是以 NE 作为神经递质。在中枢神经系统中，NE 能神经元主要集中分布于低位脑干，如脑干网状结构、脑桥的蓝斑等。NE 能神经元主要存在于延髓背区和外侧被盖区。脑内 DA 能神经元主要存在于黑质-纹状体、中脑腹侧被盖区、下丘脑及其脑室周围等部位。

NE 和 E 作用于肾上腺素受体（α_1、α_2 和 β_1、β_2）参与心血管活动、疼痛、情感和觉醒等生理功能的调节。

（3）5-羟色胺（5-hydroxytryptamine，5-HT）为吲哚胺化合物，是以色氨酸为前体，在色氨酸羟化酶的作用下，生成 5-羟色胺酸，然后在 5-羟色胺脱羧酸酶的作用下脱羧基生成 5-HT。5-HT 的失活包括酶解（单胺氧化酶和羟基吲哚氧位甲基移位酶和芳香羟氮位甲基移位酶）和重摄取。

脑内 5-HT 能神经元胞体主要集中于中脑下部、脑桥上部和延髓的中缝核群，包括中缝苍白核、中缝隐核、中缝大核、中缝桥核和中缝背核等。

5-HT 作用于 5-HT 受体（5-HT$_{1-7}$）参与睡眠、体温、镇痛和心血管活动的调节。

（4）谷氨酸（glutamate，Glu） 是中枢神经系统内含量最高的一种氨基酸，其合成有 4 个途径：①α-酮戊二酸氨基化合成；②γ-氨基丁酸经 γ-氨基丁酸转氨酶作用下生成 Glu；③鸟氨酸在鸟氨酸转氨酶作用下产生谷氨酸半醛，后者进一步合成 Glu；④谷氨酰胺在谷氨酰胺酶作用下水解成 Glu。其失活主要通过星形胶质细胞的再摄取。

Glu 在周围神经系统主要分布于前庭神经节、螺旋神经节、迷走神经的结状神经节和脊神经节。在中枢神经系统的分布不均，其中以大脑皮质、小脑、纹状体的含量最高，脑干、下丘脑次之，脊髓中主要分布于背侧灰质。

Glu 作用于代谢型或离子型 Glu 受体，参与兴奋性突触后电位的产生、长时程增强（long term potentiation，LTP）以及学习、记忆和疼痛的调控。另外，在病理状态下，神经细胞间隙中过高浓度的 Glu 会产生神经毒性作用，导致神经元死亡，在神经损伤与神经退行性疾病的病程中起重要作用。

（5）γ-氨基丁酸（γ-aminobutyric acid，GABA） 是一种广泛分布于中枢神经系统的重要的抑制性神经递质，它是由 Glu 经谷氨酸脱羧酶脱羧而成。GABA 主要是通过 GABA 转氨酶催化生成琥珀酸半醛，或经琥珀酸半醛脱氢酶氧化成琥珀酸，参与三羧酸循环。

GABA 能神经元属于中间神经元，主要分布于脑内，以黑质、苍白球最多，下丘脑其次，其余依次为中脑上、下丘、中央灰质、小脑齿状核、尾核、壳及内侧丘脑，大脑与小脑皮质等。

GABA 与其受体（A、B、C 3 种类型）结合，发挥兴奋性抑制调节作用，如抗焦虑、抗惊厥、镇痛和内分泌调节作用。

（6）一氧化氮（nitric oxide，NO） 在中枢神经系统，NO 分别由三种不同的一氧化氮合酶（NOS）同工酶：神经元一氧化氮合酶（nNOS）、诱生型一氧化氮合酶（iNOS）和内皮型一氧化氮合酶

(eNOS)催化L-精氨酸生产NO。NO极不稳定,半衰期仅3～5 s,释放后,以弥散的方式分布于细胞间隙中,并被氧自由基、血红蛋白和氢醌等作用迅速失活。

nNOS在全脑和脊髓均有分布,但在不同脑区分布密度不同。在大脑皮质nNOS呈散在分布;在下丘脑分布比较密集,尤其是室旁核和视上核。在中脑,nNOS存在于上、下丘的表层。在小脑,主要分布于颗粒层细胞。在脑干的臂旁核、中缝背核与孤束核均有高密度的nNOS神经元。iNOS主要由活化的星形胶质细胞和小胶质细胞产生,参与神经炎性病理生理过程。eNOS主要由血管内皮细胞产生,介导血管的舒张作用。

NO作为一种气体小分子,在神经系统中作为一种新型的神经递质,参与多种生理活动的调节,如学习和记忆、心血管中枢调节、免疫调节和痛觉等。

三、神经反射与反射弧

(一)神经反射

反射(reflex)是神经系统活动的基本方式,是神经系统对内、外环境的刺激所做出的不随意的应答,包括非条件反射和条件反射两类。非条件反射是指生来就有、数量有限、比较固定和形式低级的反射活动,包括防御反射、食物反射和性反射等。非条件反射不需要大脑皮质的参与,使人和动物能够初步适应环境,对于个体生存和种系繁衍具有重要作用。条件反射是指通过后天学习和训练而形成的反射。它是反射的高级形式,其数量无限,可以建立也可以消退。在高等动物形成条件反射的主要中枢在大脑皮质。

(二)反射弧

反射的形态学基础是反射弧(reflex arc),由感受器、传入神经、中枢、传出神经和效应器5部分组成。感受器将接受的刺激转变为神经冲动,经传入神经传至中枢的有关部位,经过整合后发出神经冲动,再由传出神经将冲动传至效应器,从而对该刺激做出一定的反应。反射弧任何一个环节受阻,均会导致反射障碍,出现肌瘫痪、皮肤感觉丧失等表现。因此，临床上常用检查反射的方法来诊断神经系统某些部位是否存在损伤。

除了反射外，神经系统对信息还具有整合、加工、记忆等功能。经过漫长的生物进化过程，人类神经系统，特别是脑，发生了与动物完全不同的质的变化，出现了特有的语言中枢，使人脑成为进行思维意识活动的重要器官。因而人类远远超脱了一般动物的范畴，具备认识世界并改造世界的能力。

第三节　神经系统解剖结构

神经系统在形态和功能上是一个整体，可分为中枢神经系统（central nervous system）和周围神经系统（peripheral nervous system）。中枢神经系统包括位于颅腔的脑和椎管内的脊髓。周围神经系统包括与脑和脊髓相连的脑神经和脊神经。

中枢神经系统中胞体和树突聚集处色泽灰暗，称灰质（gray matter）；轴突（神经纤维）集聚处呈现白色，称白质（white matter）。在大、小脑表面的灰质称为皮质（cortex）。在脑和脊髓内部，形态与功能相似的神经元胞体聚集成团或柱称神经核；起止、行程与功能基本相同的神经纤维集合在一起，称纤维束（fibrillar tract）；细胞散在分布并杂以交织的神经纤维束称为网状结构（reticular formation）。

在周围神经系统，神经元的胞体和树突聚集构成的结构称神经节（ganglion），可分为躯体感觉神经节和内脏神经节，后者包括内脏感觉神经节和内脏运动神经节。在神经纤维中，将冲动自感觉器传向中枢者称为传入神经纤维，由这类纤维所构成的神经称为感觉神经（sensory nerve）或传入神经（afferent nerve）；将冲动自中枢传向效应器的纤维称为传出神经纤维，由这类纤维所构成的神经称为运动神经（motor nerve）或传出神经（efferent nerve）。如某一神经既含有感觉纤维又含有运动纤维，则称为混合神经（mixed nerve）。

一、中枢神经系统

中枢神经系统包括位于颅腔的脑（brain）和椎管内的脊髓（spinal cord），两者在枕骨大孔处相连。脑由端脑、间脑、小脑和中脑、脑桥和延髓组成。通常把中脑、脑桥和延髓合称为脑干。

（一）脊髓

1. 位置和外形　成人脊髓呈前后略扁的圆柱形，外包被膜，长 40～45 cm，占据椎管的上 2/3 部分。上端于枕骨大孔处与延髓相连，下端逐渐细小称脊髓圆锥，平第 1 腰椎椎体下缘。

2. 内部结构　脊髓的内部结构虽因节段不同有所区别，但大致相似。在脊髓横切面上中央有一小管，称中央管（central canal），其周围为"H"形的灰质，灰质的四周有白质。

（1）灰质　可分为前部较膨大的前角和后部较细长的后角以及两者移行区，称为中间带。

（2）白质　由纵行排列的神经纤维束构成，借脊髓的纵沟每侧分为三个索：后索、外侧索和前索。

（二）脑干

1. 位置和外形　脑干（brain stem）位于颅后窝，自上而下由中脑（midbrain）、脑桥（pons）和延髓（medulla oblongata）三部分组成。中脑向上与间脑相邻。脑桥和延髓腹侧部卧于枕骨基底部斜坡上，背侧部与小脑相邻。延髓下界平枕骨大孔与脊髓相连续。

2. 内部结构　脑干的内部结构包括灰质、白质和灰白相间的网状结构。

（1）灰质　包括脑神经核团和非脑神经核团 2 种类型

①脑神经核团　脑干脑神经核团可分为 7 类，由中线向两侧依次是：

一般躯体运动核（包括管理骨骼肌随意活动的运动核），紧靠中线两侧纵行排列。包括舌下神经核、展神经核、滑车神经核、动眼神经核。

一般内脏运动核属副交感核，支配平滑肌、心肌和腺体，共有四对。包括迷走神经背核、下泌涎核、上泌涎核、动眼神经副核。

特殊内脏运动核管理由鳃弓衍生而来的骨骼肌随意活动。包括副神经核、疑核、面神经核、三叉神经运动核。

一般躯体感觉核在界沟的外侧，接受三叉神经传入的头面部痛觉、温度觉和触觉冲动，有三对脑神经核：三叉神经脊束核、三叉神经脑桥核和三叉神经中脑核。

一般内脏感觉和特殊内脏感觉核位于躯体感觉核的内侧，称为孤束核。

特殊躯体感觉核在菱形窝的外侧角，包括蜗神经核、前庭神经核。

②非脑神经核 延髓薄束结节和楔束结节深面分别为薄束核和楔束核，它们是薄束和楔束上行中继核。位于延髓橄榄深面的下橄榄核和脑桥基底部的脑桥核是大脑至小脑的下行中继核。中脑的红核是大脑和小脑至脊髓的下行中继核。黑质位于红核腹外侧，是大脑至间脑以及脑干网状结构的下行中继核，又是脑内多巴胺的来源。中脑下部背侧的下丘是听觉传导的中继核和听觉反射中枢。中脑上部的背侧的上丘是视觉反射中枢。

（2）白质 包括上行传导束和下行传导束纤维。

上行传导束包括内侧丘系、脊髓丘系、三叉丘系、外侧丘系。

下行传导束主要包括锥体束和皮质脑桥束。

（3）网状结构 除上述灰质和白质结构外，在脑干的深部存在着灰、白质相间的区域，其中神经纤维纵横交织成网，网中散在有大小不等的神经核，称为网状结构。

（三）小脑

小脑（cerebellum）位于颅后窝，脑干的背侧，以上、中、下3对脚分别连于中脑、脑桥和延髓。

1. 外形与分叶 小脑的中间部分缩窄，称为小脑蚓，包括蚓垂和蚓锥体；两侧膨隆，为小脑半球。小脑半球的下面，小脑蚓两侧的膨隆称为小脑扁桃体（tonsil of cerebellum）。由于它靠近枕骨大孔，当颅脑外伤或颅内肿瘤等疾病导致颅内压过高时，小脑可嵌入枕骨大孔形成小脑扁桃体疝,压迫延髓,危及生命。

2. 内部构造　小脑表面为薄层灰质,称小脑皮质。深部的小脑白质称髓体,内有4对核:齿状核、栓状核、球状核和顶核,总称小脑中央核。

(四) 间脑

间脑 (diencephalon) 位于中脑与端脑之间。由于大脑半球的高度发育,间脑大部分为大脑半球所覆盖,仅其腹侧部分露于脑底面。间脑的外侧与端脑之间的界限不甚清楚,间脑的内腔为一正中矢状位的窄隙,称第三脑室。间脑可分为背侧丘脑、上丘脑、后丘脑、底丘脑和下丘脑。

1. 背侧丘脑　亦称丘脑,是间脑最大的部分,是一对卵圆形的灰质团块,位于第三脑室两侧,外与内囊相邻。

2. 后丘脑　位于背侧丘脑的后外侧,包括内侧膝状体和外侧膝状体。前者是听觉通路的中继站,主要接受经下丘臂的听觉纤维,并发出纤维组成听辐射,投射至大脑皮质的听觉中枢,传递听觉信息。后者是视觉通路的中继站,与视束相连,由此核发出纤维组成视辐射,投射至大脑皮质视觉中枢,传递视觉信息。

3. 上丘脑　是间脑背侧部向尾侧与中脑前上缘移行的部分,包括丘脑髓纹、缰三角、缰连合、后连合、松果体及连合下器等。

松果体位于中脑两上丘之间的沟内。松果体分泌的褪黑素具有以下功能:抑制性腺轴,松果体受到破坏可引起性早熟;调节生物钟及生物节律,促进睡眠;抗自由基和抗衰老作用。

4. 底丘脑　位于背侧丘脑的腹侧,下丘脑的背外侧及内囊的内侧,向尾侧与中脑被盖相移行。包括底丘脑、未定带、红核前区和脚内核等。

5. 下丘脑　位于第三脑室侧壁下份和底壁。

(1) 外形　自脑底部观察,包括左右视神经会合而成的视交叉,视交叉向后延为视束;视交叉的后方有灰结节,它向下移行于漏斗,漏斗的下端与垂体相接。灰结节后方还有一对圆形隆起,称乳头体。

(2) 内部结构与纤维联系　下丘脑的内部构造从前向后依次可分

为4个区：视前区，位于视交叉的前缘；视上区，位于视交叉上方，该区内重要核团有视上核和室旁核；结节区，位于灰结节内及其上方，重要的核有弓状核；乳头区，位于乳头体内及其上方，重要核团有乳头体核等。

下丘脑的纤维联系非常复杂，在位置上由于它处于背侧丘脑、端脑和脑干、脊髓之间，因而下丘脑与上述各部之间兼有传出和传入纤维联系，并有纤维至脊髓的侧角。

（五）端脑

端脑（telencephalon），通常称大脑，是脑的最大部分，被大脑纵裂分为左、右大脑半球。大脑纵裂的底有连接两半球的巨大纤维束，称为胼胝体。大脑半球表面有一层灰质，称大脑皮质；深部为白质，称大脑髓质；埋在髓质内的灰质核团，称基底核。左右大脑半球内部各有一腔隙，称侧脑室。

1. 大脑半球的外形与分叶　大脑半球表面有许多皱褶，显著地增加了大脑皮质的表面积和体积。布满皱褶凹陷部位称为沟，隆起部位称为回。每侧大脑半球可分为背外侧面、内侧面和底面。上有三条比较深的恒定的沟，即外侧沟、中央沟和顶枕沟，将半球分为额叶、顶叶、枕叶、颞叶和岛叶五个叶。各叶上又有许多的沟存在，将各叶又分出相应的回，如额叶上有与中央沟平行的中央前沟，两沟之间为中央前回。自中央前沟向前有两条水平的沟，称额上沟和额下沟，将额叶外侧面其余部分为额上回、额中回和额下回。

2. 大脑皮质的细胞构筑　大脑皮质包括锥体细胞、梭形细胞、颗粒细胞、水平细胞和Martinotti细胞。前2种属投射神经元，后3种属中间神经元。

3. 基底核　又称基底神经节，为靠近大脑半球的底部，藏于白质之中的灰质核团，包括尾状核、豆状核、杏仁体和屏状核。

（六）脑室、脑脊液和脑屏障

1. 脑室（ventricle）　是位于脑内的腔隙，包括位于大脑半球内的侧脑室、两侧间脑之间的第三脑室和脑干内部的第四脑室。各脑室内充满脑脊液，彼此相通，构成脑室系统。脑室壁四周衬以室管膜，在各脑室的一定部位,丰富的毛细血管丛连同其表面的软脑膜和室管膜上皮突入脑室,形成脉络丛,是产生脑脊液的主要结构。

2. 脑脊液（cerebrospinal fluid） 充满脑室系统和蛛网膜下腔,为无色透明的液体。成人脑脊液的平均总量100~150 ml。

(1) 脑脊液循环 脑脊液由脉络丛分泌产生,经蛛网膜粒回流到血液中,保持动态平衡。具体循环途径如下：左、右侧脑室脉络丛产生的脑脊液,经左、右室间孔流入第三脑室,与第三脑室脉络丛产生的脑脊液汇合,经中脑水管流入第四脑室,再与第四脑室脉络丛产生的脑脊液一起经正中孔和外侧孔流至蛛网膜下腔。蛛网膜下腔内的脑脊液经蛛网膜粒吸收至硬脑膜静脉窦。若脑脊液循环通路发生阻塞时（如中脑水管阻塞）,可引起脑积水和颅内压增高。另外软脑膜的静脉和毛细血管也可通过扩散与水通道蛋白转运吸收一部分脑脊液。

(2) 脑脊液的成分和生理功能 脑脊液的成分,类似血浆的过滤液,但其钾、碳酸氢盐、钙及葡萄糖的浓度较低,而镁及氯的浓度较高。

脑脊液有以下几种主要功能：①脑脊液的成分与脑细胞外液的成分保持平衡,对维持神经内环境的稳定性起重要作用。②脑脊液相当于中枢神经系的淋巴,对代谢产物的清除有很大的作用。③因脑脊液充满在脑和脊髓周围,可缓冲外力、分散压力、减少震荡,以保护脑和脊髓。④近年来的研究还证实,脑实质内具有将突起伸入脑室内的触液神经元,因此脑脊液可作为神经-体液调节的重要途径。

3. 脑屏障 中枢神经系统中的正常生理活动,依赖于稳定的内环境。微循环内各种成分的变化,如pH、氧和各种有机物、无机离子浓度的变化,均会影响神经元的功能活动。脑组织和血液以及脑脊液之间存在一种特殊的物质交换途径,以维持这种内循环的稳定。物质从脑的毛细血管转运至脑组织中,要受到很大的选择和限制,称为脑屏障,包括血-脑屏障、血-脑脊液屏障和脑脊液-脑屏障三个部分。

(1) 血-脑屏障（blood-brain barrier） 位于血液与脑（包括脊髓）实质之间。该屏障包括毛细血管内皮细胞、内皮细胞之间的紧密连接、基膜以及毛细血管外周的星形胶质细胞突起。脑和脊髓内的毛细血管内皮细胞无窗孔，大分子物质如蛋白、病毒等不易透过，对维持中枢神经系统内环境的稳定起重要作用。但在感染、中风、脑肿瘤及创伤等病理生理状态下，血-脑屏障的通透性增加，因此在临床用药时要加以考虑。

（2）血-脑脊液屏障（blood-cerebrospinal fluid barrier） 位于脑室脉络丛的血液与脑脊液之间。该屏障包括毛细血管内皮细胞、基膜和脉络丛上皮细胞。脉络丛的毛细血管内皮细胞有孔，故脉络丛上皮细胞之间的闭锁小带是该屏障的形态基础，具有一定的通透性。

（3）脑-脑脊液屏障（brain-cerebrospinal fluid barrier） 位于脑室和蛛网膜下隙的脑脊液与脑实质之间。该屏障由脑室的室管膜上皮、软脑膜和软膜下的星形胶质细胞突起组成。室管膜上皮之间主要为缝隙连接，不能有效地限制大分子物质通过；软脑膜上皮和它下面的胶质细胞突起的屏障效能也很低。因此，脑脊液的改变很容易影响神经元的周围环境。

二、周围神经系统

周围神经系统包括与脑和脊髓相连的脑神经和脊神经。脑神经主要分布于头颈部；脊神经主要分布于躯干和四肢。周围神经系统又可根据分布对象的不同分为躯体神经（somatic nerve）和内脏神经（visceral nerve）。躯体神经分布于皮肤、骨、关节和骨骼肌；内脏神经主要分布于内脏、心血管、平滑肌和腺体。内脏神经包括内脏感觉神经和内脏运动神经，后者又分为交感神经和副交感神经。

（一）脊神经

脊神经（spinal nerve）共 31 对，分别以前根和后根与相应脊髓节段相连。一般前根属运动性，后根属感觉性，两者在椎间孔处合并成脊神经。脊神经是混合性神经含有运动和感觉纤维。脊神经后根在椎间孔附近有椭圆形膨大，称脊神经节。其内含有假单极的感觉神经元，其中枢突构成了脊神经的后根。

根据其位置，脊神经可分为：颈神经（8 对）、胸神经（12 对）、腰神经（5对）、骶神经（5对）及尾神经（1对）。它们分别经椎间孔、骶前、后孔和骶管裂孔穿出。

1. 脊神经的纤维组成与分布　根据纤维的分布范围和功能，脊神经中含有躯体感觉纤维、内脏感觉纤维、躯体运动纤维和内脏运动纤维，脊神经干很短，出椎间孔后立即分为4支：即前支、后支、脊膜支和交通支。

2. 脊神经丛的组成、位置及主要分支　颈丛由第1~4颈神经前支组成，位于胸锁乳突肌上部的深面，分布于颈部皮肤的浅支的和深支（即膈神经）。

臂丛由第5~8颈神经前支及第1胸神经前支的大部分组成，经斜角肌间隙入腋窝。

腰丛由第12胸神经前支的一部分、第1~3腰神经前支和第4腰神经前支的一部分组成，位于腰大肌深面、腰椎横突前方。

骶丛由第4腰神经前支余部和第5腰神经前支合成的腰骶干及全部骶神经和尾神经前支组成。

（二）脑神经

脑神经又称颅神经（cranial nerve），是与脑相连的周围神经，共12对。通常按其与脑相连的顺序编码，用罗马数字表示。其排列顺序及名称是Ⅰ嗅神经、Ⅱ视神经、Ⅲ动眼神经、Ⅳ滑车神经、Ⅴ三叉神经、Ⅵ展神经、Ⅶ面神经、Ⅷ前庭蜗神经、Ⅸ舌咽神经、Ⅹ迷走神经、Ⅺ副神经、Ⅻ舌下神经。

1. 脑神经的纤维组成与分类　脑神经的纤维成分较脊神经复杂，可归纳为分7种纤维成分：

一般躯体感觉纤维、特殊躯体感觉纤维、一般内脏感觉纤维、特殊内脏感觉纤维、一般躯体运动纤维、一般内脏运动纤维和特殊内脏运动纤维。

依据脑神经所含纤维成分的不同，将12对脑神经分为感觉性神经（Ⅰ、Ⅱ、Ⅷ）、运动性神经（Ⅲ、Ⅳ、Ⅵ、Ⅺ、Ⅻ）和混合性神经（Ⅴ、Ⅶ、Ⅸ、Ⅹ）。脑神经中只有4对（Ⅲ、Ⅶ、Ⅸ、Ⅹ）含有副交感纤维。

(三) 内脏神经

内脏神经 (visceral nerve) 是指分布于内脏、心血管、平滑肌和腺体的神经，可分为内脏运动神经和内脏感觉神经。内脏运动神经又称自主神经或植物神经。根据形态、功能和药理上的不同特点，内脏运动神经可分为交感神经和副交感神经两部分。

1. 内脏运动神经　内脏运动神经与躯体运动神经在结构和功能上存在较大差异，主要表现在：

躯体运动神经发自于脑干躯体运动核和脊髓前角；而内脏运动神经起自脑干内脏运动核和脊髓 T_1-L_3、S_2-S_4 节段的中间带外侧核。

躯体运动神经自低级中枢至骨骼肌只有一个神经元；内脏运动神经自低级中枢发出后，在周围部的内脏运动神经节交换神经元，再由节内神经元发出纤维到达效应器。第一级神经元称节前神经元，胞体位于脑干和脊髓内，其轴突称节前纤维。第二级神经元称节后神经元，胞体位于植物性神经节内，其轴突称节后纤维。

躯体运动神经只有一种纤维成分；内脏运动神经则有交感和副交感两种纤维成分。

躯体运动神经支配骨骼肌，并受意志支配；内脏运动神经支配平滑肌、心肌和腺体，在一定程度上不受意志控制。

2. 交感神经　包括低级中枢、交感神经节和交通支三部分组成。

(1) 低级中枢　位于脊髓 T_1-L_2 或 L_3 节段的中间外侧核。

(2) 交感神经节　根据其位置，可分为椎旁节和椎前节。

椎旁神经节，位于脊柱两旁，每侧总数大约 19~24 个。椎旁节借节间支连成交感干，上起颅底，下至尾骨。左右交感干在尾骨前方会合于单一的脊神经节。

椎前神经节，位于脊柱前方，腹主动脉脏支的根部，包括腹腔神经节、主动脉肾节、肠系膜上神经节和肠系膜下神经节。

(3) 交通支　交感干与相应的脊神经借白、灰交通支相连。

(4) 交感神经的分布

①颈部　颈部椎旁神经节有 3 对，即颈上神经节、颈中神经节和颈下神经节，位于颈椎横突前方。其中颈下神经节常与第 1 胸神经节

合并成颈胸神经节。

②胸部 胸部椎旁神经节有 10～12 对,位于肋骨小头的前方。胸部交感神经的主要分布如下:a. 经灰交通支返回 12 对胸神经,并随其分布于胸腹壁血管、汗腺和竖毛肌等;b. 上 5 对胸交感干神经节发出许多小支,参加心丛、肺丛和食管丛等构成;c. 内脏大神经由穿过 T_5 或 T_6-T_9 椎旁神经节的节前纤维组成,向前下行合成一干,穿过膈脚,终于腹腔节和主动脉肾节;d. 内脏小神经由穿过 T_{10}-T_{12} 椎旁神经节的节前纤维组成,向下穿过膈脚,终于主动脉肾节和肠系膜上丛。由腹腔节、主动脉肾节等发出的节后纤维,分布于肝、脾、肾等实质性脏器和结肠左曲以上的消化管。

③腰部 腰部椎旁神经节有 3～5 对,位于腰椎体的前外侧。腰部交感神经的主要分布如下:a. 经灰交通支返回 5 对腰神经,并随其分支分布于下肢血管、汗腺和竖毛肌等;b. 腰内脏神经由穿经腰神经节的节前纤维组成,终于腹主动脉丛和肠系膜下丛等。在丛内神经节换元,其节后纤维随肠系膜下动脉的分支分布至结肠左曲以下的消化管及盆腔器官,也有纤维伴随血管分布至下肢。

④盆部 有 4 对骶交感神经节和 1 个奇神经节,位于骶前孔内侧。其分支有:a. 经灰交通支连于骶、尾神经,分布于下肢及会阴部的血管、汗腺及竖毛肌;b. 一些小支加入盆丛,分布于盆腔器官。

3. 副交感神经

(1) 低级中枢 位于脑干的副交感神经核和脊髓 L_2-L_4 节段的骶副交感核。

(2) 副交感神经节 多位于器官附近或器官壁内,故称器官旁节或器官壁内节。颅部副交感神经节较大,肉眼可见,有睫状神经节、翼腭神经节、下颌下神经节和耳神经节。位于其他部位的副交感神经节很小,只有在显微镜下才可见,如位于心丛、肺丛、膀胱丛和子宫阴道丛内的神经节及位于支气管和消化管壁内的神经节等。

(3) 副交感神经的分布

①颅部副交感神经 中脑的动眼神经副核发出的节前纤维随动眼神经入眶后,至睫状神经节交换神经元,其节后纤维支配瞳孔括约肌

和睫状肌。

脑桥的上泌涎核发出的节前纤维加入面神经,一部分经岩大神经至翼腭神经节换神经元,节后纤维分布于泪腺、鼻腔和腭黏膜的小腺体;另一部分经鼓索加入舌神经,至下颌下神经节换神经元,节后纤维分布于下颌下腺和舌下腺。

延髓的下泌涎核发出的节前纤维加入舌咽神经,经鼓室神经到鼓室丛,由鼓室丛发出岩小神经至耳神经节换神经元,其节后纤维分布于腮腺。

延髓的迷走神经背核发出的节前纤维加入迷走神经,分支到达胸、腹腔脏器附近或壁内的副交感神经节换神经元,其节后纤维分布于胸、腹腔脏器(降结肠、乙状结肠和盆腔脏器除外)。

②骶部副交感神经　脊髓 L_2-L_4 节段的骶副交感核发出的节前纤维,随骶神经出骶前孔,又从骶神经分出,构成盆内脏神经加入盆丛,随盆丛分支沿髂内动脉各支至盆腔脏器附近或壁内的副交感神经节换神经元。其节后纤维支配结肠左曲以下的消化管和盆腔脏器。

2. 内脏感觉神经　内脏感觉神经元胞体位于脑神经节或脊神经节内,也是假单极神经元。其周围突随面、舌咽、迷走神经和交感及骶部副交感神经等分布到内脏器官和血管,经内感受器接受内脏的各种刺激。其中枢突终于脑干孤束核和脊髓灰质后角。

第四节　神经系统生理功能

一、神经系统的感觉分析功能

神经系统对外界事物和机体内环境中的各种刺激能够做出分析和综合产生相应的感觉,感觉的传导是以感觉传导通路为基础的。

(一)感觉中枢

1. 大脑皮质的感觉代表区的功能定位　一般而言,来自身体不同部位的各种感觉刺激所形成的神经信号,通过相应的感觉传导通路,最终均会传至大脑皮质形成明确的感觉定位。

(1) 第 1 躯体感觉区　位于中央后回和中央旁小叶后部，管理对侧半身痛、温、触压觉以及位置觉和运动觉。

(2) 视觉区　在枕叶内侧面上，距状沟的上、下皮质，接受外侧膝状体发出的视辐射纤维。

(3) 听觉区　位于颞横回，接受内侧膝状体发出的听辐射纤维。

(4) 嗅觉区　位于梨状区皮质的前部和杏仁核的一部分。

2. 背侧丘脑的感觉中继功能　全身所有的感觉冲动（除嗅觉外），在传入大脑皮质之前均要在丘脑进行整合，故丘脑是各种感觉通路的最后中继站。丘脑的纤维联系极其广泛与复杂，一般可归纳为以下三种类型：

(1) 特异性投射系统。

(2) 非特异性投射系统。

(3) 联络系统。

(二) 感觉传导通路

由感受器经周围神经传入中枢后，通过几次中继，最后到达大脑皮质或其他高位中枢者，称为感觉传导通路或上行传导通路。

1. 躯干和四肢意识性本体感觉传导通路　此通路若在脊髓受损，患者闭目时不能确定同侧各关节的位置和运动方向，两点辨别觉丧失等；若在内侧丘系以上损伤此通路，则上述症状出现在对侧。

2. 躯干和四肢非意识性本体感觉传导通路　损伤后导致肌张力低下、深反射降低和肌力减弱，容易疲劳。

3. 躯干和四肢浅感觉传导通路　此通路受损，可导致对侧半躯干和四肢温、痛觉障碍。若损伤脊髓内的脊髓丘脑束，则对侧损伤平面下方 1~2 节段以下痛、温度觉丧失。

4. 头面部的痛、温度、触觉的传导通路　此通路中三叉丘系或以上的部分损伤，导致对侧头面部温、痛觉障碍。

5. 视觉传导通路和瞳孔对光反射

(1) 视觉传导通路　当眼球固定向前平视时，所能看到的空间范围称为视野。由于眼球屈光装置对光线的折射作用，一眼视野颞侧半的物像投射到同侧眼球视网膜的鼻侧半，而视野鼻侧半的物像则投射到视网膜的颞侧半。

在视觉传导通路不同位置受损，可引起不同的视野缺损：①一侧视神经损伤，引起患侧眼全盲；②在视交叉中央部损伤交叉的纤维（如垂体肿瘤），不交叉的纤维仍健全时，引起双眼视野颞侧偏盲；③在视交叉外侧部损伤不交叉的纤维，而不累及交叉的纤维，则引起同侧眼的视野鼻侧偏盲；④若损伤一侧视束、外侧膝状体、视辐射或视区皮质，则引起双眼视野的对侧偏盲。

（2）瞳孔对光反射　瞳孔对光反射弧由视网膜起始，经视神经、视交叉和视束，再经上丘臂到达虹膜。一侧视神经受损时，反射弧的传入部分中断，故光照患侧眼球时，两侧的瞳孔都不缩小；但光照健侧眼球时，两侧瞳孔均缩小，即患侧直接对光反射消失、间接对光反射存在。

一侧动眼神经受损时，反射弧的传出部分中断，故不论光照左眼或右眼，患侧瞳孔都不缩小，即直接和间接对光反射均消失。

6.听觉传导通路　在听觉传导通路中，因外侧丘系含有双侧传导的听觉纤维，故一侧通路在外侧丘系及其以上部位的病损，听觉可无显著变化。但若损伤中耳、内耳、蜗神经根或蜗神经核，将导致患侧听觉障碍。

听觉传导第二级纤维止于下丘核。由下丘核发出纤维到上丘核，经顶盖脊髓束下行至脊髓，完成听觉反射。

二、神经系统对运动和姿势的调节

骨骼肌的随意运动是在神经系统控制下进行的，神经系统对运动和姿势的调节都是复杂的反射运动。骨骼肌一旦失去神经系统的调节，就会发生瘫痪。

（一）运动调控中枢

1.第1躯体运动区　神经系统随意运动的调节中枢主要位于大脑皮质的中央前回与中央旁小叶的前部，接受来自关节、肌腱及骨骼肌深面传来的本体感觉，以感受身体在空间位置的姿势、位置及运动中的状态，并根据这些运动状态来控制全身的运动。运动区具有以下的功能特点：①一侧运动中枢支配对侧肢体运动，一些与联合运动有关的肌群，则受两侧运动区的管理。②定位关系为倒置的人体，头部正位。③身体各部运动器官所占投影区的大小，取决于该部运动的复杂性。第 1 躯体运动区受损，立即导致身体对侧肌肉低张力性的瘫痪（例如，被动运动患侧肢体，阻力减低），并且伸肌反射减低。几周后患侧肌力部分恢复，产生痉挛现象（例如，被动运动患侧肢体，阻力增加），伸肌反射增强，并且出现巴宾斯基征阳性。

2. 基底神经节　广义的基底神经节除尾状核、壳、苍白球外还包括丘脑底核、黑质和红核。根据种系发生，苍白球较为古老，为旧纹状体。而尾状核与壳是较新的结构，合称新纹状体。其中苍白球是纤维联系的中心，接受基底神经节其他核团的纤维投射；其发出的纤维也投射至丘脑底核和黑质。

基底神经节有重要的运动调节功能。它对随意运动的产生和稳定、肌紧张的调节、本体感觉传入信息的处理都密切相关。当黑质内多巴胺能神经元功能受损，导致对纹状体内的乙酰胆碱抑制作用减弱，产生帕金森病，表现为全身肌张力增强、随意运动减少、运动缓慢、面部表情呆板，伴静止性震颤。纹状体的机能：与随意运动的稳定、肌张力的调节密切相关，并有认知功能。而新纹状体病变常见的病变为舞蹈病，是一种自体显性遗传疾病，特征为进行性痴呆与舞蹈性多动，通常起病于成年人。主要病理生理机制是由于纹状体中胆碱能和 γ 氨基丁酸能神经元功能减退，使得黑质多巴胺能神经元功能相对亢进所致。

3. 小脑　小脑的主要功能是维持身体平衡，调节肌张力和协调随意运动，这些功能分别与前庭小脑、脊髓小脑和大脑小脑部分相关联，因而当小脑的某一部分有病变时，将产生相应的功能障碍。

(1) 前庭小脑　绒球小结叶在进化上最早，为古小脑。它主要接受来自前庭神经节和神经核经小脑下脚传入纤维，由该部皮质发出的纤维投射至前庭神经核，以维持身体平衡。第四脑室附近肿瘤，压迫绒球小结叶，患者可出现平衡失调，站立不稳，发生摇摆，步态如醉酒。

(2) 脊髓小脑 前叶和后叶的蚓垂、蚓锥体在进化上出现较晚，共同构成旧小脑。脊髓小脑束的纤维经小脑下、上脚至旧小脑皮质，该部皮质发出的纤维投射至顶核、中间核，由这些核发出的纤维经小脑上、下脚投射至脑干、间脑和端脑，调控躯干、四肢肌的肌张力和肌协调。当旧小脑或其传入、传出纤维受损，均可导致肌张力低下、深反射减弱和肌力减弱，容易疲劳。

(3) 新小脑 小脑后叶（除蚓垂、蚓锥体）在进化中出现最晚，为新小脑。对侧脑桥核的纤维经小脑中脚至新小脑皮质，该部皮质发出的纤维投射至齿状核，由齿状核发出的纤维经小脑上脚投射至对侧红核和背侧丘脑，中继后，分别至对侧下橄榄核和大脑皮质，调控同侧上、下肢精确运动。新小脑病变后，可出现共济失调与意向性震颤。共济失调表现为协调运动严重紊乱，随意运动的力量、速度、方向、幅度和稳定性等方面均出现失常。意向性震颤：又称运动性震颤，是指患者作随意运动时，有肢体的震颤，越近目的物震颤越明显，在安静时震颤减轻或消失。

4. 脑干 脑干对肌紧张和姿势具有调节作用。延髓网状结构腹内侧部对骨骼肌的张力及收缩有抑制作用，称抑制区；延髓抑制区的外侧、脑桥与中脑的网状结构有加强肌张力和运动的功能，称易化区。在中脑上、下丘之间横断的动物，由于前脑下行纤维被切断，抑制区的传入联系中断，但易化作用仍存在，抑制与易化失平衡，出现"去大脑僵直"。

5. 脊髓 脊髓可完成多种反射调节，脊髓对运动功能的调节主要包括腱反射与屈肌反射。

(二) 运动传导通路

由大脑皮质或皮质下中枢发出纤维直接或经过中继，终止于脑干和脊髓的运动神经元，再经周围神经传至效应器者，称为下行传导通路。下行传导通路可分为锥体系和锥体外系两个部分。

1. 锥体系 主要由上、下两级运动神经元组成。上运动神经元胞体位于大脑皮质运动区，它们的轴突构成皮质脊髓束和皮质核束。下运动神经元胞体位于脑神经运动核或脊髓前角内，其轴突分别组成脑神经和脊神经的运动纤维，管理头面部和躯干、四肢的随意运动。

一侧皮质核束受损，则出现对侧眼裂以下的面肌瘫痪（面神经核上瘫）和对侧舌肌瘫痪（舌下神经核上瘫），表现为口角偏向病灶侧，伸舌时舌尖偏向病灶的对侧。一侧面神经核或面神经受损，则出现病灶侧所有面肌瘫痪（面神经核下瘫），表现为额纹消失，眼不能闭，口角偏向健侧。一侧舌下神经核或舌下神经受损，则出现病灶侧舌肌瘫痪（舌下神经核下瘫），伸舌时舌尖偏向病灶侧。

锥体系的任何部位损伤都可引起支配区的随意运动障碍，即出现瘫痪。当上运动神经元损伤（如大脑皮质躯体运动区或锥体束受损），表现为随意运动丧失、肌张力增高，呈痉挛性瘫痪，深反射亢进，浅反射（如腹壁反射、提睾反射等）消失，同时还出现巴宾斯基征。这种瘫痪又称中枢瘫或硬瘫。当下运动神经元受损（如运动核团或神经受损）时，由于肌肉失去了神经支配，表现为肌张力降低，呈弛缓性瘫痪，肌肉由于营养障碍而逐渐萎缩。因为所有的反射弧都中断，浅、深反射均消失，故无病理反射出现。这种瘫痪又称周围瘫或软瘫。

2. 锥体外系　锥体系以外的与躯体运动有关的传导通路，统称为锥体外系，主要功能是调节肌张力、协调肌运动、维持体态姿势、完成习惯性和节律性的动作等。锥体外系较锥体系复杂，涉及脑内许多结构，包括人脑皮质、纹状体、背侧丘脑、底丘脑核、中脑顶盖、红核、黑质、脑桥核、前庭神经核、小脑和脑干网状结构等，形成多个运动环路，如纹状体-黑质-纹状体环路、皮质-纹状体-背侧丘脑-皮质环路和皮质-脑桥-小脑-皮质环路。

锥体系和锥体外系在运动功能上是一个不可分割的整体。锥体外系的活动是在锥体系的主导下进行的，锥体系在随意运动的意识、发动上至关重要，而锥体外系为锥体系的活动提供了最适宜的背景条件。锥体外系损伤后不出现瘫痪，而出现不自主运动和肌张力改变。

不自主运动是指不受主观意志支配，毫无目的性的动作，包括以下几种类型：①舞蹈样动作，表现为不重复、不规则、无目的的急骤动作，主要为豆状核壳病变。②手足徐动样运动，表现为手指、足趾的缓慢如蚯蚓蠕动样动作，多见于尾状核病变。③半身投掷样运动，表现为一侧肢体的大幅度和有力的活动，可见于丘脑底核病变。④静止性震颤，表现为肢体静止时出现不自主的节律性颤动，见于黑质为主的病变。⑤意向性震颤，表现为肢体越接近目标时出现越明显的颤动，主要见于小脑病变。⑥扭转痉挛，表现为走路时颈部、躯干和肢体近端发生螺旋形的扭转运动，见于脑炎后和肝豆状核病变。

三、神经系统对内脏活动的调节

（一）交感和副交感神经的功能

内脏运动神经的主要功能是通过交感和副交感神经支配心肌、平滑肌和腺体，实现对新陈代谢活动的调控。绝大多数内脏器官接受交感与副交感神经的双重支配，少数器官如大部分血管、汗腺、竖毛肌和肾上腺髓质等，只有交感神经支配。

交感与副交感神经在同一器官的作用往往相互拮抗。当交感神经使某器官活动加强时，副交感神经则使之减弱，反之亦然。但两种神经在调节内脏活动时，又表现为相互统一的作用。如当环境急剧变化时，交感神经活动明显加强，广泛动员内脏器官的储备功能，以应付环境的急变，于是出现心跳加快、血压升高、支气管扩张、瞳孔扩大、消化和排便受抑制等现象；而当机体处于安静状态时，副交感神经活动加强，出现心跳减慢、血压下降、支气管收缩、瞳孔缩小、消化和排便加强等现象。交感和副交感神经在机能上的对立统一，保证机体更好地适应环境的变化。

（二）中枢对内脏活动的调节

1. 脊髓　如前所述，交感神经和部分副交感神经的低级中枢位于脊髓灰质侧角的中间外侧核。在脊髓水平可完成的内脏反射，包括血管张力反射、发汗反射、排尿反射、排便反射和勃起反射等。这些内脏反射活动在正常生理状态下，受到高位中枢的控制。如排尿反射，存在骶髓排尿反射和脑桥排尿反射。在新生儿和婴儿期，以骶髓排尿反射为主，到儿童期以后脑桥排尿反射占主导作用。脊髓横贯性损伤患者，骶髓排尿反射通路被阻断。经过脊髓休克期后，骶髓排尿反射可执行排尿反射功能,刺激会阴部皮肤或膀胱充盈时,即可引起反射性排尿。但脊髓所控制的内脏反射活动,不能很好适应生理功能需要。如脊髓横贯性损伤患者,由平卧位转成直立位时常感到头晕,主要是由于体位性血压反射的调节能力很差,外周血管阻力不能及时发生改变所致,并且患者常因排尿不完全,出现膀胱尿潴留。

2. 脑干 在脑干网状结构内有不少内脏活动的代表区,如在延髓内有与生命活动密切相关的呼吸中枢和心血管运动中枢等,总称生命中枢。若生命中枢受压或损伤,可导致死亡。另外还有吞咽中枢、呕吐中枢、角膜反射中枢等。以脑干为中枢的反射主要包括以下几种。

(1) 颈动脉窦和主动脉弓压力感受性反射 又称减压反射,血压升高刺激颈动脉窦和主动脉弓上的压力感受器,神经冲动经过舌咽神经的传入纤维传至孤束核。由孤束核将神经冲动传向延髓心血管中枢,使心迷走中枢紧张性加强、心交感中枢和缩血管中枢紧张性减弱,再经过相应的传出神经,使心率变缓、心肌收缩力减弱,心输出量降低,同时使动脉血管扩张,外周血管阻力下降,从而导致动脉血压下降。反之,当动脉血压降低时,压力感受器所受的刺激减弱,传入冲动减少,导致相反效应,即心率加快,心肌收缩力增强,心输出量增加,血管收缩,外周阻力增大,血压回升。由此看来,压力感受性反射具有维持血压的稳定性,防止血压的过度波动的作用。最近的研究表明,减压反射也参与血压的长期调节,减压反射功能受损,可能是原发性高血压的病因之一。

(2) 颈动脉体和主动脉体化学感受性反射 在颈总动脉分叉处和主动脉弓区域,存在感受血液中二氧化碳及氧含量变化的化学感受器。当动脉血中二氧化碳分压升高、氧分压降低或氢离子浓度增高时,感受器兴奋,通过主动脉窦神经和主动脉弓神经传至延髓"呼吸中枢"。呼吸中枢对信息进行分析后,再经过网状脊髓束下行至形成膈神经和肋间神经的下运动神经元,引起呼吸加快加深的效应。

(3) 咳嗽反射 位于喉、气管和支气管壁上的感受器受到刺激时,神经冲动由迷走神经传递至孤束核,再传导至延髓的呼吸中枢,产生强有力的呼气。同时，纤维行至疑核，产生传出神经冲动下行至喉肌与咽肌，产生咳嗽。

（4）呕吐反射　胃肠道、咽喉部、视觉、味觉和内耳前庭位置感受器受到刺激，会经由迷走神经、交感神经、舌咽神经等的传入通路将神经冲动传导至位于延髓外侧网状结构的背外侧缘的呕吐中枢。呕吐中枢兴奋后，经过迷走神经将神经冲动传递至胃肠，最终导致胃内容物急速而猛烈地从胃反流经食管、口腔而排出体外并伴有迷走神经兴奋的症状，如皮肤苍白、流涎、出汗、血压降低及心动过缓等。

3. 下丘脑　下丘脑是皮质下内脏活动中枢，调节交感神经和副交感神经以维持机体内环境。通常认为下丘脑前区、内侧区及灰结节是副交感神经控制区，刺激这些部位可引起迷走神经和骶部副交感反应，表现为心跳减慢、外周血管扩张、胃肠蠕动、消化功能增强。而下丘脑外侧区和后区控制交感反应，刺激这些区域可引起心跳加快、血压上升、呼吸急促、消化功能抑制。

（1）腺垂体和神经垂体激素分泌的调节　下丘脑中的一些神经元，既有传导冲动的功能，又有分泌激素的功能，故称神经内分泌细胞，包括大细胞分泌系统和小细胞分泌系统。其中大细胞分泌系统主要集中于视上核和室旁核，能分泌催产素和加压素（抗利尿激素），经视上垂体束和室旁垂体束直接运送到垂体后叶贮存和释放。小细胞分泌系统，散在分布于下丘脑，这类细胞发出纤维投射至垂体门脉系统，分泌多种多肽激素，如促黄体生成激素释放激素、促甲状腺素释放激素等调控腺垂体的内分泌功能。

（2）摄食行为调节　摄食行为是维持个体生存的基本活动。研究表明下丘脑腹内侧区存在饱食中枢，刺激该区能引起动物拒食；而下丘脑外侧区有摄食中枢，刺激该区能引起动物摄食。饱食中枢和摄食中枢之间存在交互抑制的关系，对保持能量摄入和消耗之间的平衡具有重要意义。

（3）水平衡调节　下丘脑视上核和室旁核大细胞神经元分泌抗利尿激素作用于肾的远曲小管，促进水分重吸收，控制血液中水分的波动幅度。垂体肿瘤压迫损伤视上垂体束时,抗利尿激素分泌减少,导致低比重尿大量产生,即为尿崩症。另外实验表明电刺激下丘脑前区可产生烦渴,导致大量饮水。

(4) 体温调节　下丘脑视前区存在对温度敏感的神经元,它们能感受体温的变化,对温度信息进行整合处理,并通过调节产热和散热活动,使体温保持相对的恒定。

(5) 生物节律调节　机体的各种活动按一定的时间顺序发生变化,称为生物节律。人体许多生理功能,如体温、血细胞数和促肾上腺皮质激素分泌等,均存在日周期节律。研究表明,下丘脑视交叉上核可能是控制日周期的中心。外界的昼夜光照变化可影响视交叉上核的神经活动,使体内日周期和外环境的昼夜节律变化同步起来。

5. 大脑皮质　大脑皮质的第一躯体运动中枢,除管理躯体的随意运动外,也能参与内脏运动的调节作用。如电刺激动物大脑皮质内侧面4区一定部位,会产生直肠与膀胱运动的变化;刺激皮质外侧面一定部位,会引起呼吸、血管运动的变化;刺激4区底部,会发生消化道运动及唾液分泌的变化。刺激人类的大脑皮质也有类似的结果。

四、脑的高级功能

(一) 学习和记忆

学习和记忆是脑的最基本功能之一。学习是获取新信息和新知识的神经活动过程。记忆则是对学习到的信息进行贮存和"读出"的过程。学习是大脑神经回路对环境变化的终生适应,并能对以往经历过的事情作出恰当的反应。

1. 学习和记忆的脑功能定位　尽管对学习和记忆的脑功能定位,尚未完全明确,但大量的实验资料和临床观察表明,大脑皮质联络区、海马及其邻近结构、丘脑和脑干网状结构与学习记忆有关。大脑联络区是指感觉和运动区以外的广大皮质区,它们之间有广泛的纤维联系,可以集中各方面的信息,并进行加工、处理与贮存。如颞叶皮质外侧表面与陈述性记忆有关,颞上回与声音记忆有关,顶叶皮质与空间性记忆有关,而额叶皮质在短时记忆中起重要作用。大量的实验资料和临床观察表明,海马与近期记忆关系密切,而新纹状体与运动性技巧记忆有关。杏仁体与情绪学习有关,而小脑与运动性条件反射关系密切。

2. 学习和记忆的神经生物学机制　迄今为止,学习和记忆的机制尚未完全阐明。但研究资料提示学习和记忆与突触的可塑性改变密切相关,如前所述,短时间内受到快速重复性刺激所致的长时程增强(LTP)是学习与记忆的神经生理基础。神经生物化学的研究结果显示,在学习记忆活动过程中存在中枢递质的合成与相关细胞内信号通路的活化。如在 LTP 的诱导过程中,存在蛋白激酶 C 活化,使得 AMPA 受体磷酸化,从而导致突触的传递效率升高。神经解剖学的研究结果表明,持久性记忆的形成与建立新的突触联系有关。如动物实验显示生活在复杂环境中的大鼠与简单环境下大鼠比较,大脑皮质发达,突触联系多。

(二) 语言

人类不同于一般的哺乳动物,具有语言表达功能。人类大脑具有特定的语言中枢,并具有明显的一侧优势性特征。研究表明善于用右手的人(右利者)和大部分善用左手的人(左利者),语言区在左侧半球;只有一部分左利者语言区在右侧。因此,从语言功能上看,左侧半球可视为优势半球,有说话、听话、书写和阅读四个语言区。

运动性语言中枢　又称说话中枢或 Broca 区,位于额下回后部。若此区受损,患者丧失了说话能力,称运动性失语症。

书写中枢　位于额中回后部,紧靠中央前回上肢代表区。若此区受损,患者不能以书写方式表达意思,称失写症。

听觉性语言中枢　又称听话中枢,位于颞上回后部。若此区受损,患者虽听觉正常,但听不懂别人讲话的意思,也不理解自己讲话的内容,称为感觉性失语症。

视觉性语言中枢　位于角回,靠近视区。此区受损,视觉没有障碍,但患者不能阅读书报,不理解曾认识的文字含意,称为失读症。

两个大脑半球各有其优势功能。左半球是从事语言、文字、符号方面的功能，而右半球是从事空间感觉、美术、音乐等方面的功能。左、右半球密切配合、互补长短。

（肖明　姜允申　常元勋）

主要参考文献

1. Purves D, Fitzpatrick D, Hall WC. et al. Neuroscience. Sunderland: Sinauer Associates Inc, 2007.
2. Paul Glees. The Human Brain. New York: Cambridge Univ Pr, 2006.
3. Snell RS. Clinical Neuroanatomy. 6th ed. Baltiomore: Lippincott Williams & Wilkins, 2005.
4. Seikel AJ, King DW, Drumright DG. Anatomy & Physiology: For Speech, Language, And Hearing. San Diego: Singular Pub Group, 2005.
5. Carpenter MB, Sutin J. Human Neuroanatomy. 7th ed. Baltiomore: Wavely Press, 1983.
6. 李云庆主编. 神经解剖学. 西安：第四军医大学出版社, 2006.
7. 顾晓松主编. 人体解剖学. 北京：科学出版社, 2006.
8. 寿天德主编. 神经生物学. 北京：高等教育出版社, 2005.
9. 韩群颖主编. 人体结构学. 北京：人民卫生出版社, 2004.
10. 姚泰主编. 人体生理学. 北京：人民卫生出版社, 2002.
11. 朱大年，郑黎明主编. 人体解剖生理学. 上海：复旦大学出版社, 2002.
12. 杨琳，高英茂主译. 格氏解剖学. 沈阳：辽宁教育出版社, 1999.
13. Winder C. Occupational Toxicology of the nervous system. // Chris Winder and Neill Stancey et al. Occupational Toxicology 2nd ed. Florida, USA: CRC Press LLC, 2004: 168-178.
14. Blake BL. Toxicology of the Nervous System. //Ernest Hodgson ed. A Fextbook of Modern Toxicology. 3rd ed. Hoboken, New Jersey: John Wileys Sons Inc, 2004: 279-286.

第三章

致神经系统损伤的外源化学物

进入 21 世纪后，脑科学步入了一个迅速发展的时期。随着检测方法的改进、检测水平的提高，外源化学物对机体的损害机制研究也越来越微观化，越来越多的外源化学物对神经系统的损害被人们所认识，能导致神经系统损伤的外源化学物也变得越来越多。

第一节 致神经系统损伤的外源化学物

一、外源化学物的概念

外源化学物是一种外源性的不在生物体正常中间代谢产物中出现的具有药理学、激素活性和毒理性活性的物质。如空气、食物、化妆品中所含有的化学物质均属于这类物质。

二、致神经系统损伤外源化学物的分类

损伤神经系统的外源化学物主要是指能引起机体神经系统结构和功能损害的外源化学物。除生物性的外源化学物外，根据研究方法的不同，这些外源化学物有不同的分类方法。

可损伤神经系统的外源化学物按性质和用途分为：

(1) 金属，如铅、汞、锰、铝、铊等。
(2) 有机金属，如甲基汞、四乙基铅等。
(3) 碱性物质，如氨等。
(4) 氟及其化合物，如氟化氢、氟碳化合物等。
(5) 硫及其化合物，如二氧化硫、二硫化碳、硫化氢等。
(6) 砷及其化合物，如砷、砷化氢等。
(7) 无机磷化物，如磷化锌等。
(8) 有机磷农药，如久效磷、乐果等。

(9) 其他农药,如溴氰菊酯、杀虫脒等。

(10) 氮及无机氮化合物,如一氧化氮、叠氮钠等。

(11) 有机氮化合物,如吡啶、1-甲基-4-苯基1,2,3,6-四氢吡啶(MPTP)、烟碱等。

(12) 氧及其化合物,如二氧化碳等。

(13) 烷类化合物,如甲烷等。

(14) 不饱和脂肪烃类,如乙烯、丁烯等。

(15) 混合烃类,如汽油等。

(16) 脂肪族环烃类,如环己烷等。

(17) 氟代烯类,如四氟乙烯等。

(18) 氯代烷类,如三氯甲烷等。

(19) 溴代烷类,如溴甲烷等

(20) 氯代烯烃类,如三氯乙烯、四氯乙烯等。

(21) 卤代环烃类,如六氯苯等。

(22) 芳香族烃类,如甲苯、二甲苯、多氯联苯等。

(23) 芳香族硝基化合物,如硝基苯等。

(24) 酯类,如聚氨酯等。

(25) 醇类,如乙醇等。

(26) 醚类,如乙醚等。

(27) 酮类,如丙酮等。

(28) 醛类,如甲醛等。

(29) 氰化物。

(30) 腈类,如1-3'-亚胺二丙腈等。

(31) 氯代烃杀虫剂,如狄氏剂、开蓬等。

(32) 环氧化物,如环氧乙烷等。

(33) 有机酸,如1,2苯二酸等。

(34) 氮杂环化合物,如肼、1,1-二甲基肼等。

(35) 酰胺类,如丙烯酰胺等。

(36) 药物,如麻醉剂、中枢兴奋(抑制)剂、抗癫痫药、庆大霉素等。

(37) 天然毒物，如河豚毒素、石房蛤毒素、眼镜蛇毒素等。
(38) 军用毒剂，如沙林、梭曼等。
(39) 植物，如曼陀罗、莨菪、天仙子、木薯等。
(40) 真菌及真菌毒素，如3-硝基丙酸、毒肽等。
(41) 生物毒素，如肉毒梭菌毒素、朊病毒等。
(42) 化妆品，如染发剂、护发素等。
(43) 中草药，如何首乌、罂粟、马钱子等。
(44) 食品添加剂，如苯甲酸等。

第二节　外源化学物致神经系统损伤的特点

一、致神经系统损伤机制

(一) 对神经系统产生直接损伤

神经系统是保障机体活动正常开展的主要系统，故也是对内外界环境相对敏感的系统，对内环境的稳定性尤其要求较高。部分外源化学物质可直接进入神经系统，从而改变神经系统的代谢，如改变离子浓度或比例、打破原有氨基酸的平衡、影响酶的功能等，导致一系列症状的出现，因为神经系统的功能发生了改变，导致其他系统症状的出现。如铝进入大脑后，可使海马区域的铝离子浓度增高，铁、锌离子浓度下降，离子间的比例发生改变，谷氨酸、天门冬氨酸等氨基酸的比例也出现了异常，使得脑功能受损。铝还可使颞叶皮质、海马的胆碱乙酰转移酶活性降低25%~40%，进而使胆碱能神经末梢释放的乙酰胆碱明显减少，额叶、顶叶、颞叶皮质的5-羟色胺（5-HT）、去甲肾上腺素的含量降低，大脑皮质神经元的cAMP水平明显升高，从而促使异常的蛋白磷酸化，对神经系统造成损伤。

(二) 影响神经系统的血液、氧气供应进而损伤神经系统

神经系统尤其是中枢神经系统，虽然在体内所占比例很小，但其代谢占机体总代谢量的比例却很高，如脑的耗氧量占全身耗氧量的20%，每100克脑组织每分钟需供血50 ml，耗氧达3.5 ml，消耗葡萄糖的数量为 5.5g，这些物质都需要从神经系统的外部输入，因此，神经系统的功能对外界有很强的依赖性，神经系统的功能也会受到机体许多综合因素的影响。如脑部的供血与供氧受到呼吸系统、循环系统、血液系统的影响，如果外源化学物造成机体这些系统的损伤，也能间接导致神经系统缺氧、缺血，出现神经系统功能障碍甚至出现一系列的症状。如氰化物可阻止血红蛋白与氧结合，从而导致脑细胞缺氧，产生脑功能的损伤。二氧化碳中毒可造成机体的内窒息，影响大脑获得氧气，导致大脑缺氧而受损。

（三）从影响神经递质的水平损伤神经系统

中枢神经系统的特点之一是除了通过细胞间膜电位的改变进行神经信号传递外，还可通过神经递质传递相关信息。因此神经递质在维持神经系统功能方面具有重要作用。因此，外源化学物除了对构成神经系统的有形成分（细胞、组织）产生毒性作用外，还可通过刺激或抑制神经递质的释放，使神经递质失活或不失活等，使神经递质传递的信息出现异常。此外还通过与神经递质的受体结合，导致神经信号的异常传递，从而引起神经系统功能的改变。如有机磷农药可抑制胆碱酯酶，使乙酰胆碱不能被灭活，导致胆碱能神经系统持续处于兴奋状态。铅可抑制已激活的神经递质的释放。此外铅不仅对谷氨酸灭活有加速作用，且干扰其自发性和去极化释放过程，从而改变谷氨酸递质在突触间隙的动力学过程，影响它在突触部位的兴奋性作用，从而损害学习记忆功能。

二、致神经系统损伤部位

大部分外源化学物对神经系统的作用位点并不是唯一的，故其对神经系统的毒性也非单一性，许多外源化学物可通过多种途径、多种机制对机体的中枢神经系统、周围神经系统产生损害。导致机体出现中毒性脑病、周围神经炎等，如甲基苯丙胺通过多巴胺（DA）转运体或 5-羟色胺（5-HT）转运体，进入神经元和神经末梢，从而取代细胞内和囊泡内的 DA/5-HT，诱导细胞内的氧化作用，使得 DA 和 5-HT 在神经末梢浓度减少，导致相关的病理改变；它还能通过促使

DA 的异常释放而增加细胞外谷氨酸浓度,引起缓慢持续的 Ca^{2+} 内流,增加细胞内 Ca^{2+} 水平。由于细胞内 Ca^{2+} 水平的增高,反过来又促进谷氨酸的释放,进一步激活 N-甲基-D-天门冬氨酸受体,使得细胞内 Ca^{2+} 水平持续升高,从而破坏细胞内 Ca^{2+} 稳态,继而诱导细胞内多种氧化应激反应,对神经细胞产生损伤。甲基苯丙胺属于阳离子脂溶性分子,很容易进入线粒体,且潴留在线粒体中,使得正电荷在线粒体嵴增多,最终导致电子传递链电化学梯度的消失,影响 ATP 酶的活性和线粒体膜的完整性,对神经细胞的能量代谢产生影响。甲基苯丙胺还诱导细胞凋亡,对神经系统产生损伤。再如铅既能导致脑肿胀、脑出血等中毒性脑病,也可诱发脱髓鞘神经病。

三、致神经系统损伤的长期性或终生性

部分外源化学物在与机体作用后,还可发生分子结构发生改变,从而产生长期的神经毒性。如有机磷农药急性中毒时,可能由于神经病靶酯酶发生磷酸化受到抑制,致使机体出现胆碱能神经兴奋的表现,但有机磷中毒 7~14 天后,还可能出现迟发性神经病,有研究人员认为这可能与有机磷出现了侧链分子内转移,从而导致神经病靶酯酶发生老化有关。给动物注射庆大霉素后停药 3 周和 11 周,对侧噪声对听神经复合动作电位的抑制作用呈不可逆性减弱或消失,且随观察时间延长而加重,表明庆大霉素对内侧橄榄耳蜗系统功能产生了永久性损害。

神经系统再生性差,受到损伤后,神经元的生长慢,有些神经元无法再生,则会造成机体神经系统的功能长期或永久不能恢复。故有的外源化学物对中枢神经系统的损伤是终生性的,成为外源化学物损伤的后遗症。如 3-硝基丙酸具有很强的嗜神经性,有神经毒性,并且主要损害中枢神经,对神经系统的损伤如果未能及时救治,则会产生后遗症,主要为锥体外系神经损害。

四、生物转化致神经系统的毒性增强

部分外源化学物对神经系统的损伤随时间延长而增强。大部分外

源化学物在体内进行生物转化后，毒性降低，对机体的损害减小，但部分外源化学物经体内生物转化后，毒性可以增强，如甲醇在体内可转变为甲醛，后者可抑制神经系统内 ATP 的形成，从而导致细胞失去能量而死亡，引起相应的神经毒性，尤其是视神经的损害。四乙基铅可在体内被转变为三乙基铅，后者与神经系统有亲和力，可抑制大脑葡萄糖、丙酮酸氧化，阻止高能磷酸键形成，致使细胞能量代谢障碍，脑实质受损。再如砷，单质砷因其不溶于水，侵入体内不被吸收，排出体外，对机体的危害很小，有机砷化物中除砷化氢衍生物外，一般毒性也较弱，而砷化合物尤其是三价砷化合物（三氧化二砷）对神经系统的毒性最强，而五价砷化合物毒性最弱。当机体摄入五价砷化合物时，中毒症状出现较慢，而当其在体内被还原成三价砷化合物后，便可出现强烈的毒性作用。

此外随着作用时间的延长，外源化学物对神经系统的损伤也可增强，出现时间-毒性效应。如二环己酮、草酸三酮中毒的早期只出现髓鞘内水肿，但晚期则出现髓鞘的胶质化。再如机体长期接触锰，对机体的早期影响常表现在生化代谢改变方面，引起多巴胺及其代谢产物异常变化，产生临床上相应的精神症状，而晚期则引起黑质纹状体系永久性退行性改变，导致类似帕金森病样综合征。机体接触吡啶硫酮后，在中毒早期，近端轴索的传导速度保持正常，但随接触时间的延长，最终传导速度发生异常。

第三节　影响外源化学物致神经系统损伤的因素

除了影响一般外源化学物损伤机体的因素如温度、湿度、接触途径、生活习性、心理因素、生理周期等外，损伤神经系统的外源化学物的毒性作用还受到以下因素的影响。

一、自身因素

1. 分子形态　外源化学物的分子形态不同，进入中枢神经系统的部位不同，导致的损伤也不同。如 Sorensen 等应用无偏的立体测量学技术研究汞引起的神经系统形态学改变，发现金属汞和甲基汞引起小鼠神经系统损伤有所差别。金属汞主要造成中枢神经系统的形态学变化，表现为小脑浦肯野细胞和颗粒细胞的数量减少以及小脑颗粒细胞层体积下降；而甲基汞既可造成外周神经系统的局部损伤、恶化，又可引起中枢神经系统受损，且甲基汞具有蓄积作用，即使剂量很小，也会因蓄积而产生较大的毒性。金属汞则大多通过与体内大分子共价结合，引起细胞钙超载等机制对神经系统产生损害；而有机汞可通过抑制蛋白质功能，破坏线粒体功能，干扰神经递质，破坏神经元结构等机制对神经系统产生损伤。用 0.5 mmol/L 的二价锰和三价锰化合物处理 SH-SY5Y 细胞，用流式细胞仪测定细胞凋亡率，细胞周期分布，结果发现三价锰组 DNA 损伤程度比二价锰组严重，三价锰比二价锰更易引起细胞凋亡。

2. 理化性质　外源化学物能否进入神经系统，与其理化性质有关。有的外源化学物从外界进入机体时，只对机体产生局部损伤，而不对神经系统有损害作用。如铬主要产生肺部损伤，而对神经系统损伤很小；但铝除了损伤接触部位外，还可进入神经系统产生毒性作用。外源化学物进入机体后能否对神经系统产生危害，与其靶器官有关，如无机汞主要蓄积于肾脏，对神经系统的损伤较小；而有机汞则易蓄积于血液与中枢神经系统，造成神经系统严重损伤。

有的外源化学物也因与神经系统的亲和性不同，对神经系统的损伤也不同，如大剂量的庆大霉素主要作用于内侧橄榄耳蜗，对其传出神经的突触起作用，从而引起药物性耳聋，而同样属于抗生素的青霉素，过量使用后，却可产生中毒性脑病。用药后第 10～17 天可发生神经毒性反应，表现为不同程度抽风、呈阵挛性或强直性发作，每天发作 2～3 次，每次持续 20min 至 1h，减少剂量或停用后，症状得以缓解或消失。有机磷农药则对胆碱能神经系统产生损伤。

3. 剂量　外源化学物的浓度不同，决定了其进入机体与在体内分布的速度，对神经系统的损伤也不同。如高浓度的二氧化碳可对中枢神经系统直接产生抑制作用，而低浓度的二氧化碳则以影响血红蛋白的携氧能力，而间接导致神经系统的损伤。对胃癌患者采用奥沙利铂方案进行化疗，第1周期采用常规方法，输注速度控制在 2.8～4.2 ml/min，而在第2周期采用干预方法，输注速度控制在 1.4～1.7 ml/min，用自身前后对照的方法进行不良反应发生情况比较。结果显示使用常规方法发生神经毒性反应的比例为 87.5%（28/32），而采用干预方法者发生神经毒性反应的比例为 59.4%（19/32），两种方法比较有显著性差异，且采用干预方法者，所发生的神经毒性反应程度也比较轻。

外源化学物对神经系统的损伤也呈现出剂量-反应关系。如氯化铝可造成海马神经细胞突起萎缩，细胞胞体增大变圆、细胞数量减少，并且细胞界限不清，这些毒性作用随着其浓度增加和染毒时间延长而加重，具有明显剂量-反应关系。有些毒物一次性大量进入机体后，可产生中枢神经系统损害，但如果是长期慢性接触，则以周围神经系统损伤为主。如铊急性中毒时，可导致脑肿胀，而慢性中毒时，则表现为轴索变性，以周围神经毒性为主。职业性长期接触汽油可导致智力、记忆、精神运动和视觉运动协调性等的改变，而短期吸入高浓度汽油蒸气还可引起共济失调、震颤、急性或亚急性脑病等其他严重的神经毒性症状与体征。

二、生物因素

1. 种属　不同种属的生物，因对外源化学物敏感性不同，产生的神经毒作用也不同。如吗啡对人和大鼠可产生中枢神经系统抑制作用，而在小鼠和猫，则产生中枢兴奋作用。还有研究结果提示，砷对大鼠的作用较豚鼠强。暴露于三价砷可致大鼠中枢神经系统内多巴胺和去甲肾上腺素水平降低，而 5-HT 则无改变，而豚鼠体内则呈现相反效应，其原来处于稳定水平的生物胺均明显升高。在高剂量砷暴露组中，大鼠全脑中乙酰胆碱酯酶活性降低，单胺氧化酶（MAO）活性中度增高，但豚鼠体内的 MAO 活性降低，乙酰胆碱酯酶活性无变化。

2. 生理因素　不同生理状态下，机体对外源化学物的敏感性也有差异。给孕鼠与非孕鼠注入 2% 布比卡因时，与非孕鼠相比，孕鼠背根神经节内 p38 激酶的水平明显增高，布比卡因对孕鼠运动功能的阻断也明显增强。此外，慢性砷暴露后，儿童主要表现为听力普遍丧失、语言和全智商（IQ）分数降低，但在健康成人，则主要引起情绪和记忆受损。四乙基铅对人体中枢神经系统具有毒性作用，婴儿却是最敏感的人群。

3. 性别因素　有研究结果显示，大鼠出生前后予以 6 mg/kg 甲基汞时，第 42 天进行脑中汞水平检测时，可见雌性大鼠脑中汞浓度明显高于对照组。原因之一是暴露于甲基汞后，雌性大鼠维持脑中谷胱甘肽水平的能力较雄性差。由于甲基汞可以与谷胱甘肽结合而被清除，雌鼠通过谷胱甘肽将甲基汞由肝脏清除到外周血循环的能力也较雄性差。另一原因是出生后雄性大鼠尿中排泄的汞较雌性高，因此成年雌鼠脑中甲基汞浓度较雄鼠高。

三、联合作用

有的外源化学物还能产生联合作用。新生期小鼠经皮肤给予谷氨酸单钠（MSG）后，能使下丘脑弓状核及其他脑室周围结构神经元发生坏死，而在经皮肤给予谷氨酸单钠前给新生期小鼠注吗啡，可明显增强谷氨酸单钠的神经毒性作用，使弓状核的神经元坏死数增加。甲基汞和多氯联苯因能影响相同的神经递质水平及其代谢，因此在复合暴露过程中可能具有协同作用。应用微量透析的方法给成年 Wistar 大鼠在清醒情况下向额皮质快速灌注 $10\ \mu mol/L$ 的甲基汞，90 min 后细胞外谷氨酸的浓度立即明显增加 9.8 倍，而多氯联苯则能通过抑制突触前膜突触小体摄取谷氨酸等神经递质发挥作用，两者均可对谷氨酸神经递质产生影响。长期低剂量多氯联苯暴露 30 天时，新生大鼠乙酰胆碱转移酶活性降低，且大鼠长期低剂量甲基汞暴露时，海马和小脑毒蕈碱样受体（M 受体）密度明显增高，故大鼠同时暴露于甲基汞和多氯联苯时，其神经毒性则表现出相加作用。

第四节　致中枢神经系统损伤的外源化学物

中枢神经系统是维持生命活动最重要的协调系统，与机体的呼吸、循环、内分泌功能及各种感觉（视觉、听觉）的形成密切相关。

中枢神经系统主要由神经元、神经突触组成，代谢率高，对内环境稳定要求较高是神经元特有的性质。此外，中枢神经系统内信号-神经冲动的传递需要依靠神经递质。因此神经系统的正常运行，一方面需要神经元、神经纤维结构和代谢功能的正常，另一方面还需要由神经传递功能作为保障。

对中枢神经系统产生损伤的外源化学物主要是对中枢神经系统的基本结构、神经元、神经递质产生损伤，从而产生相应的毒效应。可表现为器质性损害、功能性紊乱和行为改变。

最为常见的表现为中枢神经系统的症状。

大脑中有多种神经元，对机体的各种活动起调节作用。如果外源化学物损伤任何一种神经元，因神经元的难以代偿性和难以修复性，可引起许多异常。

一、致脑组织结构损伤的外源化学物

外源化学物可通过多种途径引起脑组织的损伤，引起神经毒性反应，主要表现有：①精神发育迟缓或精神异常，如乙醇中毒引起的酒精综合征，可导致患儿出现精神发育迟缓。②脑萎缩，如慢性可卡因中毒时，可导致脑萎缩。③神经功能异常，兴奋性增强、运动失调等，如速灭杀丁（氰戊菊酯）中毒可引起中毒者舞蹈样运动。④行为缺陷，如甲基汞中毒后，可引起行为的改变。⑤退行性病变，如铝中毒后可引起神经系统退行性病变。

外源化学物毒性作用的可能机制包括：①导致大脑皮质的畸形，如皮质变薄、脑细胞数减少、细胞体积异常、神经细胞异常发育。②导致神经元破坏，外源化学物可诱导神经细胞凋亡或致神经细胞破坏。③影响细胞结构和迁移，外源化学物可破坏细胞骨架，阻止微管再聚合，降低细胞有丝分裂活性及干扰神经元迁移。

对脑组织结构损伤的外源化学物如表 3-1 所示，以甲基汞、乙醇、苯醋酸钠等为例表述其损伤机制。

表 3-1　致脑组织结构损伤的外源化学物

种类	名称	损伤部位	表现
醇类	乙醇	皮质畸形	精神发育迟缓
药物	可卡因	头围缩小（胎儿接触），新生儿结构畸形	脑卒中危险性增加，脑萎缩（慢性），突发性死亡增加，精神异常（戒断时）
其他农药	速灭杀丁（氰戊菊酯）	神经细胞膜脂质过氧化，完整性受破坏	高度兴奋，舞蹈样运动
食品添加剂	苯甲酸	脑坏死性病变	中枢神经系统紊乱，运动失调和阵发性痉挛
硫及其化合物	二氧化硫	大脑组织退行性病变	失眠，生物节律紊乱，引起四肢麻木或震颤
金属	铝	脑细胞破坏，退行性病变	老年性痴呆
有机金属	甲基汞	破坏细胞骨架，阻止微管再聚合，降低中枢神经系统有丝分裂活性及干扰神经元迁移，诱导神经元异常凋亡（尤其是小脑）	神经行为的缺陷
其他	苯醋酸钠	幼鼠脑组织中的 DNA、RNA 及蛋白含量减少，大脑皮质萎缩变薄，细胞数减少，胞体缩小，胞浆嗜碱性浓染，核仁少见	行为异常
	异黄酮	雌雄同质异型神经核	雄性大鼠下丘脑视前区体积增大，雌性相反；神经核-室周前腹侧核雌性较大，而雄性较小

1. 甲基汞（methyl mercury）　甲基汞中的汞与碳原子结合牢固，降解慢，易透过血-脑屏障进入大脑。甲基汞主要来源于食物或环境污染，尤其是水产品、水源污染。因其脂溶性强，对神经系统具有较高的毒性。研究人员发现在自受孕前 5 天至孕期结束，每天给予母鼠甲基汞 1mg/kg，分别在子鼠出生后 1 天、3 天取子鼠脑组织进行组织学检查，可见子鼠的脑干、边缘系统（包括海马和杏仁体）神经元出现

退行性病变,而生后 7 天、14 天,脑干出现反应性星形胶质细胞增生,而退行性病变不明显。在子鼠 6 个月时进行行为分析测试,与对照组相比,甲基汞暴露组在被动躲避实验中出现明显的学习障碍。进一步脑组织形态学分析,可见暴露组小鼠脑神经元的正常迁移受到影响,海马和杏仁核神经元数量明显减少,而齿状回的神经元数目增多,小脑出现局灶性发育不良,包括颗粒细胞和浦肯野细胞异位,脑重量减轻。大鼠长期接触甲基汞,还可诱发小脑颗粒细胞和浦肯野细胞凋亡。

2. 乙醇(ethanol) 乙醇为具有特殊芳香味、无色易燃液体,能与水和大多有机溶剂混溶。乙醇可对中枢神经细胞的发育有不良影响,给受孕 7.5 天的金黄地鼠腹腔注射生理盐水后 4 h,胚胎鼠的神经沟与神经褶明显可见,8 h 后神经褶隆起,神经沟加深,16 h 后胚胎大部分神经褶在中线处愈合,前后神经孔仍然存在,而 24 h 后胚胎前后神经孔已经闭合。但注射乙醇后 4 h,胚胎鼠的神经沟与神经褶不明显,8 h 后神经沟刚开始形成,16 h 后大部分神经褶未愈合,而 24 h 后多数胚胎前后神经孔未闭合,甚至 48 h 和 72 h 后仍有部分胚胎的前后神经孔未闭。

3. 苯醋酸钠(NaPA) 苯醋酸钠是一种药物,在体内可转变为苯醋酸(PA),后者是存在于生物体内的一种芳香脂肪酸,是人类血浆的正常成分之一。患苯丙酮尿症患者体内苯醋酸含量异常增高,而患苯丙酮尿症的母亲所生的胎儿多患有中枢神经系统严重缺陷。有研究报道,孕鼠自确认受孕之日起,每天予以 400~1200 mg/kg 的苯醋酸钠,出生后当天进行脑组织中相关指标的检测,可见幼鼠脑样本各组间的 DNA、RNA 及蛋白含量均有显著性差异,且随剂量的增加,幼鼠脑组织中的 DNA、RNA 及蛋白含量呈递减趋势。高剂量组子鼠的脑组织在光镜下可见,大脑皮质层萎缩变薄,细胞数减少,胞体缩小,胞浆嗜碱性浓染,核仁少见。而对照组可见皮质层较厚,细胞数较多,胞浆丰富,核仁明显。

二、影响能量和物质代谢的外源化学物

能量及物质代谢的正常对维护脑组织功能具有重要作用。而一旦脑组织的能量和/或其他物质代谢（如巯基酶活性受到抑制、神经细胞脂质异常）则可影响脑的正常功能，从而出现中毒表现。

外源化学物对中枢神经系统能量和物质代谢损伤的主要表现有：(1) 兴奋性增强、麻痹、麻醉、平衡失调，如镍中毒后可引起震颤、舞蹈样动作、肢体麻痹。(2) 出现多发性神经炎、周围神经炎，如亚硫酸钠中毒后可引起多发性神经炎。(3) 出现幻觉，如三氯乙烯中毒后，可引起幻觉。(4) 神经衰弱综合征，如氯乙烯中毒后可引起神经衰弱综合征。(5) 定向障碍，如碘甲烷中毒后可引起定向障碍。(6) 窒息，如吸入大量二氧化碳后，可直接引起窒息。(7) 中毒性脑病，如异烟肼中毒后，可引起中毒性脑病。

外源化学物毒性作用的可能机制包括：(1) 酶功能抑制，如对巯基酶、磷酸吡哆醛酶产生抑制。(2) 影响代谢，如影响 NAD^+、$cAMP$ 的水平。(3) ATP 形成的抑制，影响高能键形成。(4) 膜脂质失调，如汽油可使神经细胞膜的脂质失调，出现麻醉表现。(5) 抑制有关中枢的活动，如呼吸中枢、血管运动中枢的活动。(6) 影响谷胱甘肽水平，使谷胱甘肽水平发生改变。(7) 神经刺激作用，如刺激三叉神经。(8) 水肿，如有机锡中毒后可引起脑水肿。(9) 退行性病变，如锌中毒后可导致神经元发生退行性病变。(10) 钠离子通道难以关闭，如溴氰菊酯可延迟神经膜钠离子通道的关闭。

影响中枢神经系统能量和物质代谢的外源化学物如表 3-2 所示。以下以溴氰菊酯、甲苯、丙烯酰胺为例表述其损伤机制。

表 3-2　影响能量和物质代谢的外源化学物

种类	名称	损伤部位	表现
有机金属	四乙基铅	转变为三乙基铅，后者与神经系统有亲和力，可抑制大脑葡萄糖、丙酮酸氧化，阻止高能磷酸键形成，细胞能量代谢障碍，脑实质受损	神经功能异常，儿童注意缺陷障碍［伴多动］

续表

种类	名称	损伤部位	表现
金属	有机锡	主要为ATP生成前抑制，主要影响氧化磷酸化过程中的磷酸化，髓鞘毒性	脑水肿
	有机汞	抑制巯基酶	神经系统毒性
	锌	线粒体产生活性氧增多，NAD^+消耗，神经元变性	神经元退行性病变
砷及其化合物	砷	抑制巯基酶	退行性病变
	镍	抑制ATP酶功能，引发脂质过氧化和细胞凋亡	震颤，舞蹈样动作，肢体麻痹
氯代烃杀虫剂	狄氏剂	影响ATP功能	对中枢神经系统有损害作用，致共济失调
其他农药	DDT	影响ATP功能	共济失调、头痛、四肢麻木、震颤、视物模糊、惊厥、昏迷
	六六六	影响ATP功能	共济失调
	双甲脒	单胺氧化酶抑制	抑郁和共济失调
	溴氰菊酯	延迟神经膜钠离子M闸门关闭，细胞去极化时间延长，氧化应激损伤致使细胞凋亡、DNA损伤	可有运动失调，四肢舞蹈样运动
有机磷农药	乙酰甲胺磷	可影响大脑钙与cAMP水平	周围神经炎
食品添加剂	亚硫酸钠	影响膜电流	引起多发性神经炎
脂肪族环烃类	环己烷	对神经中枢有抑制作用	平衡失调
混合烃	汽油	神经细胞脂质失调	中枢神经系统紊乱，意识障碍，幻觉，抑郁或多语，麻醉

续表

种类	名称	损伤部位	表现
芳香族烃类	多氯联苯	酶活性抑制	中枢抑制
	甲苯	中枢神经系统改变（慢性）	麻醉作用、抽搐、全身震颤、运动失调
	乙苯	抑制中枢神经系统活动	神经功能紊乱
芳香族硝基化合物	硝基苯	抑制中枢神经系统活动	高剂量可影响中枢神经系统
氯代烷类	三氯甲烷	抑制血管运动中枢	麻痹
	四氯化碳	延髓抑制	麻醉作用、抽搐、意识不清
	氯仿	中枢抑制	麻痹
氯代烯烃类	三氯乙烯	抑制中枢活动	产生幻觉、麻醉、大脑皮质神经细胞有退行性变化
	四氯乙烯	抑制中枢神经系统活动	人体神经衰弱综合征，锥体症候群，麻痹
卤代环烃类	氯苯	中枢神经系统抑制，能在大脑中蓄积	麻醉作用
溴代烷类	溴甲烷	大脑皮质基底节（苍白球）的巯基酶甲基化	中枢神经系统先兴奋后抑制
溴代烷烃	四溴乙烷	中枢神经系统有抑制作用	麻醉和昏睡
	碘甲烷	影响中枢神经系统内谷胱甘肽水平，破坏神经系统的稳定性，损伤中枢、周围神经系统	定向障碍
醇类	甲醇	体内代谢为甲醛，抑制氧化磷酸化，减少 ATP 生成，细胞变性	麻醉作用
	乙醇	中枢抑制	麻醉剂开始兴奋后抑制
	氯乙醇	中枢抑制	对神经系统有影响

续表

种类	名称	损伤部位	表现
酮类	乙二醇	引起中枢神经系统的抑制	麻痹
	丙酮	主要作用于神经系统，易在大脑中蓄积	麻醉作用
	环己酮	抑制中枢	麻醉
硫化合物	硫化氢	浓度极高时直接使中枢麻痹，影响周围神经、三叉神经毒性及脑神经	意识丧失、窒息、造成闪电样死亡
	二硫化碳	抑制单胺氧化酶	精神障碍、中枢麻痹、中毒性脑病、高浓度吸入即引起谵妄，而后麻醉
氧化合物	二氧化碳	抑制呼吸中枢	窒息
氟化合物	氟化氢	溶解细胞膜，结合钙离子，中枢抑制	大鼠吸入 5 个月，可出现中枢神经系统的病变
氟代烯类	聚四氟乙烯	溶解细胞膜，结合钙离子，中枢抑制	中枢神经系统的病变
无机磷化物	磷化锌	磷化锌在胃内遇胃酸可形成磷化氢气体，可作用于中枢神经系统	出现头痛、乏力、抽搐等症状
药物	青霉素 G	神经组织刺激	引起惊厥
	苯巴比妥	抑制上行激活系统传导	头晕、精神不振
	苯妥英钠	兴奋膜的离子传导	共济失调、呆滞
	异烟肼	影响 NAD^+ 代谢	周围神经炎，四肢感觉异常或麻木，腱反射迟钝，肌肉瘫痪，中毒性脑病（大剂量）
	苯丙胺	中枢兴奋作用	震颤
	克霉唑	与细胞膜脂质结合，影响细胞膜通透性	失眠、精神抑郁

续表

种类	名称	损伤部位	表现
化妆品	染发剂	中枢抑制	惊厥、呼吸困难
	护发素	中枢抑制	乏力、昏迷
中草药	何首乌	中枢兴奋	肌肉麻痹
	罂粟	中枢抑制	呼吸衰竭、抽搐
	大麻酚	中枢抑制	麻醉精神症状
	升麻	中枢抑制	四肢强直、肌肉收缩
	马桑	大脑、延髓、迷走神经兴奋	脊髓反射增强，痉挛
	钩吻	脑神经脊髓运动神经抑制	麻痹
	益母草	中枢神经抑制	麻醉、乏力、昏迷
	贯众	中枢障碍	震颤、惊厥
碱性物质	氨	高浓度时可刺激三叉神经	反射性引起延髓的呼吸中枢和血管运动中枢兴奋，最后导致呼吸停止
酯类	聚氨酯	中枢抑制作用	高浓度吸入时出现中枢神经系统的症状
有机酸	1，2-苯二酸	抑制中枢神经系统，影响巯基酶活性、神经微丝、微管	周围神经系统症状，共济失调
氮杂环化合物	肼	中枢神经磷酸吡哆醛酶抑制	呼吸障碍
	1，1-二甲基肼	中枢兴奋作用	短期中枢兴奋，长期中枢神经系统功能失调
酰胺类	丙烯酰胺	神经系统巯基酶抑制	共济失调、中毒性脑病
其他	吊白块	对中枢神经系统造成累积性损害	导致失眠，生物节律紊乱，引起四肢麻木或震颤，影响人体的代谢机能
	氟碳化合物	中枢抑制	高浓度吸入时动物出现震颤、流涎、痉挛

1. 溴氰菊酯（Decamethrin） 溴氰菊酯的化学名为 α 氰基-(3-苯氧基苄基)(IR,3R)-3-(2,2-二溴乙基,-2,2-二甲基环丙烷羧酸酯)，原药为无味白色粉末，难溶于水，溶于丙酮及二甲苯等有机溶剂，对光稳定。人体中的溴氰菊酯主要来自于生产环境接触、生活环境、食品中溴氰菊酯的污染，其对神经系统的代谢有许多影响。

连续 5 天腹腔注射 12.5 mg/kg 的溴氰菊酯后，大鼠大脑皮质微粒体的中 7-乙氧基试卤灵 O-脱乙基酶活性抑制率为 37.0%，大脑皮质和小脑中的 7-苄氧基试卤灵 O-脱烷基酶活性的抑制率分别达 23.8%、33.3%；而连续 5 天经口给予小鼠 2.55 g/kg 的溴氰菊酯，5 天后脑组织中 Na^+-K^+-ATP 酶的活性下降了 27%，而谷氨酸增高的幅度高于羟基丁酸增高的水平。

2. 甲苯（Toluene） 甲苯为一种无色具有芳香味挥发性液体，不溶于水，溶于有机溶剂如乙醇、丙酮和乙醚。人们可通过皮革生产、家庭装饰等途径经呼吸接触甲苯。

研究人员发现，甲苯可抑制大鼠脑氨基肽酶的活性，因为该酶与神经活性肽降解相关，故酶的活性受抑制后，则导致神经活性肽释放后在突触部位的积聚，从而引起神经毒性。研究人员还发现，大鼠长期染毒甲苯（11 100 mg/m^3，每天染毒 4 h，染毒 3 周），对脑组织中酪氨酸羟化酶的免疫活性可产生影响，大鼠的大部分脑区（包括小脑、海马、中隔侧核和下丘脑）酪氨酸羟化酶免疫活性和密度比对照组显著增多，因为酪氨酸羟化酶是儿茶酚胺类神经递质合成的限速酶，甲苯对该酶的影响使得儿茶酚胺在这些脑区合成显著增多，从而影响了儿茶酚胺能神经元系统的功能。

3. 丙烯酰胺（Acrylamide） 丙烯酰胺为白色无气味晶体，溶于水、乙醇、乙醚、丙酮，不溶于苯。人们可通过工业生产、食品污染等环节接触丙烯酰胺。

丙烯酰胺能选择性共价结合能量代谢的相关酶、磷酸果糖激酶和神经元特异烯醇酶，从而干扰神经系统的糖代谢过程。有研究人员推测，丙烯酰胺的神经系统选择性毒性可能大部分要归因于对神经元特异烯醇酶的抑制。

三、致皮质损伤的外源化学物

大脑皮质是高级神经中枢，对高级生命活动具有调节作用。一旦外源化学物引起其结构和/或功能受损（如神经元水肿、神经元变性或缺失），其生理功能则可受到损害，机体的高级神经功能如学习能力、情绪就可出现异常。

外源化学物皮质损伤的主要表现有：（1）水肿，包括脑肿胀、纹状体、苍白球的星形胶质细胞增大，如铝中毒后出现的皮质海绵层水肿。（2）多发性神经炎，如丁二烯导致的多发性神经炎。（3）脑病，包括痴呆、记忆缺陷、情绪障碍、定向障碍等。

外源化学物毒性作用的可能机制包括：（1）使皮质出现退行性变化，如锥体层细胞减少。（2）神经元变性或丧失，如海马颗粒细胞的空泡变性，纹状体、苍白球变性或栓塞。（3）脑肿胀、出血，如三乙基锡可使脑白质海绵层水肿。（4）神经元破坏，如三甲基锡可使海马、梨状扁桃体皮质的神经元丧失。（5）氧化损伤，如Ⅱ型拟除虫菊酯可使脑组织出现氧化损伤。（6）脑细胞发育异常，如甲基氧化偶氮甲醇乙酸酯使胎儿脑细胞发育异常。（7）兴奋性增强，如青霉素G可刺激中枢神经系统产生兴奋。

损伤皮质的外源化学物如表3-3所示。以下以铝、锰、1-甲基-4-苯基1，2，3，6-四氢吡啶（MPTP）为例表述其作用机制。

表3-3　损伤皮质的外源化学物

种类	名称	损伤部位	表现
金属	铝	皮质海绵层水肿，神经纤维聚集，皮质退行性变化，大脑顶叶锥体层锥体细胞数显著减少，海马颗粒空泡变性和海马锥体细胞数显著减少	痴呆、脑病、记忆缺陷
	锰	纹状体、苍白球变性	情绪障碍、帕金森病

续表

种类	名称	损伤部位	表现
	铋	基底神经节、神经元变性	情绪障碍、脑病、共济失调、惊厥
	铊	脑肿胀（急性）	情绪障碍
	铅	脑肿胀、出血（急性），影响海马神经元PKC的分布、脑细胞凋亡、脑组织的脂质过氧化、血-脑屏障破坏	脑病（急）、记忆缺失（儿童）、脑髓鞘神经病（大鼠）
砷及其化合物	砷	脑肿胀、出血（急）	脑病（急性）
有机金属	三甲基锡	海马、梨状扁桃体皮质的神经元丧失	震颤、过度兴奋（动物）
	三乙基锡	脑白质海绵层水肿	头痛、畏光、瘫痪、脑肿胀
	甲基汞	皮质海绵状破坏	精神活动发育迟缓、脑脊髓病、儿童精神、神经疾病
烷类化合物	甲烷	脑水肿	共济失调、猝死
不饱和脂肪烃类	丁烯	作用于中枢神经系统	嗜睡、步态蹒跚、肌束震颤
	丁二烯	脑水肿及神经细胞变性，抑制中枢神经系统	多发性神经炎、肌束颤动
氧化合物	一氧化碳	皮质神经元丧失、苍白球坏死，局灶性脱髓鞘	脑病
氯代烷类	四氯化碳	纹状体、苍白球的星形胶质细胞增大	脑病
其他农药	Ⅱ型拟除虫菊酯	脑组织氧化损伤	运动失调、四肢舞蹈样运动

续表

种类	名称	损伤部位	表现
醛类	甲醛	脑杏仁核神经元、树突受体及突触装置受体改变，神经胶质细胞增生	精神萎靡、手指震颤、视力减退
酯类	甲基氧化偶氮甲醇乙酸酯	胎儿脑细胞发育异常	小头（大鼠）
药物	安非他明	苍白球损伤	精神障碍
	青霉素G	刺激中枢神经系统兴奋	精神病样症状、青霉素脑病、脑膜刺激征及神经根炎
	甲基苯丙胺（冰毒）	纹状体、皮质（额叶、顶叶、梨状核）、胼胝体上回、中缝核和海马细胞凋亡	中枢兴奋
	苯（异）丙胺去氧麻黄碱	苍白球双侧栓塞	震颤、烦躁不安（急）、脑栓塞、出血、神经精神障碍
	红藻氨酸盐	海马嗅皮质、丘脑神经元丧失	资料不足（人）、癫痫发生
氰化物	氰化物	神经元变性	昏迷，惊厥，迅速死亡
有机氮化合物	吡啶	高浓度抑制中枢神经系统	引起多发性神经炎
有机氮化合物	1-甲基-4-苯基1，2，3，6-四氢吡啶(MPTP)	黑质神经元变性	张力失常
氮及无机氮化合物	叠氮化物	皮质神经元丧失	惊厥
其他	咖啡、可乐、巧克力中的甲基黄嘌呤	运动神经、节后神经损伤	神经活动兴奋性增强

续表

种类	名称	损伤部位	表现
	铜试剂	脑白质海绵层水肿、神经胶质增生	资料不足（人）、脑病（灵长类）
	溴化乙锭	脑白质海绵层水肿	资料不足（人）
	二环己酮草酸二腙	脑白质海绵层水肿（早期）、髓鞘内水肿（晚期）	资料不足

1. 铝（Aluminium） 铝不溶于水，溶于碱、盐酸、硫酸。人们可通过食品添加剂、食具、工业制造等途径接触大量的铝。

给两月龄大的白家兔喂饲含8%硫酸铝钾（铝的摄入量236.8mg/kg）的饲料6个月后，可见中央前回脑皮质神经细胞呈萎缩状态，尼氏体溶解消失，核固缩，星形胶质细胞增生，有明显的卫星及噬神经节现象，小脑的梨状细胞萎缩乃至坏死。细胞核靠近边缘，尼氏体呈小碎片或溶解。神经纤维呈局灶性脱髓鞘，海马部位的锥体细胞萎缩，胞质浓染，尼氏体消失，少数细胞轮廓不清，有卫星及噬神经节现象，脊髓的前角细胞萎缩变性，尼氏体凝集或呈小片状，部分细胞坏死，星形胶质细胞增生，噬神经节现象明显。电镜下观察，可见中央前回的神经细胞以及海马和脊髓各部位的核膜出现皱褶，局部核膜溶解，粗面内质网扩张成池状，脱颗粒，线粒体溶解。神经细丝和微管排列不规则，互相交织甚至呈旋涡状。

2. 锰（Manganese） 锰为灰色金属，易溶于酸。锰尘进入肺泡后，被巨噬细胞吞噬，经淋巴系统入血，以磷酸盐的形式贮存于脑中。人们可通过工业生产、食品等途径接触锰。过量的锰可对神经系统产生损伤。

锰对线粒体有特殊的亲和力，存在于富含线粒体的神经细胞和神经突触中，抑制线粒体内三磷酸腺苷酶和溶酶体中的酸性磷酸酶的活力，导致神经的功能紊乱和病理损伤。当脑供血不足时，使纹状体多巴胺生成减少、代谢紊乱，引起神经细胞酶蛋白紊乱，神经细胞病变。锰还可增加神经细胞的代谢，破坏线粒体，提高溶酶体活性，发生自消化作用，引起多巴胺自氧化，导致神经细胞退变及损伤，并可选择性地引起黑质纹状体多巴胺能神经元变性。锰染毒后的细胞分裂均停留在S期，而S期是细胞DNA合成期，造成了细胞遗传物质的合成障碍，从而引起细胞凋亡。

3. 1-甲基-4-苯基1，2，3，6-四氢吡啶（MPTP） MPTP是一种强效的引起类似帕金森病的化合物，其对多种动物（大鼠、小鼠、猴、豚鼠等）黑质多巴胺能神经元有明显的损伤。给予小鼠连续3天腹膜腔内注射MPTP溶液30 mg/kg，每天一次，注射完3天后，进行脑组织检查，可见许多变性神经元分布在两侧黑质致密部，而在黑质网状部、黑质外侧部以及中脑腹侧被盖区内却未发现。且黑质变性细胞非常明显地高于对照组。用TH免疫荧光组织化学染色方法显示，黑质中多巴胺能神经元的分布情况。组织切片计数结果表明，与对照组动物相比，MPTP损伤动物的黑质TH免疫阳性神经元出现明显的下降或丢失。

四、致小脑损伤的外源化学物

小脑是生命的第二中枢，对维护机体功能的正常非常重要。一旦受损（如神经元变性、巯基酶功能改变），则可导致机体出现共济失调、脑组织的退行性病变等。

外源化学物对小脑损伤的主要表现有：①帕金森病，如氰化物引起的帕金森病。②共济失调，如铊中毒引起的共济失调。③瘫痪，如氨基烟酰胺中毒后引起动物出现瘫痪。④癫痫，如软骨藻酸中毒后引起的癫痫发作。⑤肌痉挛，如铋中毒后引起的肌痉挛。

外源化学物毒性作用的可能机制包括：①小脑细胞变性或破坏，如普尔涅细胞变性、浦肯野细胞的变性或破坏，小脑神经节的神经元变性。②酶功能变化，如小脑的巯基酶甲基化。

损伤小脑的外源化学物如表3-4所示。以下以溴甲烷、苯妥英钠为例表述其损伤机制。

1. 溴甲烷 溴甲烷不溶于水，溶于乙醚、乙醇、氯仿。其是一种熏蒸剂，常用于粮仓、森林的防虫、杀虫及进口商品的集装箱消毒，接触者主要为生产厂工人、使用者及进入溴甲烷熏蒸过区域的人员。

以溴甲烷浓度为 $1664\pm256\,mg/m^3$，给予家兔染毒 2h，7 天后用同法复染 1 次，正常饲养 8 周后进行病理组织学检查。在光镜下可见家兔小脑神经细胞肿胀伴有单个细胞坏死，显示细胞核溶解消失，小胶质细胞呈小灶状增生。电镜下可见，神经细胞浆内空泡增多，线粒体凝聚变性。

2. 苯妥英钠　苯妥英钠为白色结晶状粉末，无臭，味苦，溶于水、乙醇，不溶于乙醚、氯仿。从 1938 年开始用于抗癫痫治疗，对全面性强直阵挛发作、强直发作及部分性发作效果较好，曾作为一线抗癫痫药广泛应用。但 1958 年始，其被发现有引起持久的小脑性共济失调的副作用，因此引起了人们的关注。

研究结果显示，苯妥英钠治疗癫痫患者的神经病理变化为全小脑范围的浦肯野细胞显著减少伴贝格曼细胞（Bergmann's cells）增生，以及颗粒细胞广泛轻度减少。

用免疫荧光技术进行的动物实验显示，小脑浦肯野细胞和颗粒细胞附近分别有苯妥英钠的结合位点。用浓度为 $10\sim80\,\mu mol/L$ 的苯妥英钠处理培养的鼠小脑切片 10～16 天后发现，沿浦肯野细胞轴索分布有大小不同的局灶肿胀，肿胀的数量随苯妥英钠浓度的增加而增多。长期服用苯妥英钠的小鼠出现小脑神经元远端轴索病变。且在苯妥英钠用于临床前，就已发现癫痫患者存在小脑不可逆的神经元损伤；在部分性发作的癫痫患者中用苯妥英钠进行的研究发现，额叶癫痫患者在致痫区对侧的小脑前部、内侧，颞叶癫痫患者在致痫区同侧的小脑前部和后部有显著的浦肯野细胞减少现象。

表 3-4　损伤小脑的外源化学物

种类	名称	损伤部位	表现
金属	汞	小脑	震颤、易疲劳
	铋	小脑浦肯野细胞变性	肌痉挛

续表

种类	名称	损伤部位	表现
有机金属	铊	竞争抑制钾的作用、与巯基结合	共济失调，感觉和运动障碍等周围神经病
	铅	小脑损害，颗粒细胞减少	退行性病变
	铝	小脑浦肯野细胞破坏	共济失调
	甲基汞	小脑的海绵状破坏、小脑神经节的神经元变性	共济失调
	有机锡	三甲基锡对小脑有损害，影响结构	反应迟钝、记忆力减退、神经精神症状（如幻觉及狂躁等症状）
药物	苯妥英钠	损害小脑浦肯野细胞	末梢神经炎、共济失调、呆滞
	安非他明	苍白球损伤	持续性震颤、小脑出血
	阿霉素	背根神经节细胞变性	进行性共济失调（动物）
	灭滴灵	小脑核变性	周围神经病、共济失调、癫痫发作
	红藻氨酸盐	小脑扁桃体神经元丧失	资料不足（人）、癫痫发生
溴代烷类	溴甲烷	小脑的巯基酶甲基化	资料不足
氧化合物	一氧化碳	小脑损害	帕金森病、张力失常
中草药	雷公藤	小脑损害	膝反射消失、肌肉疼痛
氰化物	氰化钠	小脑苍白球局灶性脱髓鞘	迟发性帕金森病、张力失常
有机氮化合物	1-甲基-4-苯基 1，2，3，6-四氢吡啶（MPTP）	黑质神经元变性	帕金森病、张力失常
氮及无机氮化合物	叠氮化物	小脑神经元丧失	共济失调（灵长类动物）
酰胺类	氨基烟酰胺	小脑的海绵状变性	后肢瘫痪（动物）
	丙烯酰胺	小脑巯基酶抑制	共济失调、中毒性脑病

五、致感觉神经损伤的外源化学物

机体的感觉神经包括视神经、听神经、嗅神经,这些神经也可受到外源化学物的损伤,导致相应功能的缺失。

视神经的功能受到许多因素的调节,一旦有害物质损害皮质的神经元、影响离子通道功能,则视觉就可受到损伤。外源化学物损伤视神经的主要表现有:①视力损害,包括视野缩小、视觉丧失或失明,如甲醇中毒。②视神经炎,如氯霉素中毒后可引起视神经炎。③眼球震颤,如苯妥英钠中毒后可引起眼球震颤。外源化学物损伤视神经毒性作用的可能机制包括:①神经元变性或破坏,如小脑神经节的神经元变性、丧失。②影响细胞代谢,如氧化磷酸化受到抑制。

感觉、听觉、嗅觉均受到脑功能的影响,如果外源化学物抑制酶的功能、破坏神经元,则可引起相应的功能损害,可表为:①感觉异常,如甲基汞中毒后引起的感觉异常。②听力缺失,如链霉素中毒导致的听觉丧失(耳聋)。③语言损害,如溴甲烷中毒后引起的语言损害。④意识不清,如硫化氢中毒后引起的意识不清。外源化学物毒性作用的可能机制包括:①导致相应皮质的畸形,如乙醇中毒引起的皮质畸形。②神经元变性或破坏,如内耳螺旋器变性。③酶功能受抑,如巯基酶功能受抑。④神经麻痹,如嗅神经麻痹。

致感觉神经损伤的外源化学物,如表 3-5 至表 3-6 所示。下以甲醇、庆大霉素、硫化氢为例表述其作用机制。

表 3-5　致视神经损伤的外源化学物

种类	名称	损伤部位	表现
有机金属	甲基汞	视觉皮质,小脑神经节的神经元变性	视野缩小
醇类	甲醇	体内代谢为甲醛,抑制氧化磷酸化,减少 ATP 生成,视神经节细胞变性	视觉丧失或失明
溴代烷类	溴甲烷	抑制巯基酶活性	视觉损害

续表

种类	名称	损伤部位	表现
药物	氯霉素	神经元丧失（视网膜）	视神经炎
	苯妥英钠	影响离子通道功能	眼球震颤
	奎宁	视网膜神经节细胞空泡变性	视野缩小
	乙胺丁醇	影响代谢	球后视神经炎
中草药	贯众	伤害视神经	视力损害
其他	仙人球毒碱	下丘脑视网膜神经变性	视力损伤

表3-6 致感觉、听觉、嗅觉神经功能受损的外源化学物

损伤类型	种类	名称	损伤部位	表现
感觉	有机金属	甲基汞	大脑皮质和小脑的海绵层神经元破坏	感觉异常（成人）
	醇类	乙醇	内耳损伤	听力缺失（出生前接触）
	溴代烷类	溴甲烷	抑制巯基酶活性	语言损害
听觉	药物	链霉素（氨基糖苷）	内耳螺旋器变性，作用于前庭蜗神经	听觉丧失，耳聋
		卡那霉素	耳蜗神经、前庭神经	听力异常或缺失
		庆大霉素	前庭蜗神经接头点的阻断	耳聋
	砷及其化合物	砷	抑制巯基酶	耳聋
嗅觉	硫及其化合物	硫化氢	嗅神经麻痹	意识不清

1. 甲醇 甲醇也称木醇，为具有挥发性略有酒精气味的无色液体，易溶于水、乙醇、酮、酯等。大部分人群是因为接触酒中的甲醇，尤其是用工业酒精兑制的假酒而误服了大量的甲醇。

甲醇与视神经具有较强的亲和力，故中毒后甲醇在眼内的含量非

常高。在体内,甲醇通过甲醇脱氢酶的作用转化为甲醛,再经过甲醛脱氢酶的作用,氧化为甲酸或甲酸盐,甲醛和甲酸能抑制视网膜的已糖激酶产生,抑制视网膜氧化磷酸化过程,干扰线粒体电子传递,三磷酸腺苷合成受到限制,致使细胞发生退行性变,轴浆液淤滞,从而发生中毒性视神经病变而损害视网膜和视神经。近年来的研究表明,甲醇中毒原发性损害的部位是在视神经,主要为后极部视乳头和筛板后区的视神经纤维受损,甲醇中毒性视神经乳头的形态学改变可分为两类:一类是轴突内的改变,另一类是胶质细胞的改变。轴突内的改变包括线粒体肿胀,线粒体集聚,神经小管破裂,空泡形成,无定型蛋白密度增加以及轴突肿大;胶质细胞改变包括星形胶质细胞、少突胶质细胞肿胀。

2. 庆大霉素　庆大霉素为氨基糖苷类抗生素,呈白色、类白色粉末,无臭,易溶于水,不溶于乙醇、乙醚、氯仿。常因误用或长期过量使用庆大霉素进行抗菌而导致神经系统的损伤。

实验研究已观察到,庆大霉素对内耳螺旋器有严重毒害作用,表现为广泛毛细胞性变性,在基底转下段的毛细胞全部消失,上段外毛细胞的最内排消失,此处还有小区域的外毛细胞全部消失。基底转下段螺旋神经节细胞部分消失,前庭感觉神经上皮有明显病理改变。三个半规管壶腹嵴毛细胞有空泡形成,基底部更严重。耳蜗的病理改变导致其功能丧失,不能感音。庆大霉素能损害前庭功能。临床曾有报道用庆大霉素后出现平衡障碍及共济失调等症状。庆大霉素也可损害中枢神经部分,使耳蜗核发生变性,大剂量使用则可引起听觉中枢通路损害。庆大霉素不仅肌肉或静脉注射可致聋,局部应用也可致聋。

3. 硫化氢　硫化氢为无色、有臭鸡蛋味的气体,可溶于水、乙醇、二硫化碳和四氯化碳中。人们常因一些生产事故或接触产品中间体吸入该气体。

硫化氢是一种强烈的神经毒素,可使脑组织氧耗量减少、三磷酸腺苷酶活性降低、磷酸果糖醛缩酶活性增高,对大脑的代谢产生影响。在空气中浓度为 $0.035 \sim 40 \ mg/m^3$ 时,人们可闻到臭鸡蛋味,而空气中浓度达 70～150 mg/m³ 时，人们的嗅觉出现疲劳，不再能闻到臭鸡蛋味。

六、与神经信号传递损伤有关的外源化学物

与机体其他系统不同，中枢神经系统功能的正常，除需要中枢神经系统结构完整外，还需要通过神经递质来协调。神经递质在传导神经冲动信号、协调各神经元间的活动具有重要意义。如果神经递质受损或神经递质的传递出现障碍，也可影响中枢神经系统的功能。许多外源化学物可通过影响神经递质来对中枢神经系统产生损害。

中枢神经系统内的神经递质主要有：

①胆碱类神经递质，如乙酰胆碱。②生物胺类神经递质，如去甲肾上腺素、肾上腺素、多巴胺、5-羟色胺等。③氨基酸类神经递质，其中包括兴奋性氨基酸（谷氨酸）、抑制性氨基酸（γ-氨基丁酸，GABA）等。④神经肽类，如阿片肽等。⑤其他，如一氧化氮等。

（一）对胆碱类神经递质产生影响的外源化学物

胆碱类神经递质是一类重要的神经递质，外源化学物使其水平增高或降低，均可对神经功能造成损害。主要表现有：①中枢神经系统功能异常，如毒蕈碱样症状或烟碱样症状，可有烦躁不安、失眠，肌肉震颤等表现。有机磷农药中毒可出现这些表现。②神经精神障碍，如苯（异）丙胺去氧麻黄碱引起的神经精神障碍。③退行性病变，如铝引起的退行性病变。④共济失调，如酰胺咪嗪引起的共济失调。

外源化学物毒性作用的可能机制包括：①胆碱酯酶抑制，如久效磷可对胆碱酯酶产生抑制。②竞争胆碱能受体，如沙林可竞争胆碱能受体。③烟碱受体离子通道，如毒扁豆碱可抑制乙酰胆碱的烟碱受体离子通道。④假递质，如氧化乙烯与蛋白质代谢产物三甲胺结合形成乙酰胆碱。

导致胆碱类神经递质产生损害的外源化学物，如表 3-7 所示。以下以乐果、沙林为例表述其作用机制。

表 3-7 对胆碱类神经递质产生影响的外源化学物

种类	名称	损伤部位	表现
神经毒剂	沙林	胆碱酯酶抑制,可与乙酰胆碱竞争胆碱受体	毒蕈碱样症状或烟碱样症状
	梭曼	使胆碱酯酶失活,竞争胆碱受体	肌束颤动
	维埃克斯	使胆碱酯酶失活,竞争胆碱受体	肌束颤动
药物	苯(异)丙胺去氧麻黄碱	胆碱能神经异常	震颤、烦躁不安(急)、脑栓塞、出血、神经精神障碍
	阿托品	阻断胆碱受体	嗜睡、易激动、幻想、中枢神经兴奋作用、烦躁不安、谵妄、幻觉
	苯海拉明	抗胆碱作用	中枢神经系统的抑制、镇静、嗜睡
	毒蕈碱	胆碱酯酶抑制	恶心、呕吐、流涎、流汗、循环衰竭
	毒扁豆碱	胆碱酯酶抑制,影响乙酰胆碱的烟碱受体离子通道	抽搐,能导致死亡
	新斯的明	胆碱酯酶抑制	肌肉震颤,严重者肌无力,运动终板持续去极化
	山莨菪碱	阻断胆碱能受体	轻度扩瞳
	酰胺咪嗪	抗胆碱作用	共济失调
	苯海索	抗胆碱作用,竞争阻断胆碱能 M 受体	精神异常
	氯丙嗪	抗胆碱 M 受体	震颤、麻痹、急性肌张力障碍
	吗啡	乙酰胆碱减少	烦躁不安、失眠、肌肉震颤
金属	铅	抑制胆碱能神经递质系统	多动症(鼠)
	锰	胆碱酯酶抑制	神经传递信号抑制

续表

种类	名称	损伤部位	表现
有机金属	铝	胆碱乙酰化酶活性降低。	退行性病变
	甲基汞	脑组织胆碱摄取下降,乙酰胆碱合成减少	资料不足
有机磷农药	久效磷	抑制脑组织胆碱酯酶活性	肌肉震颤、抽搐
	乙酰甲胺磷	抑制脑组织胆碱酯酶活性	肌肉震颤、抽搐
	杀螟松	抑制脑组织胆碱酯酶活性	肌肉震颤、抽搐
	乐果	胆碱酯酶抑制	抽搐、迟发性神经毒性
	敌敌畏	胆碱酯酶抑制	迟发性神经毒
其他农药	呋喃丹	胆碱酯酶失活	肌肉震颤、抽搐
醚类	乙醚	抑制乙酰胆碱释放	麻醉
不饱和脂肪烃类	氧化乙烯	与蛋白质代谢产物三甲胺结合形成乙酰胆碱,抑制神经功能	近期共济失调,长期接触可引起四肢痛,手指剧烈颤动,浅表感觉减弱,步态不稳,肌颤动,昏迷
中草药	马钱子	阻止胆碱酯酶作用	惊厥
	乌头	胆碱酯酶抑制,影响胆碱酯酶 M 受体、N 样受体作用	四肢麻木、痛觉消失、肌强直
	半边莲	胆碱酯酶抑制,烟碱样中毒	先兴奋后抑制
有机氮化合物	烟碱	与烟碱样受体结合,低剂量时为兴奋作用,高剂量时为阻断作用	恶心、呕吐、惊厥

1. 乐果 乐果微溶于水,溶于有机溶剂。其作为一种农药应用于农业生产中,人们往往是由于使用农药而接触乐果。

乐果对中枢神经具有较强的毒性。6 周龄雄性大鼠以 60 mg/kg 的剂量灌胃予以乐果 7 天后,大鼠红细胞、血清和脑组织中胆碱酯酶活性极显著低于对照组,其中脑组织中的活性下降极为显著,血清中的下降次之,红细胞中的下降最小,试验组大鼠均出现流泪症状。乐果的上述典型毒性反应主要是通过抑制哺乳动物体内的胆碱酯酶,使乙酰胆碱堆积,激活胆碱受体、毒蕈碱或烟碱受体而致。进行的急性氧乐果染毒试验也发现,染毒后脑胆碱酯酶免疫阳性细胞数量明显减低,且持续时间较久,在染毒7天后仍未见胆碱酯酶完全恢复,从而证实氧乐果急性染毒可抑制脑胆碱酯酶的活性。

2. 沙林 沙林纯品为无色水样液体,常温下易挥发,易溶于有机溶剂。沙林主要是作为军用毒剂对机体产生毒害。

沙林进入人体后,可与作为酶活性中心的丝氨酸上的羟基结合,使酶失去活性,从而抑制胆碱酯酶的活性,造成乙酰胆碱蓄积,产生毒蕈碱样症状,引起平滑肌痉挛,出现瞳孔缩小、支气管收缩、腺体分泌增加,出现出汗、流涎、流泪等症状;还可导致烟碱样症状,表现为皮肤苍白、心率加快、肌无力、呼吸麻痹等。

(二) 对生物胺类神经递质产生影响的外源化学物

生物胺类神经递质主要有肾上腺素和去甲肾上腺素、多巴胺、5-羟色胺(5-HT)等。它们在神经系统功能的调节方面起着重要的作用。

肾上腺素和去甲肾上腺素是脑组织中兴奋性神经递质,若外源化学物导致两者水平的改变,可出现相应的神经功能变化。主要表现有:①出现脑退行性病变,如铝中毒后可引起脑退行性病变。②引起脑功能异常,如心动过速、头痛、忧郁症、幻觉、兴奋、视力模糊等。外源化学物毒性作用的可能机制包括:①引起去甲肾上腺素的水平改变,如去甲肾上腺素水平的增加或降低。②引起肾上腺素能受体的改变,如肾上腺素能受体的阻滞或激活。

外源化学物若引起多巴胺的异常释放或其受体激活,均可出现神经功能异常。主要表现有:①神经精神障碍,如忧郁症。②脑功能异常,如急性肌张力障碍、心动过速、震颤、麻痹。③出现退行性病变,如铝中毒后导致的脑退行性病变。外源化学物毒性作用的可能机制包括:①引起多巴胺水平的改变,如多巴胺水平的增高或降低。②对多巴胺产生氧化作用,如甲基苯丙胺中毒后可引起多巴胺的氧化。③多巴受体的改变,如多巴胺受体的激活或抑制。

同样，5-HT水平在受到外源化学物作用后出现异常，可产生多种神经功能的异常。主要表现有：①功能异常，如震颤、烦躁不安、麻痹等。②视力模糊。外源化学物毒性作用的可能机制包括：①5-羟色胺能神经异常，如5-HT的转化受影响、5-HT水平下降等。②5-HT受体发生改变，如5-HT受体受到拮抗、5-HT再摄取受抑制。

对肾上腺素和去甲肾上腺素、多巴胺、5-HT等神经递质产生影响的外源化学物，如表3-8至表3-10所示。以下以利血平、甲基苯丙胺为例表述其作用机制。

表3-8 对肾上腺素能神经递质产生影响的外源化学物

种类	名称	损伤部位	表现
金属	锰	儿茶酚胺水平降低	影响神经信号传递
	铝	去甲肾上腺素水平降低	脑退行性病变
其他农药	溴氰菊酯	去甲肾上腺素水平降低	流涎、手足徐动
药物	多巴胺	激活β肾上腺素受体	心动过速、头痛
	利血平	减少去甲肾上腺素合成，抑制去甲肾上腺素再摄取，耗竭去甲肾上腺素，降低神经末梢及大脑去甲肾上腺素水平	阻断神经传导、忧郁症
	心得安	渗入神经系统，全身性肾上腺素β受体阻滞	幻觉、精神错乱
	麻黄碱	肾上腺素能α、β受体兴奋，使去甲肾上腺素增多，间接激活肾上腺素受体	震颤、焦虑、失眠、心悸
	肾上腺素	激活肾上腺素能受体	中枢兴奋、不安、面色苍白、头痛、失眠、惊厥
	去甲肾上腺素	激活α肾上腺素能受体	血管收缩
	酚妥拉明	去甲肾上腺素阻断	心动过速
	阿米替林	增加去甲肾上腺素的含量	视力模糊
	吗啡	去甲肾上腺素减少	烦躁不安、失眠、肌肉震颤

续表

种类	名称	损伤部位	表现
	氯丙嗪	黑质纹状体锥体外系α肾上腺素受体阻断	震颤、麻痹、急性肌张力障碍
	丙米嗪	突触后去甲肾上腺素阻滞	视力模糊
	普萘洛尔	β肾上腺素受体阻滞	幻觉
中草药	麻黄	单胺氧化酶抑制，中枢递质破坏减慢	兴奋、烦躁不安、惊厥

表 3-9 对多巴胺能神经递质产生影响的外源化学物

种类	名称	损伤部位	表现
药物	苯(异)丙胺	多巴胺能神经异常	震颤、烦躁不安（急）、脑栓塞、出血、神经精神障碍
	去氧麻黄碱	多巴胺能神经异常	震颤、烦躁不安（急）、脑栓塞、出血、神经精神障碍
	甲基苯丙胺	促使多巴胺的异常释放多巴胺的氧化作用	精神异常
	多巴胺	激活多巴胺受体	心动过速、头痛
	氯丙嗪	中枢边缘多巴胺突触后多巴胺D2受体阻断	震颤、麻痹，急性肌张力障碍
	利血平	降低神经末梢及大脑多巴胺，阻断神经传导	忧郁症
	氟哌啶醇	阻断脑内多巴胺受体	锥体外系反应
	吗啡	多巴胺增加	烦躁不安、失眠、肌肉震颤
	可卡因	中枢多巴胺受体阻滞	运动障碍（抽动症、肌张力障碍、刻板行为等）
其他农药	溴氰菊酯	多巴胺水平降低	流涎、手足徐动
金属	铝	多巴胺水平降低	退行性病变
	铅	对多巴胺系统的影响	退行性病变
氮及无机氮化合物	一氧化氮	致多巴胺的大量释放	脑组织的病理性损伤

表 3-10　对 5-羟色胺（5-HT）产生影响的外源化学物

种类	名称	损伤部位	表现
药物	苯(异)丙胺	5-HT 能神经异常	震颤、烦躁不安（急）、脑栓塞、出血、神经精神障碍
	去氧麻黄碱	5-HT 能神经异常	震颤、烦躁不安（急）、脑栓塞、出血、神经精神障碍
	氯丙嗪	抗 5-HT 受体作用	震颤、麻痹、急性肌张力障碍
	阿米替林	阻断 5-HT 再摄取，增加 5-HT 的含量	视力模糊
	甲基苯丙胺	5-HT 功能的缺失	视力模糊
其他农药	溴氰菊酯	5-HT 水平降低	流涎、手足徐动
有机金属	四乙基铅	抑制单胺氧化酶，影响 5-HT 的转化	资料不足（人）
金属	锰	5-HT 水平下降，影响神经信号传递	锰狂症
其他	仙人球毒碱	5-HT 受体受损	资料不足

1. 利血平　利血平为心血管疾病的治疗用药，如过量使用可对神经系统产生损伤。给予大鼠腹腔注射利血平 2 mg/kg，每隔 4 h 给药一次，共 5 次，最后一次给药 1 h 后取脑组织，分别测定去甲肾上腺素、多巴胺、5-HT 等，可见利血平使大鼠皮质、脑干、间脑和海马中的去甲肾上腺素、多巴胺、5-HT 水平显著下降，提示利血平可耗竭脑组织中的去甲肾上腺素、多巴胺、5-HT。

2. 甲基苯丙胺　甲基苯丙胺为苯丙胺类兴奋剂，俗称冰毒，常因滥用而导致神经系统损伤。研究人员发现，连续 4 天腹腔注射甲基苯丙胺后，大鼠纹状体多巴胺含量显著下降，其可能的机制包括：甲基苯丙胺可通过伪递质作用，与多巴胺能神经末梢的多巴胺转运体相结合，促进多巴胺释放，导致轴突间隙多巴胺含量增高，同时抑制多巴胺的再摄取，导致神经元末梢多巴胺耗竭，甲基苯丙胺还可导致酪氨酸羟化酶活力下降,多巴胺再摄取位点密度降低等,这也是脑组织多巴胺耗竭的原因。

(三) 对氨基酸类神经递质产生影响的外源化学物

外源化学物若引起氨基酸类神经递质水平异常或比例改变,可使神经系统功能出现异常。主要表现有:(1) 兴奋性异常,如癫痫、神经活动受抑制。(2) 神经系统退行性改变。外源化学物毒性作用的可能机制主要是影响氨基酸水平,如使谷氨酸增多、GABA减少等。

对氨基酸类神经递质产生影响的外源化学物见表3-11。以下甲基汞、乙醇为例对其机制进行表述。

表3-11 对氨基酸类神经递质产生影响的外源化学物

毒性类型	种类	名称	损伤部位	表现
谷氨酸递质	食品添加剂	谷氨酸钠	影响神经递质水平	兴奋性增强
	金属	铅	谷氨酸系统的影响	退行性病变
	有机金属	甲基汞	抑制谷氨酸的重摄取、促进谷氨酸的释放	神经功能受损
	其他	β-N-甲基氨基-丙氨酸(BOAA)	经AMPA类谷氨酸盐受体产生的兴奋毒性	癫痫
GABA递质	醇类	乙醇	提高中枢神经系统γ-氨基丁酸转运体(GAT)活性,增加GABA重摄取,通过增加自发微抑制性突触后电流(mIPSCs),促进GABA释放	神经活动抑制
	药物	毒扁豆碱	对谷氨酸神经肌肉接头有直接作用,显著地减少纹状体GABA水平	小剂量表现为兴奋,大剂量表现为抑制
		安定	脑内GABA抑制	共济失调,手震颤

1. 甲基汞　用体外试验对甲基汞影响大鼠脑神经元突触对谷氨酸的摄取的实验结果显示,甲基汞的浓度为 $(1\times10^{-9}\sim1\times10^{-4})$ mol/L 时,可使大鼠大脑皮质、海马、纹状体和小脑突触体中谷氨酸摄取量分别下降 0.7%~74.4%、7.5%~91.1%、1.4%~76.6% 和 4.4%~77.0%,且均存在有明显的剂量-效应关系。另外研究人员还发现, 1×10^{-5} mol/L 的甲基汞可分别使大脑皮质、海马和小脑的自发性谷氨酸释放率增加 194.0%、111.1% 和 180.2%。

2. 乙醇　研究人员使用 44 mmol/L 的乙醇对离体脑组织进行处理后,发现其灌流液中 GABA 浓度升高。乙醇成瘾大鼠的中央杏仁核 $GABA_A$ IPSP/IPSCs 幅度,自发微抑制性突触后电流(miniature inhibitory postsynaptic currents,mIPSCs)幅度、频率都明显增加,微透析液中基础 GABA 含量明显升高,达对照组四倍以上。给予不同浓度乙醇(0.1 mmol/L、0.3 mmol/L、1.0 mmol/L)还可使剂量依赖性地增加成瘾大鼠和对照组大鼠 GABA 的释放。乙醇还可以增加腹侧被盖区、海马、中央和基底外侧杏仁核、脑干、小脑浦肯野细胞 GABA mIPSCs 的幅度、频率。mIPSCs 是突触前膜 GABA 随机量子释放引起的突触后膜反应,其频率增加反映单位时间内 GABA 随机量子释放的数目增加,幅度的增高反映递质释放量的增加及受体反应性增高,乙醇引起 mIPSCs 幅度、频率增加可导致突触前囊泡释放 GABA 增加。

此外乙醇还可以提高中枢神经系统 γ-氨基丁酸转运体(GAT)活性,增加 GABA 重摄取。急性腹腔注射乙醇(2.4 g/kg)15 min 和长期应用乙醇的小鼠脑中 GAT 活性升高,GABA 重摄取显著增加,同时 GABA 的重摄取最大速率有所提高。

(四) 对其他神经递质(如一氧化氮)产生影响的外源化学物

一氧化氮(nitric oxide,NO)有广泛的神经功能调节作用,如果外源化学物使其在神经系统内的水平发生改变,可引起多种神经功能的损伤。主要表现有:①行为学改变,如逃避潜伏期显著延长、学习记忆功能受损等。②功能改变,如震颤、舞蹈症等。

外源化学物毒性作用的可能机制包括:①一氧化氮合酶(NOS)

阳性神经元减少。②一氧化氮水平改变，如 NOSmRNA 水平改变，NO 水平降低等。

对一氧化氮神经递质产生影响的外源化学物，如表 3-12 所示。以下以镍为例表述其作用机制。

表 3-12　对一氧化氮神经递质产生影响的外源化学物

种类	名称	损伤部位	表现
金属	碘	小鼠额皮质 NOS 阳性神经元密度显著降低	行为学测试中小鼠逃避潜伏期显著延长
	铅	仔鼠海马组织 nNOS 阳性神经元强度值、吸光度和一氧化氮、NOS、cGMP 浓度显著降低	损伤仔鼠海马组织 NO/cGMP 传导途径、损伤学习记忆功能
	镍	脑组织一氧化氮合酶（NOS）活性增强，一氧化氮（NO）含量的升高	中枢神经损伤、震颤、舞蹈症、瘫痪、中枢神经系统水肿
其他农药	氯氰菊酯	大鼠海马旁回 CA1～CA 4 区锥体细胞层、齿状回颗粒细胞层及大脑皮质 1～4 分子层神经细胞中神经型 NOSmRNA 水平显著升高	兴奋性增强（动物）
药物	青霉素	脑组织中 NOSmRNA 水平降低	癫痫发生
酰胺类	丙烯酰胺	神经组织中 NO 神经传导受阻	阿尔茨海默病

镍为银白色硬金属，不溶于水，易溶于硝酸和硫酸，其盐则易溶于水。镍可通过消化道进入体内，与血液中白蛋白结合，并随血液进入神经系统。人们也常常从工业生产、食品污染中接触镍。

给大鼠腹腔注射染毒硫酸镍 1.25 mg/kg、2.5 mg/kg、5.0 mg/kg，每天 1 次，连续 2 周，结果显示硫酸镍腹腔注射染毒后，一氧化氮合酶活性增强，一氧化氮含量升高。提示镍可透过血-脑屏障进入脑组织，引起一氧化氮过量合成而致中枢神经损伤。

（五）对其他神经传递产生影响的外源化学物

神经肽及神经通道也是中枢神经系统重要的信号传递通路，如受到外源化学物的损伤,也会使神经功能受到损害。主要表现有:①功能异常,如共济失调、呼吸抑制等。②周围神经炎。

外源化学物毒性作用的可能机制包括:①抑制阿片肽生成,产生毒蕈碱样毒性,如海洛因可抑制阿片肽生成,产生毒蕈碱样抗胆碱 M 受体的中毒症状。②抑制钠通道开放或延长钠通过时间,如苯妥英钠可抑制膜上钠通道的开放。③激动中枢神经 μ 受体、κ 受体,如度冷丁能激动中枢神经 μ 受体。④阻断神经传导,如阻断交感神经传导、上行激活系统传导受阻等。⑤红藻氨酸盐样的兴奋毒性,如软骨藻酸可引起红藻氨酸盐样的兴奋毒性等。

对其他神经传递影响的外源化学物,如表 3-13 所示。以下以苯妥英钠为例表述其作用机制。

表 3-13 对其他神经传递产生影响的外源化学物

毒性类型	种类	名称	损伤部位	表现
神经肽类	其他	海洛因(二乙酰吗啡)	抑制阿片肽生成	毒蕈碱样症状、昏迷、呼吸抑制
其他	药物	苯妥英钠	与脑神经细胞膜上特异性受体结合,抑制钠通道开放	中枢神经核功能减退、小脑综合征、共济失调、眼球震颤、手颤、复视
		度冷丁	激动中枢神经 μ 受体、κ 受体	头晕、心动过速
		胺碘酮	阻断交感神经传导	震颤、头痛、失眠、共济失调
		肼苯哒嗪	反射性交感神经抑制	周围神经炎
		苯巴比妥	上行激活系统传导抑制	头晕、精神不振
		可卡因	阻滞周围神经末梢的传导,通过改变细胞膜对钠的通透性使膜去极化	睡眠减少、焦虑、情绪不稳定以及猜疑
		红藻氨酸盐	与 AMPA 或红红藻氨酸盐受体结合	资料不足(人)、癫痫发生

续表

毒性类型	种类	名称	损伤部位	表现
	其他农药	DDT	影响膜通透性，延长钠离子通过时间	共济失调、头痛、四肢麻木、震颤、视物模糊、惊厥、昏迷
		六六六	影响膜通透性，延长钠离子通过时间	共济失调
	醚类	乙醚	上行激活系统抑制，抑制脊髓功能	全身麻醉
	其他	软骨藻酸	红藻氨酸盐样的兴奋毒性	头痛、记忆丧失、半瘫、定向障碍、癫痫发作

苯妥英钠为白色结晶状粉末，无臭，味苦，溶于水、乙醇，不溶于乙醚、氯仿。临床上用作抗癫痫药。苯妥英钠已被证明是一种肯定的 Na^+ 通道阻断剂，其还能通过一过性抑制 Ca^{2+} 通道，减少谷氨酸的分泌，从而抑制谷氨酸对突触后受体的兴奋作用。

第五节 致周围神经系统损伤的外源化学物

周围神经系统位于脑、脊髓周围，包括脑神经、脊神经和内脏神经3部分。周围神经有许多神经纤维，神经纤维聚合为轴索。神经元、施万细胞是其基本结构，神经元及轴索出现问题可引起轴索病，施万细胞出现异常则引起髓鞘病变。

一、致轴索损害的外源化学物

神经轴索是周围神经系统的重要组成部分，若外源化学物使其出现变性、酶活性发生改变，则可导致周围神经病。主要表现有：①周围神经病，如丙烯酰胺中毒后引发的周围神经病。②共济失调，如开蓬中毒后可引发共济失调。③空泡性肌病，如秋水仙素中毒后引发的空泡性肌病。④癫痫发作，如甲硝唑中毒后引发的癫痫。

外源化学物毒性作用的可能机制包括：①轴索变性，如丙烯酰胺中毒后导致的轴索变性。②酶活性的改变，如分布于轴突全长范围的酶活性抑制，影响轴索的功能。

对轴索损害的外源化学物，如表3-14所示。以下以正己烷、丙烯酰胺、二硫化碳为例表述其作用机制。

表3-14 致轴索损害的外源化学物

种类	名称	损伤部位	表现
金属	铂	轴索变性，脊髓后束轴索消失	耳毒性伴耳鸣、感觉型神经病
	金	轴索变性，某些节段性脱髓鞘病	周围神经病
	锂	损伤轴索	震颤、共济失调（可逆）
药物	紫杉醇	轴索变性，早期微管蓄积	周围神经病
	秋水仙素	轴索变性，神经元聚集	周围神经病、空泡性肌病
	氯喹	轴索变性，背根神经节细胞出现包涵物	震颤、周围神经病、无力、空泡性肌病
	格鲁米特（苯乙哌啶酮）	神经传导受抑制	周围神经病（主要为感觉神经）
	异烟肼	轴索变性	周围神经病（感觉神经为主）、共济失调（高剂量）
	甲硝唑	轴索变性，部分有髓纤维变性	周围神经病、共济失调、癫痫发作
	呋喃妥因	轴索变性，抑制辅酶A合成	周围神经病、手足麻木、肌萎缩
	长春（花）新碱	不同自主神经症状轴索变性，神经纤维化（脊索鞘内）	周围神经病
	胺碘酮	轴索变性	周围神经病

续表

种类	名称	损伤部位	表现
硫及其化合物	戒酒硫	远端轴索水肿	周围神经病
	二硫化碳	轴索变性，早期神经丝肿胀	精神病（急）、周围神经病（慢）
烷类化合物	己烷	轴索变性，早期神经节肿胀	周围神经病
	正己烷	轴突全长的酶活性抑制，导致轴突运输障碍，神经纤维变性，神经微丝聚合	中毒性脑病、多发性神经炎
环氧化物	环氧乙烷	轴索变性	周围神经病
氯代烯烃类	三氯乙烯	中枢神经、外周神经系统受抑制	脑神经（三角区）神经病
酯类	二氯苯氧基乙酸酯	外周神经系统抑制	周围神经病（迟发性）
有机磷化合物	有机磷化合物	轴索变性，外周神经系统脊索变性	头痛、腹痛（急）、迟发性神经炎（运动）、痉挛状态
其他农药	拟除虫菊酯	轴索变性	活动障碍、震颤、舞蹈、手足徐动症
腈类	3-3'-亚胺二丙腈	轴索肿胀，嗅觉上皮细胞、前庭毛细胞的变性	兴奋性运动障碍（大鼠）
	二甲基氨基丙腈	轴索变性（包括有髓和无髓神经纤维）	周围神经病、尿潴留
酮类	甲基正丁酮	轴索变性，外周神经系统和脊索早期神经丝肿胀	周围神经病
氯代烃杀虫剂	开蓬（十氯酮）	轴索肿胀变性	震颤、共济失调
其他	肼屈嗪	小动脉扩张，缺血	周围神经病
	对溴苯基乙酰脲	中枢和外周神经系统轴索变性，早期发生于轴索末梢	周围神经病

续表

种类	名称	损伤部位	表现
酰胺类其他	丙烯酰胺	轴索变性	周围神经病
	二巯基吡啶氧化物	轴索变性，早期末梢轴索膜成排	无力（动物）
	氨苯砜	主要为运动神经轴索变性（包括有髓和无髓神经纤维）	周围神经病
	甲氧甲基硝基咪乙醇	轴索变性，早期神经丝聚集，轴索肿胀	周围神经病
	二硫化乙秋蓝姆（双硫仑）	轴索变性端轴索肿胀	周围神经病（感觉为主）
	米索硝唑	轴索变性	周围神经病

1. 正己烷　正己烷为有特异臭味的液体，其为饱和脂肪烃类，广泛应用于粘胶配制、油脂萃取、制鞋等行业。长期接触是导致相关行业人员出现正己烷中毒性周围神经病的主要原因。

20 世纪 90 年代初期，轴索肿胀与轴索变性始终被视为正己烷中毒性周围神经病的特征性形态损伤。研究表明，正己烷进入机体后可被代谢为具有神经毒性的产物 2，5-己二酮，该物质具有特殊的 γ-二酮结构，其能在神经微丝的特定部位选择性地作用于轴索骨架蛋白赖氨酸的氨基，形成 2，5-二甲基吡咯加合物，进而生成二聚体，在神经微丝蛋白中形成分子内或分子间的蛋白交联，引起轴索内神经丝聚积，导致远端轴索发生退行性样改变，引起轴索肿胀与变性。

还有研究人员认为，正己烷代谢形成的 2，5-己二酮可作用于骨架蛋白（如神经微丝等）引起轴索萎缩，最终导致周围神经受损。

2. 丙烯酰胺　丙烯酰胺是一种蓄积性神经毒物，往往因为工业生产、食品污染接触丙烯酰胺，导致神经系统损伤。对接触丙烯酰胺一年，出现四肢麻木无力、步态不稳，伴头晕、心慌、食欲减退、失眠、多梦和视物成双的工人进行神经活检,可观察到有髓神经纤维轻度减少,有髓神经纤维和无髓神经纤维出现轴索变性和出现充满微丝物质的巨大轴索,有髓神经纤维和无髓神经纤维的轴索还出现 Wallerian 变性和轴索内微丝聚集现象。个别有髓神经纤维的髓鞘变薄,施万细胞内出现变性产物和肿胀的线粒体。

3. 二硫化碳　二硫化碳为无色易挥发的液体,纯品无异臭,不溶于水,溶于乙醇、乙醚。人们主要从工业生产或污染的环境中接触二硫化碳。

二硫化碳是一种神经毒物,它可与神经丝共价结合,使神经丝的氨基转化成为二硫代氨基甲酸酯,产生神经丝交联,从而影响神经丝转运,导致轴索充满神经丝,发生肿胀。体内外研究均表明,二硫化碳还可引起蛋白质分子间或分子内交联,且其不需经生物活化即可导致蛋白质交联,其代谢衍生物也可参与蛋白质交联反应。由于神经丝极端的稳定性和沿轴索缓慢的下行转动速度,因此以上反应在轴索最为严重。较长轴索易受二硫化碳损害的原因,是其可提供衍生作用更多的神经丝靶位点和发生交联更长的转运时间。

二、致髓鞘损害的外源化学物

外源性化学质引起外周神经系统内的髓鞘出现变化(如脱髓鞘、肿胀等),也可导致周围神经病。主要表现有:①周围神经病,如胺碘酮中毒后引起的周围神经病。②脑功能异常,如脑病、癫痫、瘫痪。

外源化学物毒性作用的可能机制包括:①髓鞘改变,如脱髓鞘、髓鞘肿胀、胶质化。②细胞内出现异常,如细胞内出现溶酶体、包涵体。

致髓鞘损害的外源化学物,如表 3-15 所示。

表 3-15　致髓鞘损害的外源化学物

种类	名称	损伤部位	表现
药物	胺碘酮	脱髓鞘,施万细胞内出现脂质的溶酶体	周围神经病

续表

种类	名称	损伤部位	表现
	哌克昔林（心舒宁）	脱髓鞘，施万细胞内有膜结合的内涵物	周围神经病
	溶血卵磷脂	选择性脱髓鞘	周围神经病（动物）
卤代环烃类	六氯苯	中枢及外周神经系统髓鞘肿胀，晚期变性	易激动、精神错乱、癫痫发作、脑肿胀、全身无力
金属	碲	髓鞘脂质合成异常，施万细胞空泡内蓄积脂质，失去维持髓鞘的功能	脑积水、后肢瘫痪（动物）
有机金属	三乙基锡	髓鞘内水肿	头痛、畏光、瘫痪、脑肿胀
有机磷农药	久效磷	神经髓鞘肿胀和脱髓鞘	肌肉震颤、抽搐
其他	铜试剂	髓鞘水肿	资料不足（人）、脑病（灵长类）
	溴化乙啶	髓鞘水肿	资料不足（人）
	二环己酮草酸二腙	髓鞘内水肿（早）、胶质化（晚）	脑病（动物）、资料不足（人）

1. 溶血卵磷脂　制备胰腺炎模型大鼠后，按 0.4 ml/100 g 体重从尾静脉注入 0.1% 的溶血卵磷脂，连续 5 天，取大脑进行观察，可见大鼠有明显脱髓鞘表现，丽春红 G 神经髓鞘红染变淡，髓鞘结构不连续，磷脂消失而成颗粒状。髓鞘固蓝染色可见，脱髓鞘表现为髓鞘的空泡化。这与溶血卵磷脂能破坏细胞膜的磷脂、损害髓鞘有关。

2. 久效磷　久效磷的化学名为 O，O-二甲基-O-（1-甲基-2-甲胺基甲酰乙烯基）-磷酸酯，能溶于水、醇、丙酮等，不溶于石油醚。其为有机磷酸酯类农药，人们因使用农药而与之接触。

研究人员给予家兔 22.24 mg/kg 的久效磷 24 h 后，进行脑组织学检查观察到，脑干网状结构中的少突胶质细胞出现自溶性变化，致使多数神经纤维轴突周围水肿显著，严重者脱髓鞘崩解，呈脱髓鞘改变,甚至轴突亦崩解断裂,同时可见神经细胞变性坏死。

3. 六氯苯　纯品为无色细针状或小片状晶体,工业品为淡黄色或淡棕色晶体。不溶于水,溶于乙醚、氯仿等多数有机溶剂。主要用作防治麦类黑穗病,以及种子和土壤消毒。

因六氯苯具有疏水作用,可使髓鞘层间丧失转运离子的能力,导致细胞内外离子梯度消失,随着离子进入,水也进入髓鞘,使得髓鞘发生水肿,形成空泡,髓鞘层分离,并使节间线分离,出现节段性脱髓鞘作用,导致脱髓鞘疾病。

三、对外周神经系统代谢与物质运输产生影响的外源化学物

外源化学物还可通过影响外周神经系统代谢与物质运输,从而影响外周神经的功能。主要表现为髓鞘毒性和共济失调。其毒性作用的可能机制为抑制氧化磷酸化的磷酸化过程及巯基酶的活性。

对外周神经系统代谢与物质运输产生影响的外源化学物,如表3-16所示。以下以吡啶硫酮锌为例表述其作用机制。

表3-16　对外周神经系统代谢与物质运输产生影响的外源化学物

种类	名称	损伤部位	表现
有机金属	有机锡	ATP生成前抑制,主要抑制氧化磷酸化的磷酸化过程	髓鞘毒性
砷化合物	砷化氢	红细胞功能改变,周围神经组织缺血	长期接触者可表现为疲劳、头痛、多发性神经炎
溴代烷类	溴甲烷	周围神经的巯基酶甲基化	资料不足(人)
化妆品	吡啶硫酮锌	干扰轴索快速运输系统	握力降低、远端轴索病、周围神经病
有机酸	1,2-苯二酸	损伤周围神经系统的神经微丝、微管,抑制巯基酶活性	共济失调

吡啶硫酮锌可抑制革兰阳性、阴性细菌及霉菌的生长,故其主要于洗发液(香波),帮助去头皮屑和杀菌。

吡啶硫酮锌可干扰轴索的快速运输系统,可损害轴索快速运输系

统中囊泡的往返,延缓囊泡的逆行性运输,使远端轴索聚集,微管、囊泡发生结构改变,导致轴索直径扩大,微管泡充盈,轴索肿胀,发生远端轴索病。

(莫宝庆　姜允申　常元勋)

主要参考文献

1. 孟昭全. 实用农药中毒急救. 北京:人民卫生出版社,2004,133-255.
2. 丁保乾. 中毒防治大全. 郑州:河南科学技术出版社,2006,88-486.
3. 伍郁静,何健民. 常见有毒化学品应急救援手册. 广州:中山大学出版社,2006,1-433.
4. 庄志雄. 靶器官毒理学. 北京:化学工业出版社,2006,148-172.
5. 江泉观,纪云晶,常元勋主编. 环境化学毒物防治手册. 北京:化学工业出版社,2004,1-1122.
6. 袁伯俊. 药物毒理学实验方法与技术. 北京:化学工业出版社,2007:463.
7. 黄吉武,周宗灿主译. 毒理学　毒物的基础科学. 第六版. 北京:人民卫生出版社,2005,470-495.
9. 周宗灿编著. 毒理学教程. 第三版. 北京:北京大学出版社,2005,486-502.
10. Waniusiow D, Campo P, Cossec B, et al. Toluene-induced hearing loss in acivicin-treated rats. Neurotoxicol Teratol, 2008, 30 (3):154-160.
11. Anderson NL, Hughes RN. Increased emotional reactivity in rats following exposure to caffeine during adolenscence. Neurotoxicol Teratol, 2008, 30 (3):195-201.
12. Davidson PW, Myers GJ, Cox C, et al. Methylmercury and neurodevelopment: longitudinal analysis of the Seychelles child development cohort. Neurotoxicol Teratol, 2006, 28 (5):529-535.
13. Stewart P, Reihman J, Gump B, et al. Response inhibition at 8 and 9 1/2 years of age in children prenatally exposed to PCBs. Neurotoxicol Teratol, 2005, 27 (6):771-780.
14. Blake BL. Toxicology of the Nervous System. //Ernest Hodgson ed. A Textbook of Modern Toxicology. 3rd ed. Hoboken, New Jersey: John wiley & Sons Inc, 2004, 286-295.

第四章

外源化学物致神经损伤的机制

阐明神经毒性作用机制一直是神经毒理学研究的最重要目标,也是进行神经毒性危险度评定和毒性防治的关键。但由于神经系统的复杂性和神经毒物的多样性,完全可以说绝大多数神经毒物的作用机制依然处在探索阶段。随着分子神经生物学、系统生物学的发展,对神经毒物作用机制的认识也有所深入,从以前的整体水平到细胞、离子通道再到分子水平,从解剖的定位到细胞内信号的转导,从普遍性应激蛋白的调控到特异蛋白的表达,均为认识神经毒性的机制提供了良好的视野和工具,为神经毒性的防治提供了科学依据,但为了明确神经毒性化学物的作用机制,必须首先明确神经毒性化学物的关键靶细胞(critical target cell)。在神经系统中,根据其特殊的解剖结构和生理特点,神经元、轴索、成髓鞘细胞以及神经递质往往成为最常研究的四个靶体,神经损伤的发生过程如下(图4-1)。

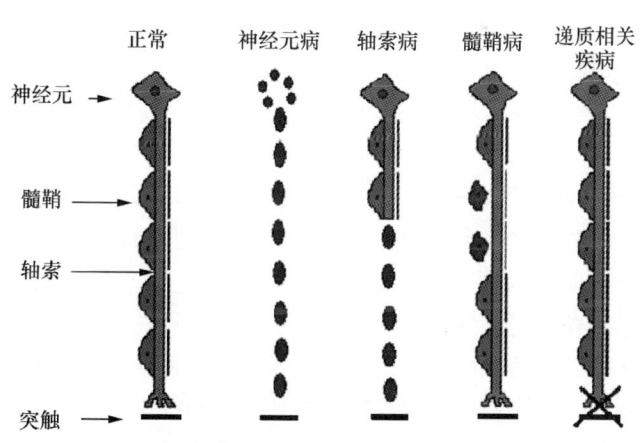

图 4-1　神经损伤的类型

引自:黄吉武,周宗灿主译.毒理学　毒物的基础科学.北京:人民卫生出版社.2005.

因此可以从这四个方面，筛检和评价神经毒性外源化学物引起神经元病（neuronopathy）、轴索病（axonopathy）、髓鞘病（myelinopathy）以及神经递质异常。

第一节　神经元病

神经元病是指原发病变部位是神经元细胞体的一类广泛性神经损伤。由于神经元具有独特的功能特征，即它们具有相对较高的有氧代谢率、快速去极化和复极化功能的可兴奋生物膜，以及需要支持神经细胞体的长轴突和树突，因而神经元对外源化学物及由外源化学物引起的缺氧、缺血特别敏感，也使其成为神经毒物最常见的靶细胞。虽然在大剂量毒物引起严重中毒时可引起广泛的神经元损害和功能丧失，但有些毒物在较低剂量时可能会选择性损害特殊脑区或具有相对特异功能的神经元。如甲基汞则选择性损害视皮质第四层和小脑颗粒层的颗粒细胞，以及背根神经节的感觉神经元，导致神经变性、坏死，进而出现轴索萎缩和脱髓鞘。1-甲基-4-苯基-1，2，3，6-四氢吡啶（MPTP）的代谢产物 MPP^+ 可选择性损害黑质的多巴胺能神经元，引起帕金森病样症状，对神经元具有选择性损害的外源化学物有：阿霉素（选择性损害背根神经节神经元）、顺铂（影响感觉神经元）等药物。因而，在临床实践中，根据不同功能神经元的损害后果，一般将神经元病分为运动和感觉神经元病。其中前者为主要是损害了脊髓前角、锥体束及脑干运动神经核而引起的神经系统损害性疾病，临床表现以肌肉萎缩和瘫痪为主要特征，常见的肌萎缩侧索硬化、进行性脊肌萎缩症、原发性侧索硬化和进行性延髓麻痹等疾病都属于运动神经元病；而后者则是由于感觉神经传导速度减慢，动作电位幅度降低，潜伏期延长引起的深感觉障碍和浅感觉障碍，前者主要症状为步态僵硬、笨拙，行走不能，而后者主要表现为感觉异常、过敏和麻木。

由于神经元属于终末分化细胞，具有不可再生性，因而一旦发生神经元损害，往往是不可逆的。同时神经元损害可继发性损害神经元胞浆的延伸物（轴突和树突）、轴索和包裹轴索的髓鞘，最终导致神经系统的广泛损害。所以，当发现在中枢神经系统和周围神经系统中有大量轴索和髓鞘损害时，需要首先确定神经元胞体本身是否受到损害，从而明确轴索和髓鞘损害是否为严重神经元细胞体损害的继发性损伤，这有利于发现毒物的毒作用靶部位。

同时，值得强调的是，神经毒物对神经元的损害具有明显的剂量依赖性，高、低剂量具有不同的损害特征。一般来说，所有的神经毒物首先引起轻度的神经元损害，随后发生凋亡（apoptosis）或坏死，引起神经元的永久性丧失。从对神经元的损害程度上来看，一些毒物在低剂量时可以选择地损害特殊的神经元亚群，但在高剂量时这些毒物的作用非常广泛，中毒表现往往是弥漫性脑病，并伴有全身功能障碍。瘫痪、认知障碍等症状可以反映不同部位的脑损害，因而对症状进行鉴别诊断，有利于确定一些毒物对某些脑区或某些特殊功能神经元的损害。

引起神经元病变的外源化学物达 30 余种，主要有药物、工业化学物、环境毒物、有机溶剂等。工业化学物和环境毒物主要有铝、铅、锰、铋、无机汞、甲基汞和三甲基锡等重金属。有机溶剂包括甲醇、乙醇。另外引起神经元病变的药物则有阿霉素、链霉素、奎宁、苯妥英等。同时，一氧化碳、氰化物和四氯化碳也可引起原发性和继发性神经元病。为明确不同毒物或药物引起神经元病的机制及主要临床特点，下面选择性介绍几种神经元毒物。

1. 阿霉素 也称多柔比星，由于其能够嵌入双链 DNA，干扰转录，抑制细胞增殖，因而是临床上治疗乳腺癌、儿童实体瘤、软组织肉瘤和侵袭性淋巴瘤的一线药物。虽然其不能透过血-脑屏障，却能够选择性损害背根神经节和自主神经节神经元以及周围神经系统的其他神经元，成为一种典型的神经元毒物，因此，也就限制了其临床应用。阿霉素的这种选择性损害可能系外周神经节内缺乏有效的血-神经屏障所致，这一结论通过损毁动物血-脑屏障，发现阿霉素可造成皮质神经元以及皮质下神经核团等广泛性神经损害得到证实。

2. 顺铂 顺铂是治疗卵巢癌、膀胱癌等实体瘤的化疗药。神经毒性是其主要副作用之一。顺铂引起的神经元损害是以亚急性或慢性形式起病，与剂量有关，可以引起蓄积中毒。在20世纪70年代就有顺铂引起感觉神经元病的报道。临床研究提示顺铂引起感觉神经元病的最小剂量为 285 mg/m² 体表面积，最大剂量为 522 mg/m² 体表面积。其临床表现的共同特点为深感觉障碍出现早，四肢腱反射消失，尤以跟腱反射消失最早。音叉振动觉减退程度较关节位置觉重，对死亡病例的尸检未发现脊髓后根神经节神经元变性，而是一些神经元被 Nageotte 小结代替，有些神经节被肿瘤细胞浸润；薄束、楔束有髓纤维丢失明显，神经胶质增生。动物实验证明顺铂首先影响背根神经节神经元，但未见神经元坏死，其次为周围神经。推测顺铂与细胞内核酸和胞浆底物竞争结合，既达到了抗肿瘤的目的，又产生了神经毒性作用；其次，因较大的感觉神经元较为易感，加之血-神经屏障功能缺乏，毒性物质较易进入，而引起神经元病变。

3. 维生素 B_6　维生素 B_6，也称为吡哆醇，作为一种必需营养素，过量服用可引起神经损害。早在1983年就有大剂量服用维生素 B_6 导致严重感觉性神经元病的病例报告，以后相继有人报道用维生素 B_6（1200 mg/d）3 天后即可出现感觉神经元病症状，但停用后，症状恢复不明显。动物实验提示用不同剂量维生素 B_6 进行染毒，观察到大剂量组 1200 mg/(kg·d) 注射后 3 天，小剂量组 [150 mg/(kg·d)] 注射后 3 个月，动物出现步态不稳，神经病理结果提示背根神经节神经元为受损靶部位，并相继出现脊髓后索、后柱及周围神经变性及脱髓鞘改变；脊髓前柱、前根、侧柱及脑组织未见异常，据此推测由于维生素 B_6 与背根神经节神经元有较强的亲和力，且背根神经节神经元缺乏血-神经屏障，所以背根神经节神经元较易受损。

4. 甲基汞　甲基汞神经损害具有剂量和年龄依赖性，不同的摄入剂量和摄入者的年龄，具有不同的表现特点。对成年人损害最大的部位是视皮质神经元和小脑皮质的小颗粒细胞内层神经元，引起失明及明显的共济失调。对儿童，特别是在子宫内接触甲基汞则引起广泛的神经元损害，大剂量中毒甚至可引起严重的智力发育迟缓及瘫痪。这种年龄依赖性差异可能系血-脑屏障的成熟度不同所致。因为在未成年人大脑中甲基汞的分布更为广泛。新近动物研究表明，对甲基汞毒作用最敏感的神经元是位于后根神经节的神经元，这也再次提示无血-组织屏障保护的神经元对甲基汞的易感性。

虽然大剂量甲基汞可引起广泛的神经元损害，导致弥漫性脑病。但也有研究提示甲基汞对某些特殊的神经元群的损害相对高于其他神经元群，不同脑区或神经细胞类型对甲基汞的敏感性也可能与细胞内还原型谷胱甘肽（GSH）浓度高低以及糖酵解能力有关，这些生化的改变与形态学定位观察结果相一致，即在蓄积了较高浓度甲基汞的星形胶质细胞并没有表现毒性，但那些与之邻近并未检出甲基汞的神经元却出现了细胞死亡。

5. 三甲基锡　三甲基锡是有机锡的一种，在工业上主要用于生产塑料、杀真菌剂和农药。人体三甲基锡中毒出现不可逆性边缘系统-小脑综合征，在其他灵长类动物中也可引起类似的神经行为改变。三甲基锡可以透过血-脑屏障，引起弥漫性神经元损害。三甲基锡在哺乳动物的某些脑区可选择性引起凋亡，其中海马最为敏感。急性中毒时，海马齿状带细胞首先出现变性；而慢性中毒时，则主要损伤海马角细胞。对三甲基锡较为敏感的细胞还有神经节细胞和内耳毛细胞。能量代谢障碍和兴奋性毒性是三甲基锡神经毒性的主要机制，目前的研究提示三甲基锡以及其他有机锡可与锡蛋白结合，并且三甲基锡也可影响锡蛋白的表达。锡蛋白位于人类 16 号染色体的 13 位上，并且与鼠的同源染色体有联系，对三甲基锡敏感的神经元中都存在锡蛋白，但锡细胞在不同物种中高度保守。

6. 锰　和维生素 B_6 一样，锰也是人类和动物体内的一种必需元素，过量接触锰同样会引起神经毒性。在日常生活中，最常见接触的锰有燃料添加剂三羧基甲基环五二烯合锰（MMT）及杀虫剂（如代森锰）的使用，另外，钢铁厂、焊接和采矿场的锰排放也增加了人群接触机会。锰作业工人接触过量锰，如达到中毒浓度时就会导致心理障碍和神经病变，主要表现为错觉、幻觉、沮丧、失控，也可发生强迫性的或暴力性的行为，并出现虚弱，随后出现锥体外系的运动异常，出现震颤、肌肉僵化、共济失调、运动缓慢和肌张力异常等症状和体征。尽管有关锰的毒性已经研究很多年，但它的神经毒性的原发分子机制仍然有待阐明。

从神经流行病学的角度看，锰神经毒性和多巴胺神经病变具有一定的相关性，同时二者的症状也很相似。因而这种流行病学相关性和症状的相似性提示锰暴露和蓄积可能是特发性帕金森病的一种环境病因。过量锰引起黑质中多巴胺能神经元丢失，并且就如在帕金森病一样，氧化应激作用在这种疾病起到重要作用。在脑中对锰毒性最敏感的脑区也对氧化应激作用具有很高的敏感性。许多代谢活跃的细胞，特别是在黑质中的运动神经元，要求大量ATP才能很好地生存，实现其最佳的功能。锰能够在黑质、苍白球和纹状体中积累，干扰ATP合成，这种作用与线粒体功能抑制剂以及和局部缺血的效果相类似，从而也引起神经元损害。对锰神经毒性和多巴胺神经病进行比较后发现，除了在脑中具有相似的靶部位外，与帕金森病相关的多巴胺能神经退变和锰暴露效应还具有许多共同机制，即线粒体功能障碍、信号转导异常、氧化应激、蛋白质聚集和细胞死亡通路激活。锰在纹状体中蓄积最终损害纹状体，降低酪氨酸羟化酶活性以及损害多巴胺能神经元。细胞内的锰通过钙离子单向转运体而被隔离于线粒体外。锰直接注射到纹状体内引起兴奋性脑损伤，这与由线粒体毒物如氨基氧乙酸和1-甲基-4-苯基-1，2，3，6-四氢吡啶（MPTP）产生的结果相似。在苍白球和纹状体中锰蓄积的特异性似乎与锰转运体分布及在锰那些基底核中的代谢活动可能相关。

7. 1-甲基-4-苯基-1，2，3，6-四氢吡啶（MPTP） 20世纪80年代的一次意外，制造海洛因的替代品度冷丁中污染了1-甲基-4-苯基-1，2，3，6-四氢吡啶（MPTP），致使注射者在数小时到数日后，出现了帕金森病样症状和体征，有一些患者甚至出现僵硬性不活动症。死后的尸检发现黑质多巴胺能神经元发生明显变性，因而确认了MPTP的多巴胺能神经毒性，这一发现大大推动了帕金森病学的环境病因学理论的发展。同时，在发现MPTP神经毒性的同时，也发现MPTP为单胺氧化酶-B（MAO-B）的底物。在生理pH值的条件下，MPTP不带电荷，因而可以迅速透过血-脑屏障，弥散进入包括星形胶质细胞在内的各种神经细胞中。MPTP 经星形胶质细胞内的 MAO-B 先氧化为中间产物 1-甲基-4-苯基-2,3-二氢吡啶（MPDP），而 MPDP 则通过自氧化转化为 1-甲基-4-苯基-吡啶（MPP$^+$），MPP$^+$ 经过多巴胺吸收系统进入黑质的多巴胺能神经元，引起神经元的损伤或死亡。MPP$^+$ 一旦进入神经元内，产生线粒体毒素样的作用，阻断呼吸复合体 I。MPP$^+$ 也可产生活性氧自由基，也使囊泡释放多巴胺从而产生胞质中较高的 pH，在此胞质中神经递质进行自身氧化。值得一提的是，动物给以颅内注射 MPP$^+$ 染毒时会产生很大毒性。但全身接触 MPP$^+$ 不产生神经毒性，这是因为 MPP$^+$ 不能通过血-脑屏障所致。

MPTP 的神经毒性和帕金森病有相似之处，两者均出现反映黑质-纹状体路径受损的症状，包括面具脸，启动和终止移动困难，静止时的搓丸样震颤、僵硬、运动迟缓。从病理上看，这两种疾病在黑质神经元中有罕见的选择性变性以及纹状体的多巴胺耗损。但二者并非完全一致，应用 ^{18}F-氟化多巴和正电子发射体层摄影术（PET）研究发现特发性，帕金森病者的豆状核壳的多巴胺能功能丧失多于尾状核，而摄入 MPTP 的患者中这两个核的功能损失却差异不大，因而 MPTP 神经毒性及其与帕金森病的关系仍有待阐明。

8. 与神经元损伤相关的环境因素　上述有关 MPTP 中毒与帕金森病关系的研究，已经提示了环境和职业因素在帕金森病的发生机制中具有一定作用。对早期发现帕金森病的若干家庭的研究表明存在常染色体显性遗传问题，并鉴定了候选基因。对孪生子的研究提示，在大部分帕金森病例中，特别是晚年的发病者中，接触的环境因素比遗传因素的作用更为明显。流行病学研究提示了接触除草剂、农药和金属是帕金森病发病的危险因素，同时，也有些研究表明接触二硫代氨基甲酸酯在帕金森发病中也起到重要作用。

有些研究发现个体摄入少量 MPTP 即可引起急性帕金森病，但有些患者在接触数年后产生帕金森病早期症状，因而提示接触 MPTP 可能引发的迟发神经损伤问题。接触少量 MPTP 就可使黑质内神经元减少，如果停止接触，损失可能会终止，也不会出现临床症状，因为直至黑质神经元损失80%时，才会出现帕金森病的症状。神经元数量有所减少的个体，对以后接触MPTP，以及其他多巴胺能神经毒物更易感，出现帕金森病样症状的年龄比不接触者有所提前。在衰老过程中由于儿茶酚胺能神经元的逐渐丧失也会出现类似的神经症状。

对MPTP中毒与帕金森病两者之间的联系为研究帕金森病发病机制提供了一种新模式，也促进了职业和环境因素与帕金森病的关系研究，进一步明确了除草剂、农药和锰等重金属也是帕金森病发病的危险因素。帕金森病的实验研究的模型毒物也已经从MPTP扩大到农业化学物如代森锰、百草枯和鱼藤酮。

9. 继发性神经元病　如前所述，由于神经元的特殊结构和代谢特点，神经元对缺氧特别敏感，因而由于各种原因引起的缺氧、缺血也会导致神经元损伤。由二氧化碳、甲烷以及氮气引起的单纯氧分压下降引起的缺氧，往往导致神经元水肿、凋亡和坏死，在病理学往往是需氧量大的脑区和细胞首先发生损伤，主要是皮质和海马区域的损伤。但一氧化碳、亚硝酸盐以及氰化物和硫化氢引起的缺氧性神经元损伤却有不同的脑区特异性，其中急性氰化物中毒选择性损伤纹状体-黑质区，出现帕金森病样症状，一氧化碳中毒往往引起迟发性神经元损伤。

第二节　轴　索　病

轴索本身作为毒作用原发部位而产生的中毒性功能障碍可称为中毒性轴索病。这类疾病的神经元胞体本身能够保持完好无损，仅表现为轴索与包裹轴索的髓鞘的结构和功能障碍。由于长轴索拥有较多的受损靶部位（点），因而和短轴索相比，长轴索更易受到毒物的损害，发生中毒性轴索病。中枢神经系统中长轴突包括后束部位上行的感觉轴索或下行的运动轴索，以及周围神经系统的长感觉和运动轴索，这些远端轴索最易受损，病理学上将此运动神经周围远端轴索及感觉神经中枢支的远端轴索同时受累的病变现象，称为中枢-周围性远端型轴索病（central-peripheral-distal axonopathy），这一名词可以明晰地反映这类疾病的发生过程和部位。

中枢-周围性远端型轴索病的早期病理改变有两种。一种为轴索肿胀，轴索内出现大量直径为 10 nm 的神经微丝聚集，有时呈漩涡状排列，可见于二硫化碳、六碳类化合物、氯丙烯及丙烯酰胺等引起的中毒性轴索病；另一种电镜下表现为轴索内滑面内质网肿胀增多，如管囊状物聚集；同时，神经微丝及神经微管减少，这类病变可见于有机磷中毒迟发性神经病及异烟肼中毒等。

从临床表现和再生能力来看，中枢神经系统与周围神经系统的轴索变性有着较大不同。因系远端轴索病，临床上皆表现为感觉运动型多发性神经病，四肢出现对称性手套、袜套样深浅感觉障碍，伴四肢远端肌力减退，跟腱反射减退或消失，严重者出现肌萎缩。肌电图可见神经源性损害，神经传导速度正常或轻度减慢。急性铊中毒时因感觉神经中的粗纤维较易受累，故常出现手足烧灼样疼痛及痛觉过敏。丙烯酰胺中毒性神经病时，深浅感觉障碍明显，Romberg 征可因此出现阳性。二甲胺基丙腈引起的中毒性神经病，其首发症状为排尿困难和阳痿，提示自主神经纤维选择性受损，但停止接触毒物或药物后一般缓慢恢复。有机磷及砷中毒引起的周围神经病，多发生于急性中毒后 2 周左右，称为迟发性神经病。少数有机磷中毒迟发性神经病患者可出现肌肉萎缩的后遗症，但也同时存在膝反射及跟腱反射亢进，下肢肌张力增高等脊髓侧索受损的表现。

周围神经系统轴索变性一般可以再生，而中枢神经系统轴索变性则不能再生。这可能与周围神经系统中的神经胶质细胞和巨噬细胞可以提供轴索再生的支持环境有关。中枢神经系统轴索受损后髓鞘释放的抑制因子，以及受损星形胶质细胞形成的瘢痕，都可以干扰中枢神经系统受损轴索的再生。有趣的是，当具有分化潜能的胚胎神经元植入中枢神经系统时，便能克服神经胶质细胞的干扰进行有效的再生，因此，中枢神经系统轴索的再生能力，可能由受损后出现的神经胶质细胞相关的环境，以及成熟神经元是否能够分化所决定。

一般认为轴索病是由于外源化学物"切断"轴索所致。目前研究的毒物对整条轴索某点产生"化学性切断",断点远端的轴索在生物学上就与神经元胞体分开,不能接收胞体的信息和能量传递,进而变性、坏死。在病理学上这种"化学性切断"和轴索的物理性切断很相似,二者均是引起轴索运输障碍,进而影响远端轴索功能,但神经元细胞体未见改变。目前明确具有轴索毒性的外源化学物近30种,其中大部分为有机溶剂和抗肿瘤药物。

1. γ-二酮类 早在20世纪60~70年代就已经知道长期地接触高浓度正己烷等烷烃化合物可以发生进行性感觉运动型远端轴索病。给予大鼠或其他较大动物以己烷或其氧化代谢产物,数周至数月后即可出现这种轴索病。进一步的研究发现甲基正丁酮所致轴索病与正己烷引起的轴索病具有相同的表现,也就是这一发现促使阐明了这两种六碳化学物的代谢途径。碳链的ω-1位上的氧化最终产生2,5-己二酮,即γ-二酮的一种。这正是正己烷和甲基丁二酮的最终代谢产物。其他γ-二酮或γ-二酮前体也导致相同的轴索病,但α-和β-二酮则对神经系统没有毒性。

由于γ-二酮能与组织蛋白中的氨基酸组成吡咯加合物,进而影响蛋白功能,因而可以说吡咯加合物形成是γ-二酮轴索病的化学基础。由于3,3-二甲基-2,5-己二酮比2,5-己二酮形成吡咯要快,因而前者也就比后者具有更大的轴索神经毒性。当γ-二酮衍生各种蛋白质加合物时,轴索骨架,特别是神经丝这些非常稳定的蛋白质,便成为γ-二酮中毒中具有毒理学意义的靶体。中毒后人体和大鼠的细胞变化是一致的,即首先在远端和非末梢轴索部位发生神经丝聚集,当它们迅速增大时,就会在神经纤维结附近处,引起轴索肿胀。

2. 二硫化碳(CS_2) CS_2能够引起与正己烷一样病理变化的远端轴索病,且CS_2与神经丝的共价交联是CS_2神经毒性的化学基础。但与正己烷需要代谢转化为2,5-己二酮才致毒效应不同的是CS_2本身就是终末毒物,不需要代谢转化就直接与蛋白结构上的氨基发生反应形成加合物,加合物再分解为亲电子的异硫代氰酸酯加合物,最后与亲和蛋白反应,形成共价交联物。

与正己烷的毒性靶点一样,慢性CS_2中毒靶体也是神经丝亚蛋白质，这可能是神经丝蛋白的稳定性和长距离运输所致。慢性接触 CS_2 的临床效应与接触正己烷的表现也很相似，开始发生感觉和运动症状，并逐渐发展为手套-袜套样感觉障碍。同时，CS_2 也能引起情绪异常和脑病。尽管在红细胞的膜收缩蛋白和球蛋白，以及在受累神经的神经丝亚蛋白中首先发现 CS_2 交联的存在，实际上 CS_2 能与全身的蛋白发生交联。红细胞蛋白质与轴索蛋白质的交联反应的相关性和在亚临床神经毒性水平，特别是在出现神经毒性前就可检出外周神经蛋白共价变化，为这种周围神经蛋白质的修饰变化作为接触 CS_2 的生物标志物提供了理论基础。

3. β，β′-亚氨基二丙腈（IDPN） β，β′-亚氨基二丙腈是一种人工合成的双官能基腈，可引起大鼠和其他哺乳动物的"华尔兹综合征"（Waltz syndrome）。这种综合征的主要特征为兴奋、转圈、头部扭曲以及对外界刺激过于敏感。给大鼠腹腔注射大剂量 IDPN（1.5～2.0 g/kg）后，就会出现上述症状。这种行为改变可能是前庭感觉毛细胞变性所致。

给予 IDPN 后也可引起以粗大轴索病变为主的外周神经病，这是前述粗大轴索最容易受到损害的例证之一。但不同的是 IDPN 染毒后可引起近端轴索大片的充盈性神经丝肿胀，而不是远端轴索。在没有神经丝的鹌鹑中 IDPN 不引起轴索肿胀，这是 IDPN 选择性损害神经丝的客观依据。

另外，IDPN 可能干扰微管和神经丝之间的联系，抑制神经丝间轴突运输，进而引起 IDPN 在神经丝中的蓄积，轴突中的细胞骨架遭到破坏，这可能是 IDPN 能够改变蛋白质的性质以及引起蛋白质形成聚合体。

4. 丙烯酰胺 丙烯酰胺是一种广泛用于造纸、水处理以及防水的乙烯基单体，也用于制造聚丙烯酰胺凝胶。近年在高温烘烤食品中也能检出较高含量的丙烯酰胺。因而除了职业接触外，日常生活也有所接触，长期低浓度接触的健康效应引起了人们的关注。

丙烯酰胺主要引起远端轴索病，首先引起神经末梢变性，如果持续接触则引起较近端轴索变性，表现为"返死"（"逆行性死亡"）过程。最早的变化发生于环层小体，然后是脊椎肌肉和运动神经末梢。在神经末梢出现突触囊泡和线粒体密度减少以及神经丝蓄积和微管泡形状的改变。同时由于轴索运输受阻，远端轴索出现膜体、线粒体和神经丝多灶性蓄积。实际上，出现逆行快速轴索运输是接触丙烯酰胺所致损害的特征性表现。接触丙烯酰胺后也出现神经轴突增长端的球形膨大（生长锥）的结构和丝状伪足成分的丧失的特殊变化。这些变化不同于传统的 ATP 耗竭和巯基烷基化效应。因为体外培养神经的生长锥与体内轴索末梢的结构特征相似，因而说明生长锥有望作为丙烯酰胺对轴索末梢靶体毒效应的良好模型。

5. 有机磷酸酯　急性有机磷酸酯中毒主要是乙酰胆碱酯酶活性受到抑制，导致突触间隙的乙酰胆碱不能被及时分解，引起胆碱能神经过度兴奋所致。但有些有机磷酸酯，如三邻甲苯磷酸酯（TOCP）并不产生明显的胆碱能神经毒性，却可引起严重的中枢-周围远端型轴索病。

疏水性有机磷化合物易进入神经系统，烷基化和磷酸化大分子，从而引起迟发性神经毒性。但并不是抑制胆碱酯酶的所有有机磷酸酯都可产生迟发性神经毒性。有机磷酸酯具有多个靶点，但与轴索变性有关的重要靶点仍知之甚少。实际上，当所谓的"无毒性"的有机磷酸酯抑制神经系统大部分酯酶的活性的同时，对另一种酯酶的活性即神经病靶酯酶（neuropathy target esterase，NTE）的活性可被某些有机磷酸酯抑制。已有研究证实有机磷酸酯诱发轴索病的能力与其对NTE 抑制能力具有良好的相关性。但有趣的是，对不产生明显神经毒性的磷酸酯、氨基甲酸酯、硫代氨基甲酸酯及硫酰氟等，预先抑制NTE，能够防止这些有机磷酸酯引起的迟发性神经毒性，说明有机磷酸酯的迟发神经毒性与抑制神经病靶酯酶有关。令人不解的是，在接触神经毒性有机磷酸酯之后，再给予这些具有"保护"作用的NTE 抑制剂，却又促进迟发性神经毒性发生。因此神经病靶酯酶在有机磷酸酯所致迟发性神经毒性的作用有待进一步阐明。

急性接触有机磷酸酯后并不立即引起轴索变性，轴索变性发生在急性大剂量接触 7~10 天后发生。这种轴索损害可能有所恢复，反复接触对周围神经的轴索变性也可产生耐受。与此相反，有机磷酸酯引起脊髓长轴索干的轴索变性却是进行性的，与多发性硬化症的临床表现相似。

6. 吡啶硫酮（pyridinethione） 吡啶硫酮是洗发液的一种成分，具有抗菌和杀真菌性，可用于去头皮屑和治疗脂溢性皮炎，因而人们的日常接触机会较多。由于吡啶硫酮不能经皮肤吸收，因而仍未见其人体毒性的报道，但吡啶硫酮对啮齿类动物却具有明显的神经毒性，给大鼠、家兔和豚鼠饲喂含有吡啶硫酮的饲料可引起远端轴索病。

虽然吡啶硫酮对动物神经毒性的分子机制仍未完全明了，但吡啶硫酮可干扰快速轴索运输系统。当快速顺向（逆心性）运输系统受到轻微侵犯时，吡啶硫酮就会损害快速运转囊泡的回返，延缓囊泡的逆行性运输。快速轴索运输系统的紊乱可能引起远端轴索聚集微管和囊泡结构改变。当微管蓄积于轴索的某个部位时，引起微泡充盈性轴索肿胀，轴索直径扩大。如同在其他许多远端轴索病一样，轴索在聚集结构之外产生更远端部位的变性，而在接触的早期沿近端轴索的传导速度仍保持正常。

7. 微管相关性神经毒性（microtubule-associated neurotoxicity）。虽然微管的功能仍未完全清楚，但支持轴索运输，维持轴索生存是其主要功能。现已有许多植物来源的生物碱作为工具药，用于研究微管的生理功能。其中长春花属生物碱和秋水仙碱，能与微管蛋白结合，抑制蛋白质亚单位结合成微管，因而这两种用于临床治疗时，就会引起周围神经病。紫杉醇是一种新发现的植物生物碱，紫杉醇在临床上可用于治疗乳腺癌等肿瘤。紫杉醇仍与微管具有特殊的相互作用，即紫杉醇在细管聚集时与之牢固结合，在聚合状态下的细管也能够保持稳定，即使存在低温或钙等可使微管分离成微管蛋白亚单位的因素，紫杉醇仍与细管保持聚集。因此，这也是接受大剂量紫杉醇化疗的患者发生感觉运动型轴索病及自主神经病的原因。但紫杉醇引起的轴索病与秋水仙碱所致的轴索病在形态学变化上却并不相同。秋水仙碱引起轴索萎缩，且轴索内的微管很少。但紫杉醇引起轴索内微管大量聚集，形成一系列微管。这两种状态均可能干扰轴索运输过程，因而在临床上都引起周围神经的神经病，但紫杉醇的这种作用尚未被证实。

第三节 髓鞘病

髓鞘是包裹神经元突起的绝缘物质，如果缺乏髓鞘（质）就可使神经传导速度减慢，使邻近突起的冲动传递异常。毒物可引起髓鞘水肿，使髓鞘层分离，也可选择性脱髓鞘，即称为脱髓鞘作用。髓鞘水肿可以由髓鞘碱性蛋白 mRNA 转录水平的改变引起，早期变化是可逆的。然而，早期变化可发展为脱髓鞘作用，使轴索失去髓鞘的保护。当然，毒物直接作用于成髓鞘细胞也可以引起脱髓鞘作用。周围神经系统中的施万细胞在轴索脱髓鞘性损害后可进行髓鞘再生，但在中枢神经系统只在脱髓鞘的局部具有髓鞘再生。然而，有趣的是，在周围神经系统内发生节段性脱髓鞘后，多个施万细胞进行髓鞘再生，因而使节间长度（相邻郎飞结间的距离）远短于正常距离，这是脱髓鞘损伤后的永久性标志。脱髓鞘的范围决定相应的功能变化，髓鞘破坏广泛可产生全身性神经功能障碍；髓鞘破坏如果仅局限于周围神经系统，则仅产生周围神经病症状和体征。

1. 六氯苯　当六氯苯用于消除皮肤葡萄球菌感染，如给新生儿，特别是早产儿和儿童沐浴使用就会引起神经损伤。疏水性的六氯苯经皮肤吸收后经血循环进入神经系统，在中枢神经系统和周围神经系统中引起髓鞘内水肿，分离节间线。髓鞘水肿导致空泡形成，脑组织产生海绵样变性。以红细胞为体外模型发现六氯苯可与细胞膜牢固结合，导致跨膜离子梯度消失，因而推测六氯苯可能损害了髓鞘层间排出离子的能力，导致大量离子和体液不断流入，引起"水肿"和髓鞘层分离。此外，六氯苯对线粒体氧化磷酸化的解偶联作用还可引起的其他效应。六氯苯引起的早期髓鞘水肿是可逆的，但是随着接触时间的延长，六氯苯则可产生节段性脱髓鞘作用。脑肿胀引起颅内压的增高，这种颅内高压是致死的直接原因。高剂量接触时也可出现轴索变性。六氯苯中毒表现出广泛性轴索功能变化，提示弥漫性髓鞘损害过程。接触六氯苯引起人体急性中毒时，主要出现全身无力、精神错乱及癫痫发作，最终出现昏迷或死亡。

2. 铅 儿童急性大量接触铅可引起严重脑水肿，这可能是血管内皮细胞受损所致。儿童的脑似乎比成年人对铅更为敏感，然而，成年人在大量接触铅的环境中也可以发生急性脑病。铅染毒的动物出现周围神经病，伴发明显的节段性脱髓鞘变化。

慢性铅中毒在成人也可以引起周围神经病。对铅所引起的人周围神经的效应（铅神经病）尚未完全了解，电生理学研究已表明神经传导速度减慢。铅在实验动物可发生节段性脱髓鞘改变，但铅中毒的人体病例研究却表现为轴索病。在人体的另一种中毒表现则为明显的运动受损症状。虽然已见到铅对髓鞘膜结构和髓鞘质膜流动性的影响，但是对铅性脑病的生物学机制尚不清楚。

第四节 神经递质相关的毒性

许多外源化学物产生神经毒性系直接破坏神经系统结构所致，通过神经病理学手段可发现神经损害的解剖学基础。然而，在某些情况下，有些毒物并未引起细胞结构的改变，却引起了神经系统功能障碍，出现神经病学表现和神经行为改变。实际上，临床神经病学功能的检查就可以证明毒物的神经毒性，但却不能发现产生神经损害的解剖学证据。这些毒物的神经毒性往往是通过影响神经递质而引起的。

神经生物学研究现已明确神经信号的传递是通过严密调控突触间的神经递质的合成、释放、降解和摄取来完成的。这一过程需要众多突触前和突触后的生物化学和电化学活动的参与，最终将神经递质的化学信息再转换成电信号或调控其他神经化学信号。经典的神经递质包括5-羟色胺、多巴胺、乙酰胆碱、去甲肾上腺素、肾上腺素、谷氨酸、γ-氨基丁酸，另外还有甘氨酸和天门冬氨酸以及各种嘌呤。神经肽也可经血流作用于远处的神经细胞，而起到神经递质的作用。

1. 影响神经递质合成、释放、降解和摄取

（1）影响神经递质的合成 α-甲基对位酪氨酸竞争性抑制酪氨酸

羟化酶，阻断酪氨酸合成多巴，从而抑制儿茶酚胺的合成，而另一种外源化学物 BW813U 则不可逆和非竞争性地抑制胆碱乙酰转移酶，抑制乙酰胆碱的合成。

(2) 影响神经递质的贮存和释放　利血平通过干扰生物胺的摄取而减少贮存，导致去甲肾上腺素、多巴胺和 5-羟色胺的耗竭。环境污染物多氯联苯则可能通过干扰囊泡单胺转运子功能而影响多巴胺的摄取和贮存。黑寡妇毒素是最强的脊椎动物神经递质释放激动剂之一，它可引起囊泡内的神经递质暴发性非特异释放，随之破坏神经末梢。另一些化合物如脱氧麻黄碱、苯丙胺、麻黄碱、苯丙胺衍生物、甲基汞等，都能增加儿茶酚胺类递质的释放。肉毒中毒抑制递质的释放。肉毒毒素阻断神经肌肉接头处的神经递质——乙酰胆碱的释放，引起迟缓性瘫痪。破伤风毒素则阻断脊髓抑制性神经元产生的氨基酸类神经递质释放，导致肌肉强直，进一步发展为致死性僵硬和痉挛性抽搐。

(3) 影响神经递质的灭活和降解　有机磷农药通过抑制乙酰胆碱酯酶而使乙酰胆碱不能灭活，聚集在突触间隙。而成瘾药物可卡因则通过抑制多巴胺转运体，导致突触间隙中多巴胺持续作用于突触后膜上相应受体。

(4) 影响神经递质受体的结合　阿托品和乙酰胆碱受体结合从而抑制其功能的激活。而 α-银环蛇毒素可与突触后侧的烟碱性乙酰胆碱受体发生特异的结合，从而切断神经肌肉接点的突触传递。

(5) 影响第二信使系统　霍乱毒素和 Forskolin 都是腺苷酸环化酶激活剂，激活腺苷酸环化酶，从而升高细胞内的 cAMP 水平，影响细胞内信号的转导。

(6) 影响离子泵和运输　河豚毒素和石房蛤毒素可阻断钠离子通道。

(7) 影响下游细胞功能　蓖麻毒素作为蛋白合成抑制剂或核糖体失活剂，抑制蛋白质合成，而引起神经毒性。

神经毒物影响神经传递的分子机制仍未明了。许多不同的天然毒素和合成药物有着干扰细胞间通讯的特殊机制，在阻断神经传递过程中有时对机体是有益的，即起到治疗和预防意义的神经药理学作用。然而，过量或不合适地接触改变神经传递过程的化合物则可损害机体功能，那就表现为神经毒性作用。以下就烟碱、可卡因以及兴奋性氨基酸类递质的作用特点和机制分别进行讨论。

①烟碱　烟碱广泛存在于烟草制品和某些农药中，具有广泛的药理作用，胆碱能神经受体、烟碱受体亚单位与烟碱结合时才产生相应的效应。这些受体位于神经肌肉接头部位及中枢神经系统内的神经节，可以产生精神活性和成瘾性。吸烟和药理剂量的烟碱可使心率加快，血压升高及皮肤血管收缩，但这些效应可以被 α 和 β 肾上腺素能阻断剂所阻断，因而烟碱的作用是兴奋交感神经系统的神经节，这一系统的激活，人体就可以体验"放松"的感觉，并伴有脑电图变化，这种变化可被美卡拉明（盐酸-3-甲基氨基异樟脑烷，一种拮抗剂）所解除。

急性过量烟碱接触可致血中烟碱水平迅速升高，兴奋烟碱受体，迅速出现神经节麻痹。早期可出现呕吐、心率和呼吸加速，随后不久出现心率变慢、血压下降，也可发生嗜睡和精神错乱，随后出现昏迷。如出现呼吸肌发生麻痹，还可引起死亡。

烟碱的急性中毒并不常见，而常见的是长期低水平烟碱接触，这种低水平长期接触的健康效应一直受到关注。慢性接触烟碱对发育中胎儿的影响已更为清楚。在孕期吸烟的妇女中出现新生儿体重降低，儿童注意力缺陷障碍更为常见。在孕期接触烟碱的动物中，也可出现类似的神经功能异常。在神经系统发育的早期就有烟碱受体表达，开始在脑干表达，而后期在间脑表达。虽然发育期的这些烟碱受体的作用仍不清楚，但出生前接触烟碱就会可能改变中枢神经系统内烟碱受体表达的时空分布，进而可能导致接触动物和儿童中出现后期的注意力和认知障碍。

②可卡因和苯（异）丙胺　可卡因和苯（异）丙胺不同于烟碱，因服用可卡因和苯（异）丙胺是非法的。因而这二者往往属于精神药理学的研究范畴，在常规毒理学领域的研究不多。

可卡因阻断中枢神经系统神经末梢的多巴胺、去甲肾上腺素以及

5-羟色胺的重吸收，促进贮存囊泡中多巴胺的释放。大量吸用或者过量吸用可引起急性毒性，甚至可以导致意外死亡。慢性滥用可卡因则会导致纹状体损害，这些损害可能是慢性可卡因滥用引起的某些神经损害和精神依赖的基础。

苯（异）丙胺也是可通过改变儿茶酚胺神经传递而发挥其中枢神经系统效应，但苯（异）丙胺的作用与可卡因有所不同，前者不仅作用于浆膜运输，还可能参与破坏多巴胺囊泡贮存。因而苯（异）丙胺与可卡因的毒作用相似，在长期滥用者中发现胎儿生长发育异常、脑血管病以及精神和神经疾患的危险性增高，这可能是多巴胺能神经变性所致。

③兴奋性氨基酸　谷氨酸以及其他酸性氨基酸是一类兴奋性神经递质，因而在一些病理生理学条件下，这些兴奋性氨基酸在脑内能够达到产生神经毒性的浓度，因而也就被称为"兴奋性毒素"。体外研究已经证实谷氨酸拮抗剂可以阻断氨基酸的神经毒性，并且发现兴奋性氨基酸与缺氧、癫痫和神经退行性疾病有关。

谷氨酸是脑的主要兴奋性神经递质，它的最终神经生物学效应是由若干个受体亚型介导产生的，这些受体就是所谓的兴奋性氨基酸受体。氨基酸受体中有两个主要亚型可以是直接打开离子（亲离子）通道的配体门控受体和与 G 蛋白（亲代谢的）偶联的受体。按亲离子受体与红藻氨酸、使君氨盐、3-羟基-5-异戊唑-4-丙酸和 N-甲基右旋天冬氨酸的结合特性，可以将亲离子受体进一步分出亚型。血-脑屏障是调节谷氨酸进入中枢神经系统的主要屏障。如给年幼啮齿动物注射大剂量谷氨酸后，谷氨酸则主要使血-脑屏障脑区发育不良处，即脑室周围脑区产生效应。在这些受限接触部位，谷氨酸通过开放谷氨酸依赖性离子通道，并最终引起神经元细胞肿胀和死亡。这种毒性主要损害树突和神经元胞体，而似乎很少作用于轴索。目前对外源性接触谷氨酸所致的人体毒性资料极少，仅有西方国家所说的"中国餐馆综合征"。因为谷氨酸钠作为调味剂大量使用后，在一些敏感人群中出现脸面、颈和胸部烧灼感等异常征象。

红藻氨酸是在日本的海藻中分离出来的一种环谷氨酸盐类药物，

也是治疗蛔虫病草药的活性成分。红藻氨酸是一种强烈的兴奋毒素，其效应比谷氨酸的毒性大百倍，且在分子水平选择性作用于红藻氨酸受体。与谷氨酸一样，红藻氨酸选择性地损害树突和神经元，而对神经胶质细胞或轴索不产生明显影响。因此，它常被用作神经生物学研究工具药，因为直接注入脑区的红藻氨酸能够选择性损毁该区的神经元，而对该区的神经纤维没有作用。因而可以借助红藻氨酸的这种特性，探索无轴索损害的某些特殊脑区的神经元的功能。

因为在一些意外接触高剂量兴奋性氨基酸受体激动剂时才引起永久性神经缺陷，致使兴奋性氨基酸在神经疾病中的潜在作用受到低估。实际上，加拿大已经报道了107例红藻氨酸（谷氨酸盐类似物）急性中毒病例。大部分患者出现胃肠系统障碍、严重头痛和短时间记忆丧失。部分严重患者随后出现长期记忆丧失及运动神经病，对中毒后4个月死亡的病理学研究发现神经变性主要在海马和杏仁核部位，同时丘脑和大脑皮质也有所改变。

对食源性兴奋性氨基酸所致的特殊神经退行性疾病也有所研究，其中最为著名的是在关岛及其周围岛屿上土著居民发生的复杂神经退行性疾病。该病和肌萎缩性（脊髓）侧索硬化病（ALS）、帕金森病以及阿尔茨海默病具有共性。对这一关岛神经退行性疾病早期研究提示这些疾病可能与特殊的环境因素，即与当地居民食用苏铁树种子有关。后来，从苏铁科棕榈树分离出 α-氨基甲基氨基丙酸（BMAA）。在一些研究模型中显示了神经毒性，体外实验也相继证实BMAA的毒性与谷氨酸类似，也能被某些EAAR拮抗剂所阻断。然而生物体研究却未能发现BMAA与关岛人的神经退行性疾病之间的关系。因此，食用苏铁树种子这一环境因素在非典型性神经退行性疾病集簇分布中的作用依然需要进一步研究。

第五节　血-脑屏障相关的神经毒性

血-脑屏障是在脑和脊髓内的毛细血管与神经组织之间存在的一个调节界面。从解剖结构上，血-脑屏障主要有3种类型即：①血-脑脊液屏障（blood-cerebrospinal fluid barrier，BCB）；②脑脊液-脑屏障（Cerebrospinal fluid-Brain Barrier，CBB）；③血-脑屏障（Blood-brain Barrier，BBB）。血-脑屏障的结构基础包括脑毛细血管的内皮细胞、内皮细胞之间的紧密连接、脑毛细血管的基膜和神经胶质细胞突起形成的胶质膜。这一血-脑屏障具有阻止有害物质进入脑组织，维持脑细胞内环境的相对稳定，以实现其正常生理活动。同时现已认为这个界面不单纯是被动保护性屏障，还能选择地将脑内有害或过剩物质泵出脑外，保持脑的内环境恒定。但当血-脑屏障受损时，必将影响其泵出和屏障功能，对脑功能产生不良影响。许多毒物需要借助营养素、离子以及神经递质前体等必需分子进入神经系统的机制来通过血-脑屏障，进入脑组织，因而一般说来，脂溶性小分子相对较容易通过血-脑屏障。有些物质也能够被主动转运系统识别，通过内源性配体透过血-脑屏障，帕金森病的治疗药物左旋多巴就是通过这种转运方式进入脑组织的。从神经毒理学角度而言，外源化学物对BBB的损害主要有以下3种形式。

第一种是对BBB结构的直接破坏，增加BBB的通透性，神经毒物进入脑实质，从而损害脑细胞，出现相应的神经毒性。同时，一种神经毒物对BBB完整性的破坏，通透性增强，使得正常情况下不能透过BBB的其他外源化学物也进入脑实质，从而增强它们的神经毒性。这类毒物包括1,3,5-三硝基苯、二硝基苯、N-甲基-D-天冬氨酸（NMDA）、环孢素A、吡斯的明、卡氮芥（BCNU）等。其中最为典型的是1,3,5-三硝基苯，能够引起脑组织的对称性空泡和微气泡形成，但在引起这些病变之前，1,3,5-三硝基苯首先破坏BBB，使大量血清蛋白弥散到脑组织，因而可以认为不同脑区血管的易损性差异可能是1,3,5-三硝基苯神经毒性的关键。硝基苯的其他结构类似物以及兴奋性毒素（如NMDA）和免疫抑制剂（环孢素A和Tacrolimus），对BBB也具有类似损伤作用。实际上，虽然他们结构不同，但都在引起神经损伤之前就首先引起脑毛细血管内皮细胞凋亡。而在一项有关海湾战争综合征的研究中，有人发现预防有机磷神经毒剂的吡斯的明类化学物可以损害BBB，使得更多的外源性化学物进入脑组织。

第二种改变 BBB 的功能，但对屏障结构没有影响，如铝、铅、锰和无机汞等。有些外源化学物并不能引起 BBB 的形态结构的损伤，但却能改变 BBB 的调节能力，进而引起脑稳态失调，导致神经疾病。现已发现将实验动物暴露于铝后，可以引起神经纤维缠结和神经元变性，虽然这种神经毒性效应可以部分归因于铝对神经元的直接作用，但更重要的是铝能作用于脑血管内皮细胞。因为铝能够促进内源性行为活性肽进入脑内，因而铝也有可能是直接屏障毒物，这可能是长期肾透析的患者出现透析性痴呆的原因。另外一个直接损伤 BBB 的例子，就是铅对 BCB 中转甲状腺素蛋白的抑制效应。血浆中的转甲状腺素蛋白主要在肝脏中合成，但脑中的转甲状腺素蛋白则在脉络丛中合成、分泌和调控。转甲状腺素蛋白出生前和出生后早期的浓度极高，因而预示其在中枢神经系统发育中的重要意义。在脑内转甲状腺素蛋白协助转运甲状腺素，并能溶解 β-淀粉样肽。一项基于 82 例的脑脊液样品分析表明，脑脊液中转甲状腺素蛋白与甲状腺素 T_4 的浓度显著相关。这说明来源于脉络丛的转甲状腺素蛋白参与脑中甲状腺素浓度的调控。早期的动物实验研究发现，长期接触铅可导致铅在脉络丛中蓄积。进一步的研究发现，铅能够减少转甲状腺素蛋白的合成，并能阻止转甲状腺素蛋白从脉络丛向脑脊液释放，这显然也和脑脊液中的转甲状腺素蛋白水平降低有关。最终这就抑制了血液中甲状腺素向脑的转运，因而影响脑的发育和成熟，这也可能是铅发育神经毒性的重要机制。

第三种是毒物在血-脑屏障原位进行生物转化，对屏障结构和通透性都不产生影响，如 MPTP 和 1-萘酚。和机体其他部位的细胞一样，脑血管内皮细胞以及脉络丛内皮细胞也含有药物代谢酶。这些酶具有可诱导性，并能将外源化学物转化为水溶性物质，进而阻止它们进入脑，因而这一功能被称为"生化屏障"，以此和结构屏障相区别。如前文所说，MPTP 已经作为一种模型毒物用于研究帕金森病，在人体和非人灵长类动物中全身给药时可以引起典型的帕金森病样症状（因为在人体和非人灵长类动物体内 MPTP 可直接通过血-脑屏障）。

但大鼠和其他实验动物却非常不敏感,后来发现大鼠脑血管中的 MPTP 代谢酶——单胺氧化酶 B 的活性是人体的 30 倍。可将 MPTP 代谢生成 MPP^+,而 MPP^+ 不能通过 BBB,所以可以说 MPTP 毒性的种属差异可能与血-脑屏障的代谢能力有关。血-脑脊液屏障也有类似的"生化屏障"。实际上,这种屏障的原位代谢也可能是原位激活,而不是灭活,但这种激活作用目前还知之不多。

(陆荣柱　姜允申　常元勋)

主要参考文献

1. Costa LG, Giordano G, Guizzetti M, et al. Neurotoxicity of pesticides: A brief review. Front Biosci, 2008, 13: 1240-1249.
2. Keifer MC, Firestone J. Neurotoxicity of pesticides. J Agromedicine, 2007, 12 (1): 17-25.
3. LoPachin RM, Jones RC, Patterson TA, et al. Application of proteomics to the study of molecular mechanisms in neurotoxicology. Neurotoxic, 2003, 24 (6): 761-775.
4. Lopachin RM, Decaprio AP. Protein adduct formation as a molecular mechanism in neurotoxicity. Toxicol Sci, 2005, 86 (2): 214-225.
5. Moser KC, Aschner M, Richardson RJ, et al. Toxic responses of the nervous system. //Klaassen CD, ed. Casarett and Doull's Toxicology: The Basic Science of Poisons. 7th ed. New York: McGraw-Hill Medical Publishing Division, 2008.
6. Sayre LM, Perry G, Smith MA. Oxidative stress and neurotoxicity. Chem Res Toxicol, 2008, 21 (1): 172-188.
7. Suñol C, Babot Z, Fonfría E, et al. Studies with neuronal cells: From basic studies of mechanisms of neurotoxicity to the prediction of chemical toxicity. Toxicol In Vitro, 2008, 22 (5): 1350-1355.
8. Uversky VN. Neurotoxicant-induced animal models of Parkinson's disease: Understanding the role of rotenone, maneb and paraquat in neurodegeneration. Cell Tissue Res, 2004, 318 (1): 225-241.
9. Zawia NH. Transcriptional involvement in neurotoxicity. Toxicol Appl Phar-

macol,2003,190(2):177-188.
10. Gdynia HJ,Müller T,Sperfeld AD,et al. Severe sensorimotor neuropathy after intake of highest dosages of vitamin B6. Neuromuscul Disord,2008,18(2):156-158.
11. 黄吉武,周宗灿主译. 毒理学 毒物的基础科学,北京：人民卫生出版社. 2005.
12. Blake BL. Toxicology of the nervous system. //Ernest Hodgson ed. A text book of Modern Toxicology. 3rd ed. Hoboken,New Jersey：John Wiley & Sons Inc,2004:286-292.

第五章

神经系统受损伤的临床表现

第一节 中枢神经系统受损伤的临床表现

中枢神经系统包括脑与脊髓。人脑重量仅是体重的2%，但需要的血量占心输出量的15%，所消耗的氧量占人体总利用氧量的20%。人脑至少由约10^{11}个神经元和10^{14}个突触以及神经胶质细胞所构成，是人体最复杂的器官。中枢神经系统也是人体最易受多种外源化学物损伤的部位。可出现多种临床症状与体征。

一、急性中毒

(一) 意识障碍

意识是中枢神经系统对内、外环境刺激所做出的有意义的反应能力。急性中毒时，可产生意识障碍。轻度的意识障碍，如意识模糊、嗜睡、朦胧状态；中度意识障碍，如谵妄状态；重度意识障碍包括浅昏迷、中度昏迷、深昏迷及植物状态。正确判断不同程度的意识障碍，对患者的监护和抢救至关重要。

1. 意识模糊　表现短暂一过性意识清晰度降低，注意力不集中，定向力完全或部分发生障碍，多伴有情绪反应。

2. 嗜睡　患者处在病理性睡眠状态，给予较强刺激后可以清醒，基本上可以对答，但注意力不集中，停止刺激后又陷入睡眠状态。

3. 朦胧状态　对外界精细的刺激不能感知，仅能感知外界大的刺激并做出相应的反应，定向力常有障碍，可有违拗行为、梦游或神游。

4. 谵妄状态　意识严重不清晰，常有大量错觉与幻觉。幻觉中幻视占优势，也可出现幻听或触幻觉。幻视内容多为野兽、鬼怪等恐怖性场面。患者因此恐惧不安、紧张、喊叫，甚至出现冲动行为。注意力及定向力均有障碍,自身确认尚可。但对疾病自知力不佳。可出现片断的迫害妄想和精神运动性兴奋。中毒性谵妄状态可以持续数日至数周,有时幻觉存在可长达数月。

5. 浅昏迷　意识丧失,但对强烈的疼痛刺激仍有防御反应,各种反射均存在,可以出现病理反射。大小便失禁或潴留。呼吸、血压、脉搏一般无明显改变。

6. 中度昏迷　意识丧失,对强烈刺激有痛苦表情,瞳孔对光反应及角膜反射迟钝,喷嚏和吞咽反射可消失,腱反射迟钝,出现病理反射。大小便失禁或潴留。呼吸、血压和脉搏可有改变。

7. 深昏迷　意识丧失,对外界刺激无任何反应。各种反射包括瞳孔对光反应、角膜反射、吞咽反射均消失,病理反射亦消失。大小便失禁,可伴有呼吸、循环衰竭。

8. 植物状态　患者可以睁眼,睡眠醒觉周期存在,但无意识,表现不语、不动、不主动进食或大小便,呼之不应,推之不动,并有肌张力增高。中毒性脑病的意识障碍可持续数日至数周,当患者从上述意识障碍中清醒后,对病中体验均有遗忘。植物状态存活长者可达数年,一般预后欠佳。

报道1

有学者总结了236例急性三甲基锡(TMT)中毒患者的临床表现,其中生活性口服中毒123例;职业性中毒113例,均经呼吸道及皮肤吸收。生活性及职业性中毒致死亡各1例。口服中毒者均因食用三甲基氯化锡(TMTCl)污染的猪油而致,多在连续食用1~6天后出现全身症状,个别患者潜伏期可长达28天。职业性中毒患者多因生产、使用有机锡稳定剂而致,其中5例是因意外事故所致急性中毒,潜伏期为3h到3天,11例为工作时连续接触2~20天出现全身症状,另97例虽无法明确接触TMT的时间,但多为集体发病,其特点为潜伏期较长,几天至几十天,起病隐匿,病情可突然恶化,属亚急性中毒,这也是近年来国内职业性TMT中毒的主要发病形式。潜伏期内可无明显症状或仅有轻微乏力、头晕、血清钾偏低,停止接触后病情仍可进展。TMT急性中毒患者的临床表现与实验动物靶部位损害情况基本相似，以边缘系统和小脑功能障碍为主。边缘系统损害可引起记忆和智能障碍、情绪异常、幻觉及行为异常等精神症状，也可出现意识障碍、继发性癫痫，癫痫发作可以是全身性的（强直阵挛发作、失神发作），也可以是局灶性的（单纯性发作、精神症状为特征的复杂部分性发作）。轻度或早期中毒主要表现为轻度情感障碍，患者几乎均以明显乏力伴近事记忆下降起病，可伴有睡眠障碍、焦虑、视物模糊、注意力不集中、头痛、头晕等，构成一组相对特异的症状。患者还可出现部分性癫痫发作，如肢体部分强直、阵挛性抽搐或某些部位针刺、麻木感等。在上述症状出现2～6天后可突然出现明显情感障碍，如情绪不稳、思维迟缓、忧郁、易激惹及伴有意识障碍的部分性癫痫发作，并可发展至全身强直阵挛性癫痫发作。伴有意识障碍的癫痫发作、全身强直阵挛性癫痫发作常提示病情严重，应引起重视。严重者表现为暴怒、攻击行为、幻听、幻想、妄想、虚构、错构等精神病性症状，部分患者出现昏迷或发作性昏迷伴抽搐，甚至癫痫持续状态；重症患者常因并发多器官功能衰竭而死亡。文献病例未见单独出现小脑损害表现，小脑损害表现均伴随在边缘系统损害症状出现后，表现为眼球震颤、四肢静止性震颤、肢体和躯干性共济失调等，部分病例尚可出现耳鸣、听力损失；个别病例神经电生理检查示腓肠神经传导速度轻度减慢；重症病例常后遗有智力低下、痴呆、共济失调。

引自：张巡淼，孙道远. 急性三甲基锡中毒临床特点分析. 中国工业医学杂志，2008，4（21）：106-108.

报道2

有学者研究了职业性低浓度苯乙烯暴露对神经心理的影响。采用1∶1配对检验，应用个体暴露水平检测及生物检测来估计个体的暴露水平，通过心率来确定劳动负荷，进行了与神经精神症状有关的问卷调查及神经心理测试。发现身体工作负荷与神经心理测验结果无相关联系；疲劳和头痛是暴露组中出现频率最高的症状；暴露水平与急性短期特定症状有显著相关；苯乙烯暴露组的颜色字母敏感度反应时间比对照组长，但此差异无统计学意义。

引自：Edling C, Anundi H. Johnson G. et al. Increase in neuropsychiatric symptoms after occupational exposure to low levels of styrene. Bri J of Indus Medi 1993, 50: 843-850.

报道 3

水俣病是因食用被工业废水污染的鱼而引起的甲基汞中毒，因被大面积污染的水产品源于水俣湾，故得名。至今仍有大量可疑人群从未接受过是否患水俣病的检查，据 2004 年 10 月东京最高法院的裁决，日本政府将对此事件负责，至少 13 000 居民将接受水俣病的相关体检。作者选取了 197 名在污染期间食用过水俣湾鱼类的居民，根据其感觉性症状进行水俣病的相关诊断。根据神经紊乱症状的有无将其划分为无紊乱组（E）和紊乱组（E+N），再与已经过年龄性别匹配的对照组人群进行比较。开展了四项躯体感觉的评定（包括 Semmes-Weinstein 的单纤维最低限触觉、振动觉、位置觉、两点辨别觉）及相关心理测试。E 组和 E+N 组的主诉症状高于对照组，大于 90% 的 E+N 组和 E 组人群显示有神经性感觉障碍，28% 有视觉受限，50% 有四肢共济失调，70% 有躯干共济失调。暴露组中此类神经性症状显著高于对照组，E+N 组和 E 组人群的四类感觉均有相关性损害，在主诉、神经性症状、感觉损害方面，E+N 组相对 E 组稍重一些。综上得出结论：感觉性症状对于水俣病及相关神经性疾病的诊断有重要意义。

引自：Takaoka S, Kawakami Y, Fujino T. Somatosensory disturbance by methylmercury exposure. Environ Res, 2008, 107 (1): 6-19.

（二）精神障碍

1. 类神经症　一般神经症的发生与心理社会因素有关，无器质性病变基础，有多种临床类型，病程较长。由有机溶剂急性中毒的早期和慢性金属中毒引起的中枢神经功能障碍产生的类似神经症的症状,称为类神经症。其中以脑衰弱综合征或神经衰弱样症状、癔症样表现,以及自主神经功能障碍较为多见。患者的神经系统检查无明确的病理性体征,脑电图、脑诱发电位、脑脊液、脑影像学等检查亦多属正常。在脱离毒物接触并经治疗后,可以减轻或痊愈,但在附加的精神因素的影响下,常易发生波动或加重。

(1) 脑衰弱综合征或神经衰弱样症状 大脑皮质抑制过程常先减弱,致皮质兴奋性相对增高,患者出现睡眠障碍。表现为入睡困难、早醒、多梦、噩梦。与此同时,易烦躁、易怒、情绪不稳、头胀痛、周身不适感。大脑皮质功能进一步衰弱后,兴奋过程亦减弱,出现精神不振、思睡、头脑昏沉、周身无力、易于疲劳、注意力不集中、记忆力减退、工作效率降低等症状。有的患者既易兴奋,又易疲劳,并可伴随出现轻度焦虑、抑郁等情绪障碍或疑病观念。长期接触有机溶剂、金属及其化合物,较易发生神经衰弱样症状。

(2) 癔病综合征 出现类似癔症的精神症状或躯体障碍。其精神症状具有情感色彩浓厚,夸张做作和易受暗示等特点,表现如闭目流泪、哭笑喊叫、意识蒙眬、屏气不语、全身僵直、两手如鸡爪样搐搦或手足不规则舞动等。检查时,可出现故意逃避、违拗等动作,也可出现短暂的智能缺损或假性痴呆。在苯、甲苯、汽油、四乙基铅的急性中毒以及四乙基铅或二硫化碳的慢性中毒时较为常见。

(3) 躯体障碍 多表现为肢体或躯干出现不符合神经解剖分布的感觉障碍,常不伴有周围神经病相应的运动、反射或自主神经体征,感觉障碍的范围亦常有变化。运动障碍多表现为运动增多,如粗大的震颤,肢体不规则抽动,检查时加重,安静或设法分散其注意力时,则可减轻。亦可表现为类似癔症性轻瘫或黑蒙和神经性厌食。在慢性锰中毒患者中常见。

(三) 精神病样症状

包括错觉、视幻觉或听幻觉、妄想、精神运动性兴奋或躁狂状态、抑郁状态等精神症状。患者对现实检验的能力可严重受损,自知力不完整,往往伴有不同程度的意识障碍,多见于四乙基铅等引起的急性中毒性脑病。

报道 4

某院自 1997 年 1 月至 1999 年 11 月共收治氟乙酰胺中毒所致精神障碍 12 例,其中男 9 例,女 3 例,年龄 19~41 岁,误服 6 例,有意自服 6 例,药量均难以估计。12 例均在中毒后及时得到救治(1 h 内 3 例,1~2 h 2 例,3~6 h 7 例)。服毒后数分钟至数小时出现抽搐、昏迷,中毒后 3~8 天出现精神症状(第 3 天 3 例,第 4 天 3 例,第 6 天 1 例,第 7 天 3 例,第 8 天 2 例)。诊断依据:有自服或误服鼠药史,行血液检测,氟乙酰胺阳性,临床症状有恶心、呕吐、头昏、抽搐、呼吸抑制、昏迷、心律失常、休克。全部病例急性期洗胃、导泻、吸氧支持治疗,抗痉剂,安定 10 mg 肌注,每日 2 次,或 20 mg 静脉缓慢推注,控制抽搐。使用少量抗精神病药,氯丙嗪 25~50 mg 或氟哌啶醇 5~10 mg 肌注每日 2 次及氯硝安定 2~4 mg 每日 1~2 次,以控制兴奋躁动等精神症状,抗焦虑药对症治疗,配合心理治疗,1~4 周全部恢复正常。临床症状特点:癫痫大发作:全部病例均有全身阵挛性抽搐,出现于服毒后 5 min 至 6 h 内(既往均无癫痫史)。8 例做脑电图检查呈痫性脑电波 4 例,异常 2 例,大致正常 2 例,4 例未做。精神障碍特点:急性中毒意识恢复以后骤然出现精神障碍,以意识混浊、谵妄为主,共计 10 例,表现有:说话东拉西扯、颠三倒四、内容不连贯,或自言自语,反反复复,反应迟钝,不认识家人,大小便失禁,伴发兴奋多动,伤人毁物,哭笑无常,劲作怪异,鲜明的幻听幻视 4 例,被害妄想 5 例。另有焦虑不安、哭泣、紧张、恐惧 1 例,自称是神仙、表情欣快高兴 1 例。

引自:聂桂芳. 氟乙酰胺中毒所致精神障碍 12 例报告. 赣南医学院学报,2001,1:58-59.

智能障碍,表现记忆力、计算力、理解力、判断力及抽象概括能力均明显减退,掌握词汇量减少,难以解释成语、谚语,不能理解抽象意义的词汇,对同类事物的共同特征或差别判断有困难,致生活部分或完全不能自理。急性一氧化碳中毒迟发性脑病及少数严重的急、慢性中毒性脑病恢复不全者,可因智能障碍表现为器质性痴呆状态。

(四) 抽搐

急性农药中毒性脑水肿时,抽搐为常见的临床表现。可出现癫痫样惊厥发作,四肢抽搐或角弓反张,常伴意识丧失,发绀或尿失禁,每次发作数分钟。严重者可表现为癫痫持续状态,或去大脑强直。动物实验资料显示,癫痫在狐、貉、貂都可以发生,但不多见。病兽有反复突然发作和突然消失的意识丧失,肌肉阵发性或强直性痉挛症状。临床上,多数患者无前驱症状而突然发作,间隔数日发作 1 次或每日发作 1 次时。病兽全身战栗,体位平衡失调,突然倒地,知觉丧失,全身肌肉痉挛,眼球震颤旋转,面肌痉挛,牙关紧闭,口吐白沫,头颈后仰,四肢抽搐,心跳加快,呼吸浅表,粪尿失禁,全身出汗。也有的病兽发作前可见到一些征兆,如兴奋、步态踉跄或尖叫等。

报道 5

患者,男,16 岁,因喷洒农药对硫磷(1605)后出现大汗、恶心、呕吐及腹泻,16 小时入院。入院前按胃肠炎处理,给予补液治疗症状不见好转,14 小时后入乡卫生院,诊断:1605 中毒给予阿托品 1 mg,20 min 1 次静注,共用 4 次,在用第 5 次时患者出现四肢抽搐,牙关紧闭,两眼上窜类似癫痫大发作样抽搐,约 3 分钟自行缓解,无大小便失禁及口吐白沫等症。为了进一步治疗转入市级医院。查体:除胸部及上肢肌群可见肌颤外,其余无异常发现。全血胆碱酯酶活性降低。既往无癫痫发作史。故诊断为对硫磷(1605)中毒合并癫痫抽搐。给予阿托品、氯解磷定及对症治疗 5 天后痊愈出院,未再出现抽搐发作。

引自:朱士奎,郑金海. 对硫磷中毒致癫痫样抽搐 1 例. 邯郸医学院学报,2004,12(17):566.

(五) 自主神经功能紊乱

外源化学物导致大脑皮质功能弱化者,皮质下中枢的功能也常发生障碍,可出现自主神经功能失调。交感神经功能亢进者可出现心悸、胸闷、心动过速、血压不稳、多汗、易惊、两手震颤、面色苍白、肢端发冷、麻木或腹胀便秘；以迷走神经功能亢进为主者，可有眩晕、唾液分泌增多、恶心、呕吐、食欲不振、腹泻、心动过缓、尿意频数；也可兼有迷走及交感神经亢进的表现。性功能障碍以性欲减低、阳痿及早泄颇为常见。女性患者可出现月经不规则或闭经。

严重的急性中毒性脑病者，自主神经中枢功能紊乱可导致大汗、大小便失禁、呕吐咖啡样物质、中枢性高热、瞳孔改变、甚至呼吸或循环中枢抑制。

（六）中枢神经限局性体征

急性中毒性脑病一般缺乏特殊的定位体征，限局性中枢神经损害比较少见。部分患者出现两侧浅反射（如腹壁反射、提睾反射）迟钝、消失，或双侧病理反射阳性，多说明病变为弥漫性脑损害并累及两侧锥体束。急性中毒患者如果出现轻偏瘫、运动性失语、皮质性失明等局灶性脑损害，多因继发或伴发的脑血管病变所引起。

锥体外系统易在一些能引起缺氧性脑病的急性中毒（如一氧化碳、丙烯腈、丙酮氰醇等急性中毒）或在锰、二硫化碳等引起的严重的慢性中毒性脑病时受损，并因发生苍白球和中脑黑质病变而出现肌张力增高、震颤、运动迟缓等帕金森病的表现。急性3-硝基丙酸中毒因导致不可逆的豆状核损害，还可引起终身不愈的迟发性肌张力不全。

有机汞中毒时则可发生枕叶皮质或脊髓侧索的限局性损害；婴儿型水俣病（慢性甲基汞中毒）可主要表现为脑性瘫痪。减压病因发生血管气栓可致明显的中枢神经系统限局性体征。急性有机汞、碘甲烷或丙烯酰胺中毒损及小脑时，可出现小脑共济失调。

报道6

2003年至2004年某市有两家企业分别发生2起共有5人丙腈、丙烯腈急性中毒事故。现将中毒经过和临床救治情况报告分析如下。

1. 中毒经过及临床资料

工艺流程：两企业拥有同样的生产工艺流程。原料（丙烯腈）→加入反应釜→通入氢气→加压、加温→冷却→蒸馏→产品（丙腈）→

入库→回收催化剂（钯炭）→烘干备用。

案例1 2003年6月15日8:30某医药原料厂生产车间仅有4名女工，她们将回收的催化剂钯碳［市疾病预防控制中心（疾控中心）采样分析：钯碳样品中检出丙腈1314 mg/g、丙烯腈718 mg/g］倒在金属托盘上并送至烘房（约10 m²）进行烘干处理，烘房顶有3个小洞与车间（约40 m²）室内相通；约9:40该4名女工先后感到头晕、乏力、恶心、呕吐等不适症状，约11:00均到当地卫生所输液治疗（用药不详），4人症状加重，约15:00其中的杨某出现昏迷、唐某呈现意识模糊，4人于16:10被送至医院。入院急查血气分析杨某和唐某为严重代谢性酸中毒，孙某和张某为轻度代谢性酸中毒，依据病情给予不同剂量解毒剂（亚硝酸异戊酯3～8支、硫代硫酸钠10～20 g）；同时给予地塞米松、甘露醇、多巴胺、吸氧等以防止脑水肿，保护脑组织，维持血压及其他对症综合治疗。4人住院22～39天痊愈。根据GBZ13-2002《职业性急性丙烯腈中毒诊断标准》诊断杨某为急性重度丙腈、丙烯腈中毒，其他3人为轻度中毒。

案例2 2004年4月30日某化工厂操作维修工顾某11:00在没有任何防护措施下进入反应釜中维修，在釜中约30 min后渐渐感到头晕、乏力、恶心、呕吐、气急、面色苍白、发绀，约13:00出现意识模糊被送到当地村卫生所予输液治疗（药物不详），病情加重，约15:30呈现昏迷，约16:30患者被送到镇医院。市疾控中心采样分析：反应釜中气体样品丙腈400.1 mg/m³［职业接触限值参照乙腈的最高容许浓度（MAC）：3 mg/m³］、丙烯腈6519 mg/m³［职业接触限值为短时间接触容许浓度（PC-TEL）：2 mg/m³］。顾某被送入当地医院时昏迷，呼吸急促，面色发绀，口吐白沫，不断抽搐。入院体格检查：T 38℃，P 140～150次/分，R 40次/分，BP 70/40 mmHg，给予强心、升压、高浓度吸氧等处理；病情恶化，出现心跳、呼吸停止4次，反复予胸外按摩、除颤、呼吸兴奋剂等心肺复苏。由于该医院无特效解毒药，约中毒后8 h职业病医生前去参与抢救，给予亚硝酸异戊酯、硫代硫酸钠、甘露醇、速尿等，1 h后患者生命体征渐渐平稳。第2天转入职业病院时中度昏迷、呼吸急促、大量出汗、心动过速、有大量气道分泌物；立即给予气管插管（4天后气管切开），辅用呼吸机、高压氧、镇静、脱水、抗炎、化痰、营养脑细胞、营养支持等治疗。7天时脑CT示双侧多处低密度阴影，第10天生命体征基本稳定，撤除呼吸机；持续昏迷13天后，患者开始出现张口伸舌动作，有听觉；第18天清醒，四肢活动慢慢增多；第24天脑CT示双侧基底节低密度；第69天脑CT示脑萎缩，双侧基底节脑软化；第80天神经系统检查：双瞳孔等大等圆，眼球活动协调但活动缓慢，球结膜无水肿，左侧鼻唇沟略浅，伸舌不合作，颈强，右侧肢体活动较左侧好，左侧肌力4级，四肢肌张力呈齿轮样增高，左踝阵挛阳性，左巴氏征阳性，给予左旋多巴、安坦、百忧解治疗，使用康复器械进行肢体功能康复训练，并继续高压氧、脑营养治疗。根据国家标准诊断为急性重度丙腈、丙烯腈中毒，急性重度中毒性脑病。

引自：刘杰，许炜璐. 2起丙腈、丙烯腈急性中毒案例分析. 中国职业医学，2007，2（34）：76-77.

（七）颅内压增高表现

颅内压因中毒性脑水肿而增高时，患者可出现剧烈头痛、频繁呕吐、躁动不安；或精神萎靡、意识障碍加重；或反复出现抽搐、双侧瞳孔缩小、血压上升、脉搏、呼吸变慢；眼结膜水肿或眼球张力增高；但仅部分患者眼底出现视神经乳头水肿。当小脑幕切迹疝形成时，海马回和钩回向下移位压迫脑干。患者出现深昏迷，眼球固定，双侧瞳孔不等大或病灶侧瞳孔散大，光反应消失，呼吸不规则，多呈去脑强直状态；当发生枕骨大孔疝时，小脑扁桃体疝出到颈椎管内，可导致双侧瞳孔散大及呼吸突然停止。

报道7

2005年4月至2007年4月某院儿科收治维生素A中毒导致颅内压增高患儿6例。临床资料：患儿男4例，女2例；年龄3～9个月龄3例，9～12个月龄3例；患儿在发病前均服用过剂量不等的浓缩鱼肝油，其中4例在发病前5~7天内，每天服用2~3滴管浓缩鱼肝油；2例在发病前2~3个月内，每天服用半滴管左右浓缩鱼肝油。患儿均出现呕吐（呈喷射状），5例出现食欲减退，4例烦躁，2例嗜睡，6例患儿均出现不同程度的前囟膨隆，3例头围增大，1例颅缝裂开，无1例出现抽搐、惊厥现象。2例早期还有低热、多汗、脱发等症状。患儿均神志清楚，精神差，面色差，呼吸稍差，无明显缺氧征，张力明显增高，双侧瞳孔等大等圆，对光反射正常，颈部轻度抵抗，其他神经系统检查呈阴性体征，心肺正常，腹软，肝、脾无肿大。入院后即行腰穿术，脑脊液压力增高，除1例蛋白降低外，余生化指标皆正常，3例X线检查异常，6例患儿血清维生素A达2000 μg/L以上。确诊后立即停止服用浓缩鱼肝油，给吸氧，以改善脑供氧和脑细胞功能，静脉推注20%的甘露醇，以降低颅内压，然后进行对症、支持、营养脑细胞，改善脑部循环等治疗。本组症状迅速消失，病情逐渐好转，经抢救7~10天后，6例患儿均痊愈出院。出院后随访，血清维生素A水平、X线征象恢复正常，智力测量（DST）有1例发育迟缓，余皆正常。

引自：李天祥，顾月芹. 维生素A中毒致颅内压增高6例分析. 中国误诊学杂志，2008，4（8）：2995-2996.

二、慢性中毒

（一）中毒性神经官能症

中毒性神经官能症是由毒物引起的以脑功能失调和精神障碍为主的疾病。外源化学物作用于人体，首先引起大脑皮质兴奋、抑制功能失调和自主神经功能紊乱。临床上出现不同程度的神经兴奋和神经抑制的症状，但这种变化是可逆的。常见类型有神经衰弱综合征、易兴奋症及自主神经功能紊乱等。由于个体神经类型不同，对外源化学物的反应也不同，临床表现可有差异，体检和实验室检查往往没有明确的阳性结果，在诊断上缺乏特异性。

中毒性神经衰弱综合征的症状以疲乏为主，包括头痛、头晕、无力、肌肉关节酸痛、失眠、记忆力减退等，是很多慢性中毒的早期症状和轻度中毒的表现。

报道 8

一名 55 岁男性在最近的几个月里经常感觉头晕,在去工作前感觉很好,当他开始工作后逐渐出现头晕,体格检查正常,但是他坚持要医院证明他不能去工作,事实上诊所的医生已经诊断他为"装病逃避工作"。查阅了患者的职业史发现他曾经在一家造船厂工作了 15 年,每天要用大量的有机溶剂清洗船的发动机,在从事去油工作几个月后他逐渐出现了头晕——这就是他为什么不去工作的原因!进一步调查显示他的症状是有机溶剂引起的早期慢性中毒性脑病的早期症状。

(二) 中毒性脑病

慢性中毒性脑病常由神经毒物慢性重度暴露引起的。临床类型有 3 种。

1. 震颤麻痹综合征　见于严重的锰、二硫化碳等中毒,病变在黑质和纹状体。震颤可先在单侧肢体发生,以后累及对侧肢体、下颌、舌肌等。肌张力增高,严重者可出现"小书写症"、"慌张步态"等。患者常有语言不清且单调,表情淡漠等。

2. 中毒性精神分裂症　淡漠、定向障碍、幻觉、错觉、妄想、兴奋躁动、恐惧、精神错乱、破坏伤人等,见于四乙基铅、二硫化碳、汽油等中毒。

3. 中毒性痴呆　开始有神经衰弱综合征,以后逐渐加重,有情绪不稳、幻觉、妄想、记忆力极度减退、理解力衰退、语无伦次、生活不能自理,气脑造影可见脑实质萎缩,脑电图有明显异常。见于严重的慢性铅、汞、有机汞及锰中毒。

报道 9

一名女工 1963 年从事接触锰的作业,1968 年开始出现心悸和震颤,被误诊断为甲状腺功能亢进。1980 年主述许多症状,如头痛、头晕、心悸、流涎、记忆力减退、下肢肌肉疼痛、肌无力、四肢抽搐、麻木。体检发现手、舌和眼睑有震颤,肌张力增高,指鼻试验阳性,最后由职业病诊断组诊断为慢性中度锰中毒。

第二节　周围神经系统损伤的临床表现

周围神经系统包括其神经元(位于脑干和脊髓前角的运动神经元、感觉神经节及自主神经节细胞)和神经纤维(神经根及脊神经,除嗅、视神经以外的颅神经以及神经末梢)。周围神经纤维由神经元的最长突起(轴索)及其支持细胞(施万细胞)和被膜组成。其中,有髓纤维具有由施万细胞包绕单根轴索形成同心圆般分层的髓鞘结构;无髓纤维的轴索外面则没有髓鞘,且一个施万细胞可包绕数根无髓纤维。在每根神经纤维的外面,由结缔组织包绕形成神经内膜,而包绕于一束神经纤维之外的结缔组织则称为神经束膜,具有血-神经屏障作用。轴索内有许多从神经元胞浆中延续而来的纵向走行并由微管蛋白构成的外径为 25~30 nm 和内径为 15 nm 的神经微管,以及由一组三个不同分子量的蛋白组成的直径为 10 nm 的神经细丝,它们形成轴浆中的"胞浆通道",与轴索内离心性和向心性的轴浆运输有密切关系。当一些神经毒物穿透血-神经屏障,上述周围神经的结构和功能即可受到损害。

周围神经受损的主要症状为双足和双手的感觉异常,表现为麻刺感、麻木感、烧灼感、痛感或感觉迟钝,末端肌肉运动能力减弱常常伴有肌肉痉挛。易疲劳伴没有近端肌肉无力提示有肌病或神经肌肉连接处受损。生殖泌尿系统症状、无汗症、味觉异常、多汗、体位性低血压等都反映了伴有感觉运动性神经病的自主神经病症状。单根神经的损害可引起相应分布部位的感觉及运动功能障碍,如腕管综合征可引起手部正中神经支配区的疼痛、麻木和肌力减弱。中毒性神经病大都可引起感觉运动型多发性神经病,但因受损纤维的直径分布、病变部位、病理类型、病程时间和再生情况不同,所引起的中毒性周围神经病的发病、临床类型和预后可有不同。

一、发病形式

急性中毒性神经病（如急性铊中毒）的症状可于接触毒物1~2天内出现，并于数日内迅速加重。但砷及若干有机磷急性中毒后，多经10~15天的潜伏期发生迟发性周围神经病。少数三邻甲苯磷酸酯（TOCP）中毒患者的迟发性神经病潜伏期可长达2个月。慢性中毒性神经病起病隐袭，下肢的感觉、运动障碍及自主神经症状往往出现在先，且较严重。

二、症状与体征

除部分颅神经外，周围神经大都为兼有感觉、运动、自主神经纤维的混合神经。这三类神经纤维虽可受到选择性的损害，但更为常见的是三者同时受累。

1. 感觉 感觉神经纤维轻度受损时，患者常感肢端发麻，前臂或小腿酸胀隐痛或感觉异常。当神经纤维变性迅速发展时，疼痛症状往往显著，此时，感觉检查可以出现肢端感觉过敏。急性铊中毒时，患者可以达到手足触及床单即痛不可忍的地步。病变发展缓慢且较重者，局部出现麻木或感觉缺失。累及神经根时（如急性砷中毒），则可出现自发的放射样疼痛，于牵引神经根后加重，Lasegue征亦可阳性。

感觉检查常见四肢远端感觉减退或消失，呈手套、袜套样分布。有时在感觉减退部位夹杂感觉过敏。深浅感觉可同时受累，但因不同的感觉神经纤维对不同的毒物可以表现有不同的易损性，因此也可以出现选择性的感觉损害。如慢性丙烯酰胺中毒选择性地损害粗、有髓纤维，常见震动觉及位置觉障碍，甚至因此出现共济失调。慢性氯丙烯中毒及甲基正丁基甲酮中毒性神经病时，肢端痛、触觉可完全丧失，但位置觉仍保存完好。腓肠肌局部压痛往往见于下肢受累者。

报道10

病例1：患者女，25岁，误服敌敌畏约20ml，约0.5h来诊。既往健康，治疗 2 周后，患者常感四肢麻木，活动尚好。查体：血压 120/80 mmHg，神清语明，颅神经检查正常，四肢肌力及肌张力正常。双上肢达肘关节，双下肢达膝关节呈套状痛觉减退，双侧膝腱反射减弱，病理征阴性。患者以感觉障碍为主。

病例 2：患者女，50 岁，因自服乐果 15 ml，约 1 h 来诊。否认糖尿病、肾病病史，治疗 3 周后，急性中毒症状消失，但患者渐出现四肢无力、麻木，时伴疼痛的症状。查体：血压 130/80 mmHg，神清语明，颅神经检查正常，四肢远端肌力Ⅳ级，双上肢达手腕，双下肢达膝关节呈套状痛觉减退，双侧膝腱、跟腱反射减弱，病理征阴性。患者感觉运动障碍同时出现。

病例 3：患者女，48 岁，自服乐果 25 ml，约 1 h 来诊。既往健康，治疗 4 周后，患者出现言语含糊不清，时伴饮水呛咳。查体：血压 110/70 mmHg，神清，构音障碍，咽反射减弱，软腭上抬力弱，四肢活动自如，膝腱反射正常，病理征阴性。考虑舌咽迷走神经损伤。

病例 4：患者男，35 岁，误服新硫磷 20 ml，约 0.5 h 来诊。既往健康，治疗 4 周后，出现四肢疼痛，蚁行感。查体：血压 120/80 mmHg，神清语明，颅神经检查正常，四肢肌力正常，双上肢达手腕，双下肢达踝关节呈套状痛觉减退，双侧膝腱、跟腱反射减弱，病理征阴性。患者以感觉缺失症状为主。

病例 5：患者男，40 岁，自服乐果 20 ml，约 0.5 h 来诊。既往健康，治疗 3 周后，出现左侧面肌不自主抽动。查体：血压 110/80 mmHg，神清语明，左侧面肌抽搐，神经系统无其他阳性体征。考虑损害面神经。

引自：田雅春，田亚香. 有机磷农药中毒致周围神经病 5 例报告. 中国实用医药，2008，4（3）：208.

2. 运动　运动障碍常首先表现为肢体远端力弱，下肢一般较上肢明显。但如铅中毒时，垂腕可出现于下肢力弱之前。肌力减退程度较轻时，一般活动尚可坚持，但常诉步行时不能走远，上楼费力或不敢骑车，两手精细动作困难，重者四肢远端肌肉可完全麻痹，出现垂足及肌萎缩。

报道 11

2004 年 12 月 6 日，某市某厂因污水泄漏污染水源致该厂工人及周围居民 103 人先后出现轻重不等的中毒症状。经检测饮水砷含量（1.425 mg/L）异常增高，超过国家标准的 28.5 倍。103 例尿砷（均值 1.558 mg/L）增高，确诊为砷中毒，对其中并发周围神经病的 58 例进行分析。临床症状与体征：患者均以腹胀、纳差、恶心、呕吐、胸闷、气短、眼睑水肿、皮疹为首发症状。1～3 周后出现四肢麻木疼痛、肌肉震颤、肌张力下降、跟腱反射减弱或消失，以后逐渐出现四肢远端向近端发展的痛温觉及触觉减退、肌力下降、甚至肌肉萎缩。其中四肢麻木疼痛 58 例，发生率 100%；肌肉震颤 37 例，发生率 63.8%；肌张力下降 44 例，发生率 75.8%；跟腱反射减弱或消失 58 例，发生率 100%；痛觉过敏 14 例，发生率 24.1%；痛温觉及触觉减退 39 例，发生率 67.2%；肌力下降 43 例，发生率 74.1%；肌肉萎缩 21 例，发生率 36.2%。

引自：李轶姝，苏毅然，张杰. 亚急性砷中毒性周围神经病 58 例临床分析. 中国煤炭工业医学杂志，2007，8（10）：922-923.

3. 腱反射　轻症患者中可无改变。稍重者跟腱反射常先减退或消失，且恢复缓慢，这可能与跟腱反射神经径路的轴索最长有关。

报道 12

患者，40 岁，男性，在蜂蜇其脸右侧后，伴有 10 小时无力，局部红肿疼痛，持续 5 天左半身骤起无力，言语粗钝，嘴角偏左歪斜。经检查后显示出痉挛性构语障碍，意识清醒。颅神经麻痹伴左侧轻 2 级偏瘫，腱反射左侧功能亢进，小脑指征于右侧，出现一过性轻度高血压。无颈动脉血管杂音和心脏杂音。检查结果显示血红蛋白 11.8 g/dl，白细胞总数 11 800/mm^3，白细胞分类计数显示，中性粒细胞 79%，淋巴细胞 21%，血小板 2.8×10^5/mm^3。凝血酶原时间和活化的部分凝血激酶时间分别为 13 s 和 39 s，血糖、血脂正常，肾功能和肝功能均正常，心电图和 X 线检查正常。患者服阿司匹林及抗脑水肿治疗5天后,四肢力量恢复正常,但有持续性小脑征象伴发音困难。接下来两个月显示进一步康复。

引自:Sachdev A, Mahapatra M, D'Cruz S. Wasp sting induced neurological manifestations. Environ Res,2002,50(3):19-21.

4. 自主神经　可表现为手足发凉,局部皮温降低、肤色发绀、手心、足心多汗成滴或不能发汗,或手掌足跖皮肤过度角化与脱屑等,以砷及丙烯酰胺中毒性周围神经病较为多见。急性砷、铊中毒时,指(趾)甲还可出现白色的Mess纹。

5. 颅神经　球后视神经变性可发生于二硫化碳或有机汞中毒引起的视力减退或失明。听神经损害(如急性砷中毒)可引起耳鸣、耳聋。三叉神经受累(如急性三氯乙烯或铊中毒)可致口唇发麻,面部麻木及感觉减退。急性铊中毒还可累及视神经,动眼、滑车、展神经,引起眼睑下垂及复视;损及面神经时,同侧面肌发生麻痹。

报道13

例1　男性,50岁,于2002年1月上旬起感双下肢麻木,腰痛,全身肌肉酸痛数天后腰部以下皮肤烧灼样剧痛,拒触摸,双下肢无力、行走困难,同时出现焦虑、烦躁、失眠。起病10天出现脱发,继之眉毛、腋毛、阴毛全部脱落。起病18天收治入院,诊断为"代谢中毒性神经病,病因不详"。起病22天神经肌电图显示双下肢周围神经损害(以轴索损害为主)。给予补钾、肾上腺皮质激素(地塞米松)、神经营养剂(三磷酸胞苷二钠)及对症治疗,上述症状消失,毛发长出。后痊愈出院。

例2　男性,37岁,于2002年6月中旬出现双下肢疼痛、四肢麻木头痛、烦躁焦虑、睡眠障碍、性格改变。7月2日来住院,诊断为"代谢中毒性神经病",给予皮质激素、维生素、神经营养剂及抗精神病治疗,月余症状消失,痊愈出院。

例3　男性,37岁,2002年9月中旬出现双足趾端疼痛、麻木,逐渐向上发展,致全身肌肉酸痛、四肢烧灼样疼痛,双眼视力下降,双下肢无力，排尿困难。10月8日住院治疗，诊断为"神经系统脱髓鞘病变"。给予肾上腺皮质激素、神经营养剂和大剂量维生素治疗。住院期间患者出现精神运动性兴奋，尤以夜间明显，体毛大量脱落。经会诊讨论"疑诊铊中毒"，由于缺乏铊中毒的流行病学证据，无法测定血铊含量，诊断无法确立，仍按上述方法治疗1个月后，患者仍遗留双足麻木、轻瘫，腱反射消失。

例4 男性，43岁，于2002年10月初无明显诱因出现双下肢麻木、胀痛，皮肤痛觉过敏，伴烧灼感，双下肢无力，逐渐进展为行走困难。1周后出现焦虑、抑郁、多疑、失眠、健忘、头皮异物感，头发逐渐稀疏，视力下降。2002年11月21日入院，诊断为"烟酸缺乏症、糖尿病神经炎"。经对症治疗痊愈出院。

例5 男性，43岁，于2003年2月下旬出现全身疼痛，双下肢麻木、乏力数天后全身黄疸，视力下降；10天后出现兴奋、焦虑、健忘、失眠；全身毛发脱落。3月9日入院，专家会诊诊断为"代谢中毒性神经病，化学元素铊中毒"。给予二硫丙磺酸钠、补钾、神经营养剂及对症治疗，症状逐渐消失，出院时肝功能尚有轻度异常。

例6 男性，46岁，于2002年9月初感双下肢烧灼样剧痛，皮肤感觉过敏，行走困难。曾按"多发性神经炎"治疗，月余症状消失。同年12月初突发恶心、呕吐、腹部绞痛，次日出现意识不清、谵妄、抽搐、昏迷、心动过速、进行性血压下降曾诊断"脑炎"，抢救无效死亡。

例7 男性，54岁，于2002年12月初出现恶心、呕吐、腹部绞痛，在当地按"感冒"治疗数天，逐渐出现双下肢麻木、双膝以下运动不能、兴奋躁动、谵妄、全身抽搐、血压下降、心动过速。按"原因不明脑炎"抢救无效死亡。

例8 男性，31岁，于2003年元旦突起腹部绞痛、恶心、呕吐，在当地医院按急腹症治疗；次日出现四肢发麻疼痛，头痛、头晕、烦躁不安；第3日出现幻觉、谵妄、昏迷、全身抽搐，诊断为"病毒性脑炎"，给予抗病毒、抗炎、皮质激素、人工冬眠等治疗逐渐出现呼吸衰竭、血压下降、心动过速，抢救无效死亡。

8例患者均为中年男性,生活在同一山区小镇。中毒时间集中在2002年1月至2003年3月,经流行病学调查和公安机关侦破,证实为铊中毒(人为投毒)。其中急性重度中毒3例,表现为腹痛、恶心、呕吐、烦躁、谵妄、昏迷、抽搐、呼吸衰竭、血压降低、心动过速,均在短期内死亡,系人为一次性大剂量投铊盐于患者饮水杯内所致。5例为亚急性或慢性中毒,其中1例曾2次中毒。其临床表现以周围神经、视神经、中枢神经损害为主,部分患者有毛发脱落。6例误诊为其他神经系统疾病。调查组采集了5例存活病例及3名当地无铊中毒表现居民的头发、全血、尿等生物标本,进行铊、砷、硒、铅、汞等重金属及微量元素检测。结果显示,3名对照者发铊含量分别为312、343、351 nmol/kg,平均为335.3 nmol/kg;5例患者的发铊含量分别为623、856、598、687、1203 nmol/kg,较对照组高1~3.5倍。5例尿铊含量为0.22 mg/L,其他尿样均未检出铊。5例患者经对症治疗,临床症状均明显好转,个别病例遗留部分后遗症。

引自:王宏毅,李汉帆. 铊中毒八例的神经精神表现. 中华神经科杂志,2006,7(39):455-458.

6. 中枢神经症状与体征 一般无明显类神经症的症状。有机磷迟发性神经病因损及脊髓侧索(皮质脊髓束的远端),故可在周围神经损害恢复期中出现下肢肌张力增高、膝腱反射亢进、病理反射阳性或出现髌、踝阵挛等体征。

报道14

一37岁试图自杀男子喝下300 ml 敌草快溶液(含60 g 敌草快)。中毒4小时后血中敌草快的浓度为64 μg/ml,临床表征为神经障碍性无尿,中毒26小时后死亡。体外转出1.09 g 敌草快,可作为吸收总量的评价标志,但不影响临床结果。尸检结果显示肾小管损伤,检出敌草快浓度含量最高部分为肾脏。

引自:Hantson P, Wallemacq P, Mahieu P. A case of fatal diquat poisoning: toxicokinetic data and autopsy findings. J Toxicol Clin Toxicol, 2000, 38(2): 149-152.

此外，周围神经系统多年来一直被认为是免疫赦免区，对周围神经损伤与免疫系统之间的关系研究较少，刘飙等为检测周围神经损伤后免疫系统的变化，用 MTT 法检测了坐骨神经损伤 1、2、5、7 和 14 天的大鼠脾细胞 NK 活性及淋巴细胞转化功能，并用 PEG 沉淀法检测了大鼠血清中循环免疫复合物（CIC）的含量。结果显示，坐骨神经损伤后 7 和 14 天大鼠脾细胞的自发转化率较对照组（同样手术应激但无坐骨神经损伤）略有增高；循环免疫复合物的含量术后 7 天明显增高，14 天时增加明显；而 NK 活性则无明显变化，后期变化如何尚待进一步研究。

第三节 急性中毒某些特殊的临床表现

一、潜伏期长

少数毒物侵入机体需经一较长时间的潜伏期，才突然发生严重病变。如有机锡、有机汞、四乙基铅、溴甲烷、碘甲烷中毒可经数天，甚至 2~3 周才发病。又如急性光气、氮氧化物中毒，在吸入毒物时可无不适，或仅有轻微黏膜刺激症状，但经数小时或十几小时后可突然发生严重水肿。在潜伏期内处理不当，如活动过多，精神焦虑等因素可成为迟发性病变发病的诱发因素。因此，对近期有这些毒物高浓度接触史的接触者，虽全身症状轻微也应密切留院观察，并给予适当治疗。

二、中间期肌无力综合征

一些品种的有机磷农药如乐果、氧化乐果、敌敌畏、甲胺磷、对硫磷等农药急性中毒 1~4 天，即胆碱能危象业已消失和迟发性多发性神经病出现之前，出现以屈颈肌与四肢近端肌肉、颅神经支配的肌肉及呼吸肌的无力或麻痹为特征的临床表现。患者不能抬头，上、下肢抬举力弱、睁眼困难、眼球活动受限、复视、面部表情肌运动减少、声音嘶哑、吞咽困难、咀嚼肌无力，以及不同程度的呼吸困难，严重者可因呼吸肌麻痹而死亡。神经肌电图检查显示神经肌肉接头突触后传导阻滞。

三、迟发性脑病

急性一氧化碳中毒患者于昏迷苏醒后，意识恢复正常，但经2～60天的假愈期后，又出现神经精神症状，称为急性一氧化碳中毒迟发脑病。其临床表现为：①精神症状，如定向力丧失、反应迟钝、记忆障碍、幻觉、语无伦次等；②锥体外系神经损害，以帕金森病多见；③锥体系神经损害，如偏瘫、运动性失语、假性球麻痹等；④其他，如皮质性失明、癫痫发作等。此外氰化物、硫化氢中毒也偶可发生迟发脑病。

报道15

急性一氧化碳中毒迟发脑病是指部分一氧化碳中毒患者在急性期的意识障碍恢复正常后，经过数日、数周、甚至1～2个月的间歇期，又再度出现精神障碍症状，属一种迟发缺氧性脑病。作者报道4例收治的典型病例。

1. 临床资料

例1：男，51岁，因痴呆、精神错乱3天，昏睡、大小便失禁1天于1996年2月25日入院。1个月前患者有明确的急性一氧化碳中毒病史，入院时患者神志不清，经抢救治疗6天恢复正常出院。本次住院查体：患者浅昏迷，颈软，四肢肌张力增高，腱反射增强。脑CT检查显示：额、顶、枕叶皮质下白质密度降低。

例2：女，65岁，痴呆、步态不稳2天，有时尿失禁，于1996年12月4日入院。半月前患者有明确的急性一氧化碳中毒病史，因当时中毒症状较轻，只有头晕、头痛、四肢无力、嗜睡症状未引起家人的重视，也未进行任何治疗，2天后完全恢复正常。此次入院查体：意识模糊，言语不清，颈软，四肢肌张力稍增高。颅脑CT检查未见异常。

例3：女，48岁，痴呆、精神错乱、行为异常、步态不稳3天于

1999年12月28日入院。10天前患者有明确的一氧化碳中毒病史，其丈夫同期一氧化碳中毒死亡，该患者因忙于丈夫丧事未顾及治疗，加之精神受到严重刺激，情绪不好，失眠而又多次服用镇静催眠药物。入院查体：患者表情淡漠，反应迟钝，神志恍惚，精神萎靡，颈软，四肢肌张力降低。颅脑CT扫描未见异常。

例4：男，76岁，昏迷、大小便失禁2天在当地卫生院治疗，具体用药不详，病情不见好转，于2000年2月7日住院。患者入院前1月有明确的急性一氧化碳中毒病史，妻子在同期一氧化碳中毒时当场死亡。该患者当时中毒症状较轻，因忙于老伴丧事，未顾及治疗，之后因丧偶悲伤曾多次饮酒，失眠服用镇静药物。入院查体浅昏迷，四肢肌张力增高。脑CT检查结果：双侧颞叶的皮质下白质与脑室周围白质密度降低。

以上4例急性一氧化碳中毒迟发脑病患者，诊断明确，且均为中老年患者，均经脑CT检查后排除脑出血、脑梗死、脑肿瘤。住院期间主要采用高压氧治疗，药物治疗应用能量合剂、细胞色素C和血管扩张剂、脱水剂、肾上腺糖皮质激素、醒脑静等，防治并发症，支持疗法包括鼻饲等综合措施治疗2～4周。2例精神障碍完全恢复正常，能下床活动，治愈出院。2例精神障碍明显改善，但仍不能下床活动，病情好转后出院。

引自：刘锦荣. 急性一氧化碳中毒迟发脑病4例分析. 现代中西医结合杂志，2001，10（9）：846-847.

四、迟发性周围神经病

某些有机磷农药如甲胺磷、敌百虫、敌敌畏、乐果、氧化乐果、对硫磷、马拉硫磷等急性中毒病例经治疗病情恢复后，经4～45天的潜伏期后出现与胆碱酯酶抑制无关的周围神经损害。其临床表现为四肢远端特别是下肢麻木、刺痛、腓肠肌疼痛，突出表现四肢肌无力，以下肢为重，抬腿困难，走路呈跨越步态，双手活动不灵活，难以完成精细动作。四肢肌张力低。严重者呈足下垂及腕下垂，四肢远端肌肉萎缩。下肢腱反射减弱或消失。肌电图显示神经源性损害。

报道 16

  10 例有机磷农药中毒迟发神经病变患者中,男性 4 例,女性 6 例,年龄 28~62 岁。全部为消化道吸收中毒,中毒种类:剧毒(甲胺磷中毒 4 例,对硫磷中毒 2 例),高、低毒类(乐果 2 例,敌敌畏 1 例,马拉硫磷 1 例)。均为典型的急性有机磷中毒的症状、体征,血清胆碱酯酶活力降低。迟发神经病变程度(以肌肉萎缩严重,生活不能自理为重症)中,轻度中毒 3 例,中度中毒 3 例,重度中毒 4 例。发病时间:急性中毒症状消失后 1~3 周内发病 6 例,4~6 周内发病 4 例。主要症状:头晕、记忆力减退、皮肤发麻、蚁行感、肢体刺痛、肌无力、抬腿困难,站立不稳等。主要体征:痛、触觉减退甚至消失,肌张力降低,肌肉萎缩等。所有患者均有感觉及运动障碍,感觉障碍以肢体麻木多见,运动障碍以双手无力多见。其中肢端麻木及感觉减退 8 例,腱反射减退 6 例,不同程度的骨间肌萎缩 4 例。10 例行肌电图检查,均有不同程度的神经源性损害。三大常规、电解质、血糖等检查均正常。10 例中 7 例以皮质激素治疗为主,辅以维生素、扩血管药及神经营养药。3 例以维生素、谷维素,辅以针灸、理疗及功能锻炼,并加强支持疗法。6 例轻中症患者经 3~6 个月治愈,4 例重症患者经治疗 14~18 个月后症状消失,身体恢复正常。

  引自:崔龙. 急性有机磷中毒致迟发性周围神经病变 10 例分析. 中国医药导报,2006,9(3):69.

五、迟发性猝死

  急性有机磷中毒经抢救好转,病情恢复时,可突然发生电击式死亡。它发生于中毒后 3~15 天,此乃有机磷对心脏的迟发性毒作用。心电图表现 Q-T 时间延长,各种心律失常及 ST-T 波的改变。常发生扭转性室性心动过速诱发室性纤颤而致猝死。多见于口服中毒患者。氯化钡、五氯酚钠急性中毒患者也偶见迟发性猝死。

(倪春辉 叶洋 姜允申)

主要参考文献

1. 张巡淼,孙道远. 急性三甲基锡中毒临床特点分析. 中国工业医学杂志,2008,4(21):106-108.
2. Edling C, Anundi H, Johnson G, et al. Increase in neuropsychiatric symptoms after occupational exposure to low levels of styrene. Bri J of Indu Medi, 1993, 50: 843-850.
3. Takaoka S, Kawakami Y, Fujino T. Somatosensory disturbance by methylmercury exposure. Environ Res, 2008, 107(1): 6-19.
4. 李天祥,顾月芹. 维生素A中毒致颅内压增高6例分析. 中国误诊学杂志,2008,4(8):2995-2996.
5. 王宏毅,李汉帆. 铊中毒八例的神经精神表现. 中华神经科杂志,2006,7(39):455-458.
6. David Koh. Occupational Medicine Practice. 2nd ed. Singapore: World Scientific Publishing Co Pte Ltd, 2001. 160-186.
7. Sachdev A, Mahapatra M, D'Cruz S. Wasp sting induced neurological manifestations. Environ Res, 2002, 50(3): 19-21.
8. Hantson P, Wallemacq P, Mahieu P. A case of fatal diquat poisoning: toxicokinetic data and autopsy findings. J Toxicol Clin Toxicol, 2000, 38(2): 149-152.

第六章

神经系统损伤的治疗

第一节 中枢神经系统损伤的治疗

一、急性中毒性脑病

本段只阐述职业性中枢神经损害主要临床综合征的对症治疗，有关病因治疗、其他生命支持治疗和康复治疗请参阅本书各论部分。

（一）改善脑组织供氧，纠正脑缺氧

1. 给氧 对已有脑缺氧的患者，应立即给予氧气吸入，并保持气道通畅。自主呼吸微弱或停止呼吸的患者，应及时进行气管插管，施行有效的人工通气及给氧。如有高压氧舱的治疗条件，进行高压氧治疗可使血液中物理状态溶解的氧增加，以改善脑细胞的氧供应，对部分患者有较好的效果，特别对一氧化碳中毒患者，早期应用高压氧治疗（2~2.5个绝对大气压）后，常可清醒，脑电图亦可随临床症状的恢复而好转。

病例报道1

某院自2006年—2008年间对5例三甲基锡中毒患者进行了高压氧治疗，患者均为男性，年龄23~35岁，确诊时接触三甲基锡气体2~6天，平均3天。5例患者均有明显近记忆减退，对于1h前发生之事表现明显记忆障碍。2例患者表现情感淡漠，思维不清，睡眠障碍。3例患者有明显头晕、头痛。1例患者有明显的情感障碍，易激惹，间歇性癫痫样发作，伴有幻听，幻视。5例患者均予以足疗程高压氧治疗。低钾患者另给予补钾及支持对症治疗，症状较重者入院前3天癫痫间歇性发作2次，给予安定5mg静注及对症处理后发作终止，维持患者水、电解质平衡治疗后病情逐渐缓解，未再发作。2例患者在行高压氧治疗 2 次后记忆力及头晕、头痛症状明显好转，5 次高压氧治疗后患者基本痊愈，另 2 例患者在 5～6 次高压氧治疗时记忆力明显好转，睡眠及情感均趋于正常，10 次高压氧治疗后基本痊愈，症状较重者入院 3 天后，癫痫发作得到明显控制，精神、睡眠、头晕、头痛明显好转，近记忆无明显好转，治疗 6 次后近记忆有所恢复，对于 6 h 内发生之事能正确描述，治疗 15 天后基本痊愈。

引自：郭江宜，桂莉华. 高压氧对于 5 例接触性三甲基锡中毒患者的疗效观察. 中外医疗，2008，14：37.

2. 降低体温　每降低体温 1℃，可使全身代谢率降低 5%，脑代谢率降低 6.7%，并使颅内压下降 5.5%。临床及实验室证实，如果体温降到 30℃时，脑的氧消耗量只有正常体温时的 58%，故降低体温疗法对改善脑缺氧及脑水肿有良好的效果。方法以头部冰帽（或冰槽）疗效较确切、简便，最为常用，但应注意防止耳廓冻伤。也可根据病情于体表大血管处放置冰袋，并采取措施降低室温。如不出现寒战反应，可以不必用冬眠药物。如有中枢性高热、极度兴奋或反复抽搐等症状时，全身性降温常与人工冬眠结合进行（详见人工冬眠部分）。

3. 改善脑血液循环　对已有颅内压增高者，首要的治疗是降低颅内压（参见下文），并需维持全身动脉血压。如患者存在中毒性休克或末梢循环衰竭，应给予 α-肾上腺素能兴奋剂；如有心力衰竭则可给 β-肾上腺素能兴奋剂或洋地黄制剂，以维持脑及其他生命器官的血液灌注压，纠正缺血性脑缺氧。但应避免使用急剧升高动脉压的升压药，且血压不宜持久偏高，否则将因增高血管内液体静力压而增加血清蛋白的漏出，加重血管源性脑水肿。可适当补液，采用 10% 低分子右旋糖酐 500 ml 静脉点滴，每天 1 次，或复方丹参（1 ml 含丹参、降香各 1 g）8～16 ml 加 5% 葡萄糖 500 ml 静脉点滴，每天 1 次，以改善脑内微循环。纳洛酮为内啡肽拮抗剂，可防止内啡肽增高产生的循环抑制作用，本身无药理作用，十分安全，一般用 0.4～0.8 mg 肌注或静注，视病情每 2～3 h 重复一次。钙拮抗剂尼莫地平对脑血管有选择性扩张作用，血浆半衰期为 5 h，作用时间较短，可每天80～120 mg分3次口服,颅内压高者慎用。

(二) 缩小脑体积,防治脑水肿

1. **糖皮质激素** 因有抑制5-羟色胺合成与释放的作用,可稳定毛细血管内皮细胞的紧密连接,降低脑毛细血管通透性,并对钠、钾及液体通过毛细血管-神经胶质细胞交界面的转运有直接作用,还能防止细胞膜磷脂的自由基反应,对细胞膜及溶酶体有稳定作用,并能减少脑脊液的生成,恢复受损组织中脑血流的自动调节功能。用药后,常使脑水肿减轻,细胞外间隙缩小,水、钠、氯含量显著降低,对于血管源性脑水肿的治疗效果尤佳。对急性中毒性脑病者宜早期、足量、短程应用。在各种制剂中,一般常选用地塞米松,因作用较强且几乎没有潴钠作用。地塞米松血浆半衰期为210～280 min,与细胞内受体结合所产生的生物效应可长达72 h。一般每天给予10～30 mg,静脉或肌肉注射,连续应用5～7天,或用至病情明显好转为止;如病情严重,可以加大剂量至每天40～60 mg,一旦病情转危为安,即应逐渐减量或停药,以避免下丘脑-垂体-肾上腺皮质轴的受抑和库欣综合征等过量反应。糖尿病患者应慎用。

2. **脱水剂** 一般选用高渗晶体脱水剂快速静脉注射或静脉点滴,用以提高血浆渗透压,使水分由脑组织移向血浆,达到脑组织脱水,缩小脑体积和降低颅内压的目的。高渗溶液同时排除肿胀细胞对毛细血管壁的压迫,并使血容量迅速增加,血液稀释,血液黏稠度降低,起到增加脑血流量的作用。但高渗脱水剂不能转移钠离子,当细胞内渗透压达到平衡后,水分再度进入细胞内,可出现脑水肿的反跳,故其脱水效果显著而短暂。因此,高渗脱水剂必须在血-脑屏障较为完整时才能维持有效的血-脑渗透压梯度,故用于治疗细胞毒性脑水肿较为合理。如同时存在血-脑屏障破坏时,则可与地塞米松合用。

甘露醇是当前临床应用最广的高渗脱水剂,因其主要分布在细胞外间隙,不进入细胞内,"反跳"现象轻。成人一般用20%甘露醇250 ml(每次1～1.5 g/kg),于15～20 min内经静脉滴入或静脉推注。用药20～30 min后颅内压开始下降,其下降率为46%～55%,降压作用一般可维持6 h。根据病情需要,可在24 h内重复使用2～4次。

在两次用药中间，可以 50％葡萄糖 60～100 ml 静脉注射，与甘露醇交替使用，以巩固脱水效果，并促进脑细胞代谢。此药对循环机能不全者应慎用，对轻度肾功能障碍者并无禁忌，但剂量过大时，也可出现惊厥或甘露醇肾病。

25％山梨醇亦是可供选择的渗透性脱水剂。剂量与用法均与甘露醇相同。它在体内可转化成葡萄糖，价格也较便宜，但其脱水效果略逊于甘露醇。本品一般无明显的副作用，20％的患者于静注后发生暂时性的腹痛。

应用交替脱水剂如干血浆及人体蛋白亦可使脑体积缩小，静脉给药后，可维持一定的血容量，减低血细胞比容，提高血浆胶体渗透压，并可补充体内蛋白的需要，但脱水作用比晶体脱水剂弱。剂量与方法：25％人血蛋白（或人胎盘白蛋白）40～100 ml，不经稀释直接静脉注射，视病情重复应用。干血浆则稀释至 125 ml，使比正常血浆浓缩一倍，由静脉滴入。

在使用脱水剂时，应注意避免脱水过度，血容量不足（促成休克）及电解质紊乱（如低血钾）等副作用的发生。一般根据前一天出入量决定每天补液量，每排尿 1000 ml，可补钾 1 g。

3. 利尿剂　髓袢利尿剂如呋喃苯胺酸，速尿通过抑制肾小管髓袢厚壁段对 NaCl 的主动重吸收，使管腔液 Na^+、Cl^- 浓度升高，而髓质间液 Na^+、Cl^- 浓度降低，使渗透压梯度差降低，肾小管浓缩功能下降，从而导致水、Na^+、Cl^- 排泄增多，有较强的利尿作用，可减轻脑水肿。开始以 20～40 mg 静脉注射，每天 2～4 次。有人建议采用大剂量，以 200 mg 呋塞米加于 500 ml 复方氯化钠注射液（林格液）中静脉滴注，可维持利尿作用 24 h 之久，使颅压降低十分显著迅速。但大量利尿后，应注意防止血容量不足、低血钾和低氯性碱中毒的发生。

托拉塞米是新一代高效髓袢利尿剂，于 1993 年在德国上市。次年在美国上市。2004 年我国开始生产使用。托拉塞米具有起效快、利尿作用强及疗效好等优点，且排钾作用弱，对尿钙排泄无明显影响，副作用少，可用于治疗脑水肿。

病例报道 2

某科于 1994 年 1 月至 2002 年 4 月共收治 106 例急性重度有机磷农药中毒并发脑水肿患者，以 1997 年 2 月份以后病例为治疗组，以前病例为对照组。治疗组共 56 例，男 25 例，女 31 例，年龄 13～61 岁，平均年龄 34 岁。中毒至就诊时间 10 min 至 2 h。毒物种类：甲胺磷 22 例，敌敌畏 13 例，氧化乐果 8 例，乐果 6 例，混合 5 例，其他 2 例。中毒方式均为口服。对照组 50 例，男 20 例，女 30 例，年龄 16～63 岁，平均年龄 35.5 岁。中毒至就诊时间 15 min 至 2.5 h。毒物种类：甲胺磷 20 例，敌敌畏 12 例，氧化乐果 6 例，乐果 9 例，敌百虫 1 例，混合 2 例。中毒方式均为口服。全部病例均符合 1977 年 5 月卫生部制定的急性重度有机磷农药中毒诊断标准，并且均有不同程度意识障碍。两组性别、年龄、就诊时间、药物吸收途径、毒物种类均无统计学差异。

患者入院以后立即反复洗胃、导泻，同时吸氧，应用特效解毒剂（阿托品、解磷啶、氯磷啶）；治疗组同时进行脱水、利尿、降颅压治疗：甘露醇 125 ml，每 6～8 h 1 次，速尿 20～40 mg/d，地塞米松 20～40 mg/d，共 1～3 天；并注意控制液体入量，最好按出入量计算，避免补液过多过快，以防止脑水肿加重；应用脑细胞代谢药物及机能恢复药物，以促进脑功能恢复。观察阿托品化时间、平均住院时间、治愈率。结果显示：两组的平均阿托品化时间、平均住院时间，治疗组均短于对照组。疗效比较，治疗组治愈率 87.5%，对照组 78.0%，有显著的统计学差异。提示：早期及时处理脑水肿，可明显缩短患者阿托品化时间和平均住院时间，提高治愈率。

引自：顾亚菲，雷登山. 急性重度有机磷农药中毒并发脑水肿早期治疗疗效观察. 中国现代医学杂志，2003，3（13）：63-65.

4. 手术治疗　临床上出现脑疝现象，经上述治疗不能缓解者，必要时可行额、颞、顶大块骨板切除减压术，或颞肌下减压术以缓解颅压，进行抢救。

（三）止痉及镇静

对于有抽搐、躁动或精神运动性兴奋的患者，应采用抗癫痫药或安定剂给予积极的处理，以免加重脑缺氧及脑水肿。

1. 抗癫痫药　应选择作用快速的品种，尽快控制抽搐发作。苯二氮䓬类药为中枢神经系统抑制药，可引起中枢神经系统不同部位的抑制，随着用量的加大，患者临床表现可自轻度的镇静到催眠甚至昏迷。它具有（1）抗焦虑，镇静催眠作用；（2）抗遗忘作用；（3）抗惊厥作用；（4）骨骼肌松弛作用。其机制可能与影响某些中枢神经抑制性递质如 γ-氨基丁酸和甘氨酸的代谢有关。地西泮为长效苯二氮䓬类药，静脉注射后迅速进入脑组织，1～3 min 即可收效，其有效血药浓度＞600 ng/ml，半衰期为 20～50 h。本品不经稀释一次缓慢静脉注射 10 mg 后，作用可维持 30～60 min，血浆浓度随后降低 50%，因而比较安全，常作为首选药物。如重复使用地西泮用量已达 30 mg 而癫痫持续状态仍未终止时，则可用其他作用时间较长的治疗癫痫大发作的药物，如苯巴比妥钠或苯妥英钠或短时效的麻醉药硫喷妥钠。为维持疗效，可用苯妥英钠 0.5～1 g 置于 5% 葡萄糖 500 ml 中，24 h 内静脉滴入，用药过程中应密切观察患者。氯硝基安定 1～4 mg 静脉缓慢注射亦可使 75% 的癫痫持续状态患者获得满意效果，药效可维持达 24 h，但对呼吸和心脏的抑制作用比地西泮强。副醛 5～8 ml 深部肌注或加等量橄榄油灌肠，对控制抽搐亦有效果。但因本品自肺部排出，同时合并中毒性肺水肿者不宜应用。10% 水合氯醛 20～30 ml 灌肠亦可选用。近几年地西泮的直肠制剂也用于控制癫痫急性反复发作。

病例报道 3

对某院 2000 年 1 月至 2005 年 5 月收治的 46 例毒鼠强重度中毒患者急救治疗进行了分析，比较运用冬眠合剂或肌松剂对控制毒鼠强重度中毒后抽搐的疗效。46 例中毒患者中 26 例为 2002 年 9 月以前收治，采用冬眠合剂防止抽搐，其中男性 10 例，女性 16 例，最大患者年龄 48 岁，最小患者年龄 12 岁，平均年龄 28 岁；20 例为 2002

年9月至2005年5月收治,系用冬眠合剂防止抽搐不满意后运用肌松剂防止抽搐,同时采取机械通气的方法救治,其中男性8例,女性12例,患者最大年龄52岁,患者最小年龄17岁,平均年龄31岁。根据服毒史、抽搐发作特点及毒物鉴定结果来明确诊断。重度中毒的患者多在10 min至2 h发病,首先表现为反复阵发性强直抽搐、昏迷、大汗,每次抽搐持续1~2 min,间隔5~15 min。抽搐时双上肢蜷曲,双下肢伸直,全身肌肉强直抖动,伴有口角、眼角抽动,瞳孔散大至4~5 cm,对光反射消失,抽搐间歇瞳孔多恢复正常,心率增快,多大于140次/分,呼吸急促或屏气。运用一般镇定剂效果不佳。46例患者中38例有毒物鉴定结果,18例患者血样送往中国毒物控制中心,经鉴定血中毒鼠强含量均大于100 ng/ml以上。46例患者谷丙转氨酶(ALT)、谷草转氨酶(AST)、磷酸肌酸激酶(CK)、磷酸肌酸激酶同工酶(CK-MB)、乳酸脱氢酶(LDH)均有不同程度升高,其中谷丙转氨酶、磷酸肌酸激酶、磷酸肌酸激酶同工酶升高几十倍,甚至上百倍增高。心电图出现窦速,ST段压低,T波低平、倒置等缺血改变。32例患者行脑电图,提示有中-重度异常,伴有痫样放电。28例患者尿中发现红细胞。对照组入院后,在情况允许下给予清水洗胃,20%甘露醇250 ml导泻,安定静注或鲁米那肌注,抽搐无法控制时采用冬眠合剂(度冷丁100 mg,氯丙嗪100 mg,异丙嗪100 mg,加入生理盐水54 ml)持续泵入,同时给予氯硝安定、丙戊酸镁鼻饲,大剂量维生素B_6静滴,为冬眠合剂减量,停药做准备。常规治疗包括补液、脱水,维持水、电解质、酸碱平衡及营养心肌和脑细胞。治疗组,运用上述方法抽搐控制不满意,在机械通气的保障下,运用肌松剂持续泵入(氯氨酮0.4 g、芬太尼1 mg、阿端16 mg、加入生理盐水24 ml),本组患者在常规治疗基础上需防治感染,防治应激性溃疡,保证能量供给及脑保护。其中4例患者采用血液灌流治疗。治疗组的疗效显著优于对照组。

引自:奥海航,胡淑婷,李文峰.肌松剂对控制毒鼠强中毒后抽搐的疗效分析.宁夏医学杂志,2006,2(28):142-143.

2. 安定剂　对精神运动兴奋患者，丁酰苯类制剂氟哌啶醇疗效较好，此药属强安定剂，能控制兴奋不安，幻觉、妄想等症状而不影响患者的血压及意识。开始可以 5～10 mg 加 25％葡萄糖 20 ml 或不加稀释，由静脉缓慢注入，视病情重复应用。一般为 20～40 mg/d，不超过 100 mg/d。副作用主要表现为锥体外系反应，约 50％的患者出现静坐不能，有时一次注射后即可发生。半数患者出现帕金森病。因其有抗胆碱能效应，亦可出现口干、视力模糊等副作用，但对心、肝、肾的毒性较小。对其锥体外系的不良反应，应用东莨菪碱 0.3～0.6 mg，肌注，可获有效的控制。吩噻嗪类药的镇静作用较强，可用盐酸氯丙嗪 50 mg 加异丙嗪 50 mg，以生理盐水 40 ml 稀释后，缓慢静脉注射，可使精神运动性兴奋的患者迅速安静入睡。待患者安静后，即停止注射，剩余的药液视病情可做肌肉注射。因其有抗肾上腺素的作用，可引起直立性低血压。心血管及肝功能不良的患者宜慎用。奋乃静的镇静作用不及氯丙嗪，但对心血管及肝的副作用较小。一般以 5～20 mg 肌注或以 5～10 mg 加生理盐水稀释后，缓慢静脉注射；其锥体外系反应虽较氯丙嗪大，但适宜给年龄大而有心血管病或肝功能不好的患者短期使用。二苯氧氮平类药氯氮平能选择性地阻断边缘系统的多巴胺受体，可抑制中脑网状结构上行激活系统，有明显的镇静作用，能较快地控制兴奋躁动、幻觉妄想等症状，而锥体外系不良反应少见。可每次肌注 50 mg，每天 1～3 次。副作用有流涎、便秘，粒细胞减少，剂量大时可致癫痫发作。

3. 人工冬眠疗法　应用神经阻滞剂和物理降温，可控制抽搐或躁动，抑制丘脑下部体温中枢，降低脑的代谢率，减少脑的能量消耗。氯丙嗪和异丙嗪还有清除自由基的作用，有利于消除脑水肿；因阻断 α-肾上腺素受体，还能改善微循环。近年来有人认为，氯丙嗪有抑制 ATP 酶系统的作用，不利脑水肿的消除，且冬眠期间易出现肺部感染或其他合并症等。但临床观察人工冬眠结合低温对合并高热、反复抽搐或极度兴奋的患者，有良好的控制症状的效果。冬眠合剂由盐酸氯丙嗪 50 mg、异丙嗪 50 mg 和哌替啶（度冷丁）100 mg 配成。如有心动过速，可以氢化麦角碱 0.3～0.6 mg 代替盐酸氯丙嗪。如有肝功能障碍，则以乙酰普吗嗪 20 mg 代替氯丙嗪；如有呼吸抑制和肺部感染，不用哌替啶。一般将上述冬眠合剂加入 10％葡萄糖 250 ml，于 1～2 h 内，经静脉连续滴入，而后用上述冬眠合剂的半量，每 8～12 h 静脉点滴一次；或将上述冬眠合剂加生理盐水至 20 ml，每次肌注 5 ml，每 4～6 h 一次，视病情持续 2～7 天，并在冬眠药应用后 30 min 开始物理降温。要求肛温降至 36℃左右，以免升值时出现心律紊乱或血凝机制障碍。可留置肛表，定时观察体温，并应加强护理，每 0.5～1 h 测血压、脉搏呼吸一次。注意防止呼吸道感染，维持水与电解质平衡，每日供给葡萄糖不应少于 200 g，也可同时输入能量合剂。终止人工冬眠时，应逐步撤除冰袋和停药。

病例报道 4

1998 年 2 月至 1999 年 11 月，某院对 23 例严重颅脑损伤和危重昏迷患者应用冬眠低温疗法进行治疗，效果满意。本组 23 例，男性 19 例，女性 4 例，年龄 2～63 岁，平均年龄 34.6 岁。其中严重颅脑损伤 12 例，脑出血合并昏迷 6 例，脑梗死并脑疝 2 例，脑肿瘤术后 2 例，脑缺氧昏迷 1 例。临床表现：高热者 22 例（>40℃者 12 例）；躁动不安者 14 例；有高血压史者 6 例，平均波动在 26～32 kPa/14～22 kPa 之间。GCS 6～8 分 15 例，3～5 分 5 例，9～13 分 3 例。23 例中行开颅手术 21 例，气管切开 16 例，脑室外引流 4 例。治愈 22 例，死亡 1 例。冬眠低温方法与结果：本组所使用的冬眠低温疗法是以冬眠 1 号为主，头部及四肢近端放置冰袋物理降温为辅的方法。应用药物为氯丙嗪 50 mg＋异丙嗪 50 mg＋度冷丁 100 mg 溶于 5％或 10％葡萄糖溶液中静滴。注射期间密切观察呼吸、血压、脉搏变化。本组 14 例躁动不安者应用冬眠疗法 24 h 内得以控制，有效率达 100％。高热者 24 h 内得以控制 19 例（82.6％），48 h 内得以控制者达 100％。同时也控制心率，且血压也趋向平稳，特别是对于高血压的患者帮助控制血压十分有效。本组中 22 例均平稳渡过脑水肿期和危险期顺利康复，1 例因颅内感染死亡。

引自：薛军，刘文生，王汝峰，等. 冬眠低温疗法治疗严重颅脑损伤 23 例报告. 山东医药，2000，40（20）：49.

4. 由于急性中毒性脑病可同时合并肝、肾的中毒性损害，此时，选择镇静、止痉剂应该慎重。一般合并肝功能障碍，以选用水合氯醛、乙酰普吗嗪、氟哌啶醇为宜，合并肾功能损害者选用副醛、奋乃静、氟哌啶醇、异戊巴比妥，或司可巴比妥（速可眠）为宜。

（四）保护及恢复脑功能

1. 改善脑组织代谢　三磷酸腺苷（ATP），具有高能磷酸键，是体内能量的主要来源，参与体内脂肪、蛋白质、糖、核酸的代谢过程，并有改善机体代谢的作用。一般用 20～40 mg 肌注或静脉注射，每天 1～2 次。

细胞色素 C，是以铁卟啉为辅基的蛋白质，能进行可逆的氧化还原反应，为细胞呼吸所必需。一般用 15～30 mg，以 25％葡萄糖溶液 20 ml 稀释后缓慢静脉注射，每天 1～2 次，用前应做皮肤过敏试验。

辅酶 A，是体内乙酰化反应的辅酶，对糖、脂肪及蛋白质的代谢起重要作用。一般用 50 单位，以生理盐水 2 ml 溶后肌注，或稀释后静脉点滴，每天 1～2 次。

以上三种药物还可同时与胰岛素 8～20 单位，氯化钾 1～2 g，维生素 C 1 g，维生素 B_6 100 mg，维生素 B_{12} 100 μg 加入 10％葡萄糖 500～1000 ml 配成能量合剂，静脉点滴，每天 1 次。

三磷酸胞苷二钠（CTP），为辅酶类药，是核苷酸衍生物，在机体内参与磷脂类及核酸的合成和代谢，是脑磷脂合成与核酸代谢的中间产物和能量来源。20～40 mg 加入 5％葡萄糖液或生理盐水 250 ml 中缓慢滴注，每天 1 次，或每次 20 mg 肌肉注射，一日 20～40 mg。

胞磷酸胆碱（CDPC），在体内参与卵磷脂的生物合成，有改善脑血管张力及催醒作用。每次以 200～600 mg 加入 10％葡萄糖液 500 ml 中静脉滴注，每天 1 次，或每次 200 mg 肌肉注射，每天 1 次。

脑活素，有神经营养因子作用，5 ml 肌肉注射，每天一次。

乙酰谷酰胺，系谷酰胺的乙酰化衍生物，具有促进神经组织代谢，维持神经应激机能及降低血氨的作用，能通过血-脑屏障。每天以 0.6～0.9 g 加入 5％～10％葡萄糖液 250 ml 静脉点滴一次。

γ-氨酪酸，是脑内一种神经介质，能提高葡萄糖磷酸化酶的活性，增强组织代谢活动，改善脑循环，增加脑血流量和脑耗氧量。常用量 0.5～1 g，每日 3 次，口服。

γ-氨基丁酸在神经系统中的含量最高，作为一种抑制性神经介质，参与调节神经机能，能提高葡萄糖磷酸化酶的活性，使组织活动旺盛，改善脑血液循环，增加脑血流量、脑耗氧量。

2. 钙超载阻滞剂　西比灵（又称氟桂嗪）是脑缺氧性疾病时，改善脑部血循环，增强脑细胞对缺氧的耐受性，保护脑组织的钙拮抗剂。西比灵的作用机制，可能是维持钙离子向细胞外输送的能力，或者预防由供氧不足，致使此种钙离子向外输送能力的降低，即提高把钙输出细胞外的能力；亦可能是由于外脂层变得致密，降低了外层细胞膜对钙离子的通透性，使钙输入细胞内减少。这样就能预防在病理生理情况下，细胞内的钙离子过度负荷。西比灵是一种长效制剂，口服后 2～4 h 血浆浓度达到高峰，其清除半衰期约为 18 天，作用持久，每晚睡前服 5～10 mg。

3. 其他　辅酶 Q_{10}（口服 10～30 mg，每天 3 次）及维生素 E、C 皆有抗氧自由基的作用。

二、类神经症

应采取以下综合治疗，同时进行预防性心理干预，充分发挥患者主观能动性，以稳定疗效。

(一) 药物治疗

常用药物列于表 6-1，其中苯二氮䓬（BZD）类抗焦虑药有较好的控制症状的效果。BZD 类中三唑仑、氟西泮（氟安定）、硝西泮（硝基安定）及艾司他唑仑可用于治疗失眠，且三唑仑对入睡困难和易醒有效，氟西泮对易醒和早醒效果较好。

表6-1　治疗类神经症常用药物

分类	药名	剂量（mg/d）
抗焦虑药	地西泮（Diazepam，安定）	5～15
	阿普唑仑（Alprazolam，佳静安定）	0.8～1.2
	奥沙西泮（Oxazepam，舒宁）	30～60
	劳拉西泮（Lorazepam，罗拉）	1.5～6
	氯氮䓬（Chlordiazepoxide，利眠宁）	10～60
	丁螺环酮（Buspirone）	20～30
	羟嗪（Hydroxyzine，atarax，安泰乐）	25～100
	甲丙氨酯（Meprobamate，眠尔通）	400～1000
抗忧郁剂	多虑平（Doxepin）	75～150
	阿米替林（Amitriptyline）	50～150
	氟西汀（Fluoxetine，百忧解）	20
催眠镇静剂	三唑仑（Triazolam，海洛神）	0.25～0.5 毫克/晚
	氟西泮（Flurazepam，氟安定）	15～30 毫克/晚
	硝西泮（Nitrazepam，硝基安定）	5～10 毫克/晚
	艾司他唑仑（Estazolam，舒乐安定）	1～2 毫克/晚
	10%水合氯醛（Chlorhydrate）	10～15 ml/晚
	司可巴比妥（Secobarbital，速可眠）	100～200 毫克/晚
	佐比坦（Stilnox，思诺思）	10 毫克/晚
	佐比克隆（Imovane，忆梦返）	7.5 毫克/晚
其他	溴化钾咖啡因合剂	30～45 ml
	谷维素（Oryzanol）	30～60
	乙酰胺吡咯烷酮（Piracetan，脑复康）	600～1200
	刺五加糖衣片	6～9 片
	天麻杜仲片	6～9 片
	维生素 E	150～300

病例报道 5

在精神科门诊含 BZD 类药物的处方量很大，仅次于抗精神病药物，其中有一部分是长期应用BZD药物的患者，他们有些已对BZD类药物产生依赖，部分想戒断而未成功，有些未产生依赖，但可能迫于症状的需要而长期应用，为进一步了解他们的情况，对某省精神卫生中心2004年10月1日至2005年3月31日在一个普通门诊室所有就诊的连续使用BZD类药物≥1.5年的66例患者进行了调查。调查内容为：患者一般情况、性格、家族史、诊断情况、用药种类、剂量，持续应用BZD类药物的原因，是否停过它，停过几次，停后情况等。对66例调查结果结合其门诊病历记录进行统计分析。男性26例（占33.3%），女性40例（占66.7%）；年龄范围22～81岁，22～39岁19例（占24.2%），40～59岁31例（占47.0%），60岁或60岁以上16例（占28.8%），平均（52±9.2）岁；未婚7人，已婚59人；文化程度：高中以上11人，小学/初中44人，文盲11人。职业：农民26人，工人23人，无业4人，干部6人，其他7人。病前性格用1个或1个以上的因子对患者的性格进行调查统计，偏内向型性格40例，偏外向型性格9例，急躁/暴躁20例，好强12例，温和11例。家族史一级亲属精神疾病家族史阳性12例。26例合并其他系统疾病。临床诊断依据CCMD-3诊断神经症27例，其中明确诊断为焦虑症11例，社交恐惧症1例，强迫症1例，神经衰弱2例；癔症3例；神经症、癔症共占45.5%。精神分裂症23例；抑郁症5例，躁狂症1例（分裂症和躁郁症共占42.4%）；失眠症3例。多发性脑梗死1例；癫痫3例。用药单用BZD类药物12例；BZD类药物合用抗精神病药22例，合用抗抑郁药23例，合用抗精神病药和抗抑郁药6例，合用其他抗癫痫药3例。BZD类药物种类、剂量有安定（2.5毫克/片、5毫克/片）、舒乐安定（1毫克/片）、佳乐定（0.4毫克/片）、硝基安定（5毫克/片）、氯硝定（0.5毫克/片、2毫克/片）、三唑仑（0.25mg/片）。病程中用过以上1种的34例，用过2种的20例（此两类共占81.8%），用过3种的9例，用过4种的2例，用过5种的1例；现2例应用氯硝安定6mg/d，1例应用三唑仑1mg/d，现用以上药物剂量为0.5～2片/d的共63例患者（占95.5%）。BZD类药物应用时程≥1.5～5年27例，>5～10年21

例，＞10～15年9例，＞15～20年4例，＞20年5例。停用BZD类药物的情况52例试停过苯二氮䓬类药物，占所有患者的78.8％，1例停过10年，1例停过1个月，余皆停过1～3天（占停药患者中96.2％）；仅停过1次的17例，余35例停过2次或2次以上（占所有患者的53.0％）。未想到过停BZD类药物14例。持续应用的首要原因：停药后失眠（入睡困难、易醒、多梦等）40例（占66.7％），停药后出现焦虑头痛全身不适等精神躯体症状12例（其中1例兼有严重失眠），病情一直未痊愈的9例，停药后怕发病3例，遇事刺激后再发病而再用药1例。

引自：程赓，李泽爱，李文飞，等. 精神科门诊长期使用BZD类药物的患者的状况. 中国药物滥用防治杂志，2007，2（13）：91-93.

（二）中医治疗

中医辨证论治，采用中药及针灸治疗。

（三）物理治疗

可选用氦氖激光穴位照射、静电、共鸣火花、溴离子透入或电兴奋疗法等。

三、慢性中毒性脑病

此类患者除有类神经症的症状可用上述对症治疗外，出现下列临床表现时可采取以下治疗：

（一）脑局限性损害

因多继发于脑血管病变，可使用血管扩张剂，以改善脑血液循环。如：罂粟碱30 mg口服，每天3次；菸酰胺50～200 mg口服，每天3次；川芎嗪80 mg或复方丹参注射液4～8 ml加入10％葡萄糖250 ml中静滴，每天1～2次。钙拮抗剂如尼莫地平（Nimodipine）可每天80～120 mg分3次口服；盐酸氟桂利嗪（Flunarizine，西比灵）5～10 mg每晚睡前服，亦可改善脑血液循环。

（二）智能减退

可应用促进脑细胞代谢的药物，以提高认知功能。如：吡硫醇

(Pyrithioxine，脑复新），是维生素 B_6 的衍生物，有促进脑内葡萄糖及氨基酸代谢以及增加颈动脉血流量的作用。口服片每次 100～200mg，或糖浆（8mg/ml）10～20ml，一天 3 次。乙酰胺吡咯烷酮（Piracetam，脑复康），是 GABA 衍生物，能促进 ATP 的形成和运转，增加脑组织对葡萄糖的利用及蛋白、酯类和 RNA 的合成，增强注意力和记忆力。剂量每天 1.2～2.4g，分 3 次服。阿尼西坦（Aniracetam，三乐喜），为同类药物，可服 100～200mg，每天 3 次。都可喜，为二氢麦角碱与氨基酸类的复方药物，每次一片，每天 1～2 次。石杉碱甲（Huperine），有胆碱能作用，可提高认知功能，每次服 200mg，每天 3 次，3 个月为一疗程。脑活素（Cerebrolysin），有神经营养因子作用，5ml 肌肉注射，每天 1 次。

（三）帕金森病

对出现运动迟缓、静止性震颤、肌张力增高者，可参考应用治疗帕金森病的药物。帕金森病的药物治疗进展迅速，一般以复方左旋多巴［即左旋多巴加周围脱羧酶抑制剂，如美多巴（Madopar）、Sinemet］为主要药物。左旋多巴是多巴胺的直接前体，能通过血-脑屏障，在脑内转化为多巴胺，使纹状体乙酰胆碱-多巴胺系统重获平衡，改善帕金森病的症状。为防止左旋多巴在脑外经脱羧作用转变为多巴胺，降低左旋多巴的口服剂量及其在外周的副作用并增加进入脑内的左旋多巴量，常加用脱羧酶抑制剂。其中以 RO4-4602［N'-D，L-Serye-N-(2，3，4-Trihydroxybenzyl)-Hydrazine］即丝氨酰三羟基苄基肼与左旋多巴按 1∶4 混合的复方制剂称美多巴（Madopar），以及 MK486（L-α-甲基多巴肼，Carbidopa）与左旋多巴按 1∶10 混合的复方制剂 Sinemet，皆有较好效果。其他佐剂包括抗胆碱能药［如苯海索（安坦，Trihexy-Phenydyl，Artane）、苯托品（Benztropine）］、多巴胺受体激动剂［如溴隐亭（Bromocriptine）、协良行（Pergolide）］、B 型单胺氧化酶抑制剂如咪多吡（Deprenyl），及突触前再摄取抑制剂如金刚烷胺（Amantadine）等。近年来还发展了儿茶酚-O-甲基转移酶（COMT）抑制剂（如 Tolcapone、Entacapone）和谷氨酸拮抗剂（如 Memantine）等新药。

因上述药物多数都有副作用,故对职业有害因素引起的帕金森病,应结合具体病情来选择药物和剂量。轻症患者可先用苯海索(安坦)口服,开始剂量为 2～4 mg/d,以后逐渐增加至 10～20 mg/d,分 2～3 次服;或苯托品甲磺酸盐(Congentin)每天睡前服 0.5～1 mg,以后逐渐增加剂量至 2～6 mg/d,分 3 次服;或与金刚烷胺合用,后者每天早晚各服 100 mg。

如上述治疗控制症状不满意,年龄大的患者可试用复方左旋多巴,如丝肼多巴(美多巴,Madopar,每粒含左旋多巴 100 mg、卞丝肼 25 mg),开始量每次 125 mg,每天 3 次,每隔 3～7 天再加 125 mg/d,通常有效剂量为 250～500 mg/d,出现疗效后改为维持量 250 mg/d;同时或其后可用溴隐亭,开始量 2.5～5 mg/d,分 2 次与食物同服,每隔 3～5 天增加 2.5～5 mg/d,一般不超过 50 mg/d,出现疗效后,即逐渐减少复方左旋多巴剂量;这些药物可有恶心、呕吐、便秘、失眠、开-关现象等副作用,剂量不宜偏大。

病例报道 6

对某院 1996 年—2006 年期间治疗的 28 例慢性酒精中毒性脑病分析如下:均为男性,年龄 23～67 岁,饮酒史 8.4 年,其中 10 年以上 15 例,并且每日饮酒量大于 300 ml,13 例大于 400 ml,平均为 348 ml/d,其中 9 例日量超过 500 ml。半数以上为空腹饮酒,甚至以酒代食,均饮用高度酒。28 例患者除 2 例肝功能 GPT 轻度升高,3 例白/球蛋白比例倒置,余 AKP、GOT、CPK 均正常。所有患者中:轻度贫血 5 例,中度贫血 9 例;血浆纤维蛋白原增高 11 例;甘油三酯增高 11 例,胆固醇增高 9 例,二者均增高 7 例;血糖增高 14 例;尿常规、肾功能均正常;腹部 B 超提示脂肪肝 8 例。脑电图显示:弥漫性慢波节律 18 例,有 θ 波爆发 6 例,棘慢波 12 例。颅脑 CT 检查显示,脑萎缩 22 例,脑萎缩并脑软化灶 5 例。表现为不同程度的记忆力减退,注意力不集中,定向力、计算、判断及思维能力下降 20 例,双或单侧上肢、下肢麻木无力 21 例,肢体疼痛 3 例,末梢感觉障碍 17 例,四肢腱反射减弱 8 例,幻听、幻视 12 例,肌萎缩 12 例,焦虑、抑郁、表情淡漠7例，双上肢震颤4例，继发性癫痫发作6例，精神异常2例，酒精戒断综合征6例，基底节区脑梗死5例，自主神经功能障碍2例，伴高血压病8例，冠心病5例，心律失常3例。诊疗方法均符合中国精神疾病分类方案及诊断标准中判定的慢性酒精中毒的诊断标准：(1)长期、持续、大量饮酒史；(2)精神神经系统临床表现；(3)营养缺乏症；(4)排除其他原因引起者。确诊后，一律戒酒，加强营养，给以高蛋白、高热量，含多种维生素的饮食，给予大量维生素B族、能量合剂、胞二磷胆碱、辅助复方氨基酸等治疗。精神症状严重者给予奋乃静、氯丙嗪或安定口服或肌注，癫痫持续状态时静滴安定及肌注鲁米那。主要症状体征消失80%以上为治愈，消失60%～80%为明显好转，消失30%～60%为好转，消失低于30%为无效。20天后治愈21例，好转6例，1例因饮酒癖，坚持不戒酒，疗效不佳。

引自：蒋向阳，付丽娜，郭爱玲. 慢性酒精中毒性脑病28例临床分析. 宁夏医学杂志，2007，11（29）：1013-1014.

第二节 周围神经系统损伤的治疗

周围神经是指脊髓经椎间孔传出的分布至躯干及四肢的由运动、交感、感觉三种纤维组成的混合神经。周围神经损伤是指上述神经因某些因素的损伤及缺血再灌注损伤造成神经传导功能障碍、神经轴索中断或神经断裂，导致躯干和四肢感觉、运动及交感神经功能障碍的一种临床病症，可严重影响患者的生活质量。

一、药物治疗

可选用维生素 B_1（100 mg 肌注，每天1次），维生素 B_6（20 mg 口服，每天3次，或50 mg 肌注，每天1次），维生素 B_{12}（100 μg 肌注，每天1次），活性维生素 B_{12}（弥可保500 μg，每天口服2次或肌注，隔天1次），烟酰胺（100 mg，每天服3次）；三磷酸腺苷（20 mg 肌注，每天1次），三磷酸鸟苷（Guanosine triphosphate，

GTP）每次 20 mg，临用前以生理盐水或注射用水 2 ml 溶解，肌注或皮下注射，每天 1～2 次，亦可溶于葡萄糖或生理盐水 500 ml 中静脉点滴）；地巴唑（5～10 mg 口服，每天 3 次）。急性中毒性神经病时也可酌情应用糖皮质激素治疗，如地塞米松（0.75 mg 口服，每天 3 次）或泼尼松（5 mg 口服，每日 3 次），病情缓解后，逐渐减量，一般疗程 1 个月。也可将维生素 B_6 50 mg，维生素 B_{12} 100 μg，三磷酸腺苷 20 mg 及辅酶 A 50 单位，加入 5%～10% 葡萄糖 250 ml 中，每日静脉点滴一次，15～20 天为一疗程。

二、理疗

理疗，是物理疗法的简称，指的是应用人工物理因子（如光、电、磁、声、温热、寒冷等）来预防和治疗疾病。相应的疗法有电疗、光疗、磁疗、热疗、冷疗、水疗以及超声波疗法、生物反馈疗法等。治疗周围神经系统损伤可采用感应电或直流电兴奋在感觉异常区交替使用，亦可应用四槽浴、蜡疗或红外线治疗。及早开始按摩及理疗，对功能恢复很有帮助。有学者报道，应用非侵入性脉冲电磁场对损伤大鼠坐骨神经进行刺激，结果显示电刺激能增加轴突再生速度，增加同肌肉重建联系的运动轴突数量。通过实验亦证实直流电场能够促进周围神经的再生。

三、中医药治疗

杨志东等的补气通络方对周围神经损伤后神经功能和结构恢复的实验研究，认为该方剂对神经再生有促进作用。郑晓辉等通过临床试验证实以海马为主要成分的壮腰生髓口服液，对周围神经损伤有较好疗效。钱叶斌等证实，补阳还五汤能减轻周围神经损伤后神经元胞体的萎缩程度，有利于神经功能的恢复。方有生等研究证实，党参、黄芪、丹参等复方中草药合剂能促进周围神经再生。

四、神经营养因子治疗

周围神经损伤后再生的先决条件是神经元胞体的存活及轴突的延

伸。而在损伤后的局部微环境中，来源于施万细胞和体液的神经生长因子浓度过低，远不足以维持神经元胞体的存活。鉴于此，许多学者试图通过基因重组方式合成神经营养因子，如神经生长因子、睫状神经生长因子、脑源性神经生长因子、胶质细胞源性神经营养因子、神经营养素等，利用导管内注射或利用载体控释系统局部给药，从而发挥外源性神经营养因子在周围神经修复中的作用，这些已通过实验得到证实，可望进一步应用于临床。

五、其他药物治疗

一些实验和临床研究表明，弥可保（甲基维生素 B_{12}）能很好地转移进入神经组织的细胞器，而健康人脑脊液中甲基维生素 B_{12} 浓度占总维生素 B_{12} 浓度的 9%~12%，由于该甲基的存在，参与了物质转甲基作用，加速了核酸和蛋白质的合成；同时，甲钴胺可进入受损的神经组织，通过在神经损害区加速施万细胞的细胞分裂及促进髓鞘卵磷脂的合成而促进神经再生。此外，外周神经损伤后给予外源性促神经再生物质可以减轻神经元胞体的逆行性变。Watanabe 等发现甲钴胺通过促进蛋白质的合成，使轴索骨架蛋白输送正常化，从而使轴浆转运恢复正常，刺激轴突再生。

六、手术治疗

1. 神经松解术　包括神经外膜松解术和神经束间松解术。周围神经受到牵拉、压迫、磨损伤害，使轴索发生溃变，神经干周围及神经束间瘢痕形成，使其传导功能发生障碍，必须手术解除这些损伤因素，神经功能才有可能恢复。神经缝合术：神经外膜缝合，适用于整齐切割无缺损的神经损伤；利用神经断端神经束的分布形态，神经干外形及外膜纵行血管的位置为参照，使之对位准确，以利于神经纤维再生。神经束膜缝合，适用于神经干内运动束与感觉束已分开的部位。

2. 神经移植术

（1）电缆式神经移植　将较细的用作移植材料的皮神经如同电缆

一样组合在一起移植。

(2) 神经束间移植　适用于神经干自然分束明确，神经束功能基本分开的神经缺损部位。

(3) 有血供应的神经移植　设法保留或通过血管吻合技术重建移植段神经的血供，减少其缺血坏死，有利于神经再生。

(4) 同种异体神经移植　应用物理和化学方法使移植的异体神经降低抗原性，从而使再生的神经纤维轴突能通过异体神经移植段。

(5) 人工神经移植　利用生物相容性好，在体内可被分解吸收，且几乎无抗原性的明胶制做人工神经，用它来修复神经缺损。

3. 神经植入术　将植入神经远端分散成束状，顺肌纤维方向埋植于肌肉纤维之间，神经外膜或束膜与肌肉缝合固定。该方法可使肌肉运动终板再生，恢复肌肉功能。

4. 神经吻合加自体深筋膜包裹术　该方法是用外膜法端-端吻合断裂的神经，然后就近取深筋膜缝合包裹神经断端。

5. 神经管桥术　是指在神经断端间留出一定的间隙（即神经再生室），并套以不同材料的管桥，使近侧神经断端发芽生长，通过这一间隙，达到远侧断端。使用的生物材料有琼脂、凝胶、羊膜、自体静脉、自体动脉、骨骼肌等；人工合成材料有硅胶、聚羟基乙酸、壳聚糖等。该方法代替了显微镜下外膜或束膜的直接缝合，部分代替了自体神经移植。

6. 黏合剂粘合神经术　用特定的黏合剂直接将两神经断端连接起来。张长青用切断 SD 大鼠坐骨神经，然后分别行缝合法和纤维蛋白凝胶粘合加外膜固定法修复神经，发现粘合法瞬间对位获得改善，术后 8 周粘合组较缝合组平直，吻合口远端神经纤维较缝合组密，吻合口神经纤维通过率、吻合口远端轴突截面积均优于缝合组，认为凝胶粘合法修复周围神经损伤较常规缝合法优越。此外，有用医用粘合剂和酶粘合剂吻合周围神经，疗效与外膜缝法相当的报道，但均尚未获得临床证明。

7. 激光修复术　用适当类型和剂量的激光直接端端"焊接"神经的方法。劳杰通过实验证明，用 CO_2 激光焊接吻合与常规缝合法修复神经，效果相当，且神经纤维损伤少；修复快，水肿反应轻。

8. 轴索修复术　又称细胞外科技术，即通过减轻神经断端的物理、化学性损伤及改善神经的对合技术而达到周围神经轴索水平的修复。该方法已经应用于临床。

病例报道 7

有机磷农药中毒致周围神经病变是急性有机磷农药中毒的主要并发症，其发生有一定的潜伏期，目前尚无理想的治疗药物。经过长期临床观察，笔者采用中西医结合治疗有机磷农药中毒致周围神经病变，取得较好的临床效果。现报道如下：本组 18 例患者均来自本院 2001 年—2006 年急诊和住院患者。其中男性 7 例，女性 11 例；年龄最小 18 岁，最大 68 岁，平均年龄 36 岁。有 6 例重度患者生活不能自理，其余 12 例为轻度。18 例均发生于急性中毒症状消失后 2 个月内，最短 10 天，最长 57 天，平均 21.5 天。临床表现：15 例感觉障碍以肢体麻木为主；运动障碍以双手及双下肢无力为主，分别为 11 例、13 例；6 例有肌萎缩者，常因手足精细动作不能或腿屈挛缩致行走困难，影响劳动及生活能力。诊断标准：有明确的有机磷农药接触史，胆碱酯酶活性的改变。具有有机磷农药中毒致周围神经病变的症状。有机磷中毒是以运动神经障碍为主的神经损害，在检查时注意接触毒物的种类、剂量、接触的方式和周围神经损害的临床表现，辅以神经肌电图检查，主要靠明确的有机磷接触史、胆碱酯酶活性的改变。18 例均使用皮质激素（地塞米松 20 mg/d，2~3 周后改用强的松 40~60 mg/d，2~3 个月），B 族维生素（$VitB_1$、$VitB_{12}$），及神经营养剂（ATP、辅酶 A、细胞色素 C），并配以理疗。有 6 例因溃疡复发或血压升高等因素而在 1~2 周内停用皮质激素。同时给予盐酸丁咯地尔注射液 0.1 g，加入生理盐水 250 ml 静脉滴注，15 天为 1 个疗程，停 10 天后开始第 2 个疗程，共治疗 2 个疗程。18 例在上述西药的基础上给予中药活血通络汤，药用：黄芪 30 g，太子参 20 g，川芎 10 g，独活 20 g，水蛭 6 g，全蝎 6 g，蜈蚣 6 g，桑枝 12 g，海风藤 15 g，伸筋草 18 g。加减：肢体麻木明显加络石藤 30 g，路路通20g；肢体灼热疼痛加五加皮20g，常春藤20g；肢体冷痛明显者加干姜12g，附子（先煎）6g。每天1剂，水煎2次温服。1个月为1个疗程，连续治疗2个疗程。疗效判定，显效：自觉症状明显好转或消失，肢麻、静止肌肉自发的颤动明显改善或恢复正常，神经肌电图检查基本正常；有效：自觉症状有改善，肢麻、静止肌肉自发的颤动有所改善，经肌电图检查较前有明显改善；无效：自觉症状无改善，体征、辅助检查无变化。18例中显效11例，有效5例，无效2例，总有效率88.9%。随访1年以上，未发现永久性损害。

引自：王建仁. 中西医结合治疗有机磷中毒致周围神经病变18例. 辽宁中医杂志，2008，6（35）：899.

第三节 急性有机磷中毒的解毒治疗进展

急性有机磷中毒（AOPP）是我国发患者数最多的急性农药中毒，每年达5~7万人，病死率达10%以上，目前仍以抗胆碱药与肟类药物联合应用为主要治疗措施，治愈率约为20%~70%。现拟结合其解毒机制对其合理治疗问题，简介如下。

一、抗胆碱药

该类药物主要有阿托品（atropine）、东莨菪碱（scopolamine）和山莨菪碱（anisodamine）等，实际中多首选阿托品。近年，东莨菪碱和山莨菪碱的应用也得到重视。

（一）目前认为阿托品的解毒机制

1. 阻断毒蕈碱（muscarine，M）受体，迅速减轻或消除M样症状；

2. 兴奋中枢神经系统，改善呼吸功能，回升体温，解除脑血管痉挛等，并有助于昏迷患者苏醒；

3. 防止黄嘌呤脱氢酶转化为黄嘌呤氧化酶，减少氧自由基生成，故有抗脂质过氧化、稳定细胞膜的作用；

4. 大剂量时可拮抗儿茶酚胺，故可扩张小动脉，导致颜面潮红、手足变温等,但其对运动终板的烟碱(nicotine,N)受体并无阻断作用,故不能解除肌肉震颤。

(二)合理应用

早期快速阿托品化,持续用药,是合理应用阿托品的基本原则,掌握好首次剂量及重复给药的剂量、时间,则是合理用药的关键。其重点有以下几方面。

1. 根据中毒程度确定首次剂量治疗 AOPP 时,患者对阿托品耐受性可增加,既往对重度中毒患者多采用大剂量疗法,即首次剂量高达 30~50 mg,每 5~10 min 重复,常使大量患者发生阿托品中毒。阿托品为剧毒药,正常情况下,一次给入 10 mg 即可引起中毒,且其治疗量与中毒量十分接近,故 AOPP 患者虽然对阿托品的耐受性增加,临床上仍应在安全剂量内使用为宜,不可盲目加大剂量。轻、中、重度中毒的首次剂量可分别为 2~5 mg(皮下注射)、5~10 mg(静脉注射)、10~20 mg(静脉注射),阿托品注射后 15~20 min 可达峰效,半衰期约为 2 h,故阿托品化疗前以 15 min 为用药间隔为宜,每 10~20 min 以前量的半量重复注射;阿托品化后改用 1~2 mg 为维持剂量,根据患者情况,可 2~6 h 重复一次。

2. 阿托品化的判断及维持 AOPP 情况下的阿托品化表现,不会像理论上那样典型,给予阿托品后,患者出现瞳孔散大至正常(3~4 mm)后不再缩小,且大汗停止;再加以下表现之一,即可判断为阿托品化:(1)肺部湿啰音减少或消失;(2)心率增快(80~120 次/分);(3)体温升高(≤39℃);(4)昏迷患者转为蒙眬状态甚或清醒。尽快达到阿托品化是有效治疗的关键之一。实践表明,中毒后能在 0.5 h 内达到阿托品化者疗效最佳;超过 12 h 仍未达到阿托品化,预后多不良。阿托品化的维持是确保患者不再出现 M 样症状,安全渡过 AOPP 临床危重期的基础。维持时间应根据病情变化确定,患者的 M 样症状完全消失,全血乙酰胆碱酯酶(BChE)或红细胞乙酰胆碱酯酶(EChE)活性值稳定 48 h 以上为可以停药的信号。没有测定 BChE 或 EChE 活性条件时,亦应在中毒症状消失至少 48 h 后再考虑停药,否则,可能出现反复。

（三）阿托品中毒的防治

早期识别阿托品中毒是有效防治的关键。中毒的主要表现为：①瞳孔明显散大，常超过 5 mm；②颜面及皮肤潮红；③明显躁动、甚至狂躁、抽搐及谵语；④心动过速（≥120 次/分）；⑤体温可明显升高（>39℃）。有效的防治方法为：①准确判断 AOPP 程度，弄清入院前是否用过阿托品，以合理选用阿托品的首次剂量；②掌握阿托品化与阿托品中毒的鉴别要点；③一旦发现阿托品中毒，立即停药，并给予补液、利尿；④积极防治呼吸衰竭、循环衰竭、脑水肿及代谢性酸中毒等。

山莨菪碱和樟柳碱（anisodine）均为外周作用较强的抗胆碱药，能有效对抗乙酰胆碱（ACh）的 M 样症状。如有人用山莨菪碱替代阿托品，治疗 AOPP 患者 328 例，疗效满意，且副作用少。方法为：轻度中毒用山莨菪碱 20～30 mg 加入 5％葡萄糖液 500 ml 中，缓慢静滴，连用 2～3 天；中、重度中毒可首次静注 30～100 mg 山莨菪碱，10～15 min 重复 1 次，首剂后改用 200～300 mg 山莨菪碱加入 5％葡萄糖液 500 ml 中，缓慢静滴（30 滴/分），维持 5～7 天。东莨菪碱、苯那辛（Benactyzine）和开马君（Kemadrin）等为中枢性抗胆碱药，不仅能对抗 M 样症状，还能减轻或消除 ACh 引起的呼吸中枢抑制和惊厥，以常规剂量与阿托品联合应用，有助于提高疗效。

二、肟类药物

肟类药物亦称胆碱酯酶重活化剂或复能剂，可分为单肟类，如解磷定（pralioxime methiodide，PAM-I）、氯磷定（pralioxime methichlorde，PAM-CI）、磺磷定（pralidoxime methanesuifonate，P-2S）、双吡啶单肟或酰胺磷定（HI-6）；双肟类，如双复磷（toxogonin or obidoxime，DMO4 或 LuH6）、双解磷（trimedoxime，TMB4）、双吡啶双肟（HLo-7）等。国内原以应用解磷定为主，目前氯磷定的应用渐居首位。1997 年，WHO 也将氯磷定推荐为救治 AOPP 的首选肟类药物。近年来，复方制剂也渐增多，如解磷注射液（由阿托品、苯那辛和氯磷定组成）、苯克磷（由苯甲托品、开马君、双复磷组成),复方 HI-6(由 HI-6、阿托品、胃复安、安定组成)等。

(一)解毒机制

1. ChE 的保护效应 肟类能与体内 ChE 直接结合,从而拮抗有机磷化合物(OPC)与 ChE 结合,使 ChE 得到保护。

2. ChE 的重活化效应 肟类能加速磷酰化 ChE 脱磷酸,恢复 ChE 活性,但它仅对刚形成不久的磷酰化 ChE 有效,对已"老化"的 ChE 几乎无效;"老化"即 OPC 与 ChE 结合后,通过分子中电荷的作用使烷基脱落,使 ChE 上的 OPC 残段与 ChE 活性基团更牢固地结合,故"老化"亦称"脱烷基化"。多数 OPC 在 48 h 左右可使 95% 以上的 ChE "老化",少数甲基类 OPC 可极为迅速地使 ChE "老化",如索曼(Soman),3 h 内即可使 99% 的 ChE "老化"。

3. ChE 的非重活化效应 近年研究发现,肟类还具有使 ChE 重活化作用以外的解毒机制,称为肟类的"非重活化效应"。该效应的主要药理机制为:①抑制中枢和周围胆碱能突触释放 ACh;②与中枢和周围胆碱能 M 受体结合并产生变构效应,使对 ACh 的敏感性降低;③对与离子通道有关的 N 受体产生阻滞效应,引起突触后抑制。这三者的复合作用,使在 ChE 严重抑制的危急时刻,呼吸中枢的神经传导和呼吸肌的神经肌肉传导仍能得以维持,从而避开了 ChE 迅速"老化"引起的致命效应。

(二)合理应用

AOPP 时,ChE 抑制引起的 ACh 在中枢和周围神经突触大量积聚,是产生中毒症状,导致死亡的主要原因。故在治疗中,早期足量投用肟类药物,以恢复 ChE 活性,消除过量的 ACh 至关重要。既往认为,由于肟类对已"老化"的 ChE 无重活化作用,故多主张用药不超过 2 天;对能迅速引起 ChE "老化"的甲基类 OPC,如索曼、沙林(sarin)、敌敌畏(DDVP)和乐果(dimethoate)等中毒,则更主张不用或少用肟类,仅以阿托品治疗为主,故治疗甚为困难。但临床发现,早期、足量、足疗程的肟类治疗,可使不少危重患者得以恢复;即便甲基类 OPC 中毒,应用肟类也明显有效。因此,更新肟类的临床应用原则,成为有效改善 AOPP 治疗效果的重要途径。目前主张以下给药原则：①早期投药。无论何种 OPC 中毒，一经确诊，立即用药；②首剂足量。肟类在体内需达有效浓度（血浓度＞4 mg/L）才有解毒作用，达 7～14 mg/L 时，解毒效果最佳，因此，首次需有冲击剂量，轻、中、重度中毒时，氯磷定的首次剂量可分别为肌内注射 0.5～1.0 g，静脉注射 1.0～1.5 g 和 1.5～2.0 g，解磷定可为静脉注射 0.5～1.0 g、1.0～1.5 g 和 1.5～2.5 g。③重复给药。肟类在体内的半衰期短，约 1～1.5 h，首次剂量后 1～2 h 应重复给药；2～3 次后可改为静滴维持（0.25～0.5 g/h）；氯磷定每日总量以不超过 10 g 为宜。④延长用药时间。一般应延长至中毒症状及肌颤完全消失，病情稳定至少 48 h 后再考虑停药，可能有助于减少或减轻各种并发症，如中间期肌无力综合征（intermediate myasthenic syndrome，IMS），提高治愈率。

（倪春辉　叶洋　姜允申）

主要参考文献

1. 郭江宜，桂莉华. 高压氧对于 5 例接触性三甲基锡中毒患者的疗效观察. 中外医疗，2008，14：37.
2. 奥海航，胡淑婷，李文峰. 肌松剂对控制毒鼠强中毒后抽搐的疗效分析. 宁夏医学杂志，2006，2 (28)：142-143.
3. 程赓，李泽爱，李文飞，等. 精神科门诊长期使用 BZD 类药物的患者的状况. 中国药物滥用防治杂志，2007，2 (13)：91-93.
4. 蒋向阳，付丽娜，郭爱玲. 慢性酒精中毒性脑病 28 例临床分析. 宁夏医学杂志，2007，11 (29)：1013-1014.
5. 王建仁. 中西医结合治疗有机磷中毒致周围神经病变 18 例. 辽宁中医杂志，2008，6 (35)：899.

第七章

神经毒理学研究方法

第一节 神经毒性评价方法

一、迟发性神经毒性试验

迟发性神经毒性（delayed nervoustoxicity）是指中毒症状发生之后约8~14天，再出现较持久的神经中毒症状，主要表现为弛缓性麻痹或轻瘫，而后出现脊髓损伤体征，如共济失调或强直等。神经细胞损伤的特点是轴突变性，引起继发性髓鞘变化。迟发性神经毒性的种属差异较明显，人最敏感。动物中以成年母鸡最敏感，猫次之，犬、小鼠敏感性低。人及敏感性高的动物表现较严重，敏感性差的动物表现轻。人的临床表现为坐骨神经麻痹，轻症者多呈弛缓性麻痹，一般经2年可恢复。严重者呈痉挛性麻痹，可持续多年，有的甚至持续至死亡。动物的表现开始呈全身无力状态，下肢衰弱。后出现步态异常或运动共济失调，逐步发展为站立困难，甚至下肢活动受限，下肢弛缓性麻痹或轻瘫，一般从下肢远端开始，后扩展至下肢近端即大腿部，最后可见脊髓损伤表现，如运动共济失调和痉挛。

具有迟发性神经毒性作用的有机磷化合物包括三磷甲苯磷酸酯（TOCP）、丙胺氟磷、丙氯磷（DFP）、对溴磷（即溴苯磷）、三硫磷、苯硫磷（EPN）、脱叶磷（DEF）、皮蝇磷、坏虫磷、草特磷（DMPA）、敌敌畏和敌百虫等。

1975年WHO（世界卫生组织）将迟发性神经毒性试验列入有机磷农药毒性试验的观察项目。

（一）器材与试剂

1. 器材　显微镜、切片机、温箱、水浴锅、解剖刀、解剖剪、镊子、骨钳、注射器等。

2. 试剂　三邻甲苯磷酸酯（TOCP）、硫酸阿托品、解磷定、苏木素、无水乙醇、95%乙醇、石蜡（熔点 54~56℃或 60~62℃）、甲醛、二甲苯、HE 染色及髓鞘染色所需试剂。

（二）操作步骤

1. 实验动物　选用遗传背景明确、健康、步态正常的母鸡，鸡龄 8~14 个月，体重 1.5~2 kg。

2. 实验分组　剂量分组一般设三个不同剂量的实验组，一个阳性对照组和一个空白对照组。如赋形剂生物活性不明确时应增设一个赋形剂对照组。

（1）高剂量组　根据 LD_{50} 和预试验确定，一般采用 LD_{50} 剂量。观察期结束时可引起实验动物胆碱酯酶活性下降，以及部分动物死亡。

（2）低剂量组　根据预试验确定，可能引起或不引起迟发性神经毒性症状，其剂量一般为高剂量的 1/5~1/10。

（3）中剂量组　在高、低剂量之间，其症状在Ⅱ级以上，少部分动物可达Ⅳ级。

（4）阳性对照组　500 mg/kg TOCP。

（5）空白对照　除不接触实验农药外，其他各种条件与试验组相同。

每剂量组母鸡数量应保证在观察结束时存活至少有 6 只。到期处死，如需观察恢复情况，则应在开始试验时增加延长观察期的动物数。

3. 给药方法　给药方式通常采用经口途径，包括灌胃、胶囊吞咽或咽峡部滴注等方法。给药前预处理。隔夜禁食，经口给药前 15 min 内，所有实验鸡均肌肉注射 10 mg/kg 硫酸阿托品做保护处理。给药后，如需要可给予硫酸阿托品和解磷定。

4. 实验期限

（1）急性试验观察期一般为 21 天。如未见异常反应或有可疑反应时，需再次给药，继续观察 21 天。到期处死做组织病理学检查。如特殊需要，部分动物可延长 2~4 周或更长时间观察恢复情况。

（2）亚慢性试验连续给药 13 周并观察，停药后再观察一周。

5. 临床观察和检查

（1）中毒症状　给药后每天观察记录实验鸡的外观体征，行为活动，特别是鸡的站立和运动姿势及运动失调程度。必要时可强迫母鸡活动，如爬楼梯等，以便观察迟发性神经毒性的最小反应。其典型症状的分级标准为：①步态稍异常；②步态严重异常；③能以跗站立；④不能站立。一般迟发性神经毒性反应在第 7~10 天开始出现并逐渐加重。

（2）每周称体重一次。

（3）病理组织学检查对死亡动物和到期处死动物检查延髓/脑桥、大脑皮质、小脑皮质、脊髓（包括上位颈段、胸段中部、腰骶结合部和坐骨神经等）并做组织切片。一般用灌流或其他方法，使被检脑神经组织固定在原来位置上。坐骨神经切片要做髓鞘和轴索的特殊染色。光镜观察，必要时可做电镜观察检查。

（三）结果分析与评价

阳性对照组动物中毒症状主要表现运动共济失调及瘫痪。在病理学检查中应可见典型脱髓鞘改变。阴性对照组动物应不出现以上症状及无病理学改变。将试验组动物与阴性对照组和阳性对照组动物进行比较，根据每组实验动物数及出现上述损伤或异常反应的动物数，计算出现损伤和异常反应的百分率，并用卡方检验等统计方法分析组间差异的显著性，以做出该受试物是否具有迟发性神经毒性作用的结论。

通过急性迟发性神经毒性试验，可以对受试物是否具有迟发性神经毒性作用及作用程度做出评价。

通过亚慢性迟发性神经毒性试验，可以对受试物是否具有亚慢性迟发性神经毒性做出评价；如果试验中呈现剂量-效应关系时，可对无作用水平值作出估计。

（四）注意事项

1. 剥取神经组织时，切勿损伤神经组织。

2. 实验开始前，需熟练掌握病理组织学切片技术，包括取材、固定、包埋、切片及染色等。

二、形态学方法

(一) 周围神经纤维的镀银染色

主要用于神经纤维、神经元、神经末梢等的形态观察。用氨银溶液浸染后，经焦性没食子酸使银还原成暗灰色或黑色沉淀而显示神经成分。

1. 器材与试剂　硝酸银、硝酸钾、氨基乙酸、焦性没食子酸、显微镜、切片机。

(1) 酸性甲醛液配制　40%甲醛25 ml、蒸馏水75 ml、1%硝酸0.2 ml。

(2) 镀银液配制　硝酸银15 g、硝酸钾10 g、蒸馏水100 ml、5%氨基乙酸1 ml。

(3) 还原液配制　焦性没食子酸10 g、蒸馏水450 ml、无水乙醇550 ml、1%硝酸2 ml，配制24 h后使用。还原液可保存数月。

(4) 氯化金液配制　氯化金1 g、蒸馏水200 ml、冰醋酸0.2 ml。

(5) 强化液配制　50%乙醇100 ml、苯胺2滴。

2. 操作步骤　甲醛固定神经标本，神经标本经梯级乙醇脱水和二甲苯透明，石蜡包埋、切片，厚5～10 μm。玻片置于酸性甲醛液中5 min，蒸馏水洗三遍，5 min。镀银液浸染，20～25℃ 15 min或35℃ 4～5 min。不经冲洗，将玻片置于已预热（40～45℃）的还原液中1 min。轻摇玻片并加入新还原液。50%乙醇中冲洗5～10 s。蒸馏水洗3遍。显微镜下观察，若有必要，可从镀银液浸染重复，但需缩短镀银液浸染时间，降低还原液温度至30℃。玻片置于氯化金液中调和染色，至切片呈棕黄色。玻片置于强化液中15 s，流水冲洗。5%硫代硫酸钠液固定数秒钟，流水冲洗。梯级乙醇脱水，二甲苯透明，中性树胶封固。

3. 结果分析与评价　轴突呈黑色或棕色。

(二) 放射自显影术 (autoradiography, ARG)

1. 操作方法

(1) 将放射性标记氨基酸等经微量注射法注入中枢神经系统某个

核团部位。

(2) 神经元胞体摄取后将氨基酸合成蛋白质,后者经顺行性轴浆运输运至轴突终末分布区。

(3) 放射性核素如 ^3H 在动物体内衰变,不断放射出 β 粒子射线,可使覆盖组织切片的核乳胶感光。由于 β 射线与上述蛋白质结合在一起,故从胞体到纤维末梢的整个纤维行程,都有 β 射线射出来。

(4) 感光后的核乳胶经显影和定影后,即可显示出纤维束路的影像。

2. ARG 的优点

(1) 由于注射的氨基酸只由胞体合成蛋白质,没有标记过路纤维的问题;

(2) ARG 法可以显示各类纤维的联系,优于变性示踪束路法。

3. ARG 法的缺点

(1) 注射区有效范围很难确定,银粒密度从中心向外周逐渐变小,没有清晰分界;

(2) 实验周期太长,光镜 ARG 曝光期 2~3 个月;电镜 ARG 曝光期长达 1.5~2 年;

(3) 有跨突触运输的可能性。

(三) 辣根过氧化物酶逆行示踪

主要用于追踪神经系统的纤维联系。辣根过氧化物酶(horseradish peroxidase,HRP)是一种含血红素基的植物糖蛋白,将其注入动物体内,可沿轴浆运输线路示踪神经束路。HRP 在 H_2O_2 存在条件下,可催化外加联苯胺的氧化反应,反应产物具有特异性颜色,如与二氨基联苯胺(DAB)反应呈棕黄色,与四甲基联苯胺(TMB)反应呈蓝黑色,从而可将标记神经元及其突起显现出来。

1. 器材与试剂 大鼠、HRP、冷冻切片机。

2. 操作步骤 切断神经干,选内径与神经相似的 12 mm 长硅胶管,神经近断端插入管内,注入 30% HRP 溶液 10 μl,使神经断端浸泡在 HRP 溶液中;或直接在神经近断端涂抹 HRP 1 mg(分 4~5 次,每次间隔 15~20 min,共 60~100 min)。48~72 h 后,用 4% 多聚甲醛 0.1 mol/L 磷酸缓冲液（pH7.4）700 ml 心脏灌注固定，切取与两侧神经相连的脊髓节段和后根感觉神经节，即按下法操作：4℃缓冲蔗糖液浸泡约 4~72 h。冷冻切片，厚 40 μm，浸于 4℃ 0.1 mol/L 磷酸缓冲液内 24 h。蒸馏水洗涤，每次 10~15 s。室温下，置入孵育液内并不停摇动 20 min。孵育液 2.5 ml 3，3′，5，5′-四甲基联苯胺（TMB）液，97.5 ml 硝普钠液，用时现配。室温下，0.3% H_2O_2 1.0~5.0 ml 加入 100 ml 装有切片的孵育液内 20 min。边加边摇动，H_2O_2 从 1 ml 量开始，每次递加 1 ml，至神经元胞体内的标记产物量达到最高而又未显人工产物度，即为 H_2O_2 的最佳用量。pH3.3 磷酸缓冲液 5 ml+蒸馏水 95 ml 清洗 6 次（0~4℃），总时间为 30 min。切片干燥 4~15 天，脱水，透明，封片。

3. 结果分析与评价　镜下胞体和树突中有不同程度的黑色颗粒胞浆沉淀物，胞体轮廓完整的细胞为标记的脊髓前角运动神经元或后根感觉神经元。坐骨神经的 HRP 逆行示踪法，在脊髓腰膨大灰质前角均能见到 HRP 标记的运动神经元，标记细胞主要集中于 L5、L6、S1 节段，HRP 标记的感觉神经元主要集中于 L5~6 后根神经节，其密度高于灰质前角 HRP 标记的运动神经元。

（四）甲醛诱发荧光凝集法和乙醛酸诱发荧光法

1. 甲醛诱发荧光凝集法　儿茶酚胺类的多巴胺、去甲肾上腺素和肾上腺素，以及 5-羟色胺，都可与甲醛缩合形成一个四氢衍生物（四氢异喹啉，THIQ），在有蛋白质存在的条件下，THIQ 可催化脱氢反应，形成二氢化合物（二氢异喹啉，DHIQ），后者在蛋白质中形成互变异构的醌式结构，可产生荧光。

2. 乙醛酸诱发荧光法

（1）单胺类物质与乙醛酸经过环化缩合反应，形成四氢异喹啉的衍生物（THIQ-COOH），只有弱荧光；

（2）再与乙醛酸结合，经过分子内酸的催化作用，产生强荧光与其互变异构的醌式结构相平衡。

荧光法优点在于可特异性地显示单胺类神经元，尤其是儿茶酚胺类神经元，显示 5-羟色胺能神经元的敏感性较差。其次，此法可用于药物或机械致损的研究,并可与 ARG 和 HRP 技术相结合。缺点在于切片在暗视野下观察,解剖局部定位困难。其次还应指出,表面上没有单胺类荧光的脑区,不一定没有该类神经元,必须以其他方法佐证。

(五)5-羟色胺免疫组化法

5-羟色胺(5-HT)特异性抗体与神经组织抗原结合,然后再与二抗结合,连接 PAP 加入 DAB 显色液显色。

1. 器材与试剂　兔抗 5-HT 抗体、羊抗兔 IgG、4%多聚甲醛磷酸缓冲液、PAP 溶液、DAB 显色系统,冷冻切片机。

2. 操作步骤

(1)取 SD 大鼠,腹腔注射 0.35%戊巴比妥钠深麻动物,开胸,经升主动脉灌注,先用生理盐水快速冲洗,至流出液体变淡后再灌入新配制的冷的 4%多聚甲醛磷酸缓冲液,先快后慢,持续 30 min 以上。对幼鼠,用静脉输液代替插管,注射器推注。灌注后立即开颅取脑,后固定 2~3 h(4℃),然后置于 30%的蔗糖磷酸缓冲液(4℃)。冰冻切片,片厚 40 μm。

(2)免疫组化采用 PAP 法,DAB 着色时用硫酸镍铵加强,切片依以下程序进行反应:25% Triton X-100 溶液,湿孵 30 min(37℃);3%牛血清白蛋白,湿孵 30 min(37℃);1∶5000 兔抗 5-HT 抗体,湿孵 2~2.5 h,37℃然后移入冰箱 48~60 h 4℃;1∶60 羊抗兔 IgG,孵育 30 min(37℃);1∶90 PAP 溶液,孵育 30 min(37℃),以上各步骤之间用 0.01 mol/L PBS 漂洗;0.1 mol/L 醋酸缓冲液(pH6.0)漂洗 10 min;0.05%DAB,2.5%硫酸镍铵,0.01% H_2O_2 的 0.1 mol/L 醋酸缓冲液(pH6.0)反应 5~10 min;0.1 mol/L 醋酸缓冲液(pH6.0)漂洗 5 min,蒸馏水漂洗,贴片、凉干、脱水、透明、中性树胶封片。

(3)对照试验分别用兔血清代替兔抗 5-HT 抗体,0.01 mol/L PBS 代替羊抗兔 IgG,其他步骤同试验组。

3. 结果分析与评价　本试验反应产物为黑色,可清楚地显示胞体及纤维。

三、生物物理和生物化学方法

生物物理和生物化学方法是研究神经毒作用的有用工具,它不仅可鉴定有毒外源化学物,而且可探讨神经毒物的作用机制。生物化学技术范围很广,首先需要明确研究目的,选择适当的生物化学技术。本节重点介绍:①细胞是生物体的结构和功能的基本单位。细胞具有细胞膜、细胞质、细胞核以及线粒体、溶酶体等细胞器。各种亚细胞组分和髓鞘是生化检查的对象。在神经毒理学的研究中,往往需要检测并提纯细胞内的某些物质,如突触体制备,利用它可以进行毒理学、生理、生化及药理等多方面研究。②神经递质研究方法,化学突触传递涉及一系列复杂过程,如神经递质的合成与贮存、释放、再摄取或降解,神经递质与突触后膜相互作用等。③蛋白质在神经系统有着重要意义,如参与葡萄糖代谢的酶类,与离子转运有关的蛋白质,神经冲动传递以及信号转导等。

(一) 突触体制备

突触体是脑组织在匀浆时,神经末梢的细胞膜从神经细胞胞体上自发断裂、封闭而形成的具有一定生物活性的亚细胞结构。它包括突触前膜、突触后膜及包围在突触前膜内的突触小泡、线粒体及许多生物活性的胞浆蛋白。

突触体虽然不是正常的细胞,但它具有一个完整的独立结构,在某些方面与正常的细胞具有相似的功能特点:①在合适的条件下,突触体能够进行新陈代谢,通过呼吸作用摄入氧并合成磷酸肌酸和ATP。不仅存在无氧酵解系统,而且存在有氧呼吸系统。②通过载体中介的摄取系统可摄入葡萄糖,对于神经递质及其前体物质亦可摄入。③其递质释放也同原位神经末梢一样,通过突触小泡的胞吐作用进行,也是由钙离子所引发的。④如新鲜制备,可以建立与神经元相同的静息膜电位。⑤它不仅具有细胞膜的一般特性,而且还具有突触前膜的分子结构。⑥突触体也具有信号传递系统。在外界刺激下,可以产生相应的反应。所以说,突触体为神经元以及突触的研究提供了一种简便、可信、科学的手段。

1. 目的与原理 制备突触体,建立体外神经系统研究模型。先将组织细胞破碎,利用差速离心技术和密度梯度离心技术获得突触体制备物。

2. 器材与试剂 所有试剂和器皿均应保持在4℃环境中。高速低温离心机,Potter玻璃-Teflon匀浆器;0.32、0.8、1.2 mol/L 蔗糖溶液(pH 7.0);10 mmol/L Tris-HCl 缓冲液(pH7.4)。

3. 操作步骤

(1)大鼠断头处死,迅速取出大脑,用预冷生理盐水洗去表面血迹,在4℃环境中剥离软脑膜上的血管组织,分离出大脑或其他部位的脑组织,称重。

(2)制备匀浆液,加入8倍体积的0.32 mol/L 蔗糖溶液,在4℃冰浴中,用Potter玻璃-Teflon匀浆器(每分钟850转,上下匀浆15个冲程)。

(3)将匀浆液移入50 ml 离心管中,用0.32 mol/L 蔗糖溶液稀释至40 ml 体积,4℃平衡离心(1000 g×10 min)。大的细胞碎片、细胞核等成分沉积在离心管底部。

(4)将上清液移入另一离心管中,4℃平衡离心(17 000 g×20 min),弃去上清液,留用沉淀。

(5)沉淀部分用手动匀浆器匀浆,然后加入相同量的10 mmol/L Tris-HCl 缓冲液(pH7.4),平衡离心(20 000 g×20 min),弃去上清液。

(6)沉淀部分用少量0.32 mol/L 蔗糖溶液重新悬浮,手动匀浆后小心铺在已由管底依次铺上1.2 mol/L 和0.8 mol/L 蔗糖梯度的溶液上,平衡离心(60 000 g×60 min,4℃)。

(7)取出离心管可见明显的区带,用穿刺针小心取出0.8~1.2 mol/L 蔗糖界面处乳白色物质,加入10 mmol/L Tris-HCl 缓冲液(pH7.4),4℃离心,10 000 g×10 min,沉淀部分即为脑突触体膜。

(8)将沉淀手动匀浆后悬浮少量10 mmol/L Tris-HCl 缓冲液(pH7.4)中,取少量,用于蛋白质含量的测定,最后将突触体膜稀释至所需的蛋白浓度，分装保存在 $-20\text{C}°$ 以下冰箱中备用。

4. 结果分析与评价　此法在一般的实验室即可进行，设备要求有低温制备型超速离心机，试剂用蔗糖亦相对价格便宜，有条件，可用 Ficoll 替代蔗糖进行密度梯度离心，其效果较好。

5. 注意事项　严格要求在 4℃ 条件下进行操作。所用试剂应在 4℃ 冰箱过夜或冰浴中预冷；蔗糖溶液用重蒸馏水（或去离子水）配制，pH 调至 6.5～7.5。缓冲液的浓度不超过 10 mmol/L，否则易造成脑组织的颗粒物质凝聚。匀浆在每分钟 850 转上下 10 次左右，匀浆不足会增加大片质膜、膜囊泡的污染，降低产率，而过度会使膜片断裂，造成回收率下降。差速离心后，沉淀的匀浆应动作轻缓。

（二）神经递质研究方法（HPLC-RE-ECD 检测乙酰胆碱定量测定）

机体内细胞间的信息传递是维持机体正常机能的基本生物学机制之一。神经系统内各种细胞间的信息交换则是组成复杂的神经网络的最基本的机制。神经元之间的信息交换主要是通过各种化学物质实现的。在神经系统中，一方面递质、受体和离子通道要通过神经细胞才能发挥作用。另一方面，神经细胞在执行其功能时也离不开递质、受体和离子通道。这是神经科学的基本问题之一，即跨膜信息传递机制。包括神经递质突触传递和非源于神经细胞的化学物质（激素、细胞因子等）的作用。

化学突触传递包括神经递质的合成与贮存、释放，神经递质与突触后膜相互作用，再摄取及降解等一系列复杂的过程。其中任何一过程均可受外源化学物的损害，导致中毒。为了了解外源化学物对化学突触传递的影响尤其是对神经递质，可通过生物化学方法对化学突触的传递过程测定，判断神经系统是否受到影响。

1. 合成/降解　神经递质通常是动态的，受到许多因素的影响，如合成速率、释放速率及降解速率等。要确切了解神经递质改变，需要测定递质的转换速率，如神经递质的代谢半衰期，可获得更为真实的信息。可见合成或降解有无变化只是一现象，是否对神经递质的传递有影响，需视其稳态水平有无变化。对神经递质变化的测定方法有许多，例如，生物化学测定法、荧光分光光度法、气相色谱法、气相色谱-质谱联用、同位素示踪法及免疫法等。可依据试验目的、研究条件等来选择合适的测定方法。

2. 运输/释放　由突触末端释放的递质是通过神经末梢钙离子流动去极化激发的一细胞外过程，通常可利用在神经末梢标记的神经递质来观察神经递质的释放。神经递质及其前体能通过高亲和摄取系统，迅速在其递质特异性神经细胞的神经末梢浓缩。例如，神经细胞特有的高亲和力 Na 依赖性运输机制与普遍存在的低亲和力运输系统不同，它可在脑匀浆、脑片或突触体制备物等试验模型中研究。

3. 目的与原理　观察外源化学物对神经系统神经递质乙酰胆碱（ACh）的影响。乙酰胆碱是胆碱和乙酸形成的酯，含季胺离子，呈强碱性，在任何 pH 下都呈离子状态，但它本身不能产生氧化-还原电位。经反相高效液相柱层析分离得到乙酰胆碱，在柱后发生两个酶促反应后的终产物——过氧化氢在玻碳电极表面形成氧化电位，测定过氧化氢电位的大小就可以反映乙酰胆碱的量。胆碱经过第二步反应也可生成 H_2O_2，因此该方法可同时测定乙酰胆碱和胆碱。

4. 器材与试剂

（1）氯化乙酰胆碱、氯化胆碱、乙酰胆碱酯酶（AChE，Ⅲ型）、胆碱氧化酶、溴化氰活化的 Sepharose4B、二甲基-3-氨基-1-丙醇、溴乙烷、四甲基氯化铵、离子对 B_8（辛烷基磺酸钠），固定相 YWG-$C_{18}H_{37}$（粒度 10 μm）。

（2）Waters 600OA 恒流泵，Rheodyne 进样阀，0.46 cm×25 cm PE 色谱柱，0.46 cm×5 cm 酶衍生化柱，BAS 产 LC-4B 电化学检测器。

5. 操作步骤

（1）内标溴化乙基同型胆碱（ethylhomocholine bromide，EHC）合成，在一玻璃容器中加入一定量的 8.45 mol/L 的二甲基-3-氨基-1-丙醇，然后缓慢加入等量 12.5 mol/L 的溴乙烷，室温下反应 30 min 后加入乙醚，形成白色沉淀，真空干燥后用甲醛重结晶，−80℃保存。

（2）乙酰胆碱，胆碱标准品内标 EHC 在临用前用双蒸水配成 10 mmol/L 的储备液，−20℃保存。用时用 0.1 mol/L 高氯酸稀释至所需浓度，4℃保存。

(3) 衍生化酶柱制作溴化氰活化的 Sepharose 4B 凝胶作为酶共价结合的支持介质。称取一定量的凝胶置于 G3 玻璃滤器内,按每克凝胶 200 ml HCl 的量加入 1 mmol/L 的 HCl 膨胀和冲洗凝胶后,加少量缓冲液(0.1 mol/L $NaHCO_3$,含 0.5 mol/L NaCl,pH8.3)冲洗凝胶。然后按酶活性单位(U)2:1 的量称取胆碱氧化酶和胆碱酯酶,溶于少量键合缓冲液中,将凝胶和酶混匀置于一小烧杯中避光,4℃过夜,使酶共价结合到凝胶上。次日用一注射器均匀装入 0.46 cm×5 cm(筛板 5 μm)的不锈钢柱中。

(4) 样品处理,动物断头处死后,立即取脑称重,加入适量的含内标的 0.1 mol/L $HClO_4$ 匀浆,离心 45 000 g×20 min,上清液即可进样。整个过程在冰浴中操作。若要同时测定组织中单胺递质含量,可将离心后的上清液过 SephadexG-10 凝胶柱,甲酸洗脱收集前 2 ml 用于乙酰胆碱测定;继后流出液可用于单胺递质及代谢产物含量测定。

(5) 色谱条件,泵流速 1.2 ml/min,工作电压+0.75 V,氧化法,电化学检测器灵敏度 5~10 nA。纸速 20 cm/h,室温 20±2℃。流动相组成:0.07 mol/L 磷酸盐缓冲液,内加 0.006% (W/V) Na_2EDTA,0.065% 四甲基氯化铵,0.03% 离子对 B_8,pH7.3~7.5,G4 玻璃漏斗脱气后使用。

6. 结果分析与评价

每个样品及标准品内所加内标 EHC 含量相等,因此,样品中乙酰胆碱和胆碱的峰高与 EHC 峰高之比值与标准品中它们与 EHC 峰高之比进行比较,根据标准品中每种物质的量就可推算出样品中的含量,具体计算公式如下。

[(样品比值/标准品比值)×标准品浓度(nmol/ml)]/组织重量(g/ml)=样品中乙酰胆碱的含量(nmol/g)

根据试验组与对照组的比较,差异有明显的,可认为毒物对乙酰胆碱神经递质有影响。

7. 注意事项

(1) 流动相 pH 是影响分离的一个重要因素。pH7.2~7.5 时分离效果最好。

(2) 增加 TMA 的浓度可以降低容量因子，增加乙酰胆碱、胆碱的峰高，而不影响基线分离；但 TMA 浓度过高会影响酶的功能。

(三) 受体研究方法（吗啡受体-配体结合试验）

细胞膜上的受体能以很高的特异性识别配体，而且一旦与配体结合后，即能影响细胞代谢。例如，神经递质与特异性膜受体结合是在后突触细胞内一系列复杂过程的第一步。经受体转导的跨膜信息传递机制包括 3 个环节，即特异性的受体识别信息物质（如神经递质或激素），并与之结合，经过一系列复杂的介导过程，导致细胞内效应器活性变化，调节细胞内活动。简单说，是识别、转导和效应。

神经递质与受体这种结合的特点是可逆性、立体特异性、非酶催化、具有低解离常数的平衡及涉及构象的识别等。受体检测有两种方法：一是放射配体结合试验，即利用特殊放射标记递质类似物来研究神经递质与受体的结合。二是差异基因表达的检测。

放射配体结合试验已成为对受体定量检测的基本方法，通过它不仅可以获得配体与受体结合反应的基本特性，也能了解特定受体在体内的分布、发生和发展的变化规律。其一般试验程序为：选择特定受体含量较高的组织或细胞，制备受体的粗提物或纯化物；选择高比活性的标记配体，与含有受体的制备物在适宜的条件下温育；采用适当的分离方法，获得与受体结合的标记配体；根据不同的实验设计，计算结合试验参数，可以得到不同的速率常数和亲和常数。受体结合试验还可以从受体调节的最终结果和受体结合量的改变反映出各种因素对受体的调节作用。

基因的差异表达在细胞的生长、发育以及细胞的死亡等各种生命现象中起着重要的作用，即一种细胞不同于另一种细胞，在很大程度上正是由于所表达的基因不同。研究基因的差异表达不仅可以阐明特定基因的功能，同时可以分析外界因素与特定基因的关系。因此，分析基因的差异表达对于了解受体介导的毒性作用机制具有重要意义。

1. 目的与原理

(1) 了解神经受体试验方法和技术。

(2) 选择或制备含有受体的组织，选择恰当的标记配基，通常为放射性标记的,受体与恰当浓度的标记配基共同在一定温度和时间条件下孵育,在恰当的条件下分离已与受体结合的和未结合的游离标记配基,测定结合和游离的配基浓度,计算出各速率常数及/或亲和常数。

2. 器材与试剂 试剂 10％蔗糖溶液,50 mmol/L Tris-HCl 缓冲液 pH7.5,10 nmol/L $[^3H]$-双氢吗啡($[^3H]$-DHM,83Ci/mmol),10^{-3} mol/L 吗啡,闪烁液(萘 75 g,POPOP 0.3 g,PPO 6 g,乙二醇独甲醚 300 ml,加二甲苯至 1000 ml),SDS 溶液(SDS 1 g,二甲苯 5 ml,乙二醇独甲醚 10 ml)。

大鼠脑突触体膜制备(见前),测定蛋白含量,备用。液闪计数仪,离心机,水温育箱。

3. 操作步骤 突触体制备物 150 μl(含蛋白 2 mg)与 50 μl $[^3H]$-DHM(终浓度 1 nmol/L)及 50 μl 吗啡 10^{-4} mol/L(非特异结合管)或毒物溶液(竞争结合管)或 Tris-HCl 缓冲液管(总结合管),终体积为 0.5 ml。在 30℃ 保温 15 min,加冷 Tris-HCl 缓冲液 1.5 ml,离心 1000 g×10 min(4℃),用缓冲液再洗涤一次,加 0.5 ml 闪烁液,用液闪仪计数。

4. 结果分析与评价 总结合管减竞争结合管计数,除以总结合管减非特异结合管,即为毒物对特异结合的抑制率。方法需要专门的设备和技术人员,$[^3H]$ 配体价格较贵,能量低,其信号必须用闪烁技术加以放大。

(四)酶学方法(ATP 酶活性测定)

酶在神经组织正常生理活动中起着重要的作用。例如,①在神经组织信号传导过程中,有各种蛋白激酶的参与。蛋白激酶的底物为各种类型蛋白,如参与神经递质生物合成的酶;蛋白磷酸酯酶的抑制剂;参与调节转录和翻译的蛋白质;细胞骨架蛋白;突触小泡相关的蛋白;神经递质受体和离子通道等。②有关神经递质合成与降解。关于神经递质及其标志酶:乙酰胆碱(乙酰胆碱酯酶),多巴胺(酪氨酸羟化酶),去甲肾上腺素(多巴胺-β 羟化酶),γ-氨基丁酸(谷氨酸脱氢酶)以及 5-羟色胺(氨基酸脱氢酶)。③离子通道。许多神经元的功能是由离子通道调控,如 Na^+ 通道负责细胞膜的去极化作用,

K^+ 通道负责细胞膜的复极化。适当的 Na^+、K^+ 浓度的维持，需要 Na^+-K^+-ATP 酶的活力。递质的释放可通过 Ca^{2+} 选择性通道的 Ca^{2+} 进入来调节。而去极化、神经递质及激素的改变均可影响 Ca^{2+} 选择性通道。④神经系统的能量供应主要来源于葡萄糖，葡萄糖代谢过程中的酶，亦是毒物作用的靶点。

所谓酶的活力指它的催化能力，即加速化学反应进行的能力。在酶的分离提纯过程中，或者在对酶的性质研究过程中，或是在神经毒理学中对中毒机制的研究中，都需要进行酶活力的测定。也就是测定酶对某一化学反应速度的影响。酶活力测定是探讨外源化学物对神经系统影响机制的初步研究。如需要深入研究，可分离提纯酶，进行酶促反应的动力学研究，进一步了解酶的作用特点与作用机制。

酶的分离提纯是酶学研究的基础。根据酶的各种性质已建立了一系列分离和提纯的方法，但是还没有标准方法或统一方法。因为酶在机体内与各种各样的生物大分子物质共同存在，且各种酶也具有它本身的特殊性质，故不可能找到标准方法。请参照专业书籍。

酶促反应的动力学是研究酶的反应速度，以及各种因素，包括底物浓度、酶浓度、温度、抑制剂和激动剂对反应速度的影响。应用酶生物化学方法和酶动力学方法，可深入研究有关酶在外源化学物的神经毒作用中的意义，为进一步了解其中毒机制提供科学依据。

1. 目的与原理

（1）观察毒物对神经系统 ATP 酶的影响。神经细胞氧化分解代谢产生的能量主要以 ATP 形式贮存，ATP 分解释放出能量供给脑细胞进行各项生理活动。ATP 分解是在 Na^+-K^+-ATP 酶催化下进行的。

（2）在含 Na^+、K^+ 和 Mg^{2+} 的缓冲液中，加入 ATP 与酶进行温育后，ATP 被分解为 ADP 和无机磷（Pi），以每毫克蛋白每小时新产生的 Pi 量为酶活性单位，即 μmol Pi/(mg Pr·h)。可以测出总 ATP 酶活性。在缓冲液中加 Na^+-K^+-ATP 酶的特异抑制剂哇巴因或无 Na^+、K^+ 而只有 Mg^{2+} 时，所得结果为 Mg^{2+}-ATP 酶活性。两者之差即为 Na^+-K^+-ATP 酶活性。

2. 器材与试剂　40 mmol/L ATP，250 mmol/L Tris-HCl 缓冲液

pH7.5，1.0 mol/L NaCl，150 mmol/L KCl 和 50 mmol/L $MgCl_2$ 溶液，10 mmol/L 哇巴因（称取哇巴因 728 mg，用 50%～80% 乙醇溶解，加水至 10 ml），15% 三氯醋酸（TCA），标准磷溶液（称取 13.6 mg 恒重无水 K_2HPO_4，加双蒸水溶解配成 100 ml 1 mmol/L 标准磷溶液），显色液（称取 1 g 钼酸铵溶于约 85 ml 水中，加 3.3 ml 浓硫酸。混合后，加 4 g 硫酸亚铁。溶解后加水至 100 ml。临用前配制）。分光光度计，水温箱等。

3. 操作步骤

(1) 标准曲线制作　将标准磷溶液按适当比例稀释制备 8 种不同浓度梯度的磷溶液。将 1 ml 不同浓度梯度的磷溶液与 1 ml 显色液混匀，在 700 nm 处比色。用双蒸水作为空白。以吸光度（A）值为纵坐标，磷含量为横坐标制出磷的标准曲线。

(2) 脑细胞线粒体的制备　将动物断头处死，立即开颅取出大脑组织，加入预冷的 10 mmol/L Tris-HCl 缓冲液，制备匀浆，提取线粒体。制备物的蛋白含量要低于 0.01 mg/ml。

(3) Mg^{2+}-ATP 测定　取三组试管分别作为空白对照管、总酶管和 Mg^{2+}-ATP 酶管，按下表程序进行测量。

表 7-1　Mg^{2+}-ATP 酶反应操作步骤

试剂（ml）	空白	总酶	Mg^{2+}-ATP 酶
250 mol/L Tris-HCl	0.2	0.2	0.2
50 mmol/L $MgCl_2$	0.1	0.1	0.1
1.0 mol/L NaCl	0	0.1	0
150 mmol/L KCl	0	0.1	0
10 mmol/L 哇巴因	0	0	0.1
脑制备物	0.1（煮沸）	0.1	0.1
双蒸水	0.5	0.3	0.4
37℃（预温 10 min）			
40 mmol/L Na-ATP 酶	0.1	0.1	0.1
37℃　温育 10 min			
15% TCA	1.0	1.0	1.0
置冰浴 10 min，离心（3000 r/min，10 min），取 1 ml 上清液测磷			

4. 结果分析与评价　上清液与 1 ml 显色液混匀，在 700 nm 处比色。在磷标准曲线上找出相应的磷含量，以 μmol Pi/(mg pro · h) 为单位算出 Na^+-K^+-ATP 酶活性：

$$Na^+\text{-}K^+\text{-ATP 酶活性} = 总酶活性 - Mg^{2+}\text{-ATP 酶活性}$$

5. 注意事项　所有操作应在 4℃ 条件下进行。试管的清洗注意不要用含磷的洗洁精，尽量减少磷的污染，保证测定的准确性。

四、分子生物学方法

(一) 神经丝蛋白免疫印迹法

1. 目的与原理

(1) 观察毒物对神经丝蛋白表达的影响。

(2) 神经丝特异性抗体与神经组织抗原结合，然后再加入二抗，ECL 试剂曝光，Koda 自动洗像机显示胶片。

2. 器材与试剂　白色 Leghorn 母鸡，18 个月龄，重 1.5～2.0 kg，PMSF、DFP；小鼠抗 NF-H、NF-M、NF-L 一抗，HRP 抗鼠 IgG；ECL 试剂。

3. 操作步骤

(1) 神经组织匀浆　取神经组织样品（约 0.5 g）放入玻璃匀浆器。加 2 ml 预冷的匀浆缓冲液（10 mmol/L Hepes，pH 6.8，50 mmol/L NaF，1 mmol/L EGTA，1 mmol/LEDTA，2 mmol/L Levamisol，和 1 mmol/L PMSF），放玻璃匀浆器于盛有冰水的烧杯内，上下匀浆五次，用吸管将匀浆液移入 50 ml 离心管。放离心管在冰中 30 min。在 15 500 r/min（28 000 g）离心 30 min，4℃。弃上清液。用旋涡混旋器，加 2 ml 匀浆缓冲液重混悬样品沉淀。用吸管将沉淀移入 3 ml 塑料管，-70℃ 保存，作为神经沉淀样品备用。

(2) SDS-PAGE

①制备 7.5% 分离胶：30% Acrylamide 8 ml，双氧水 15.5 ml，电泳缓冲液 8 ml，10% 二烷基硫酸钠（SDS）320 μl，10% 过硫酸铵（APS）160 μl，四甲基乙二胺（TEMED）16 μl。尽快用吸管灌注分离胶，靠玻璃板一侧灌注至标记线。加 1 ml 水饱和的丁醇封在胶表

面，然后聚合 30 min。

制浓缩胶：用吸管移去丁醇，用滤纸吸干残留的丁醇。按 30% Acrylamide 1.33 ml，双氧水 6 ml，上样缓冲液 2.5 ml，10% SDS 100 μl，10% APS 50 μl，TEMED 10 μl 混匀，灌注浓缩胶至接近玻璃板，然后迅速插入梳子。聚合 30 min 后上样。在聚合时，打开沸水浴开关，准备沸水和电泳缓冲液。

②上样 轻轻拔出梳子，用电泳缓冲液填充梳子孔，然后用吸管把电泳缓冲液吸干净。准备上样。从神经沉淀样品中取 150 μg 蛋白，放入带螺旋口的小塑料试管（1.5 ml），然后加双氧水至 500 μl，加 250 μl 3×SDS 上样缓冲液，比例 2:1。制成 10 个上样量。混合样品，旋紧管盖，放入沸水中 5 min，然后拿出样品管冷至室温。注意一定旋紧管盖，不然的话，样品量可能不准确。混匀后，每孔加 75 μl（沉淀 15 微克/孔，上清液 50 微克/孔），每一个样品加两个孔。加电泳缓冲液充满孔顶部，移走气泡。在胶顶部放一橡胶垫。放电泳槽盖盖在胶顶部，用黑色固定栓使胶和电泳槽盖连接。加小量电泳缓冲液进入电泳槽盖，观察是否泄露，然后加 15 μl 溴酚蓝作为指示剂。

③跑胶 放玻璃板进入电泳设备，加电泳缓冲液到指定的位置，加剩余的电泳缓冲液到电泳槽盖内，盖好电泳盖，连接好正负极。打开冷水管，使循环水流动。启动电泳设备的电源，使电流控制在 40 mA，约 2~3 h。

（3）免疫印迹

①转膜 取两张 Whatman 3 mm 滤纸和一张硝酸纤维素膜，大小与胶相同（12.5 cm×16.5 cm）。在一个盛有大量转移缓冲液的盘内进行组装三明治膜。注意：在整个过程中需要移除所有的气泡。用 20 V（或 I=0.15 A）过夜，然后增到 100 V 持续 2 h，或用最大电压（使电流从 0.8 A 开始到 1.5 A 结束）持续 1.5 h。

②杂交 拆除三明治膜。用 0.9% NaCl 洗膜，15 min。用丽春红（Ponceau S）染膜 1 min，观察转膜效果。用水洗 10 min 2 次，然后 1×TBST 150 ml，10 min，2 次，直到红颜色消失。加封闭缓冲液 60 ml，震摇 1 h。加 10 μl 一抗（如：抗 NF-H 小鼠）进入 10 ml 封闭

缓冲液（1:1000），充分混匀，加入盛有硝酸纤维膜的塑料袋内。封口，震摇2h。打开塑料袋，取出硝酸纤维膜，放入塑料盒。用水洗10 min×2次，然后1×TBST 200 ml，10 min×5。（如果时间不够，可放入冷房第二天再继续）。换新的封闭缓冲液60 ml，震摇30 min。加10 μl 二抗（HRP抗鼠IgG）与15 ml封闭缓冲液混合（1:1500）。封口，震摇1h。取出硝酸纤维膜放入水中，洗10 min×2次，然后1×TBST 200 ml，10 min×5次。混合Western Blotting测定试剂，试剂1:试剂2=1:1。首先加试剂2，1 min后加试剂1，反应1 min。取出硝酸纤维膜，用塑料薄膜包围硝酸纤维膜，防止Western Blotting测定试剂污染胶片，放硝酸纤维膜进入黑盒，去暗室。放高敏感胶片。曝光15s或根据具体情况确定曝光时间，然后用Koda全自动冲洗设备，冲洗胶片。

4. 结果分析与评价 杂交带用Molecular Dynamics Personal Densitometer扫描，用IPLab Gel分析软件分析杂交带密度，密度结果用one-way ANOVA和Dunnett方法进行两两比较分析。$P<0.05$被认为有统计学意义。

（二）神经丝mRNA含量测定

1. 器材与试剂 DFP、atropine和eserine。$[\alpha^{-32}P]$ dCTP (3000 Ci/mmol)、Nytran膜、随机引物标记系统、ULTRAhyb杂交液、大鼠NF-L clone、NF-M（63405）、NF-H（63407）、18S RNA (HHCSA65)、β-actin（HFFBBCC49）clones。白色Leghorn母鸡。

2. 操作步骤

（1）制作RNA胶 配制80 ml Agarose Formaldehyde胶：取0.8 g Agarose，加57.6 ml DEPC处理的高压灭菌水，在微波炉内加热（大约40s）溶化。然后放入60℃水浴，加8 ml 10×MOPS和14.4 ml 甲醛，混合后，灌入胶盘。保持30 min。从胶盘中取出梳子和胶盘坝。

（2）灌注电泳缓冲液（1×MOPS） 90 ml 10×MOPS、810 ml DEPC-处理的H_2O。

（3）制备上样样品 取10 μg RNA放入Eppendorf管，放入真空干燥器真空干燥 40 min 至干,加 3 μl DEPC 处理的水,然后加 10×MOPS 1.7 μl,HCHO 3 μl,Formamide 8.3 μl,混合,离心。放入 55℃水浴 15 min。加 RNA 上样缓冲液 4 μl,混合,离心。

(4) 上样　每孔 20 μl。Eppendorf 管样品全部加到样品孔。

(5) 跑胶　盖好盖板,插上正负极,打开电源,调节电压为 50 V,30 min。当指示剂跑出样品孔后,增加电压至 100 V,约 2.5 h。

(6) 转 RNA 到 Nylon 膜　准备无 RNA 胶的玻璃盘。清洗后的玻璃盘放入高压消毒装置中高压 20 min。玻璃盘冷却后加 DEPC 处理的水,取出 RNA 胶,放入盛有 DEPC 处理水的玻璃盘内,使水能盖过 RNA 胶。浸泡 5 min×4 次,用真空将水吸干(直接倒掉容易使胶破碎)。加 600 ml 20×SSC,用摇床轻轻震摇 45 min。Whatman 3MM 滤纸灯心方法转膜。

(7) 准备膜杂交　移去吸水纸和 Whatman 滤纸,用铅笔在膜上标记各个加样孔位置和反正面,以免混淆。用 2×SSC 浸膜,但不多于 5 min 以免 RNA 丢失。然后把膜放在 Whatman 3 mm 滤纸上,吸去液体并凉干。在 80℃烤箱内烤 2 h。紫外光照射膜每一面 5 min。在 4℃保存膜或准备杂交。

(8) 杂交　打开杂交炉电源,使温度到 42℃。用 70% 酒精×3,冲洗杂交管,然后 80℃烤干。放烤好的转移膜进入杂交管。加 10 ml 50% 5 ml 甲酰胺,5 ml DEPC 处理的水,进入杂交管,在 42℃杂交炉内旋转 15 min,使蓝颜色移去,然后倒掉。加 ULTR Ahyb 液 15 ml,42℃,3 min。(ULTRAhyb 液用前应在 68℃加热至溶解)。

(9) 标记探针　用任意探针 rs DNA 标记系统标记,标记后,测定探针放射强度,取 5 μl 标记探针加 495 μl TE 缓冲液,混匀。取 10 μl 进入闪烁瓶内,加闪烁液 12 ml,计数 cpm 值。根据探针 cpm 值,计算所需要的探针量。

例如:β-actin cDNA 探针 cpm 值是 80 000

$$80\,000 \times 500/10 \times 5 = 800\,000 \text{ cpm}/\mu l$$

$$100 \times 10^5 \text{ cpm}/\mu l \div 8 \times 10^5 \text{ cpm}/\mu l \approx 13\,\mu l$$

加热 cDNA 探针 100℃ 5 min,立即放入冰中冷却。取 13 μl 标记探针，与 1 ml ULTRAhyb 液在 42℃混合，然后用吸管加入杂交管。注意要加在底部先与管内的杂交液混匀。42℃杂交 16 h。

(10) 冲洗胶片　倒掉杂交液（有放射物质），从杂交管中取出膜放入 RNA 胶的玻璃盘，用 $2\times SSC/0.1\%SDS$ 200 ml 清洗，5 min×3 次。然后在调温摇床用 $0.1\times SSC/0.1\%SDS$ 300 ml，45℃清洗 45 min。用 300 ml $0.1\times SSC/0.1\%SDS$ 在室温浸泡膜 5 min。用探测器探测放射强度，根据强度确定曝光时间。其他操作与 Western Blotting 相同。装好的胶片在－70℃曝光，根据强度可曝光 8~72 h。

3. 结果分析与评价　杂交带用 Molecular Dynamics Personal Densitometer 扫描，用 IPLab Gel 分析软件分析杂交带密度，密度结果用 one-way ANOVA 和 Dunnett 方法进行两两比较分析。$P<0.05$ 被认为有统计学意义。

4. 注意事项　所用的试剂、药品和器械需用高压灭活。

五、电生理实验方法

(一) 膜片钳方法

1. 目的与原理　离子通道是细胞内部与外环境的联系通道，是细胞兴奋性和生物电信号的结构基础。利用膜片钳技术可以记录离子通道电流，研究通道门控机制，揭示细胞生理活动，观察外源化学物对离子通道的毒理作用。通过本次实习了解膜片钳技术。

膜片钳技术是用玻璃微电极接触细胞膜，在电极尖端与膜之间形成达吉欧姆的高阻抗缝接，使与电极尖端笼罩下的那片细胞膜事实上与膜的其他部分在电学上绝缘，在此基础上固定电位，用一个极为敏感的电流监视器（膜片钳放大器）对此膜片上的离子通道电流进行监测记录的方法。

2. 器材与试剂

(1) 细胞标本的制备　视实验需要而定（具体细胞由教师决定）。

(2) 重要器材　玻璃微电极、微电极拉制仪、微电极抛光仪、膜片钳放大器、微操纵器、倒置显微镜、计算机及膜片钳软件等。

(3) 试剂　胶原酶、胰蛋白酶、电极内液、细胞外液等。

3. 操作步骤

（1）微电极的拉制和充灌

①微电极的拉制　玻璃毛细管经微电极拉制仪两次垂直拉制而成，利用金属丝通过大电流使玻璃管加热重力拉断，第一步将玻管软化，拉长一个短距离，使玻管变细；随后用较小的电流对玻管加热作第二次拉伸，使玻管分成对称的两半，尖端直径 $1.0 \sim 1.5\ \mu m$。

②微电极的充灌　将电极尖端浸于电极内液中，利用毛细现象使尖端部分充满液体，然后用注射器从尾部反向充灌（如果有气泡，手持微电极使其尖端朝下，指敲管壁弹出气泡）。电极内液约为电极长度的三分之一即可。

（2）高阻封接

①电极入液　在粗调控制下逐步推进电极使尖端进入液面，液相电位补偿。

②形成吉欧封接　继续推进电极接近细胞，再以微操纵仪调节电极尖端至细胞膜，给电极腔内施加负压促使封接阻抗进一步增加，从而形成吉欧封接。然后依据设计形成特定的记录模式。

③参数补偿　改变钳制电位，快电容电流和慢电容电流补偿，以补偿电极和膜碎片形成的串联阻抗。

（3）数据记录　当各参数补偿之后，即可做电流记录。

（4）记录模式　在膜片钳技术的发展过程中，形成了4种记录模式，即细胞贴附式、全细胞式、膜外面向外式、膜内面向外式。

①细胞贴附式　将微电极贴附在细胞膜上对单离子通道电流进行记录的模式。其优点是在保持正常的细胞内环境下观察记录离子通道的活动。

②全细胞式　在贴附式膜片的基础上，在电极内施加较强负压以吸破膜片，则得到全细胞记录模式，此时细胞膜与电极内部构成一连通的整体，允许内液和胞浆之间实现扩散性交换，从而为从电极向细胞内注入某种物质提供有效途径。

③膜外面向外式　从全细胞式将微电极向上提起，膜的周边断裂，断口相互靠拢自然融合。由于胞膜内侧面对微电极腔，外侧面自

然封闭而对外，所以这个模式称为膜外面向外式，可以自由改变细胞外液的成分。

④膜内面向外式　从细胞贴附式将微电极向上提起，膜片即从细胞体上被切割分离下来，分离的膜片，形成内面向外的模式。这种模式可自由调控细胞内液。

4. 结果分析与评价　通过离子通道电流和门控机制变化、药物激活或阻塞作用来辨识和分析离子通道类型与毒物的作用。

5. 注意事项

（1）细胞外液和电极内液渗透压和 pH 值的差异将严重影响多种离子电流。

（2）Ag/AgCl 电极只有在含有 Cl^- 的溶液中才呈现良好的导电性能。

（3）溶液中外来物质的污染物可能影响离子通道，因此溶液必须使用高纯度的化学试剂。

（4）信号的采样频率和滤波必须设置合理，真实地记录信号，否则将会产生混叠现象，导致信号失真。

第二节　神经行为毒理学评价方法

行为毒性是指各种各样的外源化学物对行为方面所产生的有害影响。通常是指感觉、学习、记忆、运动等中枢神经系统的功能障碍。神经行为毒理学（neurobehavioral toxicology）是一门边缘科学，是应用心理学的一个分支，是神经毒理学的研究方法之一。神经行为毒理学主要研究外源化学物特别是低剂量慢性接触对人的神经行为，即人的心理功能的毒性效应。近代已成为筛选神经毒性化学物及药物的重要方法之一，是评价外源化学物神经毒性的重要方法。随着行为毒理学方法学的逐步完善，一方面促进了实验心理学的一个分支——行为分析学的发展，另一方面，也在外源化学物质的安全性评价方法中，越来越多地应用行为毒理学的方法。

行为毒理学试验方法可以分为一般行为毒理学和行为致畸学两大

类。一般行为毒理学主要包括：①一般行为；②学习能力；③感觉功能；④活动能力；⑤药理学反应性；⑥神经运动能力等 6 个方面。人和动物的行为致畸学主要包括生长、发育过程中，尤其是胚胎发育期间接触某些外源化学物质所引起的行为和发育异常。

行为毒理学的一般评价原则主要是对那些在环境中存在的可能具有神经毒性，或者可疑具有神经毒性的外源化学物以及可能具有潜在神经毒性的物质，可通过各种途径与人类接触或进入人体的，原则上都应该进行行为毒性的评价。

一、行为毒理学的评价方法概述

（一）实验动物选择

原则上是选择生理学和动物学上的分类与人类更接近的，同时也要既容易获得，又经济的动物，如狗、兔、鼠等。目前国际上最通用的动物是大鼠和小鼠。但也要注意，动物对外源化学物敏感性问题，例如有的动物，只对某种外源化学物产生特异反应，如杀虫剂用啮齿类动物不能检测出其毒性，但给小鸡投予后，经过一段时间，可以发现其神经毒性。所以，对行为毒性实验来说，外源化学物的吸收、代谢和排泄等方面与特定动物神经系统易感性的选择应予足够的重视和充分的测试。

（二）投予的方式与投予的时间、剂量

对实验动物的外源化学物投予方式，一般为静脉、皮下、腹腔内、经口等方式，方法通常与药理学、毒理学实验相同。可以一次，也可以连续多次，投予的时间及其时间的长短，取决于实验的目的。动物年龄的选择，针对不同的外源化学物来选择。有的神经毒性物质如铅对幼小动物毒性大、敏感，而有的有机溶剂对老龄的动物产生毒性反应更敏感，尤其是在行为致畸实验中，外源化学物对神经系统发育的各个阶段产生影响，如妊娠期尤其器官形成期和哺乳期等。此外，外源化学物投予的剂量与实验动物后代行为异常有着一定的关系。

（三）一般行为毒理学方法

行为是在神经系统中所产生的一种包括所有感觉、运动、认知过

程的净产物。行为反应既可以是反应性的或操作性的，也可以是学习得到的（条件性的）或者是非学习得到的（非条件性的）。随着行为毒理学发展，所应用的试验方法也越来越多，但反映的行为类型却比较固定。根据不同的行为类型，行为毒理学试验方法可以大致分为4类，以下方法主要用于评价啮齿类动物。

1. 一般行为检查　①动物的外观　主要是毛发、眼睑、四肢、呼吸、尾部的位置等状态及分泌物、排泄物的颜色和量。②姿势和运动的观察　运动的种类、姿势、步态。是否有角弓反张、探索行为过多等不安定的状态。③对刺激的反应　主要是对光、声及空气吹拂的反应。④触摸后观察　全身状态（震颤、僵硬）、皮肤颜色、感觉过敏等。⑤反应和生理状况　接近反应、触摸反应、翻正反射、挟尾反应、前后肢抓力及体温、心率、呼吸等。

2. 学习能力的测试　目前啮齿类动物学习能力测试的方法种类很多，根据试验原理，大致可以分为如下3类：①适应性测试试验；②经典条件反射性试验；③操作性条件反射试验。

3. 感觉功能的测试　到目前为止，在行为毒理学领域中，用于测试动物感觉功能的方法多数还是定性的方法，而不是敏感性的定量方法。目前常用的试验方法有：①嗅觉定向试验；②视觉定位试验；③辨别学习；④听觉惊吓反应；⑤悬崖回避试验；⑥味觉定向试验。其中一些方法如视觉定位试验、悬崖回避试验常应用在行为致畸学方面的研究，以评价幼鼠的神经系统发育状况。

4. 活动量的测试　测试大鼠、小鼠活动量的方法很多，主要有：①短时间活动量（几分钟）如旷场试验；有孔板试验；运动解析装置。②长时间活动量（几小时）。③昼夜自主活动量。目前在日本用于活动量测试的装置，大多与计算机相连，既可以测定几分钟，又可以连续测定几天的活动量，数据全部使用计算机自动分析，常见的装置有短期活动量的测试系统和长期活动量的测试系统以及转轮活动笼等。这类试验主要通过对动物活动类型及活动量多少分析，来评价外源化学物如一些药物和农药是否对运动功能产生损害。

(四) 行为致畸学方法

越来越多的资料表明,许多外源化学物,如药物可以影响动物的生长发育,尤其是在妊娠期间接触,如酒精、甲基汞、农药等,能够引起后代发育迟缓,学习记忆能力减退,运动能力下降等。

1. 药理学反应性测试　在行为致畸研究中,生后动物药理学反应性评价包括三个方面的内容:①用在妊娠期接触过外源化学物的动物所生的胎仔情况,来评价其对该物质反应的敏感性。②用与妊娠期接触过外源化学物所作用的靶器官相同的外源化学物投予动物,评价其对新接触的外源化学物反应的敏感性。③为了排除机体代偿性作用对轻微性损害的掩盖,用一些公认的紧张性刺激药品处理动物,使动物处于药理学"激发"状态,然后再对其进行行为功能的评价。药理学激发试验不仅可用于行为致畸性研究,而且也可以用于亚急性和慢性行为毒理学试验研究。

2. 行为致畸学方法神经运动能力的测试　主要包括　①平面翻正反射试验;②负趋地性试验;③旋转试验;④空中翻正试验;⑤游泳能力测试;⑥前肢抓力;⑦握力试验;⑧转棒运动试验等。

3. 感觉功能的测试　主要包括　①嗅觉定向试验;②视觉定位试验;③听觉惊吓反应;④悬崖反射和回避试验等。

行为是具有动物各系统功能相互配合的一种综合表现,它包括感觉、运动、学习、记忆、情绪和性功能等多方面。因此,很难用一般行为毒理学和行为致畸学方法中,某一种或单个试验来评价外源化学物对动物或人行为的影响。目前国际上常用的而且推荐使用的是,用一组试验即反映行为各个方面的指标综合起来,来评价外源化学物的行为毒性,已经被许多国家所采用。

二、一般行为毒理学方法

(一) 小鼠 Y 型迷宫实验

1. 目的与原理

(1) 通过实验了解毒物对动物记忆力的影响。

(2) 在一个三岔迷路内,分安全区和电击区。给小鼠电击刺激,迫使它逃避并获得迅速找到安全区的记忆力。观察毒物是否影响鼠的这种记忆力。

2. 器材与试剂　实验用 Y 型盒，共分相等的三个盆，称为甲、乙、丙三臂。相邻各臂间均成 120°夹角。盒臂可用木制或塑料等绝缘材料制成，供小鼠实验用的各臂均宽 8 cm，长 18 cm，高 15 cm。盒底铺设导电用的铜丝（直径为 1 mm 左右），其间隔 3～5 mm，按正负极相间而排列。甲臂的一端底部不铺设铜丝，称为安全区，安全区的长度为 11 cm。在丙臂一端设有一闸门，内为电击前放置小鼠的起步点。Y 型盒上覆盖玻璃或有机玻璃以供观察。底部铺设的铜丝与电源之间，可接调压变压器，一般对小鼠电击电压为 30～60 V。

3. 操作步骤

（1）实验时将鼠放在起步点，使适应环境 1 min。打开闸门并按动电钮，给鼠以电击刺激。根据鼠的反应而调节电压，以能引起鼠奔跑逃避为度（如鼠吱吱嘶叫表示电压过高；如鼠无运动反应，说明电压过低；如电压超过 90 V，可能引起鼠心肌损害或致死）。鼠在奔逃中，最后偶然窜到无电击的安全区。让鼠在此停留 10 s，以巩固记忆。

（2）将鼠从安全区取出，放回起步点休息 1 min。再给以第 2 次电击刺激，鼠又可逃至安全区，如此反复训练，以鼠在多次电击后能从丙臂直接进入安全区的反应称为"正确"，如进入乙臂再进入安全区，或进入乙臂又返回丙臂再进入安全区皆为"错误"。直至鼠在连续 10 次电击中有 9 次"正确"，只有 1 次"错误"，即作为训练成功（或称获得记忆）。

（3）给训练成功的鼠染毒后，再进行上述测验。即连续给予电击，直至鼠在连续 10 次电击中"正确"反应达到 9 次为止。此时记下电击测验的总次数并减以 10。然后求得全组的平均值与染毒前作比较，亦可每只动物自身作比较，观察染毒前后记忆力变化情况，以评价外源化学物对记忆力的影响。同时对照组动物也需比较前后两次的测验结果有无变化，以除外其他因素的干扰。

4. 结果分析与评价

现介绍计算记忆力保存率的评价方法，供参考。

$$记忆力保存率（\%）=\frac{A-B}{A}\times 100$$

式中：A＝染毒前在连续电击中有9次"正确"的总次数减10。

B＝染毒后在连续电击中有9次"正确"的总次数减10。

【例】 给小鼠以二硫化碳吸入染毒2 h，染毒浓度为20 g/m³。染毒前总计测定14次时，达到9次正确。次日染毒，染毒后，30 min再测定，总计测定12次时，达到9次正确。求在二硫化碳的这种条件影响下的记忆力保存率。

代入公式：

$$记忆力保存率(\%)=(14-10)-(12-10)/(14-10)\times 100$$
$$=(4-2)/4\times 100=50$$

反之，也说明二硫化碳染毒，可使小鼠记忆力减退50％。

5. 注意事项

(1) 实验用的小鼠需经过挑选，一般用成年小鼠20～26 g，并测量二前肢间皮肤电阻，要求在150～300 kΩ之间为合适。

(2) 电刺激以快速断续刺激为宜，不要持续通电，以免小鼠寻求机会使四肢站立在二根正极或二根负极铜棒上以逃避电击。

(3) 实验室环境条件要恒定、安静，光线不宜太强，室温最好在18～30℃之间，染毒前后的条件要一致。

(4) 每次电击后，不得将小鼠以安全区经迷路赶回丙臂，而必须从安全区取出，并直接放回起步点。

(5) 如有条件可用电路设计，使丙、乙臂亦可成安全区，甲、乙臂亦可成起步点，这样可避免反复抓放动物的干扰作用。如再在甲、乙、丙臂顶端装有灯光，则可同时用灯光、电击两种信号做测验。

(6) 一般每只小鼠要训练10～20 min，每组小鼠要10只左右。

(7) 这种记忆力小鼠可保存3～4周，以后此记忆可逐渐消失。

（二）大鼠穿梭箱实验（双向回避实验）

1. 目的与原理

(1) 通过实验了解毒物对动物记忆力的影响。

(2) 条件反射。

2. 器材与试剂

(1) 仪器　大鼠穿梭箱。该装置由实验箱和自动记录打印装置组成。实验箱大小为 50 cm×16 cm×18 cm。箱底部格栅为可以通电的不锈钢棒,箱底中央部有一高 1.2 cm 挡板,将箱底部分隔成左右两侧。实验箱顶部有光源和蜂鸣音控制器,自动记录打印装置可连续自动记录动物对电刺激(灯光或/和蜂鸣器)的反应和潜伏期,并将结果打印出来。

(2) 试剂　樟柳碱,环已酰亚胺,乙醇。

3. 操作步骤　将大鼠放入箱内任何一侧,20 s 后开始呈现灯光或蜂鸣音,持续 20 s,后 10 s 内同时给以电刺激(100 V,0.2 mA,50 Hz,AC)。大鼠在遭电击后即逃避,必须跑到对侧顶端,挡住光电管后才可中断电击,此为被动回避反应,在每次电击前给予条件刺激,反复强化后,大鼠在接受条件刺激后即跳向对侧并挡住光电管而逃避电击,此为主动回避反应,每隔一天训练一回,每回 50 次,连续训练 4~5 回后,动物的主动回避反应率可达 80%~90%以上。根据打印结果分析如下指标:动物反应次数,动物主动回避时间,动物被动回避时间,动物主动回避率。停止训练 5~50 天内,分 2~3 次测定其记忆消退情况。

4. 结果分析与评价　若实验组主动和/或被动回避时间与对照组相比,差异有显著性,可判定毒物对动物记忆力有影响。

三、行为致畸学方法

(一) 活动度测定

此种方法很少能应用于人。自主的活动度在啮齿类动物主要用于行为药理及行为毒理。单一项活动度测试在现代毒理学仅测定一般活动及行为评价,现已能进行定量评价。此方法为在一特定环境装备定位的红外线光束,记录动物于固定的时间内活动时切断光束的次数。它可监测垂直的及水平位的动物活动次数,每 10 min 测一次,计 3 次,合计 30 min。正常的啮齿类动物典型表现为活动度逐渐减少。

(二) 转棒实验

1. 目的与原理

(1) 测定动物神经肌肉协调功能。

(2) 小鼠跌落转棒时的转速可以反映动物神经肌肉协调能力。

2. 器材与试剂　一棒（直径 4.5 cm，长 60 cm）支于高 30 cm 的可转动的支架上，使棒能水平旋转，且在棒上加 6 块圆片，将棒分成 6 节。

3. 操作步骤　测试时，每节段上放一只小鼠，以固定或加速的速度旋转。开始训练小鼠 2 h，以测定其平衡力，转速为 9 r/min 后开始正式试验，从 9 r/min 逐渐加速至 12、16、20、22 r/min，记录小鼠跌落转棒时的转速。

4. 结果分析与评价　若染毒组跌落转棒时的转速明显小于对照组，且差异有显著性，表明毒物对运动功能有影响。

5. 注意事项　对训练小鼠不合格的应剔除。

(三) 游泳耐力实验

1. 目的与原理

(1) 观察小鼠的运动功能。

(2) 游泳时间的长短可以反映动物运动耐力的程度。

2. 器材与试剂　游泳箱（大小约 50 cm×50 cm×40 cm），电子天平、铅皮。

3. 操作步骤

(1) 选用成年小鼠，体重 18～22 g。购买的动物适应环境 3 天后进行游泳筛选试验。

(2) 实验设一个剂量组或多个剂量组，设一个空白对照组。染毒时间可一次，也可多次。

(3) 末次染毒 30 min 后，置小鼠在游泳箱中游泳。水深不少于 30 cm，水温 25±0.5℃，鼠尾根部负荷 5% 体重的铅皮。记录小鼠自游泳开始沉入水底的时间，作为小鼠游泳时间。

4. 结果分析与评价　若染毒组游泳时间明显小于对照组，且差异有显著性，表明毒物对运动功能有影响。

5. 注意事项

（1）每一游泳箱一次放入的小鼠不宜太多，否则互相挤靠，影响实验结果。

（2）水温对小鼠的游泳时间有明显的影响，因此要求各组水温控制一致，每一批小鼠下水之前都应测量水温，水温以 25℃ 为宜，如果过低可能引起小鼠痉挛，影响实验结果，过高（30℃）则游泳时间太长不便于操作。

（3）铅皮缠绕松紧应适宜。

（4）观察者应在整个实验过程中使每只小鼠四肢保持运动。如果小鼠漂浮在水面四肢不动，可用木棒在其附近搅动。

（5）不同批的小鼠因饲养环境、季节等原因的变化，体质上会出现差异。因此应采用同一批动物同时进行实验。

（四）后肢撑力实验

1. 目的与原理

（1）通过测定大鼠后肢肌力的变化，观察大鼠给予具有周围神经毒性的毒物后后肢运动神经损伤情况。

（2）在正常情况下，当大鼠由一定高度落下时，可通过神经调节使其着地时双侧后肢内收而轻轻着地；但当用具有周围神经毒性毒物给大鼠染毒后，可损伤大鼠的周围神经，因此，支配后肢运动的神经受损，在从一定高度落下时双侧后肢内收不好，而导致着地时双侧后肢爪间滑开的距离增大，严重时可导致后肢瘫痪，从高空落下时后肢不能支撑。

2. 试剂与器材　大鼠、蓝墨水、棉棒、格尺、白纸。

3. 操作步骤

（1）实验前，在操作平台上平铺一张白纸，用于显示大/小鼠双侧后肢爪尖滑开的距离。

（2）用手轻轻抓住大鼠的背部，用棉棒蘸取蓝墨水均匀涂于大鼠的双侧后脚掌，然后使其处于水平方位，距离下方光滑着陆平面约 30 cm。

（3）松手让大鼠自由落下，准确观察其着地时双侧后肢爪间滑开的最远距离，准确量取并记录该两点间的距离。

（4）每只大鼠测定 3 次，取其平均值作为记录值，每次间隔 30 min 以上。每两周测定一次。

4. 结果分析与评价　根据对照组和处理组的平均数进行统计分析。

5. 注意事项

（1）每次实验时抓取部位应相同。

（2）每次实验时均应准确量取其着地时双侧后肢爪间滑开的最远距离。

（3）每次实验间隔应 30 min 以上，避免遗留效应。

（五）痛觉测定

痛觉测定主要用于了解毒物对中躯神经系统的兴奋和抑制或麻醉作用的程度，也可揭示某些毒物（如二硫化碳）引起周围神经炎而使某些区域的皮肤痛觉过敏、减退或消失，以观察毒物对周围神经损害的程度。

痛觉测定方法甚多，比较常用的有小鼠"热板"法、大鼠鼠尾热刺激法、兔扬爪和缩肢反应测定法等，此外还有化学、机械和电刺激方法，均引起实验动物对疼痛的反应。根据刺激强度、反应时间、反应强度二个指标来分析痛觉程度。

1. 目的与原理

（1）通过测定比较正常对照组和染毒组的鼠的舔爪时间，用以反应神经毒物对大/小鼠的周围神经系统的损伤情况。

（2）正常鼠在受到高温烫脚爪时，经过一定的时间后可出现舔爪现象；但当用周围神经毒物给大、小鼠染毒后，可损伤大/小鼠的周围神经，使热感觉传导减慢或热感觉过敏，因此，通过测定比较正常对照组和染毒组的鼠的舔爪时间，可以反应神经毒物对周围神经系统的损伤情况。

2. 试剂与器材　山东省医科院设备站提供的 YLS-6A 智能热板仪。

3. 操作步骤

（1）开机　用电源线将仪器与规定的电源连接，打开后面板上的电源开关，时间显示屏显示"0.00"，温度显示屏显示当前环境温度并开始向原始设定温度升温，仪器进入了正常的工作准备状态。

（2）温度设定　按动一下升温和降温按钮，温度显示屏内的数字闪动进入温度设定程序，这时可再按动升温和降温按钮调整到实验要求的温度。每按一下，调整 0.1℃，当按住升温或降温按钮超过 2s，温度调整将进入快速调整，松开手后自动停止。设定完成后显示窗内数字闪动 5s 后自动换成显示当前温度。大鼠应设定为 52 ± 0.2℃，小鼠应设定为 55 ± 0.2℃。

（3）升温　温度设定好后自动进入升温阶段，温度到达设定值时，无需等待稳定时间即可进入实验阶段。在升温过程中如需查看设定温度只需按动一下升温或降温按钮。

（4）自动打印　我们采用随测打印。打印机处于联机状态，实验准备好后，按一下分组键 G，时间显示屏上显示 OK（OH）3s 后消失，按住面板上的打印键 P，3s 以上，打印机指示灯闪动。随后每测一只动物，打印机就按序号打印出一个记时时间，直到一组测试完成，下一组测试之前再按一次分组键，打印机又将打印另一组。

（5）测量　用右手拿桶盖，左手轻轻抓住大/小鼠背部，在将大、小鼠放入桶内的同时用脚踏一下脚踏开关开始记时，同时用右手盖上桶盖，避免大、小鼠因受热而从桶内蹦出。此时，应密切观察大/小鼠的活动，如果出现大、小鼠因脚爪受热而舔爪现象或用力挣扎，立刻用脚踏一下开关，并即时开盖取出大、小鼠，避免不必要的烫伤。此时时间显示停止，并锁定数据，同时在打印机中打印输出（并带有序号）。再次测量按动开关又从零开始记时。周而复始。

4. 结果分析与评价　若染毒组舔足时间与对照组相比有显著性差异，表明毒物对痛觉功能有影响。

5. 注意事项

（1）热考仪的整板表面虽经过处理有一定的硬度，但也不可用过硬的物品刮擦，避免损坏。

（2）清理鼠粪、尿时不要大量用水冲洗避免渗漏到仪器内部造成损害。

（3）仪器用完后应及时关闭电源，清理干净放到通风干燥处，避免砸碰等硬性损伤。

（李忠　姜允申　常元勋）

主要参考文献

1. 王心如，周宗灿. 毒理学实验方法与技术. 第二版. 北京：人民卫生出版社，2007.
2. 李寿祺. 毒理学原理与方法. 第二版. 成都：四川大学出版社，2003.
3. 黄吉武，周宗灿主译. 毒理学 毒物的基础科学. 第六版. 北京：人民卫生出版社，2005.
4. Rohlman DS, Lucchini R, Anger WK, et al. Neurobehavioral testing in human risk assessment. Neurotoxic, 2008, 29 (3): 556-567.
5. Suñol C, Babot Z, Fonfría E, et al. Studies with neuronal cells: from basic studies of mechanisms of neurotoxicity to the prediction of chemical toxicity. Toxicol In Vitro, 2008, 22 (5): 1350-1355.
6. Clancy B, Finlay BL, Darlington RB, et al. Extrapolating brain development from experimental species to humans. Neurotoxic, 2007, 28 (5): 931-937.
7. Moser VC. Animal models of chronic pesticide neurotoxicity. Hum Exp Toxicol, 2007, 26 (4): 3213-3231.
8. Iregren A. Behavioral toxicology: from historical background to future trends. Med Lav, 2006, 97 (2): 332-338.
9. Tiffany-Castiglioni E, Hong S, Qian Y, et al. In vitro models for assessing neurotoxicity of mixtures. Neurotoxic, 2006, 27 (5): 835-839.

第二部分

外源化学物的神经系统毒性

第八章

金属及其化合物的神经系统毒性

第一节 锰及其化合物

一、理化性质

锰（Manganese，Mn）锰属黑色金属，质脆而硬，带银灰色光泽，在空气中易被氧化，高温时遇氧或空气可以燃烧。锰有7种氧化状态，其中最重要的是2价、3价和7价，而二价盐类最稳定。

二、来源、存在与接触机会

锰是必需金属元素，几乎所有类型的膳食中都含有锰，因此，消化道暴露是人类的主要接触途径。经呼吸道吸入主要发生于职业暴露。

锰中毒主要以职业性接触为主，锰及其化合物的80%以上用于冶炼和制造锰合金，在开采、运输和加工锰矿的过程中工人接触锰尘。另一个易发生锰中毒的工作岗位是电焊作业。

锰在制造业中主要用于钢材和电池的生产，其有机衍生物——环戊二烯三羰基锰（MMT）作为四乙基铅的替代品被加入汽油起到防爆剂的作用，生产出目前在世界范围内广泛应用的"无铅"汽油，这就是其环境污染水平上升的主要原因之一。

三、吸收、分布、代谢与排泄

职业性中毒主要是以锰尘、锰烟的形式经呼吸道吸入引起。进入体内的锰主要蓄积于肝、肾、胰、脑中，又以脑中含量最多。

锰经呼吸道、消化道进入人体后，可在血液中与球蛋白结合，形成蛋白络合物，并很快解离分布于肝脏、肾脏和神经系统，并在这些系统蓄积。结合不牢固的锰可很快从组织中排出，半衰期约为 4 天，与细胞内微小分子结合牢固的锰排出缓慢，半衰期约为 40 天，主要经尿排出。血锰和尿锰的含量主要表明其携带量，有时与临床症状不一致。尿锰的含量与空气中锰浓度有关。锰还可经汗液、头发、乳汁排出体外，而且，锰可以通过胎盘屏障，从母体进入胎儿体内。

汽油防爆剂环戊二烯三羰基锰燃烧后产生硫酸锰和磷酸锰。研究表明，大鼠吸入 $300\sim3000\ mg/m^3$ 的硫酸锰 13 周后（每周 5 天，每天 6 h），其脑、血液、肺脏、肾脏、睾丸等组织中的锰含量明显上升。同时，观察到大鼠的运动能力下降。

空气中的锰进入中枢神经系统的途径有三种：①通过位于鼻腔鼻黏膜上的嗅神经或嗅觉感受器的突触前膜直接被神经元吸收，然后经轴突运输到中枢。②被肺泡上皮细胞吸收并经淋巴或血循环进入中枢。③进入气道后首先被呼吸道黏液包裹排出至咽部，经过咽喉时被咽入食管，从而通过消化道吸收入血，再经血液循环进入中枢。

锰通过血-脑屏障的过程也涉及钙依赖和非钙依赖两种方式，两者对抑制剂的敏感性不同。而且，Ⅱ型肺泡上皮细胞对锰的摄取与瞬时受体电位通道（transient receptor potential channel，TRP）家族中的 TRPM7 和钙通道有关，而不像在神经细胞中表现出的那样与转铁蛋白、转铁蛋白受体和二价金属离子转运体 1（divalent-metal ion transporter1；DMT1）等有关。DMT1 的表达对体内的铁贮存极为敏感，缺铁大鼠的 DMT1 表达是正常大鼠的 6 倍，但其表达在给予缺铁大鼠补充铁后的 3 h 就明显降低，它的这种快速反应对维持机体内的铁稳态极为重要。但当出现缺铁状态的组织和细胞仍处于缺铁环境中时，则往往出现对其他金属的吸收明显增加，例如，大鼠于哺乳期暴露于高浓度的锰和低铁膳食后，可诱导其脑内 DMT1 和转铁蛋白的表达增加，并进一步引起脑内锰增加以及铁减少，这是不同的金属在体内转运过程中产生互相影响的作用机制。另外，还有证据表明，锰可以通过位于鼻腔的嗅神经末端进入神经细胞，然后经过轴突直接转运到大脑。

锰从中枢神经系统排出的过程却与载体无关，与葡萄糖的转运速度一样，是一个很慢的过程，估计主要是通过简单扩散的方式，因此当铁缺乏时就很容易出现锰在中枢神经系统的蓄积，继而引发一系列的神经生化反应，这个过程被认为是帕金森病的发病机制之一。

另外，有研究表明，两组雄性 SD 大鼠经静脉分别给予 3.0 mg/kg 锰和等体积生理盐水 30 天后，染毒组肾、胰腺、十二指肠、脾、睾丸、肺、脑、鸡肉、骨骼和血中的锰均明显高于对照组，其中骨骼和胰腺中锰含量升高最显著。同时，还发现血浆和骨骼中锌的含量下降，心和骨骼中镁含量下降，说明，锰对其他元素的生物转运过程有影响。

四、毒性概述

(一) 动物实验资料

1. **急性毒性** 锰对实验动物眼和呼吸道黏膜有刺激作用，实验动物急性暴露于锰及其化合物可引起急性肺炎。给予猴金属锰气溶胶后，受试动物出现迟钝、麻木、不安、严重颤抖、上肢活动受限、哈欠、唇部发绀等急性中毒症状。症状于暴露三周后逐渐消失，但5个月后重新出现，且更为严重。还有报道表明，给予较大量的锰可以引起肝脏损伤，主要包括胆红素排出能力下降、代谢酶活性改变以及肝细胞坏死。

2. **慢性毒性** 锰烟可以用于制备肺纤维化动物模型。大鼠吸入浓度分别为 63.6 ± 4.1 mg/m^3 和 107.1 ± 6.3 mg/m^3 的锰烟 15、30、60 和 90 天后，动物的肺脏重量均明显增加，高剂量（107.1 ± 6.3 mg/m^3）组 15 天即出现肺纤维化表现，暴露 30 天后，纤维化范围从气管周围扩展到支气管周围。

对猴的一项研究表明，经皮下注射二氧化锰可引起神经毒性症状，连续 5 个月每天给予 8 g 左右的锰可使染毒动物过度兴奋、步态不稳和震颤。经病理学检查发现，染毒动物苍白球出现神经元丢失。还有研究表明，猴在吸入含锰气溶胶后，大脑出现退行性变，还可观察到小脑的浦肯野细胞和颗粒细胞受到损伤。

3. 致突变　SD 大鼠每天吸入 $1107.5\pm2.6\,\mathrm{mg/m^3}$ 的锰烟（每天 2h，连续 30 天）后，其外周血单核细胞的 5200 个基因中有 256 个基因（占 5.1%）表达出现上调，而有 742 个基因（占 15%）出现下调，这与其他毒物对基因表达主要起上调作用的影响方式有明显差异。另一项研究表明，大鼠每天吸入 $116.8\pm3.9\,\mathrm{mg/m^3}$ 的含锰气溶胶 2h，连续 30 天，外周血淋巴细胞彗星试验阳性，血清 8-羟基鸟苷含量上升，说明锰可以引起 DNA 降解。

4. 生殖发育毒性　研究表明，经口（喂饲或饮水）给予孕期大鼠 $154\sim1004\,\mathrm{mg/kg}$ 的锰，可使胎鼠肝内锰含量明显增加，但未见子代出现结构畸形。全胚培养研究结果显示，浓度比正常人类血清锰含量高 50 倍的锰不引起培养胚胎发育障碍。

但是，用含 1.75% 的锰喂养处于生长发育期的大鼠，可引起动物生长发育迟缓，因对钙的吸收障碍，导致钙从粪便排出，动物体内磷也出现负平衡，因而动物出现严重佝偻病、厌食、肌肉无力、红细胞凝集和溶血。

5. 致癌　锰及其化合物未被列入国际癌症研究组织（IARC）的致癌物分类资料库。

(二) 流行病学资料

锰蒸气的毒性大于锰的粉尘。锰化合物毒性随其原子价增高而减低，如低价锰化合物（MnO）的毒性比高价锰化合物（MnO_2）的毒性大 $2.5\sim3$ 倍。毒性最大的是二氯化锰。在工作场所大量吸入氧化锰烟雾后可发生急性锰中毒，少数病例可出现"金属烟热"，症状类似感冒，如寒战、高烧，一般持续 $4\sim8\,\mathrm{h}$ 即出汗、退热，暴露次日症状消失。随着工作场所、防护装备的不断完善，目前急性锰中毒并不常见，但职业暴露人群容易出现慢性锰中毒，研究表明浓度为 $3\sim30\,\mathrm{mg/m^3}$ 可引起慢性锰中毒，一般在暴露 $5\sim10$ 年期间发病，但是否发病则与个体易感性有关。

在对 141 名暴露期限为 $1\sim19$ 年的职业暴露人群（平均暴露期为 7.1 年）的研究中发现，与对照组相比，暴露组出现寒冷季节咳嗽、运动时呼吸困难和急性气管炎的比例明显增加，而体检只发现通气量出现轻微改变。但是，神经行为检查指标对锰中毒的诊断则非常敏感，反应时、短时记忆力和手眼协调能力在中毒早期即可出现变化，但这些变化与尿中锰含量及锰的暴露时间均无明显关联。

一项流行病学研究观察了生活在同一地区（加拿大魁北克）的两组 6～15 岁儿童（平均年龄 11 岁）的发锰含量和行为学指标，这两组儿童分别饮用来自锰含量不同的两口井的水，其中一口井的水中平均锰含量约为 610 mg/L，另一口井的水中平均锰含量约为 160 mg/L，在排除了性别、年龄和收入等因素干扰的前提下，发现饮用含锰浓度高的水的所有儿童均存在对抗性和反应性增加。另外，两组儿童发锰含量也有显著差异，饮用高锰水儿童平均发锰含量为 6.2 ± 4.7 mg/g，而饮用低锰水儿童的平均发锰含量为 3.3 ± 3.0 mg/g。另一项对孟加拉某地区饮用水中锰含量为 793 mg/L 的 142 名 10 岁儿童的研究结果表明，受试儿童的生长发育总体评分、神经行为表现和语言能力能评分等均受到影响，且与体内锰含量存在剂量-效应关系。

（三）中毒临床表现与防治原则

1. 急性中毒　职业性急性锰中毒是在工作场所大量吸入氧化锰烟雾后，少数人可发生"金属烟热"，尤如感冒，有寒战、高烧，一般持续 4～8 h，出汗、退热，次日症状消失。

2. 慢性中毒　慢性锰中毒是锰的主要职业危害。发病工龄一般为 5 年—10 年，引起发病的锰的空气浓度，我国报道在 $3\sim30$ mg/m^3，发病可能与个体易感性有关。

早期类神经症和自主神经功能障碍，如头痛、头昏、乏力、嗜睡。继而健忘、失眠、易激动、心悸、对周围事物缺乏兴趣，精神萎靡。进一步精神症状更明显，出现轻度锥体外系神经损害，四肢肌张力增高，下肢尤为明显，行走时双手摆动不协调，下蹲时易跌倒，举止缓慢。进一步发展，锥体外系受损，表情呆板，语言低沉，言语单调，口吃，完成精细动作困难，不能后退。晚期患者出现典型震颤麻痹综合征，伴有精神症状。表现为假面具面容，表情呆板，瞬目减少，前冲步态，抬腿缓慢，易跌倒，四肢肌张力明显增高，四肢震颤。还出现智能下降，不自主哭笑等精神症状。

3. 防治原则

实验室检查尚缺乏特异指标，尚不能根据血尿中锰浓度来作为判断临床中毒的依据。

急性吸入锰烟雾引起"金属烟热"，对症处理、注意休息、补充维生素等。慢性中毒驱锰治疗用依地酸二钠钙、二巯基丁二钠。对症治疗是慢性锰中毒重要的治疗之一。当出现肌紧张、震颤、运动障碍等锥体外系损伤症状可按震颤麻痹综合征治疗方案处理。

采矿生产中，采用湿法或密闭操作，多用机械生产。

电焊作业，尽量采用无锰焊条，用自动电焊代替手工电焊，加强手工电焊场地的通风措施。

加强个人防护。定期做健康监护性体格检查。坚持就业前体检，有神经系统疾患、精神病、内分泌疾病为职业禁忌证。

定期检测车间内空气中锰浓度，及时针对结果进行控制措施。我国锰空气中最高容许浓度为 $0.2\,mg/m^3$。

五、毒性表现

锰中毒引起的行为和神经毒性非常明确，而且锰还被用于制造锥体外系异常的动物模型。早期的中毒症状包括焦虑和夜间失眠，然后会出现幻觉和锥体外异常症状，语言功能障碍、动作笨拙、步态异常、表情淡漠以及帕金森病样细微颤抖，随后进入以肌肉僵硬为特点的慢性期。Barbean 等人将锰中毒与典型的帕金森病进行了对比，帕金森病的损害主要发生在大脑皮质和纹状体，黑质几乎不受累及，而慢性锰中毒则影响从大脑皮质到丘脑下核的整个范围。

对猴的研究也发现了锥体外异常症状，锰对家兔和猴的损害效应与人类的锰中毒性脑病相似，其选择性的损害效应包括：多种神经元缺失，星形胶质细胞增生，苍白球和丘脑下核细胞微结构变化，浦肯野细胞破坏，部分颗粒细胞缺失，神经胶质细胞增生等，可见锰中毒时从大脑皮质到小脑广泛受累，而人类先天性帕金森病则主要是选择性地影响纹状体。

六、毒性机制

锰中毒在神经精神系统方面，早期以神经衰弱综合征和自主神经功能紊乱为主，继而可出现明显的锥体外系神经受损症状，表现为帕金森病。目前认为其损伤机制可能与下列因素有关。

1. 自由基介导的神经细胞变性　锰在机体内以 Mn^{2+}、Mn^{3+}、Mn^{4+} 三种状态存在。锰中毒时，大量的 Mn^{2+} 被氧化成高价态，在这一转变过程中可发生单电子的转移，产生带有不配对的电子自由基。自由基可引发多巴胺自氧化，结果形成大量过氧化物、超氧化物、醌类等细胞毒物，使脑内谷胱甘肽浓度下降，谷胱甘肽过氧化物酶、过氧化氢酶、氧化型谷胱甘肽（GSSG）还原酶活性降低，诱发氧化应激反应，引起神经细胞变性，导致一系列神经精神症状和体征。

2. 影响神经细胞的能量代谢及神经递质的合成与释放　动物实验显示，大鼠用 30 mg/kg 氯化锰经腹腔染毒 10 天，大鼠脑细胞内线粒体出现肿胀和破裂等异常表现。同时，锰对线粒体有特殊的亲和力。大量的锰蓄积于线粒体，可抑制线粒体内三羧酸循环、氧化磷酸化及呼吸链等一系列重要酶系。由于 ATP 酶是体内能量代谢的重要酶之一，且直接参与神经突触中儿茶酚胺的释放和贮存，因而中枢神经系统内 ATP 酶活性改变，将干扰能量的代谢，并妨碍脑组织中儿茶酚胺的代谢过程，从而导致神经细胞变性和神经突触中介质传导功能紊乱。Seth 和 Chandra 分析了锰对多种神经递质的影响，锰可引起纹状体内多巴胺和去甲肾上腺素的减少，而体位异常、僵硬和颤抖被证实与这种神经递质的减少有关。短期暴露与长期暴露不同，不但不引起纹状体生物胺类减少，有时还会出现生物胺类增加的现象。体外研究发现，Mn^{2+} 可以抑制突触对多巴胺、去甲肾上腺素、谷氨酸盐和 γ-氨基丁酸的摄取。

3. 直接损伤神经细胞　通过对注射高剂量锰的大鼠脑组织的观察发现，有溶酶体和次级溶酶体的锰含量大量增加，高尔基器和高尔基小体也出现大量的锰，说明过量的锰可增加神经细胞的代谢，提高溶酶体的活性。一旦溶酶体发生自消化作用，细胞的保护机制受损，便对各种组分产生不可逆的损伤。

Mn^{2+} 还可以选择性地损伤儿茶酚胺能的神经元，其作用很像 6-羟基多巴胺引起的神经元损伤，而 6-羟基多巴胺的损伤作用，主要是因为 6-羟基多巴胺，可以产生具有细胞毒性的自由基和半醌。我们知道，锰可以以多种氧化态存在，这就使其可以迅速发生自由基反应，有报道证明锰在体外具有促进多巴胺自氧化的作用，这种作用也可造成自由基生成量增加，并加速纹状体的脂质过氧化损伤和细胞毒性；左旋多巴和 Mn^{2+} 的神经毒作用具有协同效应，也是因为 Mn^{2+} 可以使左旋多巴氧化。研究者们推断，锰的神经毒性作用机制与多巴胺能神经元对氧化应激敏感，并容易被氧化应激反应破坏有关。例如，位于黑质内的含有黑色素的神经元对锰的毒性作用很敏感，原因可能就是它们含有的神经黑色素具有结合铁的能力，并可能因此促进自由基反应并发生脂质过氧化损伤。需要强调的是，尽管锰对人类和实验动物模型的损害作用主要是选择性纹状体损伤，而黑质基本不受影响，提示其与多巴胺能神经元对 Mn^{2+} 的摄入有关，而与神经黑色素的关系不密切；另一个有趣的现象是，可引起帕金森病的毒性代谢物——1-甲基-4-苯基-吡啶离子（MPP^+）可选择性地影响黑质以及线粒体对 Mn^{2+} 的摄入，而 MPP^+ 已被证实对线粒体具有毒性。与上述理论不同的是，Verity 提出了 MPTP（1-甲基-4-苯基-1，2，3，6-四氢化吡啶）可选择性地损伤多巴胺能神经元，而且与其引起的线粒体损伤有关，其对线粒体的损伤可能是通过与复合物 I 反应引起了氧化应激造成的，因此，MTPT 这种与 Mn^{2+} 类似的线粒体损伤作用可造成线粒体摄入功能受损以及 Ca^{2+} 释放，而这种作用并非选择性地影响含黑色素的神经元。

4. 破坏其他微量元素在中枢神经系统的平衡状态　锰可经血-脑屏障进入脑组织。锰在中枢神经系统内的迅速蓄积可影响铜、锌、铁、钙等微量元素在中枢神经系统内的含量和分布。给大鼠染锰，30天后观察发现，在纹状体、中脑和丘脑摄取锰的同时，杏仁核、丘脑下部的镁、锌减少，而铜在大脑皮质、纹状体、丘脑、小脑等诸多脑区的分布却增加。由此认为锰作为直接损害因素作用于锥体外系的同时，也破坏了其他微量元素在中枢神经系统的平衡，而依赖于这些金属离子激活或以金属离子作为活性中心的酶活性也因此下降。另外，酶结构中某一特定金属结合点被另一含量升高的金属离子所竞争，并封闭也会使酶的功能受到影响，从而使神经细胞的生化代谢发生障碍，甚至引起细胞的坏死。Pb^{2+}和Mn^{2+}同时暴露对大鼠的神经毒作用增强，共同暴露可引起脑内铅蓄积量增加，多巴胺和5-HT水平降低，学习能力受损和易激惹，而且，缺铁大鼠暴露于Mn^{2+}后，可出现脑组织脂质过氧化水平显著增加，说明必需金属元素之间也存在相互作用，提示我们应该关注营养状况对金属神经毒作用机制影响的研究。

目前，对锰所致中枢神经细胞内金属离子平衡失调，研究最多的是神经细胞内钙稳态的失衡，认为其在神经毒性方面可能发挥着相当重要的作用。一般状态下，Ca^{2+}在细胞内外浓度存在很大的梯度差，细胞内钙处于低浓度。锰中毒时细胞内钙离子浓度升高，可导致神经细胞退行性变性，并促进自由基的生成，形成一种恶性循环。其作用方式可能有以下几种形式：（1）Mn^{2+}引起钙调蛋白（Calmodulin，CaM）构象变化，继而激活靶酶蛋白激酶，活化酪氨酸羟化酶，引发出现锰中毒早期多巴胺、去甲肾上腺素生成增多所致的一系列中枢神经系统症状。长期慢性锰中毒持续刺激CaM，可使之调节作用发生紊乱，多巴胺合成减少，损害锥体外系的生理功能而出现典型的帕金森病表现。（2）锰还可通过抑制CaM依赖的Ca^{2+}-Mn^{2+}-ATP酶活性，致使突触后神经递质释放增加而诱发震颤。其作用途径可能为：①Mn^{2+}通过抑制CaM进而抑制靶酶——Ca^{2+}-Mn^{2+}-ATP酶。②直接作用于该酶蛋白的金属结合位点，使其活性降低。③Mn^{2+}通过抑制ATP合成，耗竭体内巯基等一系列作用，损伤神经细胞内线粒体、内质网等钙隔离系统，使它们对钙的贮存及释放作用失调，导致胞液中Ca^{2+}浓度升高，引发生化功能紊乱。

另外研究者还观察到黑质内的牛磺酸浓度随锰浓度升高而升高。同时，尾状核和豆状核内的γ-氨基丁酸含量随锰浓度升高而降低。

还有研究者发现，连续 30 天经口给予不同鼠龄大鼠 10～20 mg/kg 的锰后，成年大鼠高剂量组（20 mg/kg）小脑内天冬氨酸、谷氨酸、谷氨酰胺、牛磺酸、GABA 等均明显升高，但断乳大鼠低剂量组（10 mg/kg）海马和尾状核等部位的谷氨酰胺则显著下降，提示年龄对锰的神经毒性作用有影响。

（穆效群　赵超英　常元勋）

主要参考文献

1. 杜旭芹，王涤新，牛立君，等. 电焊工人唾液锰和血清锰及尿锰的改变. 中华劳动卫生职业病杂志，2007，25（12）：744-746.
2. 吴松林，郭松超，秦绚，等. 锰对大鼠纹状体神经细胞凋亡的影响. 中华劳动卫生职业病杂志，2007，25（11）：657-659.
3. 卢玲，张龙连，李国君，等. 锰暴露致人体外周铁代谢的失衡. 中华劳动卫生职业病杂志，2006，24（1）：31-34.
4. 程世华，张虹. 行为功能在锰中毒诊断中的价值. 中国行为医学科学，2004，13（2）：211.
5. Santamaria AB. Manganese exposure, essentiality & toxicity. Indian J Med Res, 2008, 128 (4): 484-500.
6. Jursa T, Smith DR. Ceruloplasmin alters the tissue disposition and neurotoxicity of manganese, but not its loading onto transferrin. Toxicol Sci, 2009, 107 (1): 182-193.
7. Gonzalez LE, Juknat AA, Venosa AJ, et al. Manganese activates the mitochondrial apoptotic pathway in rat astrocytes by modulating the expression of proteins of the Bcl-2 family. Neurochem Int, 2008, 53 (6-8): 408-415.
8. Thuen M, Berry M, Pedersen TB, et al. Manganese-enhanced MRI of the rat visual pathway: Acute neural toxicity, contrast enhancement, axon resolution, axonal transport, and clearance of Mn (2+). J Magn Reson Imaging, 2008, 28 (4): 855-865.
9. Anderson JG, Fordahl SC, Cooney PT, et al. Manganese exposure alters extracellular GABA, GABA receptor and transporter protein and mRNA levels in the developing rat brain. Neurotoxicology, 2008, 29 (6): 1044-1053.

10. Dorman DC, Struve MF, Norris A, et al. Metabolic analyses of body fluids after subchronic manganese inhalation in rhesus monkeys. Toxicol Sci, 2008, 106 (1): 46-54.

第二节 铝及其化合物

一、理化性质

铝（Aluminum，Al）是日常生活中最常见的金属之一，为银白色的轻金属。铝在地壳中分布广泛，占地壳质量的 8.8%，含量仅次于氧和硅，位居第三。在自然界中无单质铝存在，常见的铝化合物有氧化铝、氯化铝、氢氧化铝、醋酸铝、硫酸铝、三乙基铝等。铝为两性金属，既溶于各种酸类，也溶于强碱。铝也有一定的危险性，能形成爆炸性混合物。

二、来源、存在与接触机会

人类接触铝的途径可概括为职业性（环境性）接触、医源性接触和生活性接触3个方面。职业性接触是指铝的生产加工、冶炼、熔炼等，主要污染物是含铝的烟尘。医源性接触者主要是透析治疗的患者，其次是服抗酸药、降磷药的患者。生活性接触包括食物、饮水、空气和铝制餐具、容器等。

1. 环境　由于酸雨的作用和影响，含铝污染物的排放等，植物、地表及地下水，水产品如鱼虾等均会受到铝污染，从而成为铝摄入的来源之一。

2. 食品　推测每天从主食米饭中摄入铝达 8.4 mg；副食摄取铝达 13.37 mg。

3. 铝制品炊具　铝制品炊具可能会使铝的摄入量增加几十或成百倍。如使用铝制器皿烧饮用水，导致每天多摄入铝 1.94 mg。

4. 饮用水　包括天然（井水、河水）和经过加工的自来水，每天喝水可摄入铝 0.6 mg。

三、吸收、分布、代谢与排泄

铝及其化合物在生产环境中主要以蒸气和粉尘的形式存在,主要经呼吸道吸收,并可在肺中蓄积。生活环境铝以经口摄入为主,从胃肠道吸收,少数因医疗需要从非肠道摄入。当含铝的食品或药物进入消化道后,其摄入量的98%以上经粪便排出,其余的1%~2%被吸收。这是因为消化道内pH值和食物中含有磷酸盐,使铝盐转变成不溶性磷酸铝($AlPO_4$)所致。铝及其化合物不能经由完整的皮肤进入体内。进入人体的铝化合物被吸收入血,大部分与血浆蛋白结合,小部分形成游离铝。结合铝及游离铝可随血流通过毛细血管壁而沉积于各组织、器官中,主要蓄积在骨骼、肝、肾、肺、脑和肾上腺。铝在软组织中存留的时间较短,在血液中不超过一周。呼吸道吸入不溶性铝粉,可长时间蓄积在肺和肺门淋巴结。长期接触铝粉尘者还可见脑、肝和骨内铝含量增加。进入体内的铝约60%经肾由尿中排出。以氯化铝给狗做静脉注射,2 h内经尿排出量可达注入剂量的三分之一,接触铝作业者可见尿铝增加。尿铝及空气中铝含量和工龄相关。还有约40%随粪便以难溶性磷酸铝形式排出,但从胆汁中排出的铝很少。

近年来对生物膜上主动转运系统的研究很多,研究表明与铝的生物转运有关的主要有两个系统。研究发现,神经细胞对铝的摄入与一个非钠依赖的谷氨酸盐转运系统——系统$Xc^{(-)}$有关。因此,脑内皮细胞对铝的摄入过程对温度敏感,受铝浓度的影响,但不受钠离子(Na^+)的影响,与钠依赖的谷氨酸盐转运系统不同。慢性铝暴露后,细胞内的$Xc^{(-)}$表达下降,从而可以减少铝的摄入,这是细胞保护机制的体现,但由于$Xc^{(-)}$还承担谷氨酸盐的转运,因此细胞的抗氧化应激能力有所下降。另外,单羧酸盐转运体(monocarboxylate transport,MCT)是有机阴离子转运体家族中的一员。有研究表明,铝通过血-脑屏障的过程可被线粒体呼吸抑制剂和氧化磷酸化反应抑制剂抑制,说明这是一个耗能的过程,但乌巴因(Ouabain)对其无影响,说明该过程与Na^+-K^+-ATP酶无关,而MCT的抑制剂则能阻断这个过程,说明铝可能是在MCT的帮助下通过血-脑屏障的。

而且，还有研究者证实，MCT 也参与脑内铝的排出。铝在血浆中 91% 与转铁蛋白结合，只有 7%～8% 是以枸橼酸盐的形式存在的，但在脑脊液中 90% 的铝以枸橼酸盐的形式存在，只有 4% 左右与转铁蛋白结合，说明它不是通过与转铁蛋白结合的方式通过血-脑屏障的，而毒代动力学研究的结果，也排除了它通过简单扩散方式进入中枢神经细胞的可能性。而且有研究发现 MCT1 拮抗剂、代谢抑制剂和质子传递抑制剂都可阻断铝穿过血-脑屏障的通路，说明 MCT1 对铝通过血-脑屏障起到了关键作用，而进入中枢神经系统的铝具有明显的神经毒性，也是阿尔茨海默病的重要致病因素之一。

另外机体对铝的吸收与其他金属之间存在相互影响，例如缺铁会引起机体对铝的吸收，以及铝在肝和肾的负荷增加，但该转运过程与铁及转铁蛋白均无关联。研究者认为，是缺铁造成的细胞旁路对铝的渗透性增加导致的。流行病学研究表明，在土壤和水源中铝、锰含量较高，而钙、镁含量较低的地区帕金森病高发。在对实验动物的研究中则观察到，如果给予大鼠和猴钙、镁含量较低的饮食，即使不额外给予铝，也会引起中枢神经系统内铝的蓄积，因此，饮食中金属含量的比例及其之间的相互作用都会影响其在体内的转运过程。

四、毒性概述

(一) 动物实验资料

1. 急性毒性　金属铝毒性极微，铝盐类属低毒或微毒类。不溶性铝化合物，一般不易引起明显急性毒作用，但较大剂量的可溶性铝化合物具有一定毒性。小鼠经口 LD_{50} 氯化铝为 $770±120$ mg/kg，硫酸铝为 $980±90$ mg/kg。大鼠经口 LD_{50} 氯化铝为 3730 mg/kg，硝酸铝为 4280 mg/kg。实验证明，对肾功能不全的动物经口给予铝盐，由于动物存在排泄障碍，可引起血铝升高，且骨内铝沉积量亦出现增加，染毒动物则出现昏睡，眼眶周边出血，食欲不振，甚至发生死亡，说明铝在体内对磷的代谢有明显影响，可阻碍其吸收，并影响体内磷酰化过程。还有研究表明，急性吸入大量铝尘可引起肺部轻度纤维化，形成特殊的铝肺。

2. 慢性毒性　慢性经口给予铝可以引起动物环磷酸腺苷、微管相关蛋白-2（microtubule-associated protein-2，MAP-2）磷酸化和一个200 kD大小的神经丝亚单位含量明显增加。进一步研究发现，慢性经口给予铝可促进体内可溶性蛋白的磷酸化，但对颗粒性蛋白的磷酸化无促进作用或具有抑制作用，说明铝可以影响蛋白激酶活性。通过饮水给予动物铝5.0 mg/kg或20 mg/kg 6个月，受试动物血浆内铝含量比对照组高2~28倍，骨、肝和肾内铝含量明显增加，浓度达0.2~2.9 mg Al/g组织。给予20 mg/kg铝组动物的肾和脑组织出现病理改变，其中脑部可见阿尔茨海默病样神经退行性病变。还有研究表明，长期给予鸡铝含量为1400 ppm的饲料可引起受试动物出现严重佝偻病。

3. 致突变　铝可引起培养人淋巴细胞姐妹染色单体交换增加以及培养人星形胶质细胞程序外DNA合成增加。

4. 生殖发育毒性

雄性大鼠在硝酸铝的作用下，睾丸及附睾重量下降，使雌性鼠的怀孕率下降。睾丸内的精子数目明显减少，出现精原细胞、精母细胞的坏死。

一项生殖毒性研究表明，孕6~19天大鼠给予硝酸铝500~1000 mg/kg，未发现生殖毒性，但在另一项研究中，除了给予硝酸铝1000 mg/kg外，经皮下注射甲状旁腺激素68 U/kg，发现染毒动物吸收铝明显增多。

5. 致癌　国际癌症研究组织（IRAC）将铝列为2B类，人类可能致癌物。但有一项致癌试验结果表明，给18只大鼠皮下植入铝箔，8只染毒大鼠植入部位出现肉瘤。

（二）流行病学资料

铝是一种对人体有害的元素，可在人体内蓄积并产生慢性毒性。

慢性肾功能不全患者和长期接受含铝透析液治疗者，导致透析性骨软化。长期注射含铝营养液致骨软化的患者，其尿钙增多且被证实来自骨钙。铝可以动员骨钙，使骨脱钙。血清铝增加抑制甲状旁腺作用，铝沉积在类骨质中，置换出钙。慢性消化性溃疡患者长期服用含铝抗酸药物，可导致骨软化。

20世纪70年代经流行病学调查发现，透析液中含铝浓度高的透析使骨折性骨软化病发生率均升高。此病的特征使骨形成速率迟缓，以四环素标记，发现无明显骨形成。这种脱钙现象，用1，25-二羟胆固醇（维生素D3）治疗无效。

（三）中毒临床表现与防治原则

1. 急性中毒　铝的急性损害主要为大量吸入铝或其化合物后引起急性刺激性支气管炎。患者短时间内有大量铝烟气的吸入史，出现以急性呼吸系统刺激症状为主的临床表现。还可引起间质性肺炎，有时还可诱发支气管哮喘发作，严重时可引起中毒性肺水肿和化学性肺炎。X线检查可见肺纹理增强、紊乱，甚至出现片状阴影。

2. 慢性中毒　铝尘导致的慢性损害主要为铝尘肺。铝尘肺发病一般较慢，多在接触铝尘10～32年发病。患者早期症状较轻，主要表现为咳嗽、气短、胸痛、胸闷等症状。肺部早期无体征，在并发支气管和肺部感染时，可闻及干、湿啰音。肺通气功能障碍，晚期可并发自发性气胸和呼吸衰竭。

3. 防治原则　包括加强通风、改进密闭和除尘措施；控制车间空气中铝、氧化铝、铝合金粉尘浓度，使其在最高容许浓度以下。处理微细铝粉或磨光铝板或铝制品时，有着火和爆炸的危险，应有防火措施。对从业人员进行定期的健康检查，从业人员上岗前排除职业禁忌证。

五、毒性表现

铝广泛存在于环境中，其对人体的神经毒性作用机制尚不完全明确，但已知铝与透析性脑病、阿尔茨海默病和慢性铝中毒引起的神经退行性疾病有关。

透析性脑病的主要表现为慢性进行性痴呆，伴有幻觉、癫痫，直至死亡。脑电图可见非特异性多病灶引起的慢作用峰形，患者脑组织灰质中Al^{3+}浓度增高，说明铝与上述损害作用有关，去铁胺可拮抗这种作用，也从另一方面证实了这是Al^{3+}的毒性反应。

肌肉萎缩硬化症（ALS）是一种进行性神经退行性疾病，主要累及上、下运动神经元。有一个运动系统退行性疾病（ALS）高发地区位于大西洋西岸，在对该地区的流行病学、遗传学和细胞学研究中发现，生态环境中金属元素的相互作用与疾病的发生有关，特别是 Al^{3+} 和 Ca^{2+} 的相互作用与 ALS 的发生关系更为密切。

阿尔茨海默病的特征是进行性学习、记忆能力受损，导致严重的语言和运动功能障碍，其病理学特点包括神经纤维排列紊乱，大脑新皮质布满老年性血小板，在海马处尤为明显。

六、毒性机制

上文中提到的三种疾病都与铝的神经毒性有关，而这三种疾病的神经病理观察都发现了细胞骨架结构中的神经微丝（NF）结构紊乱，由此进一步增加了铝与这些疾病发生的特异性关系。Scholth 等人报道，透析性脑病患者神经细胞出现 NF 结构破坏。但 Burks 等对 6 名死于透析性脑病患者的神经病理学研究，却未观察到 NF 结构异常。在对阿尔茨海默病的病因学研究中发现，患者脑内部分区域的 Al^{3+} 含量增加，而且，在对大西洋西岸 ALS 高发地区的研究中也观察到，ALS 患者神经细胞出现 NF 结构紊乱，而这些 NF 内含有铝。

自从 1965 年 Klatzo 等通过给家兔注射微量的氯化铝制造了阿尔茨海默病的动物模型，并观察到模型动物脑内 NF 发生改变后，很多研究者开始关注铝与细胞骨架结构异常及 NF 结构紊乱的关系。但是 Crapper-Mclachlan 和 DeBoni 等提出了阿尔茨海默病与实验性铝中毒性脑病的神经系统超微结构上存在的不同之处，即虽然两者都出现了 NF 结构紊乱，但超微结构的变化是不同的。Strrong 等则利用铝模拟了慢性进行性脊髓病变造成的运动系统退行性疾病——ALS，在所选择的神经元中发现了 NF 紊乱样包涵体，这些包涵体可与 NF 蛋白上的磷酸化抗原决定部位发生细胞免疫化学反应。

最近的整体和体外（组织培养）研究主要致力于揭示铝对 NF 包涵体磷酸化状态影响的机制，该作用机制不仅与 Al^{3+} 的毒性关系密切，还可以帮助我们了解前面提到的那三种疾病的发病机制。

研究者发现，Al^{3+} 可以使 NF 的表达和翻译出现异常（表 8-1），铝化合物的化学结构及其染毒途径，对其引起细胞骨架的异常改变和临床症状的出现起决定作用，例如，运动神经元和海马神经元对铝的敏感性差异显著，说明铝对不同种类神经元产生毒作用的阈值是不同的，铝主要是干扰 NF 的合成后过程，包括翻译后修饰和轴浆转运过程。体外研究发现，铝可抑制 Ca^{2+} 介导的细胞骨架蛋白的水解反应，铝暴露后，人体的 NF 蛋白对蛋白酶产生抗性，从而影响了 NF 的轴浆运输，导致 NF 以磷酸化状态在轴突前部和神经元胞核周体等部位蓄积。表 8-2 中显示的是阿尔茨海默病与 Al^{3+} 引起的实验性神经毒模型动物在超微结构和免疫组化等方面的差异。

表 8-1　Al^{3+} 引起神经微丝表达和翻译异常的证据

铝可与核染色质结合
急性、大剂量 Al^{3+} 暴露可抑制基因的翻译
Al^{3+} 抑制微管的合成
Al^{3+} 与磷酸化的神经微丝结合
Al^{3+} 促进神经微丝的磷酸化
Al^{3+} 引起轴浆转运抑制

引自：Robert AG, Gurtis DK, Michael PW, eds. Metal Toxicology. 1995：216.

表 8-2　比较铝中毒引起和阿尔茨默病的神经微丝紊乱的形态学和免疫组化特征

	Al^{3+} 中毒	阿尔茨海默病
超微结构	单一	成对、螺旋状微丝
神经微丝（NF）	重、中	磷酸化
MAP-2	－	＋
β-微管蛋白	＋	－
转铁蛋白	－	＋
Al^{3+}	溶酶体内	核、胞浆
泛激素	－	＋

引自：Robert AG, Gurtis DK, Michael PW, eds. Metal Toxicology. 1995. 217.

尽管有关 Al^{3+} 的吸收、贮存和排泄的研究资料很少，但已经发现被吸收的铝进入血液循环后很快就被清除，不过在脑内仍可检出铝的贮留，而铝进入中枢神经系统细胞的机制尚不明确。Roskams 和 Connor 在理论上实现了突破，他们认为铝是通过转铁蛋白及其受体进入中枢神经系统的细胞内的，转铁蛋白是体内 Fe^{3+} 的主要结合蛋白，Al^{3+} 与它的亲和力和 Fe^{3+} 接近，正常情况下，转铁蛋白与金属结合为复合物，并通过受体介导的细胞的向内转运机制进入细胞内，提示 Al^{3+} 可能就是先与转铁蛋白结合为复合物，然后与位于细胞膜上的转铁蛋白受体结合，并启动由该受体控制的转运系统进入细胞。铝通过这种方式不仅可以穿透血-脑屏障，也可以进入神经元，这种机制不仅说明了 Al^{3+} 进入中枢神经系统的途径，还提示 Al^{3+} 可影响神经系统的 Fe^{3+} 稳态。受体介导的细胞摄入转运与溶酶体胞吞作用伴随发生，也就是说，溶酶体是细胞内 Al^{3+} 的重要贮存库，而且细胞对 Al^{3+} 的排出量远远小于其进入细胞的量。

总而言之，整体和体外研究中观察到的 Al^{3+} 引起 NF 紊乱模型，可以帮助我们了解 Al^{3+} 在神经系统退行性疾病的发病过程中所起的作用。目前被广泛接受的理论是，Al^{3+} 可干扰细胞骨架蛋白的磷酸化和去磷酸化，从而影响其轴浆运输以及细胞骨架结构。免疫组化研究发现，阿尔茨海默病和 ALS 的嗜银染微丝紊乱可累及神经微管和 NF，但在 Al^{3+} 的神经毒性模型中，则更多的是特异性高分子量和中等分子量的 NF 蛋白异常。

（穆效群　赵超英　常元勋）

主要参考文献

1. 郑浩，李晓波，李淼纳，等．氧化铝对大鼠学习记忆能力的影响．中国行为医学科学，2008，17（3）：202-203.
2. 张勤丽，王芳，石樱桃，等．脂质过氧化损伤及内质网应激在铝致神经细胞凋亡中的作用机制．中华劳动卫生职业病杂志，2008，26（3）：143-146.
3. 刘新，刘丽波，刘云会，等．铝对未成年大鼠血-脑屏障完整性的影响．中华预防医学杂志, 2008, 42 (1): 12-15.
4. Riihimäki V, Valkonen S, Engström B, et al. Behavior of aluminum in aluminum welders and manufacturers of aluminum sulfate-impact on biological monitoring. Scand J Work Environ Health, 2008, 34 (6): 451-462.
5. Bharathi, Vasudevaraju P, Govindaraju M, et al. Molecular toxicity of aluminium in relation to neurodegeneration. Indian J Med Res, 2008, 128 (4): 545-556.
6. Drago D, Bolognin S, Zatta P. Role of metal ions in the abeta oligomerization in Alzheimer's disease and in other neurological disorders. Curr Alzheimer Res, 2008, 5 (6): 500-507.
7. Yokel RA, Florence RL. Aluminum bioavailability from tea infusion. Food Chem Toxicol, 2008, 46 (12): 3659-3663.
8. Ribes D, Colomina MT, Vicens P, et al. Effects of oral aluminum exposure on behavior and neurogenesis in a transgenic mouse model of Alzheimer's disease. Exp Neurol, 2008, 214 (2): 293-300.
9. Xue YJ, Tao L, Yang ZM. Aluminum-induced cell wall peroxidase activity and lignin synthesis are differentially regulated by jasmonate and nitric oxide. J Agric Food Chem, 2008, 56 (20): 9676-9684.
10. Li H, Campbell A, Ali SF, et al. Chronic exposure to low levels of aluminum alters cerebral cell signaling in response to acute MPTP administration. Toxicol Ind Health, 2007, 23 (9): 515-524.
11. Verstraeten SV, Aimo L, Oteiza PI. Aluminium and lead: molecular mechanisms of brain toxicity. Arch Toxicol, 2008, 82 (11): 789-802.
12. Poschenrieder C, Gunsé B, Corrales I, et al. A glance into aluminum toxicity and resistance in plants. Sci Total Environ, 2008, 400 (1-3): 356-368.
13. Bogdanović M, Janeva AB, Bulat P. Histopathological changes in rat liver after a single high dose of aluminium. Arh Hig Rada Toksikol, 2008, 59 (2): 97-101.
14. Bulat P, Potkonjak B, Dujić I. Lipid peroxidation and antioxidative enzyme activity in erythrocytes of workers occupationally exposed to aluminium. Arh Hig Rada Toksikol, 2008, 59 (2): 81-87.
15. Kaizer RR, Corrêa MC, Gris LR, et al. Effect of long-term exposure to aluminum on the acetylcholinesterase activity in the central nervous system and

erythrocytes. Neurochem Res, 2008, 33 (11): 2294-2301.
16. Tripathi S, Somashekar BS, Mahdi AA, et al. Aluminum-mediated metabolic changes in rat serum and urine: a proton nuclear magnetic resonance study. J Biochem Mol Toxicol, 2008, 22 (2): 119-127.
17. Rodella LF, Ricci F, Borsani E, et al. Aluminium exposure induces Alzheimer's disease-like histopathological alterations in mouse brain. Histol Histopathol, 2008, 23 (4): 433-439.
18. Achary VM, Jena S, Panda KK, et al. Aluminium induced oxidative stress and DNA damage in root cells of Allium cepa L. Ecotoxicol Environ Saf, 2008, 70 (2): 300-310.
19. Kim S, Nam J, Kim K. Aluminum exposure decreases dopamine D1 and D2 receptor expression in mouse brain. Hum Exp Toxicol, 2007, 26 (9): 741-746.
20. Satoh E, Yasuda I, Yamada T, et al. Involvement of NO generation in aluminum-induced cell death. Biol Pharm Bull, 2007, 30 (8): 1390-1394.
21. Mizoroki T, Meshitsuka S, Maeda S, et al. Aluminum induces tau aggregation in vitro but not in vivo. J Alzheimer's Dis, 2007, 11 (4): 419-427.

第三节 铊及其化合物

一、理化性质

铊（Thallium，Ti）为柔软、发亮的浅蓝白色金属，易溶于水、硝酸、硫酸及碱性水溶液，较难溶于盐酸。与硝酸、盐酸、硫酸及卤素起反应。常见的铊化合物有硫酸铊、醋酸铊、溴化铊、碘化铊。

二、来源、存在与接触机会

铊在自然界含量很少，分布极分散，以极低的含量水平存在于地球的土壤、水体和生物体中。作为伴生元素，铊的矿物很少，多以微量存在于黄铁矿及锌、铅、铜等的硫化矿中。工业上通过冶炼上述金属时以副产品的方式回收得到铊。植物对铊有富集作用，其铊含量取决于生长的土壤，可通过食物链进入人体。

铊是人体非必需元素，正常人体中含量极微，其主要来源为食物、水及吸入含铬气体或烟尘。

职业接触多为上述金属冶炼过程中，或使用其化合物生产灭鼠药、脱发剂，以及光学玻璃的制造、生产玻璃纸、颜料、化学催化剂等。

环境接触和生活接触，主要是误服、误用灭鼠药等接触本品或由于接触本品或含铊废水污染食物发生中毒意外。

三、吸收、分布、代谢与排泄

铊可经消化道、呼吸道及皮肤等途径进入人体。由于铊蒸气的挥发性小，经呼吸道途径进入机体的机会相对较少。主要途径为消化道。

可溶性的铊进入人体后，以离子形式存在于红细胞中，随血液运转分布全身。由于铊对各器官组织的亲和力不同，故不同组织脏器中铊含量也有差异，以肾含量最高，其次是肌肉、骨骼、肝、心、肠胃、脾、睾丸和神经系统，毛发和皮肤也有一定含量，脂肪组织含量极微。铊还能通过血-脑屏障及胎盘，进入脑组织和胎儿体内。

铊进入人体后，可蓄积于细胞间液，与氨基酸结合，以磷酸铊的形式在骨骼贮存。

铊主要经肾和胃肠道排出体外，少量经胆汁由粪便排泄，亦可通过乳汁和汗液排出体外。铊在人体中的半衰期较长，大约为 1~30 天。在体内贮存和排泄的程度与接触浓度、接触时间、代谢器官和组织功能状况，以及钾离子的摄入量等诸多因素有关。有报道大鼠在停止接触铊 35 天后粪便中仍有铊，3 个月后尿中仍可测出铊。

四、毒性概述

铊是一种高毒物质，具有蓄积性。铊可以损伤多种脏器和组织，主要损害神经系统。价态不同的铊毒性也有差异，依据铊的毒性机制来看，1 价态铊化合物的毒性高于 3 价态的。但有研究表明，3 价铊在影响细胞膜脂质双分子层方面较 1 价铊作用强，并且可降低膜的渗透性，这可能是引起神经毒的原因之一。有机铊较无机铊毒性强，铊的氯化物毒性高于其他铊化合物。

(一) 动物试验资料

1. **急性毒性** 动物试验结果显示，碳酸铊（0.9%）对家兔眼结膜有轻度刺激；家兔皮肤斑贴实验证实碘化铊（0.25%）和碳酸铊均为轻度刺激；小鼠浸尾试验显示，铊可通过鼠尾皮肤进入小鼠体内，并通过血液到达各主要脏器，染毒2天时，以肾中铊含量最高，其次为心、脾、肺、肝、血。8天后仍可从各脏器中检出铊。

2. **慢性毒性** 动物试验结果显示，大鼠经口给予醋酸铊 $0.45\,mg/(kg\cdot d)$，早期可出现体重减轻及食欲不振；染毒第6周末出现明显的脱毛现象，同时出现程度不同的神经系统损害和球后视神经炎、视神经萎缩、睾丸萎缩等症状；4个月后全部死亡。碳酸铊90天喂养实验显示，$0.48\,mg/kg$ 剂量组动物，在30天时就出现脱毛，受试动物生长速度较对照组慢，血清铊和尿铊明显高于对照组。大鼠经口给予碳酸铊（$0.01\,mg/L$）6个月可造成大鼠睾丸受损，并使大鼠精子生成出现障碍。

3. **致突变** 铊离子进入细胞后，以细胞核中的浓度最高，具有明显的细胞毒作用。据报道，碳酸铊在 $5^{-10}\,mol/L$ 以上时能明显抑制小鼠骨髓细胞DNA合成，使染色体的复制受到影响，并且还可引起小鼠细胞DNA断裂。在 $10^{-4}\,mol/L$ 浓度下，铊能诱发CHO-K1细胞染色体畸变率和小鼠骨髓细胞微核率的上升，使处于生长期的人淋巴细胞染色体畸变数明显增加。

在基因突变方面铊仍表现为阳性。硫酸铊（$10^{-3}\,mol/L$）在大肠杆菌 $WP_2 try$ 和 $WP_2 hcrtry$ 菌株回变试验中呈阳性结果。在 V_{79} 细胞诱变试验中，铊能使次黄嘌呤鸟嘌呤转磷酸核糖基酶的基因突变，呈现阳性结果。这表明铊可能是碱基置换型诱变剂，并可能是直接致突变物。

4. **生殖发育毒性** 动物实验结果显示，碳酸铊能诱发小鼠精子畸变率增加；在大鼠显性致死试验中，碳酸铊能使胚胎死亡率增加，比有明显致突变作用的氯化汞显示出更大的致突变活性。

动物试验仅有鸡的致畸试验为阳性结果，小鼠致畸试验（碳酸铊 2.5 mg/kg）为阴性，大鼠致畸试验（硫酸铊 10 mg/kg）仅见胎鼠有非骨化锥体，未见明显畸形胎鼠。

5. 致癌性　铊是否致癌尚无定论。但有试验结果显示，碳酸铊（10^{-4} mol/L）在细胞形态学恶性转化试验中能诱导出现明显的恶性转化集落，提示铊可能具有潜在致癌性。

（二）流行病学资料

铊及其化合物具有很强的毒性。对人的急性毒性剂量为 6～40 mg/kg；最小致死量（MLD）成人为 12 mg/kg；儿童更为敏感，为 8.8～15 mg/kg。

1979 年，联合国环境规划署所属的"潜在有毒化学品国际登记中心"就将铊及化合物列为有毒化学品，我国 1987 年，将职业性铊中毒列为法定职业病之一。

对人体致畸作用在 1969 年就有相关报道。在怀孕前 3 个月发生慢性铊中毒的患者可引起胎儿畸形；如发生在 3 个月以后，则表现为婴儿中枢神经系统被破坏。

铊的急性中毒多因口服引起。慢性中毒则多见于职业性接触。铊在自然界中含量很低，故天然环境中铊污染和中毒现象很少见。铊在环境中的污染多是由于含铊矿石的开采、冶炼、使用过程所造成。非职业性慢性中毒大多是因为食用了生长在被铊污染过的土壤里的果蔬或粮食等作物，或许是因饮用了被铊污染的水所导致。

20 世纪 80 年代原西德发生的慢性铊中毒，就是因为水泥厂含铊粉尘污染周围环境所造成的。发生在我国贵州西南地区富含铊矿床地区人群慢性铊中毒的原因，首先是长期食用种植在高铊土壤上的农作物和长期饮用受铊污染的地下水，其次是使含铊煤的燃料。

值得注意的是，近年来铊化合物的误食、自杀和谋杀时有报道。2000 年 9 月至 2003 年 3 月，发生在湖北省鄂西某县一个小镇上不明原因的 8 例"怪病"（死亡 4 例）。经最后确定为因泄愤而投毒（铊）的刑事犯罪。

对于铊中毒的远期影响，我国尹明根等曾对 43 例铊中毒患者进行了 3 年的随访。结果显示全部患者的胃肠道症状已消失,脱发也全部长出,但神经系统的损害仍较突出。神经肌电图检查显示,均有神经源性损害或可疑神经源性损害,以胫后神经为多见,其次为腓肠神经和腓总神经。由于血-脑屏障等关系,脑中铊含量的下降速度较其他器官慢。因此有学者认为,铊中毒对神经系统的损害是长期的,有些是不可逆的。

(三) 中毒临床表现及防治原则

1. 急性中毒　急性铊中毒有一定的潜伏期,与剂量有关,通常在口服 2～24 h 出现症状。早期为消化道症状,数天后为明显的神经系统障碍。

消化系统初期表现可有恶心、呕吐、口腔金属味觉、厌食、腹痛、便秘等,后期可有腹泻以及消化道出血等;也可见口腔炎、舌炎、牙龈糜烂等。

神经系统表现一般在 2～5 天后开始出现,脑部神经常被累及,四肢症状以下肢重,尤其是足部痛觉过敏,为铊中毒周围神经受损的突出表现,上肢症状则一般较轻;随后可出现典型的多发性周围神经病。

中枢神经受损时轻者可有烦躁、头痛、情绪不稳、失眠等精神和行为的改变与异常;重者可出现谵妄、惊厥、抽搐、昏迷,以及视神经和视网膜的损伤,周围性面瘫,发音与吞咽困难,多个脑神经麻痹,严重者可出现中毒性脑病。

周围神经受损可表现为双下肢酸麻、蚁走感,足趾、足底及足跟疼痛,并逐渐向上蔓延。皮肤轻触即感剧疼,双足因疼痛不能站立行走。此乃铊中毒周围神经受损的突出表现。运动障碍稍晚出现,仍从下肢开始,肢体由于疼痛使得活动受限,并伴有麻痹。严重时可有肢体瘫痪,肌肉萎缩等症状。如若发生在膈肌和肋间肌则可因疼痛和麻痹而出现呼吸困难,甚至呼吸停止。还可出现指(趾)端麻木伴烧灼样疼痛,痛肢极度敏感,双下肢不能触摸,被称为"烧灼足综合征"。

脱发是铊中毒的特异表现。一般在急性中毒后 1～3 周出现(也有报道 4 天就出现）。患者表现为头发斑秃，也可伴有眉毛脱落（外 2/3 部分）。严重时全身毛发可全部脱落。一般情况脱发在第 4 周即可再生，3 个月全部恢复。

此外，肾、心、血液系统等都可造成损伤，出现相应症状。

2. 慢性毒性　临床表现与急性中毒相似，表现较为轻缓。首发症状常为神经系统症状，如倦怠、疲劳、头痛、失眠等；随后可出现脱发、便秘以及视力下降，眼部可有视网膜炎、球后视神经炎、视神经萎缩等；有时可出现胃肠炎、周围神经病等。还可有贫血、齿龈发炎、肝、肾损害以及男性生殖系统的损伤，如性欲丧失、睾丸萎缩，以致精子生成障碍等。

3. 防治原则　通常认为，胃肠炎、多神经病变和脱发，被视为铊中毒的典型症状。

根据明确的铊接触史、典型的临床症状，再辅以实验室检查，即可做出诊断。

急性铊中毒可用普鲁士蓝解救。重症铊中毒者，往往不能痊愈，留有轻重不等的后遗症。对铊中毒总的治疗原则是：首先迅速脱离接触；采取各种手段加快毒物的排出。

4. 防治原则　应积极开展铊污染的宣传教育，尤其是在偏远农村和含铊矿区。加强铊及其化合物的管理，包括对含铊废弃物的管理，避免对环境造成污染。在生产和使用当中应加强个人防护，定期体检，膳食中应注意高蛋白、富含维生素和矿物质饮食。

五、毒性表现

铊可通过血-脑屏障进入脑组织。可累及大多数脑神经，临床表现常以第Ⅲ、Ⅳ、Ⅵ对脑神经受损所引起的症状为主。周围神经受损则以足部痛觉过敏为突出表现。

在电镜下可见铊中毒的大鼠脑细胞线粒体肿胀、溶酶体增多，并有空泡形成和脂褐质色素沉着；下丘脑和海马回部位的神经元高尔基体和电子密集小体明显增多。另外，铊中毒对膈神经的神经肌肉接头也可造成明显损害，推测可能是由于干扰了突触前的自发性递质的释放,从而导致运动终极板电位的频率增加。在对死亡病例进行尸检中,除了发现神经元有轻度肿胀和不同程度染色质溶解外,并未检查到中枢神经系统组织学或超微结构有特异性改变。有研究表明,铊中毒时脊髓神经元的典型表现为染色质溶解变化,脊髓背束及侧束为脱髓鞘变化。

六、毒性机制

铊及其化合物的中毒机制比较复杂,目前还不是完全清楚。目前主要有以下几种观点。

(1) 铊的理化性质与钾相似,进入细胞后与钾离子有关受体部位结合,竞争性抑制钾的生理生化作用,尤其影响体内与钾离子有关的酶系。由于铊离子能干扰细胞内钾富集的泵机制,当铊浓度明显增高时,可激活膜上的 Na^+-K^+-ATP 酶而影响细胞的正常功能。

(2) 铊与酶分子或蛋白等体内的生物分子中的基团活性,巯基(-SH)、氨基($-NH_2$)、羧基(-COOH)、羟基(-OH)等结合,从而抑制许多酶的活性,使组织功能出现障碍。特别是与线粒体膜的-SH 结合后,能抑制氧化磷酸化过程,干扰能量的产生;干扰含硫氨基酸代谢,使神经系统最先受到影响;在脑组织中引发脂质过氧化反应,导致儿茶酚胺代谢紊乱。

(3) 铊在体内与核黄素牢固结合,干扰生物氧化的过程,使黄素蛋白合成减少和黄素二腺苷代谢紊乱,导致丙酮酸代谢和其他有关的能量代谢发生障碍,使细胞能量代谢发生改变。

(4) 抑制细胞的有丝分裂,造成细胞代谢紊乱,对脑和周围神经系统糖代谢造成较大影响,故以多发性神经病等神经系统症状表现突出。

(5) 对周围神经毒性作用机制,据推测可能与干扰神经细胞突触前递质的功能有关。

(卢庆生 赵超英 常元勋)

主要参考文献

1. 高金燕,陈红兵,余迎利. 铊——人体的毒害元素. 微量元素与健康研究, 2005, 22 (4): 59-61.

2. 朱延河. 铊的生态健康效应及其对人体的危害. 国外医学地理分册, 2008, 29 (1): 14-16, 29.

3. 李汉帆,朱建如,付洁. 铊的毒性及对人体的危害. 中国公共卫生管理, 2007, 23 (1): 77-79.

4. 孟亚军,张克荣,贺东平. 铊的卫生学研究进展. 现代预防医学, 2005, 32 (9): 1074-1077.

5. 董矛,石开芳. 铊化合物对家兔及小鼠的局部刺激及皮肤吸收实验. 职业卫生与病伤, 2004, 19 (1): 33-34.

6. 王涤新,李素彦. 铊中毒的诊断和治疗. 药物不良反应杂志, 2007, 10 (9): 341-346.

7. 彭敏,李蕴成. 铊对神经系统损伤的研究. 微量元素与健康研究, 2008, 25 (1): 66-67.

8. 王宏毅,李汉帆. 铊中毒八例的神经精神表现. 中华神经科杂志, 2006, 39 (7): 455-458.

9. 黄吉武,周宗灿主译. 毒理学 毒物的基础科学. 第六版. 北京: 人民卫生出版社. 2005.

10. Villaverde MS, Verstraeten SV. Effects of thalliutm (I) and thalliutm (III) on liposome membrane. Phys Proper. 2003, 417 (2): 235-243.

11. Tangfu Xiao, Jayanta Guha, Dan Boyle, et al. Naturally occurring thallium: a hidden geoenvironmental health hazard. Enviro Inter, 2004, 30 (7): 501-507.

12. Hanzel CE, Verstraeten SV. Thallium induces hydrogen peroxide generation by impairing mitochondrial function. Toxicol Appl Pharmacol, 2006, 216 (3): 485-492.

13. Kinoshita Y, Shiga H, Washiyama K. Thallium transport and the evaluation of olfactory nerve connectivity between the nasal cavity and olfactory bulb. Chemical Science, 2008, 33: 73-78.

14. Hanzel CE, Verstraeten SV. Thallium induces hydrogen peroxide generation by impairing mitochondrial function. Toxicol Appl Pharmacol, 2006, 216 (3): 485-492.

15. Tsai YT, Huang CC, Kuo HC, et al. Central nervous system effects in acute thallium poisoning. Neurotoxic, 2006, 27 (2): 291-295.
16. Hoffman RS. Thallium toxicity and the role of Prussian blue in therapy. Toxicol Rev, 2003, 22: 29-40.

第四节 汞及其化合物

一、理化性质

汞（Mercury，Hg）俗称水银，为银白色液态金属，在常温下即能蒸发。汞蒸气在血浆、全血和血红蛋白中的溶解度比其在水中的溶解度高。汞以三种形态存在与自然界中，即金属汞、无机汞化合物和有机汞化合物。无机汞在自然界可经氧化和甲基化而成为甲基汞或二甲基汞，而甲基汞离子（CH_3Hg^+）只在很低的浓度下才以自由态存在，它与很多基团都有很强的亲和力，特别是巯基，甲基汞脂溶性很高，易与很多生物大分子的巯基基团发生反应，造成生物大分子的损伤，这也是甲基汞毒性明显高于无机汞的原因之一。

二、来源、存在与接触机会

汞微量而广泛地分布在岩石、土壤、大气、水和生物中，其自然来源主要是地壳分解释放、火山爆发和从自然水体的蒸发，自然界中约10 000吨汞来源于地壳蒸发。人类的生产和生活活动则是环境中汞的另一个重要来源，煤烟中的汞就是大气汞污染的主要来源，被丢弃的温度计、血压计等医疗用具和荧光灯管等日用产品中残留的汞也会释放到环境中，其他主要来源还包括硫化金属矿石的处理过程、金的提取、水泥生产、垃圾焚烧、使用含汞化合物或药物，被汞污染的食物。据估计，环境中汞的蒸发量以每年5%的幅度增加。

三、吸收、分布、代谢与排泄

汞主要通过呼吸道吸收，由呼吸道吸收的汞可占吸入量的75%～80%，生物利用率接近100%。但汞盐及有机汞易被消化道吸收，值得注意的是,人体肠道对食物中无机汞化合物的吸收率达 5%~7%。同时由于汞属于脂溶性较高的金属,汞或汞盐在适当的溶媒中可以经皮肤迅速吸收。经典的毒理学理论认为,化合物的脂溶性越高就越容易通过血-脑屏障,所以高脂溶性的甲基汞可以通过血-脑屏障并产生神经毒性,而无机汞离子(Hg^{2+})则无法进入中枢神经系统。但近年来的研究表明,甲基汞是通过与半胱氨酸结合成为复合物通过血-脑屏障的,其在肠道的吸收也是如此。另外,有研究者推测汞蒸气是可以穿透血-脑屏障进入中枢神经系统的。还有人观察到啮齿类动物巨噬细胞暴露于氯化汞和甲基汞后,其细胞核可摄入汞。

金属汞和一价汞盐进入血液后,通过过氧化氢酶转化为二价汞离子(Hg^{2+})在肾蓄积,并诱导金属硫蛋白合成,Hg^{2+}还可以和血红蛋白结合或与血浆蛋白结合,以蛋白结合汞的形式存在体内。汞还与体内阴离子、半胱氨酸、谷胱甘肽、辅酶A、巯基乙酸酯结合,随血液分布于全身组织器官,以肾含量最高,其次是脑、肺、消化道等。注射给予大鼠汞一天后,其肾脏中汞的含量是肝脏的50倍。Hg^{2+}可透过血-脑屏障和胎盘屏障。体内汞主要经尿、粪排出,亦可经肺呼出,唾液、乳汁、汗液则排出极少量汞元素。Hg^{2+}与半胱氨酸和谷胱甘肽结合成为可溶性物质可分泌到胆汁中。

四、毒性概述

(一)动物实验资料

1. **急性毒性** 金属汞对鲶鱼的 LC_{50} 为 $0.35\,mg/(L \cdot 96\,h)$。甲基汞的大鼠经口 LD_{50} 为 $58\,mg/kg$,小鼠腹腔注射 LD_{50} 为 $14\,mg/kg$。研究表明,将金属汞注入家兔眼前室后可引起化脓性反应,使角膜穿孔,而将其注入家兔眼玻璃体后,则引起玻璃体萎缩和视网膜剥离,同时,还可观察到眼球的萎缩。甲基汞对皮肤有刺激作用,经皮肤接触可引起皮炎。

2. **慢性毒性** 狗、家兔和大鼠在长期吸入 $100\sim3000\,\mu g/m^3$ 的汞蒸气后,均可观察到重要脏器的病理改变,其中肾和大脑的损伤最为严重。

3. 致突变　汞对遗传物质的影响主要有两个方面，即影响基因表达和引起 DNA 损伤并造成修复障碍。研究表明，氯化汞可影响参与神经细胞生长、分化、信息传递以及学习和记忆生理过程的 FOS 蛋白和 JUN 蛋白的表达；甲基汞则可引起正常胚胎基本不表达的高度保守基因热休克蛋白 70（HSP70）大量表达，而正常情况下应表达的 FNmRNA 和 p16mRNA 两种基因则受到明显抑制。上述基因表达的改变被认为与汞的发育毒性有关。体外试验结果表明，$0.1\sim1\,mmol/L$ 的氯化汞可使小鼠骨髓细胞和睾丸生殖细胞的 DNA 损伤率和彗星迁移距离明显增高，说明汞离子是 DNA 链断裂剂；甲基汞则可抑制小鼠外周血淋巴细胞 DNA 损伤的修复。

4. 生殖发育毒性　怀孕 SD 大鼠在组织器官形成期（怀孕第 10～15 天）暴露于 $500\,\mu g/m^3$ 汞蒸气，可引起胚胎出现头骨畸形，或在孕期持续暴露于此浓度的汞蒸气，则可引起吸收胎数目增加。当暴露浓度提高到 $1000\,\mu g/m^3$ 时，仅在器官形成期暴露的孕鼠的吸收胎显著增加，而在孕期持续暴露的孕鼠除了吸收胎显著增加外，还出现母鼠和胎鼠体重下降的情况。

汞可作用于从生殖细胞开始以后的各个环节，对雌性动物来说，汞能影响其动情周期，使动情周期延长，排卵障碍，延缓黄体的生成；汞还可作用于丘脑、垂体部分引起垂体激素改变，进一步影响卵巢功能；雌性动物交配前接触汞，子代生长发育障碍，出生后死亡率增高及出生后成活率降低；如果妊娠期接触汞及其化合物，畸胎率增加。汞对雄性动物生殖功能的影响主要通过影响内分泌和性腺的作用而实现。汞可影响雄性动物的睾丸及精子生长过程，使其生育能力下降。

动物实验证实甲基汞对大鼠、小鼠和猴均有致畸作用，主要引起神经系统的结构畸形和行为改变。甲基汞还可引起胚胎细胞凋亡，被认为与畸胎发生关系密切。

5. 致癌　流行病学研究没有观察到汞蒸气暴露的致癌作用，在这些研究中，被证实有致癌作用的是其他化学物和生活方式（如吸烟等）；在遗传毒理学试验中也未观察到汞对人类体细胞染色体的数量和结构的损害作用；甲基汞为可能的人类致癌物，人类致癌作用的资料不充分，动物致癌作用的资料有限。雄性 ICR 和 B6C3F1 小鼠经喂饲氯化甲基汞后，肾腺瘤、肾腺癌和肾癌的发生率出现具有统计学意义的升高。肿瘤发生于单一位点，单一种属的单一性别，且上皮细胞增殖和肿瘤只在严重肾毒性时出现，提示可能是细胞修复作用的结果。还有一些研究未得到阳性结果。但遗传毒理学试验结果显示，甲基汞可以引起染色体和核损伤。另外，氯化甲基汞被证实可引起小鼠胸腺和大鼠神经细胞凋亡，并认为能与癌变过程有关。

（二）流行病学资料

人群流行病学调查证实甲基汞有致畸作用，主要引起神经系统的畸形。对水俣病的研究显示，在母亲不出现中毒症状的情况下，其孕育的胎儿即可发生严重的神经系统畸形。另一项流行病学研究的结果表明，当母亲的发汞含量为 $1\mu g/g$ 时，胎儿即出现神经系统受损的表现，而当母亲的发汞含量为 $4.5\mu m/g$ 时，胎儿出现听觉脑干诱发电位延迟，出生后则出现神经行为异常，包括语言、注意力、记忆功能、视觉和空间运动功能障碍；母亲的发汞含量为 $13\sim 15\mu g/g$ 时，可引起儿童智商下降。还有一些研究表明甲基汞的发育毒性存在性别差异，男婴比女婴敏感。但也有一些研究者认为不存在这种性别差异。

（三）中毒临床表现与防治原则

1. 急性中毒　急性中毒多因短期吸入高浓度汞蒸气引起，重时可在数小时内出现症状。有头痛、头昏、乏力、低热或中等度发热，睡眠障碍等全身症状。口腔炎突出，流涎、牙龈红肿、糜烂、牙齿松动、牙槽溢脓，同时伴有恶心、食欲不振、腹痛、腹泻等。部分患者在中毒后 1～3 天皮肤出现红色斑丘疹。少数可发生肾损害。个别严重病例可有咳嗽、胸痛、发绀。急性中毒的临床特点是起病急骤。有发热及全身中毒症状。口腔牙龈炎症远比慢性中毒多见和严重。多数有胃肠道症状。部分患者出现皮疹。早期出现咳嗽、胸痛等呼吸道症状，可伴有肾受累，尿汞往往明显增高。神经精神症状和震颤在中毒早期多不明显。

2. 慢性中毒　慢性中毒主要因长期接触低浓度的汞引起。慢性汞中毒的临床表现以易兴奋，口腔炎、牙龈炎、震颤为特征，已众所周知。但近年来报道较多的是慢性汞中毒致肾病综合征、周围神经病及中毒性脑病。

(1) 神经精神障碍　早期表现如失眠、易急躁、容易激动、胆小、好哭、注意力不集中，甚至情绪性格发生改变，可有幻觉。

(2) 震颤　早期表现为腿动作活跃，进而发生手指轻微震颤，进而出现眼睑和舌震颤。震颤幅度可变为粗大，影响患者饮水、吃饭、穿衣、提裤等。此震颤为意向性，越想控制不震颤，反而更明显。非习惯性动作则震颤严重。

(3) 口腔炎　早期可见牙龈肿胀、出血、口臭、牙龈酸痛、流涎，继而为牙龈萎缩，牙齿脱落。当口腔卫生不良时可在龈缘处有蓝色"汞线"出现。

(4) 肾脏损伤时，尿中出现蛋白和管型。

3. 防治原则　当发生汞中毒时，一般采用驱汞治疗、营养支持治疗和抗感染治疗相结合的方案。给予二疏基丁二酸钠（Sodium Dimercapto Succinate，DMS）、激素、抗生素、脑细胞活化剂和吸氧治疗等。

改革生产工艺，用无毒或低毒原料代替汞。生产程序应自动化、密闭化、通风口设有净化装置。工作场所地面、墙面、桌面及天花板应使用光滑不易吸收外源性物质的材料。地面应有水银回收井，并定期用真空泵收取井中的水银。加强个人防护，禁止在作业场所进食、喝水。定期进行包括尿液测定的健康体检。就业前体检中，神经精神及肾疾患、明显口腔炎、孕妇及哺乳妇女为职业禁忌证。定期检测车间内汞浓度，及时针对结果进行工艺改革。我国工作环境中汞最高容许浓度（MAC）规定为 $0.01\,\text{mg/m}^3$。对于生活性汞中毒的预防，主要是加强对偏方、秘方药物和化妆品的监管，避免消费者购买、使用含汞药物和化妆品等。

五、毒性表现

接触元素汞和无机汞后,汞主要贮存在肾,但如果经呼吸道吸入大量汞蒸气或甲基汞则会直接转运到脑部。甲基汞在胃肠道能充分吸收并分布到人体的各组织中去,48 h 内即可到达脑部。甲基汞转化为无机汞的过程很慢,而且有众多因素影响机体对其的转运、排除和分布,了解这些影响因素可以帮助我们确定有效的解毒方法和操作步骤。例如,甲基汞的转运和分布与巯基(-SH)化合物的活性密切相关,细胞对其的清除主要依靠甲基汞与还原型谷胱甘肽的结合,而甲基汞通过与半胱氨酸结合为复合物后通过血-脑屏障,该复合物的结构与中性氨基酸——蛋氨酸的结构极为相似,体外研究证实了细胞的确存在受硫醇基调控的甲基汞内流和外流机制。Aschner 等的研究证明星形胶质细胞的甲基汞外流依赖于甲基汞-半胱氨酸复合物的形成,由此可知,甲基汞的摄入也是通过该通路进行的。另外,Fujiyama 等发现,甲基汞与谷胱甘肽的结合是大鼠星形胶质细胞内甲基汞外流的主要途径。在该过程中 γ-谷氨酰转肽酶的作用至关重要。因为在谷胱甘肽水解后,甲基汞-谷胱甘肽复合物即分解,甲基汞可与半胱氨酸的-SH 基团结合,经过二肽酶分解后,甲基汞即结合在半胱氨酸的-SH 基团上,并可通过中性氨基酸载体自由进出细胞。

给予大鼠甲基汞后,其肾中的谷胱甘肽含量升高,而谷胱甘肽是细胞中的重要抗氧化物之一,甲基汞还可诱导大鼠肾 γ-谷氨酰半胱氨酸合成酶的 mRNA 含量增加,类似的研究结果还包括:Verity 和 Sarafian 等报道的,经过小剂量甲基汞处理 24 h 后,小脑颗粒细胞内的谷胱甘肽即出现升高,该作用属于甲基汞引起的氧化应激的适应性反应。

无机汞中毒的早期症状是心理状态异常,可表现为失眠、易怒和情绪不稳定。长期暴露可造成严重震颤,相比之下,烷基汞中毒的临床症状更为严重,一般会发展为 Minamata 综合征,开始表现为口周麻痹,逐渐向口周围扩散并恶化,然后出现共济失调、视野收缩以及痉挛。Marsh 等发现宫内接触甲基汞可造成中度或严重的神经行为发育障碍。

人类神经病理表现研究中有关无机汞中毒的临床表现研究资料较少，仅有关于无机汞引起小脑颗粒细胞丢失的报道。而有关烷基汞引起神经病理改变的资料非常丰富，大脑是烷基汞的主要靶器官，烷基汞对大脑皮质前中部和小脑皮质的损害最为严重，神经细胞的损伤包括神经元减少和神经胶质细胞增生，多出现在回间沟深部，特别是在神经元细胞层的第二和第三层，对小脑皮质的损伤包括回间沟深部颗粒细胞减少，浦肯野细胞数目相对减少和大量轴突被破坏。烷基汞还可造成新生儿锥体束破坏。脊髓的多种损伤与烷基汞中毒有关，包括后柱损伤和脊神经根神经节细胞损伤等。

神经病理实验研究发现，无机汞中毒的大鼠出现小脑颗粒细胞点状坏死、脊神经根神经节细胞及轴突破坏，超微结构的变化是粗面内质网上核小体数量减少。免疫组化研究结果表明，经无机汞和甲基汞处理大鼠脑组织中铅含量的升高主要源于汞在神经细胞中的沉积，但是，汞沉积的量与甲基汞的暴露剂量无关。Arvidson 等利用金属组织自显影技术证明了无机汞从神经肌肉末端进入脊髓和脑干的逆向转运方式。Schionning 和 Moller-Madsen 也阐明了腹腔注射给予无机汞后，汞在大鼠脊髓中的沉积过程。超微结构水平的研究表明，汞主要沉积于星形细胞和内皮细胞的溶酶体中。

有关烷基汞引起神经毒性的多项实验研究证实，神经系统的受累部位很多，其作用方式与其对人类的作用方式类似。在用于研究的所有种系的实验动物中，最早受到损伤的是感觉神经元，还会出现小脑颗粒细胞和浦肯野细胞以及大脑皮质内神经元的严重损伤。灵长类动物主要表现为大脑皮质损伤，特别是灰质部分。超微结构的观察显示，早期脊神经根神经节细胞的内质网出现结构异常，主要受累的是小神经元（例如小脑和大脑皮质的颗粒细胞），说明这些细胞胞浆内 GSH 含量较少。

六、毒作用机制

汞与巯基（-SH）的亲和性是其毒作用的主要分子机制，尤其是汞与酶和膜结构上富含-SH 的部位结合，其作用机制受多种因素的影响，并可能是神经元和神经胶质细胞间的直接或间接交互作用、互相叠加的结果。研究者共提出四种作用机制：(1) 汞对神经元细胞膜及其钙稳态的影响；(2) 影响蛋白质和/或其他大分子的合成；(3) 激活自由基；(4) 参与磷酸化/去磷酸化等翻译后修饰过程。

1. 膜损伤机制　汞及其化合物可引起神经元膜损伤，并导致钙稳态和电生理改变。很多研究者都观察到汞可以影响突触传导。甲基汞主要影响突触前膜，使终板起始电位升高，突触前膜去极化，引起神经递质释放增加，继而引发电生理变化。甚至在细胞外没有 Ca^{2+} 的情况下，甲基汞也可以引发神经递质释放，而细胞外 Ca^{2+} 缺乏也是甲基汞影响线粒体内 Ca^{2+} 的代谢导致的。一项采用膜片钳技术对脊神经根神经节细胞的研究表明，1 $\mu mol/L$ 的氯化汞就能引起受 γ-氨基丁酸 (GABA) 控制的氯离子通道开放。相反的，100 $\mu mol/L$ 的甲基汞可以引起氯离子的缓慢内流，但会抑制由 GABA 活化的氯离子内流。Hg^{2+} 引起的氯离子非特异性缓慢内流与 Pb^{2+}、Al^{3+} 等重金属的作用类似，都是通过非特异性通道实现的，因此被称为重金属引起的"漏入"。

通过各种机制诱发的 Ca^{2+} 离子的异常流动一般会最终导致细胞分解。有很多研究确定了 Hg^{2+}、甲基汞与钙稳态的破坏有关，这些研究涉及神经肌肉模型、突触、线粒体和细胞培养（见表 8-3）。Atchison 等利用大鼠神经肌肉结合部位和突触研究了甲基汞和 Hg^{2+} 诱导 Ca^{2+} 离子内流和外流的多种方式。例如，甲基汞可以阻断突触和 PC12 细胞内通过电压门控制钙离子通道的 Ca^{2+} 运输，这是在甲基汞浓度较高而 Ca^{2+} 的摄取时间较短的情况下观察到的现象。但是，有的研究者则发现汞可以使突触或培养的神经元内 Ca^{2+} 浓度增加。由于汞可以引起 Ca^{2+} 释放，研究者推测其可以造成神经肌肉结合部位的神经递质释放，这种推测在 Levesque 和 Atchison 的研究中得到验证。钌红具有抑制线粒体 Ca^{2+} 释放的作用，研究发现它可显著抑制甲基汞引起的突触神经递质——乙酰胆碱的释放。另外，有研究证实甲基汞可明显增加经预处理线粒体的 Ca^{2+} 外流。Chang 和 Verity 等对上述研究进行了综述。

表 8-3　Hg^{2+} 和甲基汞影响钙稳态的研究证据

增加细胞对 Ca^{2+} 的摄入和细胞内 Ca^{2+} 含量
抑制通过电压门控制钙离子通道的 Ca^{2+} 摄入
其引起神经递质异常释放的作用受 Ca^{2+} 影响
影响线粒体对 Ca^{2+} 的回收
甲基汞可以引起体外培养的小脑颗粒细胞 A23187 Ca^{2+} 释放增加，但 Hg^{2+} 无此作用
甲基汞可以引起体外培养的神经元内 Ca^{2+} 依赖的磷脂酶 A2 活化
Ca^{2+} 对甲基汞引起的脂质过氧化具有协同作用

引自：Robert AG, Gurtis DK, Michael PW, eds. Metal Toxicology, 1995：204.

2. 蛋白质合成抑制机制

表 8-4 列举了甲基汞影响能量转换的不同机制，以及与其有关的在 ATP 浓度不变的情况下，ADP 浓度升高的现象。ATP 的还原与甲基汞引起的膜系统内蛋白质合成减少密切相关。在蛋白质合成初期，甲基汞对蛋白质合成的抑制与 ATP 的绝对浓度无关，但在肽链延长期，ADP 和 AMP 的蓄积对抑制蛋白质合成起决定作用。大量研究确证，ADP 或 AMP 的微量增加就可以抑制翻译过程。研究发现起始阶段的反应速率对 ADP/ATP 或 GDP/GTP 比例极为敏感，但与 ADP 和 GDP 的绝对浓度却没有明显的关联。更深入的研究证实磷酸肌酸激酶对甲基汞非常敏感，故该酶可用于取自网状细胞或其同类细胞的无细胞体外翻译检测系统。我们知道生成磷酸盐的能力直接影响磷酰基传递的能力，并可以使细胞在氧化磷酸化功能受损或缺氧状态下仍能使 ATP 浓度保持正常水平，因此，甲基汞可以通过抑制磷酸肌酸激酶活性降低 ATP 浓度，继而抑制蛋白质合成。

表 8-4　甲基汞影响能量转换以及翻译过程的研究证据

甲基汞抑制磷酸肌酸激酶的活性，但不能抑制丙酮酸激酶的活性
在无网状细胞的翻译过程中，ATP 再生与蛋白质合成同时受抑
引起突触内 ATP 浓度与蛋白质合成关联性共同降低
引起悬浮培养的小脑核周体能量交换和蛋白质合成同步降低
干扰线粒体呼吸作用、氧化磷酸化过程以及 ATP 合成
影响腺嘌呤核苷酸的贮存库

引自：Robert AG, Gurtis DK, Michael PW, eds. Metal Toxicology, 1995：208.

Ca^{2+}具有调控蛋白质的作用，Ca^{2+}离子载体伊屋诺霉素和A23187可以通过活化细胞捕获而抑制翻译过程的开始。前面我们已经论述了甲基汞可以通过影响浆膜上的Ca^{2+}以及引起线粒体Ca^{2+}释放等作用，因此它具有Ca^{2+}离子载体样作用。一项有趣的研究发现，氧化型谷胱甘肽可以通过改变-SH的氧化还原状态抑制蛋白质合成过程的开始。那么甲基汞就可以通过影响GSH/GSSG比例影响蛋白质合成，这种作用机制与上述影响能量转换机制是并行的。

对细胞超微结构的观察发现，汞可以使内质网上的核糖体脱落，也说明其损害作用与蛋白质合成有关。但在一项有关汞抑制大脑蛋白合成的深层次研究中却没观察到由汞引起聚核糖体分解的现象，而是发现脑部tRNA与氨基酸的酰基化反应减少。进一步的整体、体外研究都观察到甲基汞可以抑制氨基酸-tRNA复合体的合成。Kuznetsov等的体外研究发现甲基汞可明显抑制丝氨酸和组氨酸与tRNA合成酰基腺苷酸，但是对苯丙氨酸、精氨酸或天门冬氨酸却没有影响。与之不同的是，在整体研究中，甲基汞可抑制所有种类氨基酸与tRNA合成酰基腺苷酸。研究者认为甲基汞在体内研究中显示的对tRNA与氨基酸的酰基化反应的抑制可能与其造成的ATP减少有关，而并非是甲基汞对某些种类氨基酸与tRNA之间酰基化反应影响的结果。

3.自由基损伤机制 自从Ganther等于1972年报道硒可以拮抗甲基汞对细胞的损伤作用后，细胞内螯合作用以及细胞的自由基防护机制成为研究热点。例如，硒和维生素E都可以调节甲基汞的毒性，Magos还对硒拮抗汞对细胞的损伤作用进行了综述。无机汞和甲基汞与硒的相互作用是不同的，例如硒对无机汞引起的细胞损伤有明确的保护作用，但却可能增强甲基汞的毒性。而且，给予硒的时间与其发挥作用无关，且产生的加合物也很不稳定。硒还可能造成大脑内甲基汞浓度增加。

在很多用于自由基研究的模型系统中甲基汞都可以使自由基的产生增加，但其中多数研究结果提示，细胞的抗氧化机制只能起到部分保护作用。神经组织培养研究显示，与$1\sim5\ \mu mol/L$的甲基汞孵育

24 h 后，细胞内 GSH 含量明显升高，进一步的研究证实这种反应与培养组织中存在的少量神经胶质细胞有关。该研究可以为 Sarafina 和 Verity 在神经组织培养研究发现的甲基汞引起 32~34kD 大小的蛋白质合成，以及 Woods 等报道的长期给予低浓度甲基汞后，肾内 GSH 含量升高 3 倍，并伴有谷氨酰半胱氨酸合成酶 mRNA 的上调等提供理论依据。

4. 翻译后修饰机制　Prasad 等报道甲基汞可以使神经胶质瘤和成神经细胞瘤细胞株内 cAMP 含量增加，同时可引起某些种类蛋白质的磷酸化反应出现量和质的改变。神经胶质瘤和成神经细胞瘤细胞株磷酸化状态存在一些差异。Kawamata 和 Kuznetsov 等报道在整体研究中给予甲基汞后，蛋白的磷酸化受到或大或小的抑制，并且 ATP/ADP 比例出现明显改变，这种蛋白的翻译后修饰可能反映了 ATP 活性发生了变化。但是，Sarafina 和 Verity 观察到神经元特有的（星形胶质细胞无此反应）与 ATP 改变无关的蛋白质磷酸化，很多种蛋白质都存在这种反应，特别是那些大小为 58、68 和 75kD 以及与 β 微管蛋白和 γ 因子有关的蛋白质。Omata 等研究发现甲基汞对大脑蛋白质合成的影响很不一致，且对 β 微管蛋白亚单位合成的影响也存在很多差异。甲基汞对微管蛋白合成以及翻译后修饰的影响为其在引起细胞不可逆损伤或其他细胞组织改变前即造成微管破坏提供了理论上的支持。另外，Miura 和 Imura 的研究发现，甲基汞可以造成微管的解聚以及相应的微管蛋白亚单位含量增加，伴有微管蛋白的合成抑制和 β 微管蛋白编码 mRNA 的特异性降低。Sarafina 发现甲基汞可以引起磷酸肌醇含量增加，这种增加是胞浆内 Ca^{2+} 含量增加，继而激活蛋白激酶 C 造成的，我们知道微管蛋白的聚合反应需要微管连接蛋白-2（MAP-2），而蛋白激酶 C 可以通过使 MAP-2 发生磷酰化而失去活性，因此可以推断甲基汞可以通过激活蛋白激酶 C 抑制 MAP-2 活性，继而引起微管蛋白的解聚反应，最终造成微管结构的破坏。

（穆效群　赵超英　常元勋）

主要参考文献

1. 郑徽,金银龙. 汞的毒性效应及作用机制研究进展. 卫生研究,2006,35 (5):663-666.
2. 安建博,张瑞娟. 低剂量汞毒性与人体健康,国外医学地理分册,2007,28 (1):39-42.
3. 谢虎林. 6例急性汞蒸气中毒患者的护理. 新医学导刊,2006,5 (6):73-74.
4. 江泉观,纪云晶,常元勋主编. 环境化学毒物防治手册. 北京:化学工业出版社,2004,1-79:148-159.
5. 周宗灿编著. 毒理学教程. 第三版. 北京:北京大学医学出版社,2005:488-494.
6. Chris winder. Toxicity of metal. //Chris winder and Neiel Stacey eds. Occupational Toxicology. 2nd ed. Florida, USA:CRC PressLLC,2004:301-344.
7. Gidlow DA. Lead toxicity. Occupat Medic,2004,54:76-81.
8. Mattson MP. Metal-catalyzed disruption of membrane protein and lipid signaling in the pathogenesis of neurodegenerative disorders. Ann N Y Acad Sci,2004,10 (12):37-50.
9. Zheng W, Aschner M, Ghersi-Egea JF. Brain barrier systems:a new frontier in metal neurotoxicological research. Toxicol Appl Pharmacol,2003,192 (1):1-11.
10. van Vliet E, Morath S, Eskes Cetc. A novel in vitro metabolics approach for neurotoxicity testing, proof of principle for methyl mercury chloride and caffeine, Neurotoxic,2008,29 (1):1-12.
11. Toimela, TA, Mäenpää, H, Mannerström, M, et al. Development of an in vitro blood-brain barrier model—Cytotoxicity of mercury and aluminium. Toxicol Appl Pharmacol,2004,195:73-82.
12. Yin Z, Milatovic D, Aschner JL, et al. Methylmercury induces oxidative injury, alterations in permeability and glutamine transport in cultured astrocytes, Brain Res,2007,11 (1):1-10.
13. Johansson C, Castoldi AF, Onishchenko N, et al. Neurobehavioural and molecular changes induced by methylmercury exposure during development. Neurotox Res,2007,11 (3-4):241-260.
14. Roegge CS, Morris JR, Villareal S. Purkinje cell and cerebellar effects following developmental exposure to PCBs and/or MeHg. Neurotoxicol Teratol,2006,28 (1):74-85.

第五节 铅及其化合物

一、理化性质

铅（Lead，pb）是一种古老的毒物，为带蓝色的银白色重金属，具有两性：既能形成高铅酸的金属盐，又能形成酸的铅盐。溶于硝酸、热硫酸、有机酸和碱液。不溶于稀酸和硫酸。受热时，铅能很快与氧、硫、卤素化合，且可以释放出毒性很大的铅雾。

在20世纪被用于汽油防爆剂的四乙基铅为无色油状略有水果香味的液体，易挥发，易溶于有机溶剂、脂肪和类脂质，可经呼吸道、消化道和皮肤吸收，是危害性较大的含铅化合物。

二、来源、存在与接触机会

铅是人类最早使用的金属之一。公元前3000年，人类已会从矿石中熔炼铅。铅在地壳中的含量为0.0016%，主要矿石是方铅矿。

铅及其化合物在现代工业中的应用极其广泛，职业接触铅较为常见，但随着铅及其化合物对环境的污染及含铅物品的大量使用，日常生活中的铅中毒日益严重。

职业接触 铅矿及含铅金属矿的开采及冶炼及使用铅的加工制造业。其中蓄电池行业使用量很大，约占用铅总量的60%，如用作铅蓄电池的电极板材料（氧化铅）。

日常生活接触 被含铅烟尘污染的大气，包括在铅生产和使用过程中逸出的铅烟尘、工业和生活燃煤及汽车尾气等。被铅污染的饮用水及可食动植物。被铅污染的室内空气、室内装修装饰、墙壁、地面及家具的油漆等。生活用品有牙膏皮、报纸、杂志、含漆的玩具及日用品等都可能是潜在的铅污染源。

三、吸收、分布、代谢与排泄

铅及其化合物主要经呼吸道、消化道吸收，脂溶性高的含铅化合物（如四乙基铅）也可经皮肤吸收。铅经呼吸道吸入时，肺内沉淀吸收率为30%～50%，铅在肺内沉淀后，14天内90%以上由肺部移走。铅在胃肠道的吸收率为7%～10%，但空腹时吸收率明显增加，可达45%。儿童生长发育期，由于生理学上的特点，呼吸道与胃肠道对铅的吸收可能高于成人。吸收到血液中的铅主要以磷酸氢铅（$PbHPO_4$）、铅与蛋白的复合物及铅离子等形式存在，以后逐步变成溶解度仅0.13 mg/L的正磷酸铅[$Pb_3(PO_4)_2$]，沉积在骨组织。在一般情况下，骨铅占人体铅负荷的80%～90%，其半衰期为2～20年。血中铅95%分布在红细胞内，5%分布在血浆、软组织中，肝、肾、脑的含量较高。软组织、血液和体液铅总含量约占10%，其半衰期为20～40天。血液中铅，约95%分布在红细胞内，血浆中仅占5%左右。但正是这些离子型的血浆铅容易扩散分布到其他组织。在肝、肾、脑细胞中，铅主要沉积在线粒体。各器官、细胞、体液中的铅呈动态平衡。铅在细胞水平的代谢，无论是红细胞、肝、肾、脑细胞，或是成骨细胞和破骨细胞，都表明与钙代谢密切相关。此外，铅与铁、锌等离子的代谢亦有很大关系。体内的铅大部分经肾排出，小部分随粪便、乳汁、唾液等排出。铅可通过胎盘传递和乳汁分泌影响后代。由于铅的生物半衰期很长，其对人体的毒害具有蓄积性，人体吸入的铅部分沉积在肺里，部分通过水的溶解作用进入血液。若持续接触的空气中含铅1 $\mu g/m^3$，则人体血铅的含量水平可达1～2 μg/100 ml。从食物和饮料中摄入的铅大约有10%被吸收。若每天从食物中摄入10 μg铅，则血中含铅量为6～18 μg/100 ml。研究表明，进入人体的铅70%～90%最后以磷酸铅的形式沉积并附着在骨骼组织上，现代人骨骼中的含铅量和古代人相比高100倍。这一部分铅的含量终生逐渐增加，而蓄积在人体软组织，包括血液中的铅达到一定程度（人的成年初期）后，然后几乎不再变化，多余部分会自行排出体外。

铅可以通过胎盘屏障对胎儿产生不良影响，特别是在妊娠晚期。有报道表明一个铅暴露孕妇的胎儿组织中检出了铅，该孕妇每天8 h暴露于含铅尘的空气，其血铅浓度在脱离暴露环境6个月后才降至正常水平。因铅在人类血液中的半衰期为20天,则该孕妇在暴露期间体内的铅负荷约为1200ppm,在对其胎儿的检测中发现,胎儿的各种组织中脑铅含量最低,为0.4 μg/g 干重,肝铅含量最高,为7.9 μg/g 干重,铅主要分布于胎儿的骨骼、血液和肝脏内。

烷基铅易挥发、脂溶性高,故易经呼吸道、皮肤和消化道吸收。四乙基铅在职业暴露的情况下,则以呼吸道吸收为主,经皮吸收次之,而呼吸道的吸收速度也比经皮吸收快。吸收入血的四乙基铅可随血流分布到各组织器官,主要分布到肝、肾、脑等重要脏器。四烷基铅在体内主要经肝微粒体酶作用转化为三烷基铅。由于三乙基铅的生成速度比三甲基铅快,故四乙基铅的毒性比四甲基铅大。三烷基铅可进一步降解为二烷基铅和无机铅。四乙基铅经肝代谢形成的二乙基铅主要在肠道转变为无机铅,四乙基铅及其代谢物主要随尿和粪便排出。

四、毒性概述

(一) 动物实验资料

1. **急性毒性** 大鼠静脉注射 LD_{50} 为 70 mg/kg,而腹腔注射 LD_{100} 为 1000 mg/kg。不同铅化合物引起急性中毒的剂量有差别。一次经口给予醋酸铅中毒剂量为 2~3 g,而致死量约为 50 g;经口给予铬酸铅 1 g 即可使动物死亡;砷酸铅经口动物最大耐受剂量仅为 1.4 mg/kg。亦有报道表明铅化合物的经口最小急性中毒剂量约为 5 mg/kg。四乙基铅的小鼠急性经口 LD_{50} 为 2.3 mg/kg,大鼠急性吸入 1 h 的 LC_{50} 为 50 mg/m^3。动物急性中毒体征主要为兴奋、肌肉震颤、痉挛及四肢麻痹。

2. **慢性毒性** 动物实验表明大鼠经呼吸道暴露于 10 μg/m^3 的铅尘 30~40 天后,红细胞胆色素原合酶(ALAD)活性减少 80%~90%,血铅浓度可达 150~200 μg/100 ml,动物出现明显中毒症状;吸入 3~12 个月后,从肺部洗脱下来的巨噬细胞减少 60%,并出现多系统中毒症状。动物长期接触铅会出现心悸,易激动,血象红细胞增多。

3. 致突变　一项研究结果表明，用含 1% 的醋酸铅饲料喂小鼠，淋巴细胞染色体裂隙-断裂型畸变的数目增加，这些改变涉及单个染色体，表明 DNA 复制受到损伤。

4. 生殖发育毒性　没有足够的动物试验证据表明铅及其化合物对动物有致畸作用。但有研究表明怀孕动物经口摄入 525 mg/kg 铅可引起子代发生结构畸形；当铅的染毒剂量为 125 mg/kg 时可引起子代发育迟缓；而 25 mg/kg 的铅可引起子代出现行为异常。

5. 致癌　国际癌症研究组织（IRAC）将铅归为 2B，人类可能致癌物。在 10 项大鼠实验和 12 项小鼠试验中发现，通过饮食或皮下注射几种可溶性铅盐可引起肾癌。动物试验结果可重复，其致癌作用在大鼠的多个品系、多个位点均得到证实。但目前铅对人类具有致癌作用的资料尚不充分。有研究者认为，对人来说，铅是一种潜在性泌尿系统致癌物质。Epstem 和 Mcntc 给出生 21 天小鼠皮下注射 0.6 mg 四乙基铅（分 4 次等剂量），发现恶性淋巴癌发生率明显增加，四乙基铅的动物试验表明可能引发癌症。

(二) 流行病学资料

当空气中铅浓度达到 $100 mg/m^3$ 时可造成接触者急性中毒死亡。急性铅中毒症状为胃疼、头痛、颤抖、烦躁，严重时人事不醒，直至死亡。

在非职业接触的情况下也可见到重度铅中毒。如服用樟丹治疗癫痫病，黑锡丹治疗哮喘，往往在连续用药 2～3 星期后，发生恶心、食欲不振、大便秘结、腹绞痛、轻度黄疸、明显贫血、手脚发麻、无力。体格检查见面色苍白、黄疸，牙龈边缘出现铅线，肝大、腹部压痛，可出现四肢末梢感觉减退、手伸肌无力。这种情况也多见于用锡壶装酒或茶，或儿童啃食含铅的玩具时发生。研究表明，血铅水平往往要高于 $2.16 \mu mol/L$ 时，才会出现临床症状。因此许多儿童体内血铅水平虽然偏高，但却没有特别的不适，轻度智力或行为上的改变也难以被家长或医生发现。这也是儿童铅中毒被称为"隐匿杀手"的原因。

在芬兰的一项有关自然流产与母亲铅接触关系的流行病学研究

中，对213个自然流产和300个正常新生儿及其母亲进行了血铅检测，未发现母亲的血铅水平与自然流产的发生有关，但发现在受孕期间血铅水平大于 $1.5\,\mu mol/L$ 的，自然流产发生率明显增高。一项前瞻性研究则表明，血铅水平为 $16\,\mu g/100\,ml$ 的孕妇其早产发生率比血铅水平为 $8\,\mu g/100\,ml$ 的孕妇高8.7倍，而另一项研究也证实，孕妇血铅每增加 $10\,\mu g/100\,ml$，孕期将缩短半个星期。在一项对260个婴儿的前瞻性研究中发现，脐带血铅超过 $7.7\,\mu g/100\,ml$ 的婴儿在15个月龄时身长比对照儿童短2 cm，而其在第3～15个月龄期间，血铅水平比对照高 $10\,\mu g/100\,ml$。在对男性的研究中也发现，慢性铅暴露可导致不育，性腺上皮损伤，生精细胞和睾丸细胞损伤，精子活力下降和前列腺增生等。以上证据说明铅对人类具有明显的生殖毒性。

（三）中毒临床表现与防治原则

1. 急性中毒

（1）急性铅中毒　经常在口服铅化合物后数小时至数十小时发病，起病急骤，突然胃纳急剧减退，甚至不能进食，恶心、呕吐、便秘、腹胀、腹绞痛。绞痛是一种持续性、阵发性加剧的腹部剧痛，难以忍受，部位在脐周或上腹部，不放射到其他部位。发作时患者面色苍白、出冷汗、烦躁不安，为缓解腹痛，常用手按压腹部，在病床上呈蜷曲状态，每次发作数分钟至数小时不等。检查可有血压升高及眼底动脉痉挛，腹软或腹肌张力轻微增加，无反跳痛及固定压痛点。少数严重病例可出现麻痹性肠梗阻表现。临床检查可见轻度贫血，属小细胞或正细胞低色素性贫血。部分患者可见肝肿大，ALT、AST 明显升高或合并轻度黄疸。少数病例出现蛋白尿、管型尿、肾小球滤过率降低及肾功能障碍。

（2）急性四乙基铅中毒　在短时间内因接触大量四乙基铅或乙基汽油出现以神经精神障碍为主要表现的急性中毒。一般在接触后数小时或数天发病，长者2～3周才出现明显症状，接触极高浓度可立即昏迷。轻度中毒或中毒初期，除有失眠、噩梦、头痛、头晕、健忘、食欲不振、恶心、呕吐外，还有轻度兴奋、急躁、易怒、焦虑不安、癔病样发作等精神或情绪上的改变。往往有血压、体温、脉率降低现象（三低症）。重度中毒患者常迅速出现精神症状，表现为兴奋不眠、躁动不安、定向力减退、幻觉、妄想或全身震颤。极严重者发生中毒性脑病，出现谵妄、精神异常、昏迷、抽搐等。

2. 慢性中毒

铅及其化合物为高毒物品。铅大量进入体内可引起铅中毒。铅的毒性较为明显，可损害体内多个器官系统，可引起以神经、消化、造血系统障碍为主的全身性疾病。而铅中毒对造血系统的影响尤为显著，铅中毒引发的贫血是职业性和生活性中毒中常见的原因。铅中毒有急性中毒和慢性中毒。前者常见于服入大量铅化合物所致。工业生产中发生急性铅中毒机会较少，职业性铅中毒则主要为慢性中毒，临床表现与急性中毒相似。铅中毒后各系统毒性效应的主要临床表现为：

（1）神经系统　轻度铅中毒可引起神经衰弱综合征，重度中毒引起脑病和周围神经病。周围神经病表现为伸肌无力，感觉异常。

（2）消化系统　表现为牙龈的边缘出现铅线，消化不良，口中有金属味，食欲不振、腹绞痛，腹绞痛发作突然，疼痛难忍，呈游走性。急性铅中毒还可引起黄疸，肝功能异常。

（3）造血系统　慢性铅中毒患者多出现贫血，表现为面色苍白，心悸、气短、疲劳、头晕。检查多呈低色素人细胞或小细胞性贫血。

（4）肾损害　铅中毒引起近端小管功能异常和慢性肾小管间质纤维化。铅中毒常伴高血压，眼底视网膜动脉痉挛，可出现蛋白尿、氨基酸尿等。可能是肾小动脉痉挛，肾血流量减少，肾小球滤过功能损伤所致。

（5）骨和关节　铅中毒可引起骨关节痛和痛风，慢性铅中毒的儿童长骨骺 X 线片可见骨铅线。

（6）生殖系统　女工对铅敏感，可影响妇女生殖能力。

（7）免疫系统　降低宿主对致病微生物的抵抗力，减少抗体的生成，抑制巨噬细胞的免疫作用，易发生多种感染性疾病。

3. 防治原则

铅中毒可用金属螯合剂治疗，如依地酸钙钠、二巯基丁二钠或二巯基丁二酸。

预防措施包括加强设备密闭性，作业场所提供局部通风和全面通风设施。加强个人防护，工作时穿防护工作服，戴防护手套。工作场所禁止饮食、吸烟，及时换洗工作服。作业场所铅的浓度超标时，佩戴过滤式防尘口罩或电动送风式呼吸器。定期对作业场所空气中铅浓度进行监测，对铅作业工人进行就业体检、定期职业健康检查与离岗职业健康检查。

四乙基铅因易经皮吸收，且易损伤神经系统，发生中毒时应遵循以下中毒处理原则：①迅速将患者脱离中毒环境，脱去污染衣物、鞋帽，用肥皂和清水彻底冲洗污染的皮肤，特别要注意清除毛发、指甲缝等处的污染。②尽早用巯乙胺 200~400 mg 加入葡萄糖液中静脉滴注，每天一次，5~7 天为一疗程，用以络合四乙基铅，待症状缓解后减量。③积极对症治疗。

预防措施包括生产过程实行机械化、自动化和密闭通风，降低和控制生产环境中的空气四乙基铅浓度。用专用设备进行分装、调配、运输、装卸，防止跑、冒、漏、滴。注意个人卫生和防护。加铅汽油应做特殊标记（通常加入红色或黄色颜料），禁止以乙基汽油代替溶剂汽油使用。定期对作业工人进行体检和实行就业前体检。

五、毒性表现

（一）铅中毒性脑病

成人的铅中毒性脑病罕见，儿童的铅中毒对大脑损伤较为明显。

近年来的研究表明，儿童暴露于低浓度的铅可引起智商（IQ）降低和神经行为改变。铅的急性大剂量暴露（血铅达到 70 μg/dl）早期可以使幼儿出现呕吐、行动笨拙和共济失调，随后可出现易激惹和精神恍惚，最终出现昏迷和抽搐。中毒后存活的幼儿会出现明显的认知障碍和智力发育受阻。血铅水平较低时尽管不会出现中毒性脑病，但其神经毒作用会引起神经行为改变。一项对来自美国中产阶层家庭白种儿童的研究表明，这些儿童血铅含量为 $12\sim54\,\mu g/dl$，而他们的 IQ 与血铅水平呈负相关。有研究者证实，当血铅水平低于 $30\,\mu g/dl$ 时，当血铅每增加 $10\sim20\,\mu g/dl$ 时可使 IQ 降低 $5\sim10$ 分。

但是，通过测定 IQ 评定神经毒性有两大缺陷。首先，社会经济因素对 IQ 的影响很大，使之成为无法去除的混杂因素。另外，IQ 显然不是大脑损伤最适宜的检测终点。而神经行为测试则可以较好地反映大脑功能的轻微损伤。一项有保加利亚、丹麦、希腊、德国、匈牙利、意大利、罗马尼亚和南斯拉夫等国参与的欧洲多中心研究表明，血铅浓度在 $10\sim20\,\mu g/dl$ 范围内，可观察到 IQ 降低了 $1\sim3$ 分。但受试者的神经行为测试评分则出现了更为显著的降低。而德国进行的一项对 $6\sim7$ 岁儿童进行的队列研究结果显示，在平均血铅仅为 $4.3\,\mu g/dl$ 的低暴露水平就可以检测到注意力损害，但视觉理解、视觉记忆、指扣和反应时等指标则未出现明显变化。还有一项研究，动态观察儿童低水平铅暴露后 6、12、24、57 个月的血铅水平以及神经行为评分。发现神经行为的改变与第 24 个月的血铅水平呈负相关，而受到影响的主要是视觉空间推断能力和精细运动，但该研究没有观察对注意力的影响。Dietrich 等人观察了低剂量铅对新生儿期和出生后运动功能发育的影响，发现当血铅浓度在 $9\,\mu g/dl$ 左右时，精细运动受到的影响明显大于大动作。在调整了协同作用因子后发现，新生儿血铅水平与上肢运动的速度和灵活性呈负相关。可想而知，更高剂量的铅暴露水平会导致更为严重的神经行为损害。一项对血铅水平为 $30\sim60\,\mu g/dl$ 的 $5\sim12$ 岁儿童的研究结果显示，铅暴露儿童的精细运动能力、语言能力、记忆力和高层次的视觉空间能力均受到明显损害。

人和实验动物的神经病理研究结果基本一致，铅中毒性脑病主要是大脑水肿，伴有脑疝、脑室缩小和出血点，主要累及大脑白质。镜下观察发现，微管损伤是最常见和最先发生的，还可观察到毛细血管内皮细胞坏死、微血管栓塞和大量高蛋白含量的渗出液。

2. 周围神经病　Gombault 等进行的经典研究中就已发现，人和实验动物铅中毒后都会出现周围神经纤维破坏，早期的其他研究者也报道了铅的脱髓鞘效应，其实脱髓鞘和轴突破坏都仅仅是中毒效应的表象。Windebank 和 Dyck 证实，在脱髓鞘现象出现前会先发生神经水肿。铅引起实验动物的神经病理改变与实验动物的种属和暴露剂量关系最密切，可出现部分髓鞘脱失和/或轴突破坏，施万细胞细胞核内可出现铅包涵小体。

六、毒性机制

1. 有机铅　对人群健康危害最大的有机铅化合物是汽油添加剂——四乙基铅。在允许使用含铅汽油的时期，清洁汽油贮存罐的工人极易发生中毒。四乙基铅的神经毒性衍生物是三乙基铅（TEL）和三甲基铅（TML）。TEL 和 TML 都极易经皮吸收，因此其毒作用特点与无机铅化合物有很大区别。高浓度有机铅中毒后可出现大脑水肿和出血性紫癜，症状与新生儿无机铅化合物中毒类似。低浓度 TEL 暴露可引起前部梨状皮质和海马等部位的神经元选择性缺失和树突数量减少，临床症状包括欣快、震颤和躁狂等，这些症状与边缘系统的神经元损伤有关，其中海马神经元的缺失主要发生在海马的 CA4-CA3 区域。而 Sommer 区和 CA1 等区域的神经元损害则比较少见。超微结构的改变主要包括高尔基体和滑面内质网内空泡形成，伴有类似在烷基锡中毒时出现的微管内液泡形成密集体，这些密集体可被星形胶质细胞吞噬。因此，这种改变常是可逆的。烷基铅化合物中毒一般不引起周围神经系统的神经病理改变。

烷基铅衍生物和无机铅化合物的神经毒作用机制之间没有明确的联系。一般来说，无机铅化合物往往可以通过模拟 Ca^{2+} 的作用或抑制 Ca^{2+} 的作用影响细胞稳态，进而干扰细胞的功能，但烷基铅衍生物的作用机制之间却存在差异，例如 TEL 和 TML 的毒作用机制就不相同，不过也都是通过影响离子的转运、改变离子浓度梯度水平实现的。而且，最终都是影响生物膜或者线粒体的功能。只是它们影响的离子种类有所不同。

2. 无机铅　尽管多年来对无机铅的神经毒性进行了大量的实验研究，但其引发急性脑病和轻微神经行为异常改变的作用机制仍不完全明确。近年来的研究主要关注的是在细胞内特定位点上 Pb^{2+} 和 Ca^{2+} 的竞争性拮抗作用，这种二价离子的相互作用主要发生在位于质膜上的承担 Ca^{2+} 内、外流的离子转运系统中。另外，线粒体内的 Ca^{2+} 和 Pb^{2+} 也会发生相互作用；同时，Pb^{2+} 还影响很多受 Ca^{2+} 控制的生理反应作用机制，例如蛋白激酶 C 的作用机制；除此之外，Pb^{2+} 也能调节神经元对特异性递质的释放和摄入，这种调节作用可以由 Pb^{2+} 直接引发，也可能是 Pb^{2+} 通过影响 Ca^{2+} 的动力学过程实现的（表 8-5）。很多研究者都观察到 Pb^{2+} 可以影响神经递质的动力学过程，也就是神经递质在体内的生物转运和生物转化的过程。Bondy 观察了小鼠全脑对标记的谷氨酸盐、多巴胺、γ-氨基丁酸（GABA）和甘氨酸的摄入情况，发现当 Pb^{2+} 浓度达到 10^{-4} mol/L 时，脑组织对上述神经递质的摄入降低，但当烷基铅衍生物浓度达到 10^{-6} mol/L 时即可以引起所有神经递质的摄入降低 50% 左右。应用经鼻腔向海马内注射微探针的技术使对上述机制的研究有了很大突破，特别是对 Pb^{2+} 慢性暴露的发育毒性研究，研究者发现 Pb^{2+} 可抑制由 150 mmol/L K^+ 引发的谷氨酸盐和 GABA 释放。而这两种神经递质的释放过程是依赖于 Ca^{2+} 的，由于 Pb^{2+} 易与很多常见离子结合形成复合物，因此游离态 Pb^{2+} 的浓度非常低，所以，在该研究中没有对游离状态 Pb^{2+} 的作用进行评估。但是，低水平铅暴露对人群的神经毒性作用似乎很难用上述这种 Pb^{2+} 通过影响神经递质的机制进行解释。很多研究者将 Pb^{2+} 的低剂量长期暴露造成的神经行为改变归因于多巴胺能效应。Cory-Slechta 等揭示了多巴胺系统的功能改变，Pb^{2+} 中毒模型不但会出现单胺类神经递质异常，有研究表明，阿片肽递质系统对 Pb^{2+} 的毒性作用也非常敏感。

表 8-5　铅与钙的相互作用

Ca^{2+} 离子通道
　Pb^{2+} 可抑制神经元电压门控 Ca^{2+} 离子通道
　嗜铬细胞细胞膜去极化可使细胞通过 Ca^{2+} 离子通道摄入 Pb^{2+}
　细胞内的 Pb^{2+} 可活化由 Ca^{2+} 激活的 K^+ 通道
Ca^{2+}-ATP 酶
　Pb^{2+} 可替代 Ca^{2+} 的作用
胞内 Ca^{2+}
　随 Pb^{2+} 浓度升高而升高
　Pb^{2+} 可阻断线粒体对 Ca^{2+} 的摄入
　Pb^{2+} 可促进线粒体内 Ca^{2+} 的外流
蛋白质的相互作用
　Pb^{2+} 可取代 Ca^{2+} 发挥其在受钙调蛋白控的生理过程中的作用
　pg 浓度的 Pb^{2+} 即可替代 Ca^{2+} 起到激活蛋白激酶 C 的作用
　Pb^{2+} 可与那些具有金属高亲和性的结合蛋白发生反应
诱导蛋白合成：核蛋白 p32/63
对神经递质的作用
　Pb^{2+} 可阻断刺激性分泌过程
　Pb^{2+} 增加特异性递质的释放
　Pb^{2+} 引发地高辛渗透性嗜铬细胞递质释放的作用比 Ca^{2+} 强

引自：Robert AG，Gurtis DK，Michael PW，eds. Metal Toxicology，1995. 211.

早期的研究就已经发现 Ca^{2+} 和 Pb^{2+} 可竞争性地与质膜上的转运系统结合，并对彼此的内、外流造成交互影响，这种竞争作用似乎发生在 Ca^{2+} 通道和/或细胞膜上的 Ca^{2+} 泵处，这些转运系统对维持细胞内的 Ca^{2+} 稳态至关重要。Ca^{2+} 稳态是由细胞胞浆内蛋白、线粒体、内质网以及质膜等共同调控、维持，一般可使胞内 Ca^{2+} 保持在 10^{-7} mol/L 水平。早期的研究发现外源性 Pb^{2+} 可阻断细胞膜上电压门控的 Ca^{2+} 通道。近年来的研究还表明，Pb^{2+} 对细胞膜上各种类型的 Ca^{2+} 通道都能起到类似的抑制作用，但它对不同类型神经细胞 Ca^{2+} 通道发挥抑制作用的剂量不同，说明不同细胞对 Pb^{2+} 抑制作用的敏感性存在差异。因此，在研究低浓度 Pb^{2+} 长期暴露对神经系统发育的影响时，也有可能观察到不同的结果。在体外培养系统中，神经元的存活情况由其慢去极化过程决定，而这种慢去极化过程是由细

胞外高浓度的 K^+ 维持的,这种去极化可激活电压门控的 Ca^{2+} 通道,控制 Ca^{2+} 进入细胞对神经元的存活和转化都非常重要,特别是对那些需要由钙调蛋白活化的生理过程以及细胞骨架蛋白的生物合成过程更为关键。Simons 和 Pocock 发现 K^+ 引起嗜铬细胞的细胞膜去极化后,可刺激细胞对 Pb^{2+} 的摄入,由于这种受 K^+ 控制的去极化过程对神经元分化极为重要,而这个过程可能会使 Pb^{2+} 的摄入增加并与靶蛋白发生反应,同时,还可能通过阻断 Ca^{2+} 通道影响细胞摄入 Ca^{2+},这样的情况在突触形成和神经元突起形成的过程中都有可能出现。这类反应的重要意义在于,我们已经知道 Pb^{2+} 可与钙调蛋白发生反应,并且 Pb^{2+} 与钙调蛋白的亲和力比 Ca^{2+} 与钙调蛋白的亲和力高,而 Ca^{2+}-钙调蛋白复合物担负着调节蛋白激酶反应等重要功能,而蛋白激酶 C 的活化又可对转录和翻译后修饰等过程起调节作用,而蛋白合成过程中的转录和翻译后修饰环节对神经元的转化和分化非常重要。因此,可影响神经元的转化和分化过程。另一项有关的研究结果显示,Pb^{2+} 可抑制 N-甲基-D-天冬氨酸(NMDA)受体控制离子通道的功能,而 NMDA 受体是在中枢神经系统发育过程中,承担重要作用的谷氨酸盐受体亚群。Kern 等也观察到,高浓度和低浓度的 Pb^{2+} 都可以影响大脑皮质、海马功能,以及影响成神经细胞瘤细胞的突起形成以及存活率。

由上述研究结果可以推断,发育中的神经系统对慢性低浓度 Pb^{2+} 暴露造成的钙稳态破坏作用非常敏感。Singh 等的研究证实,胞内 Ca^{2+} 释放与胞内信号传递系统的作用机制有关,新生大鼠接受慢性低浓度 Pb^{2+} 暴露后,从其脑皮质内分离到的神经元出现肌醇-1、4,5-三磷酸(IP_3)受体数目减少的现象。同时,IP_3 诱导神经元释放 Ca^{2+} 的能力下降,成年大鼠则未出现类似的反应。不过 Pb^{2+} 暴露似乎对 GTP 诱导的 Ca^{2+} 增加过程没有明显影响,因此,出生前 Pb^{2+} 暴露的主要作用仍是使 IP_3 受体数量下调。这些研究结果不仅为低浓度 Pb^{2+} 暴露对神经元的调节、分化和发育过程产生影响的作用机制提供理论依据,还可以解释人和实验动物铅中毒后为什么会出现轻微的神经元和突触发育不良的现象。

如前所述，Pb^{2+}对新生儿和新生实验动物引起的神经毒性作用是伴有脑水肿的急性脑病，一般会出现血-脑屏障功能破坏。成熟大脑血管内皮细胞之间的缝隙由连续不断的紧密连接封锁，这个封锁过程是早期发育阶段由内皮细胞和周围的星形胶质细胞共同完成的，形成了所谓"血-脑屏障"的结构。Pb^{2+}可以替代Ca^{2+}起到激活蛋白激酶C（PKC）的作用，体外试验中观察到新生大脑微血管暴露于Pb^{2+}后，PKC发生活化并从胞浆内位移到细胞膜上；进一步的研究还发现，PKC参与Pb^{2+}抑制星形胶质细胞诱导内皮细胞分化的过程。

总而言之，研究者观察到Pb^{2+}可通过影响PKC对内皮细胞及其周围星形胶质细胞的调节作用，并引起大脑微血管功能障碍和内皮细胞渗透性异常。Pb^{2+}的第一作用靶点应该是内皮细胞，而星形胶质细胞还可起到贮存库的作用。但是，另一方面，星形胶质细胞对Pb^{2+}的毒性作用比较敏感，而神经病理研究也观察到Pb^{2+}对内皮细胞具有神经毒性，前文中提到的Pb^{2+}对PKC的影响说明它可以抑制内皮细胞的发生。Pb^{2+}对线粒体能量代谢的抑制作用可能也是它对内皮细胞产生细胞毒性的作用机制之一。

3. 烷基铅　三乙基铅（TEL）的神经毒性是由其衍生物三甲基铅介导的。有机铅和无机铅引起神经毒性反应的异同是显而易见的，但是目前对两者作用机制方面的差异还不是很了解。Bondy等和Silbergeld等分别报道了TEL暴露引起多巴胺和GABA摄入和释放减少。表8-6中列举了体外研究中观察到的与TEL神经毒性有关的研究结果。由表中所列结果可见，在各项研究中TEL的暴露浓度相差超过100倍，$5\sim25\ \mu mol/L$ TEL短期暴露后，可观察到以下变化：①微管合成受抑或出现解聚；②悬浮培养神经细胞蛋白合成受抑；③突触对GABA的摄入受抑，这种抑制作用是GABA与其特异性转运系统的结合受到抑制引起的；④对小脑颗粒细胞产生细胞毒作用，这种细胞毒作用与氧化磷酸化反应受抑、ATP合成减少和诱导Cl^-/OH^-离子交换有关。然而，在其他的整体和体外试验系统中都观察到，低于$0.1\ \mu mol/L$的TEL就可以引起神经微丝结构及其合成受损，而且，在这个浓度水平还可观察到神经突起形成障碍，但这种形成障碍不伴有神经细胞的细胞毒作用。

表 8-6　与 TEL 神经毒性有关的体外研究结果

抑制微管形成，20～50 μmol/L；去极化，10 μmol/L。
抑制悬浮培养神经细胞的蛋白合成，但在无脑细胞存在的系统中，蛋白合成不受抑制
神经元细胞毒性，伴有 Cl^-/OH^- 离子交换，ATP 减少，10 μmol/L
抑制突触对 GABA 的摄取，$IC_{50}=10\ \mu mol/L$
摄取结合位点被阻断
诱发突触多巴胺外流，5～10 μmol/L
选择性抑制髓鞘蛋白合成，3 μmol/L
抑制线粒体氧化磷酸化，引起细胞肿胀，<1 μmol/L
抑制 UDP 半乳糖和神经酰胺半乳糖转移酶，>0.1 μmol/L
抑制神经元突起形成，$IC_{50}=0.2\ \mu mol/L$
整体和体外均引起神经元微丝结构紊乱，10 nmol/L

引自：Robert AG, Gurtis DK, Michael PW, eds. Metal Toxicology, 1995. 214.

（穆效群　赵超英　常元勋）

主要参考文献

1. 王沛，田英，施蓉，等. 孕妇及胎儿体内铅、砷、镉、锰和锌元素水平及影响因素探讨. 中华预防医学杂志，2008，42（10）：722-726.
2. 王林静，郑瑛，钱永常，等. 断乳仔鼠器官中铅分布和 78 000 糖调蛋白的变化. 中华预防医学杂志，2008，42（10）：731-734.
3. Liu Zhong-hui，张静姝，WANG Feng-shan，等. 铅对仔鼠海马蛋白激酶 C 和钙调蛋白表达的影响. 中华劳动卫生职业病杂志，2008，26（8）：465-467.
4. 徐风森，李红，王云英，等. 铅染毒大鼠胎盘组织错配修复基因突变的研究. 中华围产医学杂志，2008，11（4）：267-269.
5. 陆兴熠，孟林，钟进义，等. 环境因素和血钙、铁、锌对儿童血铅水平的影响及干预效果分析. 中国地方病学杂志，2008，27（4）：458-460.
6. 魏慈，吕佩源，孙素娟，等. 孕哺期铅暴露对仔鼠学习记忆能力及海马中精氨酸加压素的影响. 中华劳动卫生职业病杂志，2008，26（6）：369-370.

7. 刘锦,石建华. 婴幼儿铅中毒相关因素分析. 中华健康管理学杂志,2007,1(2):107-108.
8. Dai W, Du H, Fu L, et al. Effects of dietary Pb on accumulation, histopathology, and digestive enzyme activities in the digestive system of tilapia (Oreochromis niloticus). Biol Trace Elem Res, 2009, 127 (2): 124-131.
9. Dewailly E, Suhas E, Mou Y, et al. High fish consumption in French Polynesia and prenatal exposure to metals and nutrients. Asia Pac J Clin Nutr, 2008, 17 (3): 461-470.
10. Dowd TL, Li L, Gundberg CM. The (1) H NMR structure of bovine Pb (2+)-osteocalcin and implications for lead toxicity. Biochim Biophys Acta, 2008, 1784 (11): 1534-1545.
11. Chao YE, Feng Y, Yang XE, et al. Effect of long-term stress of high Pb/Zn levels on genomic variation of Sedum alfredii Hance. Bull Environ Contam Toxicol, 2008, 81 (5): 445-448.
12. Birceanu O, Chowdhury MJ, Gillis PL, et al. Modes of metal toxicity and impaired branchial ionoregulation in rainbow trout exposed to mixtures of Pb and Cd in soft water. Aquat Toxicol, 2008, 89 (4): 222-231.
13. Wang MZ, Jia XY. Low levels of lead exposure induce oxidative damage and DNA damage in the testes of the frog Rana nigromaculata. Ecotoxic, 2009, 18 (1): 94-99.
14. Korashy HM, El-Kadi AO. NF-kappa B and AP-1 are key signaling pathways in the modulation of NAD (P) H: quinone oxidoreductase 1 gene by mercury, lead, and copper. J Biochem Mol Toxicol, 2008, 22 (4): 274-283..
15. Schrauzer GN. Effects of selenium and low levels of lead on mammary tumor development and growth in MMTV-infected female mice. Biol Trace Elem Res, 2008, 125 (3): 268-275.
16. Company R, Serafim A, Lopes B, et al. Using biochemical and isotope geochemistry to understand the environmental and public health implications of lead pollution in the lower Guadiana River, Iberia: a freshwater bivalve study. Sci Total Environ, 2008, 405 (1-3): 109-119.
17. Milgram S, Carrière M, Malaval L, et al. Cellular accumulation and distribution of uranium and lead in osteoblastic cells as a function of their speciation. Toxico, 2008, 252 (1-3): 26-32.

18. Jiang YM, Long LL, Zhu XY, et al. Evidence for altered hippocampal volume and brain metabolites in workers occupationally exposed to lead: a study by magnetic resonance imaging and (1) H magnetic resonance spectroscopy. Toxicol Lett, 2008, 181 (2): 118-125.
19. Kirberger M, Yang JJ. Structural differences between Pb^{2+}-and Ca^{2+}-binding sites in proteins: implications with respect to toxicity. J Inorg Biochem, 2008, 102 (10): 1901-1909.
20. Verstraeten SV, Aimo L, Oteiza PI. Aluminium and lead: molecular mechanisms of brain toxicity. Arch Toxicol, 2008, 82 (11): 789-802.
21. Glahn F, Schmidt-Heck W, Zellmer S, et al. Cadmium, cobalt and lead cause stress response, cell cycle deregulation and increased steroid as well as xenobiotic metabolism in primary normal human bronchial epithelial cells which is coordinated by at least nine transcription factors. Arch Toxicol, 2008, 82 (8): 513-524.
22. Chou JD, Wey MY, Chang SH. Evaluation of the distribution patterns of Pb, Cu and Cd from MSWI fly ash during thermal treatment by sequential extraction procedure. J Hazard Mater, 2009, 162 (2-3): 1000-1006.
23. Storelli MM. Potential human health risks from metals (Hg, Cd, and Pb) and polychlorinated biphenyls (PCBs) via seafood consumption: estimation of target hazard quotients (THQs) and toxic equivalents (TEQs). Food Chem Toxicol, 2008, 46 (8): 2782-2788.
24. Candan N, Tuzmen N. Very rapid quantification of malondialdehyde (MDA) in rat brain exposed to lead, aluminium and phenolic antioxidants by high-performance liquid chromatography-fluorescence detection. Neurotoxic, 2008, 29 (4): 708-713.

第六节 锡及其化合物

一、理化性质

锡（Tin，Sn）是人类最早发现的元素之一，为银白色微带蓝色的金属。锡在常温下不与稀硫酸、稀盐酸起作用，但可溶于稀硝酸和热碱。锡具有延展性大、抗腐蚀性好、熔点低、沸点高的特性。

二、来源、存在与接触机会

锡元素及合金等被广泛用于汽车工业的钢板,原子能工业的防护材料,易熔合金,化学工业中的多种试剂和催化剂,塑料工业中的合成橡胶,聚酯工业中的稳定剂和接触剂以及生活上的各种食品包装和补牙材料中。在这些行业中的工人均有机会接触到锡及其化合物。而接触机会较多的为开采锡矿的工人及锡冶炼工人。有机锡被广泛应用于塑料生产,同时,作为杀虫剂和杀霉菌剂被应用于农业生产中。河口和江口地区细菌对无机锡的生物甲基化可造成潜在的环境污染。日常接触主要是食用镀锡罐头食品或用锡纸盛放、包装食品。工人将在工作场所装着的衣物拿回家洗涤,可因污染家人衣物造成家人的锡暴露。

三、吸收、分布、代谢与排泄

无机锡经消化道吸收很少(小于 5%),吸收率受其氧化状态影响。但有机锡可经消化道吸收。经口给予动物有机锡化合物后,通过给予剂量和粪便排出量计算胃肠道吸收率的结果表明,大鼠对乙基锡的吸收率为 8%,大鼠和牛对三戊基锡的吸收率均为 10%,大鼠对三环己基锡的吸收率为 2%。豚鼠对三戊基锡的胃肠道吸收率比大鼠高。经静脉给予和经口给予三乙基锡后,大鼠各组织内锡含量基本相同,证明大鼠胃肠道对三乙基锡几乎完全吸收,而对三丁基锡、二丁基锡和三戊基锡的吸收率基本相同。研究表明不同化合物的吸收位点存在差异,采用经口给予途径,四烷基锡主要在十二指肠和空肠吸收,而三烷基锡则主要在空肠和回肠吸收。三烷基锡和四烷基锡均可经肠-肝循环再吸收。

锡盐注射染毒动物,锡分布于全身各器官,肝和脾含量增加明显。说明参与其转运的主要是网状内皮系统。而给予家兔静脉注射枸橼酸锡和枸橼酸亚锡后,肾含量最高。吸收入血的无机锡很快离开循环系统,主要沉积在骨骼中。另外肺、肝和肾等器官的锡含量亦较高。在一项长期研究中则发现,喂饲给予大鼠含无机锡的饲料,剂量范围为 0.7～12 mg/kg，2 年后，组织中锡含量由高到低的顺序依次为肾、肝、脑、肌肉和脂肪。有机锡在体内的转运特点与无机锡存在较大差异，静脉给予家兔烷基锡后，很快就可在其肝检出，四乙基锡到达肝的速度比四丙基锡和四丁基锡快，且其转化为三烷基化合物的速度也比四丙基锡和四丁基锡的速度快。静脉注射 3 h 后，四乙基锡、四丙基锡和四丁基锡转化为三烷基锡的比例分别为 20%、4% 和 1%，而动物脑内三烷基锡的含量也随之增加，提示，三烷基锡可通过血-脑屏障进入脑部。

经口摄入无机锡主要经尿排出，通过胆汁分泌并经粪便排出的比例小于 15%。对大鼠和羊的研究表明，经口和腹腔注射有机锡化合物，均有部分锡经尿排出，也有部分经粪便排出，有机锡排出的途径、速度和量与化合物去烷基速度、剂量、给予途径和理化性质有关。

四、毒性概述

（一）动物实验资料

1. 急性毒性　无机锡及其化合物一般属于低毒物质。经口染毒动物可出现呕吐等症状，非胃肠道急性染毒动物可出现痉挛和致死性麻痹，以及肝、肾、心和中枢神经系统充血和出血，伴有胃肠道功能紊乱。

甲基三氯化锡对大鼠腹腔注射的 LD_{50} 为 200 mg/kg。经皮给予雄性大鼠 80 mg/kg 的烷基锡、甲基锡、乙基锡、丙基锡和丁基锡均可引起皮肤坏死，但戊基锡、己基锡和辛基锡则不引起皮肤坏死。而如果给予三丁基锡的剂量降至 0.35～0.95 mg/kg，则仅引起轻微皮肤刺激，刺激反应持续 2～3 周，而三丁基锡的皮肤刺激作用强度是二丁基锡的 5 倍。灌胃给予有机锡化合物主要引起胃肠道刺激症状，给予小鼠高于 LD_{50} 剂量的丁基锡、三丁基锡和辛基锡均可引起胃出血。吸入二甲基二氯化锡、甲基三氯化锡和二丁基二氯化锡对大鼠的 LC_{50} 分别为 1070 mg/(L·h)、600 mg/(L·h) 和 73 mg/(L·h)。

经口给予大鼠二丁基锡后的短期内即可观察到胆管壁出现炎性损

伤。经口给予大鼠 40 mg/kg 的二戊基二氯化锡和 160 mg/kg 二丙基二氯化锡均可引起胆管壁出现炎性损伤，但氯化锡的二甲基、二乙基、二己基和二辛基衍生物则无此反应。如果改用静脉注射的染毒途径，当剂量为 20 μmol/kg 时，二丁基、二戊基和二己基锡化合物可引起小鼠胆道损伤，但二庚基和二辛基衍生物则无此反应。小鼠经口给予 109.7～6000 mg/kg 的二丁基二醋酸锡、二乙基己基二丁基锡、三丁基醋酸锡和四丁基锡后，均观察到了代谢酶活性增高等肝功能受损表现，上述化合物的肝毒性无明显差异。

一项对二丁基二氯化锡免疫毒性的研究表明，静脉注射给予 4～61 mg/kg，肌肉注射给予 30～120 mg/kg 和经口给予 120～240 mg/kg 后，均可引起小鼠胸腺重量和细胞数减少，但这种反应是可逆的。

体外试验研究表明，10^{-6} mol/L 的三丁基锡化合物（三丁基氯化锡和三丁基氧化锡）和 10^{-5} mol/L 的四烷基锡化合物（四丁基锡和四戊基锡）对仓鼠肾细胞增殖抑制率为 50%。在对肝细胞的体外研究中发现，烷基锡具有抑制线粒体呼吸链的作用。

2. 亚急性毒性　通过明胶囊给予家兔 2、4、7 和 12 mg/kg 的三丁基氯化锡和 4、7、12 和 20 mg/kg 的二丁基二氯化锡，每天 1 次，每周 6 天，连续 6 周。结果表明，两种化合物均可引起动物贫血，在较高剂量水平，二丁基二氯化锡的毒作用大于三丁基氯化锡，而在较低剂量水平，则是三丁基氯化锡的毒作用大于二丁基二氯化锡。三丁基氯化锡引起贫血的同时还造成动物体重降低和血脂升高。从染毒第一周后开始，动物的血糖和总胆固醇均升高，三丁基氯化锡的作用比二丁基二氯化锡强；从染毒第三周开始，丙氨酸转移酶和乳酸脱氢酶活性轻度升高，提示肝细胞受到损伤。

3. 致突变　体外试验表明，三甲基氯化锡、三乙基氯化锡、二丁基氯化锡和二辛基氯化锡均可抑制家兔软骨细胞 DNA 的合成。

4. 生殖发育毒性　有机锡可抑制大鼠睾丸微粒体内的 3β-羟基类固醇脱氢酶，导致大鼠睾丸间质细胞凋亡，抑制睾酮分泌。妊娠大鼠有机锡染毒则表现为子鼠体重显著减轻，骨骼发育延迟和甲状腺激素水平显著降低。还有文献报道，以 0、5、10、20 mg/kg 二月桂酸二丁基锡（DBTD）对成年雄性大鼠连续 5 周灌胃染毒，发现 DBTD 可使雄性大鼠睾丸酸性磷酸酶（ACP）和乳酸脱氢酶（LDH）活性明显降低，而 0、10、20 和 30 mg/kg DBTD 溶液对妊娠第 12 天的 Wistar 孕鼠连续灌胃染毒至第 20 天，测定雄性仔鼠睾丸脏器系数、附睾精子数和睾丸酶活力，可见 DBTD 对子代雄性大鼠睾丸发育和精子形成有促进作用，而对睾丸酶活力无直接影响。

5. 致癌　国际癌症研究组织（IRAC）将锡及其化合物归入 4 类，对人类可能是非致癌物。

（二）流行病学资料

无机锡的急性毒性多见于饮用罐装果汁，当果汁中锡含量大于 250 mg/L 时即可引起急性中毒。中毒症状主要是恶心、呕吐、腹泻、疲乏和头疼。在一次特别事件中，食用罐头装桃的 110 人发生锡中毒，大部分出现兴奋症状，摄入锡剂量约为 50 mg 的 7 个人中有 2 人发病。美国食品药品管理局（FDA）定义的锡中毒症状包括：恶心、腹绞痛、腹泻和呕吐。研究资料表明，当摄入锡浓度为 1400 ppm 的罐装果汁，锡浓度为 650 ppm 的罐装沙丁鱼和锡浓度为 2000 ppm 罐装伏特加酒时可出现中毒症状，他们认为由于锡在小肠的吸收很少，故急性中毒应该是锡对胃肠道的局部刺激作用引起的。

在职业环境接触二丁基锡和三丁基锡化学物的工人常出现皮肤损害和眼刺激症状。即使仅接触几分钟，也会在接触后的 1～8 h 出现急性皮肤烧伤症状。如果因衣物污染使接触时间较长，则会引起弥漫性皮肤病。接触丁基锡蒸气或气雾的工人则会在暴露数小时后出现咽痛和咳嗽等症状。法国 1954 年发生的一起事故引起多人乙基锡、甲基锡化合物（特别是四乙基锡）中毒者的眼部和视力受到的损伤最为严重。还有一项研究表明，氯化二甲基锡和三甲基锡暴露可引起神经行为改变，6 个中毒者出现了头痛、耳鸣、耳聋、记忆力受损、定位障碍、攻击性精神病、昏厥、意识丧失等严重中毒症状，其中 2 个尿锡含量最高者的症状在暴露后 6 年仍未消失，3 个中毒较轻者重回工作岗位，但他们的记忆丧失症状持续了 6 个月。

(三) 中毒临床表现及防治原则

1. 急性中毒　锡急性中毒多由吸入有机锡蒸气引起，主要表现为急性呼吸道刺激症状和化学性上呼吸道炎症，还可引起胆道炎症和肝、肾和心肌损害。如误服有机锡，也可出现急性胃肠道炎症，中毒表现为恶心、腹绞痛、腹泻和呕吐。

2. 慢性中毒　长期接触锡烟尘工人可出现锡尘肺（肺锡末沉着症），属良性尘肺，患者肺功能无改变，脱离锡作业后肺部病变不进展。有机锡长期接触者可见神经衰弱症状和上呼吸道炎症以及眼鼻的刺激症状。

3. 防治原则　对于锡尘肺患者在脱离接触后，不论是否治疗，经过一段缓慢的过程，肺部簇状阴影均有不同程度的减轻或消失。亦有用二巯基丙磺钠进行驱锡治疗而使肺部病变减轻的报道。

预防有机锡中毒主要应通过加强个人防护和暴露人群健康监护等措施。在日常生活中也应注意加强罐装食品和饮料的锡污染监测和健康教育，防治因食用罐装食物和饮料引起锡中毒。

五、毒性表现

锡的神经毒性是其有机衍生物引起的，主要是三甲基锡（TMT）和三乙基锡（TET）。烷基锡的神经毒作用患者可表现为头疼和兴奋，严重中毒可出现抽搐和昏迷，而颅内压升高则可作为识别TET神经毒性反应的临床症状。在法国曾因应用含TET的药物——斯塔林诺（Stallion）造成中毒事件，而在对中毒人群进行流行病学调查时就是以颅内压增高作为中毒指征的。

人类和实验动物TET的神经毒性病理表现：髓鞘微管化和脑水肿。实验动物给予TET后的神经毒性表现为瘫痪，而哺乳期内幼鼠的急性中毒，则表现为与铅中毒类似的小脑弥漫性出血。TMT的神经毒性特点不同于TET，单一剂量或多次给予TMT都不会引起脑水肿或髓鞘液泡化。TMT可造成双侧海马、杏仁核和大脑新皮质的神经元对称性损伤，初期的神经元改变包括染色质浓缩、呈块状聚集，胞浆浓缩等，类似细胞凋亡时的变化。

六、毒性机制

Jacobs 等报道，TET 引起的髓鞘的液泡形成出现在髓鞘内部，而星形胶质细胞和少突胶质细胞并不发生相应的变化。但是，O'Callahan 和 Miller 等的研究却得到不同的结论，他们发现新生大鼠 TET 急性暴露后，神经元和神经胶质细胞的细胞蛋白出现变化，但没有观察到细胞的病理学改变，在周围神经系统的脊髓中却未发现同样的变化。尽管 TET 造成的中枢神经系统选择性髓鞘液泡化的分子机制还不明确，但研究发现 TET 与髓鞘磷脂的亲和力很强，这可能是其选择性作用的机制之一。TET 与髓鞘磷脂的结合可以引发 Cl^-/OH^- 的跨膜交换，并可能因此造成进一步的损害。

Harry 等研究了 TMT 引起神经元损伤的发展过程，发现颗粒细胞核周体的损害与突触蛋白 I 有关。突触蛋白 I 是一种磷脂蛋白，与突触末端的囊泡形成过程有关。颗粒细胞核的损害会造成颗粒细胞的坏死，神经纤维末端逐渐变为苔状，并伴有突触蛋白 I 的大量丢失。另一方面，突触蛋白 I 的大量丢失又与神经纤维的苔状破坏有关。形态学研究与磷脂蛋白检测发现，中毒后神经元会发生拓扑结构和序列的改变。Nolan 等对不同种属和各种神经元在中毒早期高尔基体小囊的液泡化进行了研究，发现微管内的液泡密集小体与高尔基体的液泡化有关，特别是海马锥形细胞的变化更为显著，而浦肯野细胞的变化则不那么明显。泛激素对异常蛋白质的分解过程意义重大，而微管内的液泡密集小体的泛激素水平显著增高，说明在这个过程产生的物质无法被泛激素系统分解。

有机锡中毒后可观察显著的行为学改变，根据行为学变化的特点可以判断，其主要作用靶点是海马，其行为学变化可表现为易激惹、高度兴奋、学习能力异常和近期记忆异常。这种变化可能与神经递质的作用机制改变有关。有研究者证实，海马部位的 γ-氨基丁酸（GABA）浓度降低。体外研究中也发现，TMT 可抑制 GABA、5-羟色胺（5-HT）的摄入，进一步研究提示，TMT 对神经递质摄入的抑制作用与 Na^+-K^+-ATP 酶的活性无明显关系，但与细胞内外

Na^+ 浓度梯度有关。Kauppinen 等观察到，如果不考虑外部 Cl^- 的影响，TET 可引起突触内游离 Ca^{2+} 增加以及 Cl^- 依赖的氧化磷酸化过程解聚，这种作用与 TEL（三乙基铅）类似，TEL 可引起的跨膜梯度消失以及线粒体内氧化磷酸化过程解聚。

电生理研究发现纳摩浓度的三苯基锡可引起神经元兴奋，这种兴奋作用与 Na^+ 内流及继发的 Ca^{2+} 内流有关，而其对线粒体磷酸化反应及 ATP 消耗的抑制则使胞内 Na^+/Ca^{2+} 离子异常状态的恢复过程受阻，继而胞内 Ca^{2+} 的增加则可使很多降解过程被激活，并引发典型的细胞毒作用。Aschner 等对星形胶质细胞的研究发现，三苯基锡可阻断 Na^+ 依赖的 L-谷氨酸盐和 D-天冬氨酸盐摄取并刺激 K^+ 释放。

（穆效群　赵超英　常元勋）

主要参考文献

1. 钱亚玲，TANG Hong-fang，汪严华，等. 三甲基氯化锡作业工人生物学监测指标的研究. 中华劳动卫生职业病杂志，2008，26（8）：461-464.
2. QIAN Ya-ling，唐红芳，RUAN Zheng，等. 使用甲基硫醇锡企业三甲基氯化锡职业中毒的调查分析. 中华劳动卫生职业病杂志，2008，26（8）：472-473.
3. Ehman KD, Phillips PM, McDaniel KL, et al. Evaluation of developmental neurotoxicity of organotins via drinking water in rats: Dimethyl Tin. Neurotoxicol Teratol, 2007, 29 (6): 622-633.
4. Gerasimchuk N, Maher T, Durham P, et al. Tin (IV) cyanoximates: Synthesis, characterization, and cytotoxicity. Inorg Chem, 2007, 46 (18): 7268-7284.
5. Jain A, Saxena S, Rai AK, et al. Assessment of toxicity of some penta-and hexacoordinated organotin (IV) and tetracoordinated Tin (II) complexes of heterocyclic beta-diketones. Bioinorg Chem Appl, 2006, 6: 140.
6. Dwivedi J, Trombetta LD. Acute toxicity and bioaccumulation of tributyltin in tissues of Urolophus jamaicensis (yellow stingray). J Toxicol Environ Health A, 2006, 69 (14): 1311-1323.

第七节　锂及其化合物

一、理化性质

锂（Lithium，Li）是最轻的金属。它的化学性质十分活泼，在空气中就会被氧化变色，可自燃。锂在二氧化碳中也能燃烧，发出明亮的火焰。它遇水会发生剧烈的化学反应，放出氢气并燃烧，还可能发生爆炸。它与水反应后变成氢氧化锂而溶解于水。在碱金属氯化物中，只有氯化锂易溶于有机溶剂。锂很容易与氧、氮、硫等化合，在冶金工业中可作为脱氧剂。锂也可以作为铅合金以及铍、镁、铝等轻质合金的成分。锂在原子能工业中有重要用途。

二、来源、存在与接触机会

地球中贮存着比较丰富的锂。在人和动物机体、土壤和矿泉水、可可粉、烟叶、海藻中都可能会有锂。天然锂有两种同位素。

锂最大的应用领域是锂电池和可控热核聚变反应堆。锂的应用还涉及其他日常生活用品，如电视机、洗衣机、电冰箱、住宅冷暖设备及厨房用品等，它已成为与人类日常生活密切相关的重要元素之一。

除了工业用途，锂还被用于生产药物，锂作为抗病毒剂、抗真菌剂、抗炎剂的应用越来越多。

人类通过食物摄取的锂与饮食习惯和饮水中锂含量有关。饮用水的锂含量与地理环境有关。含锂最丰富的食物是蛋类和奶类。通过空气摄入锂比较少。

三、吸收、分布、代谢与排泄

锂盐通过口服、肌肉注射、腹腔注射等途径均可迅速吸收，并在几分钟内即可入血并分布到多种组织器官。经口给予锂盐后，锂离子在胃肠道可完全吸收，$2 \sim 4\,h$ 达到吸收峰值，$8\,h$ 吸收完全。因此，为了保持疗效，含锂药物通常需要制成缓释剂。吸收的锂不与血浆蛋白结合，首先进入细胞外液，然后在组织中逐渐蓄积，其浓度的跨膜梯度比钠离子和钾离子低很多。锂可缓慢通过血-脑屏障，当达到平衡状态时，脑内的锂浓度约为血浆锂浓度的 40%～50%。锂在肾、甲状腺和骨骼内的含量比其他脏器高，血清锂浓度可以很好地反映体内锂含量，故监测血清锂浓度可以预防接受锂盐治疗者出现严重的锂中毒。一般认为，当血锂浓度超过 1.5 mg/L，患者会出现不同程度的中毒症状，应立即停药或减量。锂通过钠通道或 Na^+/H^+ 交换机制进入细胞。一次给药后，约 95% 的锂通过尿液排出，80% 的经肾小管重吸收，1/3～2/3 的给药剂量在给药后 6～12 h 排出体外，其余的在其后的 10～14 天缓慢排出，排出的平均半衰期为 20～24 h。如果是连续给药，锂经尿的排出量逐渐增加，第 5～6 天达到稳定状态。如果停止给药，锂的排出迅速下降，然后也会出现一个 10～14 天的缓慢排出期。经粪便排出的锂不到 1%，另外 4%～5% 的锂经汗液排出。锂在唾液中的浓度是血浆的两倍，其在泪液中的浓度与血浆相同。值得注意的是，锂可经哺乳期妇女的乳汁排出，故接受锂盐治疗的母亲不宜哺乳。

四、毒性概述

(一) 动物实验资料

1. 急性毒性　经口或经静脉给予大量锂盐后，动物可出现厌食、呕吐、腹泻、流涎、体重减轻、脱水、体温降低等症状。

2. 亚急性毒性　腹腔注射给予大鼠 1、2 和 4 mg/kg 锂盐 10 天后，受试动物肾出现肾小球充血和肾小管肿胀的病理改变。动物慢性锂中毒出现大脑重量减轻，认知功能和学习能力降低症状。还有研究表明，锂可引起动物出现抗利尿激素性多尿及继发烦渴，可能与其影响了垂体抗利尿激素的分泌有关。

3. 致突变　有报道锂可与 DNA 结合，并抑制 DNA 的合成和修复，从而诱发染色体畸变。很多研究证实锂能促进转录因子 c-fos 的表达，并对其他受体基因、神经肽基因、激素受体基因的表达均有不同程度的影响。锂还可使一氧化氮合酶-2（NOS-2）活力增强

1.6 倍,提高 NOS-2 mRNA 的稳定性及其基因转录水平,说明锂能修饰细胞的基因表达。还有实验证明,氯化锂对胎鼠具有明显的遗传毒性作用,胎鼠肝嗜多染红细胞比母体骨髓细胞对其损伤作用更敏感。

4. 生殖发育毒性　动物实验证实,锂可影响大鼠初级精母细胞染色体,也可影响着床胚胎母细胞染色体,导致不同类型的畸形发生。还有研究表明,锂可使小鼠生殖细胞抗氧化酶活力降低,从而使细胞清除过氧化代谢产物能力降低,最终导致生殖细胞发生突变。还有动物实验表明,锂可引起胚胎神经上皮细胞死亡,导致神经管的缺陷。行为畸胎学研究证实,锂可通过胎盘或经乳汁进入胎儿或婴儿体内,而胎儿和婴儿的代谢功能尚未发育完全,故胎儿和婴儿体内锂可以蓄积引起中毒,或影响其中枢神经系统的发育,导致神经行为异常。

5. 致癌　目前尚无可靠证据表明接受锂盐治疗人群的癌症发病率增加,也没有流行病学证据表明锂有致癌危险性,体外实验结果也证明锂不会促进恶性肿瘤细胞的生长。

(二) 流行病学资料

临床流行病研究表明,锂的摄入量超过排出量可导致锂在体内蓄积,进而引发中毒。一般当血锂达到 $1.5 \sim 2.0$ mmol/L 时,出现轻度中毒;血锂达到 $2.0 \sim 2.5$ mmol/L 时可致中度中毒;血锂达到 $2.5 \sim 3.0$ mmol/L 时可致重度中毒;血锂达到 4.0 mmol/L 以上可致死。也有研究者认为,对于敏感个体,当血锂达到 $1.0 \sim 1.5$ mmol/L 时即可出现中毒症状。

一项对 9 例碳酸锂治疗导致的锂肾病患者的研究表明,并发肾病综合征的患者平均接受锂制剂治疗时间为 10.2 ± 3.2 年,显著长于无肾病综合征的患者 (4.3 ± 2.2 年);说明长期接受锂制剂是导致锂肾病并发肾病综合征的危险因素。另一项对 53 例长期应用锂盐治疗的患者进行的研究也表明,这些患者无任何其他引起慢性肾衰竭的原因,但均发生了慢性肾衰竭。后来发现这些患者应用锂盐平均时间达 17.7 年,肌酐清除率与锂盐治疗持续期呈负相关。

还有研究者发现，锂治疗可引起甲状腺功能减低，女性患者尤其高发。一项对209例锂治疗患者的观察中发现，20例发生甲状腺功能减低，其中多数为50岁以后开始接受锂治疗的女性患者，而且甲状腺机能减退多发生于治疗开始第一年和第二年。

（三）中毒临床表现与防治原则

1. 急性中毒　锂的中毒症状与血清锂水平呈正相关。轻、中度中毒可出现恶心、腹泻、震颤、眩晕、共济失调、嗜睡、意识模糊；重度中毒可出现昏迷，心、肾衰竭，休克、中毒性脑病直至死亡。精神症状主要表现包括兴奋、言语增多、活动增多、谩骂、难以安静、易激惹；神经系统检查，可见上肢细小震颤、肌强直性抽搐、肌束性颤动、木僵、昏迷、舞蹈手足徐动症样运动。实验室检查可见肝、肾功能损害。

2. 慢性中毒　典型的锂中毒表现为器质性脑病综合征，患者可出现一系列神经精神症状，包括出现不同程度的意识障碍、构音障碍、反射亢进、共济失调、震颤、肌阵挛、抽搐等，还会伴有恶心、呕吐、腹泻等消化系统症状。长期小剂量服用锂盐还可引起人格改变，特别是长期服用而骤然停药，可引起急性精神错乱状态。锂慢性中毒还可引起慢性肾衰竭，T波平坦等心电图异常，心律不齐、高血压等。

3. 防治原则　经口摄入中毒早期应及时给予催吐、洗胃，通过补钠以置换血液循环中的锂离子，同时大量补液还可增加尿量以加快锂的排泄；采用人工肝支持系统行血液灌注治疗，可迅速、有效地清除体内的锂离子。严重昏迷者需血液透析或换血治疗。

五、毒性表现

研究发现，给予大鼠腹腔注射 $0.15\sim0.2\,\text{mmol/kg}$ 氯化锂，只是一般活动度增加。但当剂量增加到 $1.5\,\text{mmol/kg}$ 以上，受试动物则表现出活动度下降。大鼠给予锂40天后进行水迷宫试验，发现大鼠参考记忆能力明显下降。由于锂可通过胎盘屏障，故锂染毒后，通过母鼠影响小鼠胚胎及幼鼠中枢神经系统的发育，仔鼠早期生理功能发育和神经行为发育迟缓，导致神经行为发育异常。经 T 型水迷宫试验发现，小鼠子代的学习能力和记忆能力明显下降。在一项双盲对照研究中，双相情感障碍患者血锂水平被保持在 0.8 mmol/L，对受试者进行了 3 个阶段的认知能力测试，发现经锂治疗一段时间后会导致其短期记忆、长期记忆和认知性损害。长期清晰记忆的重复测试表明，锂对学习能力也有一定影响。锂中毒还可使思维缓慢、注意力分散、智力减退。

六、毒性机制

锂的神经毒性作用机制尚不明确，但有很多研究证实，锂可增加组织内的氧化应激水平，提高组织内脂质过氧化水平。因此，造成神经系统组织、细胞的氧化损伤可能是其毒作用机制之一。还有研究表明，锂可影响钠、钾、钙、镁、钙调蛋白、第二信使系统和大多数神经递质等的作用，而这些物质与神经系统的正常功能关系密切，故锂可以通过干扰以上物质的生理作用影响神经系统功能。

首先，锂在大脑可通过抑制腺苷酸环化酶影响去甲肾上腺素能激动 β 受体系统，引起镇静效应，这是采用锂盐治疗躁狂症的机制，但也可造成接受治疗者在白天疲乏、记忆力下降、理解能力下降。锂还可通过抑制腺苷酸环化酶阻断环腺苷酸合成，进而抑制细胞代谢，在影响锥体系时表现为反射亢进；在影响前庭功能时，可造成眩晕；影响小脑功能时，则出现共济失调和构音障碍。

锂的神经递质效应主要有以下几个方面：①锂可通过增加 5-羟色胺（5-HT）的合成和释放发挥拟 5-HT 效应，并引起增加慢波睡眠、抑制快波睡眠、震颤、窦性心动过缓等。②锂可抑制多巴胺释放，从而抑制性交主动性和阴茎勃起功能，可加重抑郁和帕金森病的症状。③锂可抑制去甲肾上腺素的释放，引起注意力和记忆力减退，恶化抑郁症状等。④锂可提高 γ-氨基丁酸水平，可引起记忆力减退、精神运动损害、呆滞、困倦、意识障碍等。⑤锂可通过抑制谷氨酸的回收增强谷氨酸的作用，并引起癫痫发作，不可逆性脑损害等严重结果。

海马长时程增强（LTP）效应是突触可塑性变化的重要形式，是学习记忆的一种可能机制和度量指标。锂在 LTP 形成与维持的多个环节中起重要作用，如对谷氨酸及 N-甲基-D-天冬氨酸（NMDA）受体通道、钙调蛋白（CaM）及一氧化氮合酶（NOS）活力等都有影响。脑内 50% 以上的突触是以谷氨酸为递质，强直刺激使突触后膜去极化，谷氨酸与 NMDA 受体结合激活 NMDA 受体通道，引起 Ca 离子内流，活化神经元型 NOS（nNOS），催化 L-精氨酸生成 NO，NO 进入突触前成分后，激活鸟氨酸环化酶，提高 cGMF 水平，进而促进谷氨酸的合成与释放，后者再作用于其受体激发 LTP 形成。锂可促进神经末梢重摄取谷氨酸，或抑制突触前末端谷氨酸转运，导致突触间隙谷氨酸的聚集，引起谷氨酸受体功能的降低；锂还可通过抑制钙离子内流和下调 NMDA 受体磷酸化水平进一步抑制 NMDA 受体功能，从而影响 LTP 的形成。此外，锂可通过破坏 α-氨基-甲基噁唑丙酸（AMPA）受体的功能或循环，从而抑制海马 LTP 的出现。LTP 的维持需要突触前机制，如神经末梢递质释放的增加，突触后机制，如功能蛋白 CaM 的激活，锂限制递质的释放，降低 CaM 含量及其活力，影响 LTP 的维持。研究表明，NO 不仅是产生和维持 LTP 所必需的神经信号分子，nNOS/NO 在学习记忆的获得阶段也有重要作用。锂对 NOS-NO-cGMP 通道的作用除使 LTP 产生受限，还可直接影响学习记忆能力。最后，锂可增强 NOS 活力及其基因转录，这与锂对学习记忆影响的作用机制可能也有一定关系。

锂还可以通过拮抗钙离子的作用，置换细胞内的钾离子和钠离子，干扰体内的离子平衡，引起高钙血症、细胞内低钾、细胞外钠离子增加等，进而引发一系列的毒性反应。

值得注意的是，锂在低浓度水平对神经元有保护作用，大量研究表明，缺锂也可使人和动物的神经系统受到损害。

（穆效群　赵超英　常元勋）

主要参考文献

1. 黄海霞,黄海英. 碳酸锂中毒致多系统损害一例. 临床误诊误治,2008,21(3):85-86.
2. 王玲飞,徐春梅,江波. 碳酸锂不良反应回顾性分析. 药品评价,2006,3(2):116-118.
3. 赵鹏. 慢性锂中毒的抢救. 吉林医学,2008,29(7):589.
4. 杨芳,李积胜. 慢性锂处理对大鼠海马NOS表达的影响. 中国神经科学杂志,2004,20(6):427-431.
5. 帕它木,黄贤仪,龚建福. 氯化锂对小鼠脂质过氧化及抗氧化酶的影响. 劳动医学,2000,17(1):25-26.
6. 帕它木,黄贤仪,龚建福. 氯化锂对小鼠体细胞遗传毒性作用的实验研究. 工业卫生与职业病,2000,26(4):213-215.
7. 杨芳,李积胜. 氯化锂对大鼠体重及学习记忆的影响. 中国公共卫生,2005,21(1):60-62.
8. 侯永根,端礼蓉,吴全义,等. 氯化锂对大鼠胚胎中脑神经细胞毒性作用的研究. 江苏大学学报(医学版),2003,13(4):323-326.
9. 帕它木,黄贤仪,龚建福. 氯化锂的遗传毒性研究. 中国职业医学,2000,27(3):7-9.
10. 杨芳,李积胜,杨烽. 不同浓度锂对大鼠原代培养大脑皮质神经元的影响. 中华劳动卫生职业病杂志,2004,22(3):188-190.
11. 李朝晖,赖小红,眭维国,等. 锂中毒肾损害——附9例报道. 国际泌尿系统杂志,2008,28(4):437-439.
12. Schou M. Effects of long term lithium treatment on kidney function: an overview. J Psychiatric Res,1988,22(4):287-296.
13. 贺佳丽,罗小年. 锂中毒与血液透析治疗. 临床精神医学杂志,2006,16(4):246-247.
14. Kun-Po Chen. Implication of serum concentration monitoring in patients with lithium intoxication. Psychiatric Clin Neurosci,2004,58:25-29.
15. 陈维香,陈常云,郭丽. 锂盐中毒反应的观察与护理. 医学创新研究,2006,3(1):66.
16. 范庆利. 锂与甲状腺疾病. 陕西医学杂志,2003,32(12):1104-1106.
17. 陆海一,刘亚林. 锂盐药物浓度与临床应用进展. 南京军医学院学报,2001,23(1):33-35.

18. 沈其杰. 锂治疗心境障碍的50年回顾. 中华精神科杂志, 2004, 37 (1): 1-3.
19. 秦俊法. 锂的生物必需性及人体健康效应. 广东微量元素科学, 200, 7 (3): 1-15.
20. 杨芳, 李积胜. 锂的毒性及其健康损害效应与机制研究. 毒理学杂志. 2005, 19 (1): 58-60.
21. Vasconcellos AP, Tabajara AS, Ferrai C, et al. Effect of chronic stress on spatial memory in rats is attenuated by lithium treatment. Physiol Behav, 2003, 79: 143-149.
22. Lenox RH, Hahn CG. Overview of the mechanism of action of lithium in the brain: fifty-year update. J Clin Psychiatry, 2000, 61 (suppl 9): 5-15.
23. 喻东山. 锂盐引起不良反应的机制. 四川精神卫生, 2004, 17 (2): 126-127.
24. Zarrindast MR, Parsaei L, Ahmadi S. Repeated administration of histamine improves memory retrieval of inhibitory avoidance by lithium in mice. Pharmac, 2008; 81 (2): 187-194.
25. Allagui MS, Vincent C, El Feki A, et al. Lithium toxicity and expression of stress-related genes or proteins in A549 cells. Biochim Biophys Acta, 2007, 17 (7): 1107-1115.
26. Ratanajamit C, Soorapan S, Doang-Ngern T, et al. Appropriateness of therapeutic drug monitoring for lithium. J Med Assoc Thai, 2006, 89 (11): 1954-1960.

第八节 羰 基 镍

一、理化性质

羰基镍（Nickel carbonyl）是一种金属有机化合物，是镍和一氧化碳在一定压力下反应生成的。常温下为无色透明液体；极易挥发，室温下即可分解为氧化镍和一氧化碳；易溶于水，难溶于乙醇、酒精、苯等有机溶剂，可与硝酸、浓硫酸、氯气强烈反应生成相应的镍盐；易燃可爆，羰基镍蒸气遇空气的混合物在60℃时即可爆炸。

二、来源、存在与接触机会

羰基镍为人工合成的物质。开始时主要用于提炼高纯度的镍，目前则可用于原子能、军工、交通、石油化工、航空航天等诸多现代科技领域。

国外有研究报道，镍可能以羰基镍的形式存在于香烟的烟雾中。另外还有煤气（羰基镍含量常超过 0.07 mg/m³）、汽车尾气及工业废气、废水等都含有羰基镍，甚至地下天然气中也有羰基镍的存在。

三、吸收、分布、代谢与排泄

羰基镍主要由呼吸道进入机体。进入体内的羰基镍可在细胞内分解，释放出镍离子（Ni^{2+}）及一氧化碳。Ni^{2+} 与蛋白质和核酸结合后，被转移至血浆中再与白蛋白结合，随血流分布至全身。以肺、肝和脑的含量较多。

羰基镍主要由呼吸道排出，且在体内无明显的蓄积性。吸入 6 h 后，30%～40% 的羰基镍即由呼吸道排出；24 h 时体内仅存留吸入量的 17%；第 6 天已检测不到镍存留。其他排出途径还有粪便和尿液。

四、毒性概述

（一）动物实验资料

1. 急性毒性　羰基镍属高毒物质。

急性吸入后，动物可出现呼吸困难、发绀、心动过速、发热、食欲不振及呕吐，活动减少等症状，有的还会出现肢体麻痹，临死前常有全身抽搐。

病变部位主要在肺，其次在肝、脑和肾上腺等。肺可见到严重的肺泡内水肿、充血及细胞肿胀变性；气管、支气管黏膜有充血、水肿等改变；肺泡、细支气管和支气管内可充满粉红色泡沫状液体。急性染毒存活的动物常可见肺泡细胞退行性变，肺泡间隙内呈纤维性变增生。其他器官如肝、脑、肾、肾上腺、胰腺等脏器损伤相对较轻，可发生水肿、充血、出血、变性和炎细胞浸润。

大鼠急性吸入可诱发高血糖，可能是由于促进胰腺分泌胰高血糖素所致。大鼠肾毒性实验，染毒后第 1 天总蛋白排出量即升高，并在随后 2 天继续升高。与此同时，有 16 种中性或碱性氨基酸排出增加，提示可能系羰基镍所致肾毒效应引起。

2. 慢性毒性　分别用 $1.0\,\text{mg/m}^3$、$0.10\,\text{mg/m}^3$ 羰基镍给大鼠吸入，每天 5 h，每周 5 天。结果显示，第 9 周时高剂量组的动物体重增长率就明显低于对照组，实验中实验组的死亡率显著高于对照组。尸解可见高剂量组动物消瘦；肺可见有散在出血点及弥漫性灰绿色结节和代偿性肺气肿，个别还有胸膜粘连及脑膜血管扩张和充血。镜下显示可见肺泡间隙增宽，间质水肿，呈灶性实变的结缔组织增生，并可见到胶原纤维；肺泡腔内可见到胞浆中含有黑色灰尘颗粒的泡沫细胞；气管、支气管上皮增生，渗出增加。

前苏联学者曾报道，慢性染毒羰基镍的动物可出现肝、肾功能异常，糖代谢紊乱，血琉基含量改变，肺充血、出血、水肿，细胞间质浸润等多脏器受损。

3. 致突变　在对羰基镍作业工人的调查中发现，非吸烟组的个人未见姐妹染色体单体交换（SCE）和染色体畸变率升高，而接触羰基镍并吸烟的作业工人的 SCE 水平明显高于对照组和非吸烟组，提示接触羰基镍和吸烟可能具有联合致突变作用。

4. 生殖发育毒性　给妊娠 4~8 天的地鼠吸入羰基镍（$0.06\,\text{mg/L}$）15 min，可引起胚胎死亡，而存活下来的后代体重下降，畸胎率升高。通过其他染毒方式（静脉注射和灌胃）进行重复实验，结果与吸入染毒的效果相似。动物实验结果显示，羰基镍具有致畸性和胚胎毒性，可干扰胎儿的器官形成与发育。

5. 致癌性

动物实验证明，羰基镍可使动物支气管上皮细胞鳞状化生，甚而形成肺癌。

有报道，长期（2 年）吸入羰基镍后存活的 9 只大鼠中，有 4 只发现肺部肿瘤；加大染毒剂量和动物数，2 年后存活的 8 只动物中有 1 只观察到肺转移性腺癌。反复静脉注射羰基镍同样可使肿瘤发生率增加。但由于动物实验样本数量有限，还无法得出确切的结论。

国外对羰基镍导致肺癌和鼻咽癌已有较多的报道，认为肺癌发生率是正常人的 5 倍，鼻咽癌发生率则是正常人的 150 倍。英国官方已承认肺癌是羰基镍作业工人的职业病。

然而，1990年国际癌症研究组织（IARC）在对镍及其化合物致癌性进行评价时仍然认为，羰基镍对实验动物的致癌性证据有限，现有的流行病学资料也缺乏证据表明它是确切的人类致癌物。

（二）流行病学资料

路金美等对四川省某工厂104例羰基镍作业工人进行健康检查时发现，羰基镍作业工人多有明显的神经衰弱综合征和呼吸系统的损伤，且有此症状的工人数随着工龄的增加而增加。

在对153例羰基镍作业工人胸部X线进行19年动态观察的结果显示，41.2%的被观察者（63例）有异常，主要表现为肺纹理增多（56例，占36.6%），扭曲（22例，占14.4%）等，有的还可见到网状影。

对78例羰基镍作业工人进行脑电图检查，其中高工龄组的45.2%（19/42）出现脑电图异常，与低工龄组相比（5/36，13.9%）差异有非常显著性（$P<0.01$）。

通过对羰基镍作业工龄较长、临床表现较突出的45例患者进行观察，发现有神经衰弱综合征的33例（占73.3%），40.0%患者有慢性咽炎（18例）；胸部X线检查有19例出现肺纹理增多、变粗，个别还可见网状影、结节影；脑电图和脑血流图也有异常；血液检查结果中性粒细胞变异颗粒的出现率较高；外周血淋巴细胞染色体畸变、姐妹染色单体交换率及微核检出率均明显增高；20例接受痰脱落细胞检查的病例中，6例病例有鳞状细胞生成，另外有9例伴有核异质细胞；尿镍检查明显增高。

国外也有资料表明，羰基镍接触工人常有明显的神经系统功能紊乱，呼吸系统和消化系统的发病率增高；部分人可出现血象改变：早期可表现为明显的红细胞增生性反应，后期则出现白细胞减少倾向；尿镍增高；且所有这些改变均随工龄增加而增高。

（三）中毒临床表现及防治原则

1. 急性中毒　急性羰基镍中毒的特征性表现是具有早发和晚发症状。

早发症状常在接触高浓度羰基镍后迅速出现，可有头晕、头痛、乏力、恶心、呕吐，有时会有心前区疼痛。此后有部分患者症状明显减轻，为潜伏期。

晚发症状出现在接触羰基镍 12～36 h 后，常表现为剧烈的胸痛，并伴有咳嗽、呼吸困难、发绀、明显乏力、寒战、发热、心动过速等症状，X 线检查可见肺脏有间质性肺炎表现。重症患者可有糖尿，肝、脾肿大及肝功能异常。

有学者认为，发病头三天的尿镍含量与羰基镍急性中毒的严重程度有密切关系，并提出根据中毒最初 8 h 的尿镍划分轻、中、重度急性中毒。尿镍低于 100 mg/L 的为轻度，大于 500 mg/L 的为重度，100～500 mg/L 的为中度。

急性羰基镍中毒后的康复比较缓慢，中度中毒以上者常需要休息 2～3 个月才能恢复轻工作。少数患者一年后肺部仍有纤维化 X 线征象。

2. 慢性中毒　慢性羰基镍中毒以对神经系统和呼吸系统的损害较明显。神经系统方面可出现神经衰弱综合征，脑电图检查可发现异常。呼吸系统损伤可表现为肺脏 X 线检查异常（肺纹理增粗、扭曲），肺通气功能降低（以最大呼气中期流速和 50％肺活量最大呼吸流速最为突出）等。

长期接触羰基镍对免疫功能也有影响，可降低细胞免疫功能。

3. 防治原则　羰基镍的接触史，急性中毒时的特征性表现及慢性中毒的临床表现；尤其是实验室尿镍和血镍的检查，通过对以上情况综合分析，进行诊断。

目前羰基镍的解毒药还仍然处于研究阶段。因此对急性羰基镍中毒仍以支持对症治疗为主。

加强对作业工人的教育，培养良好的卫生习惯，提高自我保护意识。在工作中，注意加强个人防护。对作业场所注意加强通风。

五、毒性表现

虽然急性羰基镍中毒时可出现头痛、头昏、乏力等神经系统受损的症状，但对神经系统造成损害多见于羰基镍的慢性中毒。长期接触低剂量的羰基镍有明显的神经衰弱综合征。可有不同程度的头痛、头昏、多梦、乏力、失眠、记忆力减退等症状。脑电图检查可有异常。

病理组织学检查可见大脑皮质的血管有出血，胼胝体和皮质细胞退行性变，染色质溶解。有的病例可见明显脑水肿。

六、毒性机制

到目前为止，镍对神经系统的毒性作用机制尚不十分清楚。

1. 氧化应激和脂质过氧化在镍中毒机制中起重要作用。有研究发现，Ni^{2+}进入脑内后可产生自由基，对神经细胞膜不饱和脂肪酸烯丙基氢进行攻击，使膜发生脂质过氧化，引起脑组织脂质过氧化产物丙二醛（MDA）含量增高，而超氧化物歧化酶（SOD）的活性和谷胱甘肽含量降低。有研究表明，细胞膜发生脂质过氧化，可使细胞膜脆性增加，流动性降低，膜上受体和酶的功能以及膜通透性发生改变，从而导致细胞损伤甚至死亡。

2. Ca^{2+}-ATP酶是细胞膜上的跨膜蛋白，在维持细胞钙稳态平衡过程中起重要作用。研究发现，Ni^{2+}与Ca^{2+}相近。在Ni^{2+}进入脑内后，可通过与Ca^{2+}竞争钙通道而抑制脑突触小体Ca^{2+}-ATP酶的活性，使细胞膜主动转运Ca^{2+}的功能受限，导致细胞内Ca^{2+}浓度持续升高，引起钙稳态失调。

另外，Ni^{2+}也可能是通过抑制钙调节蛋白（Calmodulin，CaM）（真核细胞内的Ca^{2+}受体），进而抑制其靶酶——Ca^{2+}-ATP酶的活性；或占据CaM上Ca^{2+}的结合位点，与之形成复合物，干扰其正常调节细胞内Ca^{2+}浓度的功能，从而导致细胞钙稳态失调。

有学者认为，抑制脑突触小体膜Ca^{2+}-ATP酶、CaM的活性，可能是镍离子致突触小体膜脂质过氧化作用的结果。

（卢庆生　赵超英　常元勋）

主要参考文献

1. 赵业婷，赵金垣. 羰基镍毒性的研究现状与展望. 中华劳动卫生职业病，

2006, 24 (5): 314-317.
2. 严永华, 杜鹃, 吴晓琴. 羰基镍中毒. 职业卫生与应急救援, 2002, 20 (4): 221-223.
3. 雷毅雄, 陈家堃, 吴中亮. 3种镍化合物转化细胞中DNA损伤的研究. 环境与职业卫生, 2005, 22 (5): 392-394.
4. 董洪连, 续锦. 急性羰基镍中毒的抢救与护理. 中国厂矿医学, 2006, 19 (2): 180.
5. 李焕香. 职业性急性羰基镍中毒的救治与护理. 职业与健康, 2008, 24 (5): 426.
6. 孙应彪, 朱玉真. 镍致小鼠中枢神经毒性机制的研究. 中国工业医学杂志, 2003, 16 (3): 165-166.
7. 刘小军, 朱玉真, 赵健雄, 等. 镍对大鼠大脑皮质神经元毒性的体外研究. 中华劳动卫生职业病杂志. 2005, 23 (3): 218-220.
8. 刘镜愉. 羰基镍作业工人淋巴细胞的转化. 中华劳动卫生职业病杂志, 1990, 8: 268-269.
9. Seet RC, Johan A, Teo CE, et al. Inhalational nickel carbonyl poisoning in waste processing workers. Chest, 2005, 128: 424-429.
10. Sorahan T, Williams SP. Mortality of workers at a nickel carbonyl refinery, 1958—2000. Occupati envir medic, 2005, 62: 80-85.
11. Shi Z. Nickel carbonyl: toxicity and human health. Sci Total Environ, 1994, 148 (2-3): 293-298.
12. Kurta DL, Dean BS, Krenzelok EP. Acute nickel carbonyl poisoning. Am J Emerg Med. 1993, 11 (1): 64-66.

第九章

有机磷农药

一、化学结构及理化性质

有机磷农药（Organophosphorous pesticides，OPs）是世界范围内应用最广泛，用量最大的一类农药，我国使用的农药中有近70%是OPs。从OPs的总体化学结构来看，可分为5大类：磷酸酯类如敌敌畏（DDV）、敌百虫、久效磷（来伏虫）等；一硫代磷酸酯类，如对硫磷（1605）、内吸磷（1059）等；二硫代磷酸酯类，如马拉硫磷（4049）、乐果、乙硫磷等；磷酰胺磷酸酯类，如甲胺磷等；焦磷酸酯类，如苏化203（硫特普）等。绝大多数品种属磷酸酯类或硫代磷酸酯类化合物。OPs大多呈油状或结晶状，除敌百虫和敌敌畏之外，大多有蒜臭味。一般难溶于水，易溶于多种有机溶剂如苯、丙酮、乙醚、氯仿及油类。在酸性环境及对光、热、氧均较稳定，遇碱则易分解，但敌百虫例外，敌百虫为白色结晶，能溶于水，遇碱可转变为毒性更大的敌敌畏。

二、来源、存在与接触机会

OPs主要用于农、林、牧业有害生物（病、虫、草、鼠）的防治，生产和使用中均有机会接触本品。职业接触机会：在工业生产使用过程中，农业使用过程中以及运输、装卸、贮存、供销与保管中。非职业接触机会：在日常生活中，误食被OPs严重污染的食品、水、饮料，滥用OPs防治害虫以及自杀、投毒等。

三、吸收、分布、代谢与排泄

OPs可经呼吸道、胃肠道、皮肤及黏膜吸收。被吸收后的OPs可通过血液、淋巴液迅速分布至全身各组织器官，其中肝中含量最高，其次为肾、肺和脑等组织器官。

OPs 在机体内的代谢、转化主要通过微粒体酶系统发生两种相关变化。一是通过代谢引起化合物结构的改变，使代谢产物的毒性发生变化；二是代谢产物极性增大，水溶性增强，从而容易从体内排出。这些代谢过程包括氧化、水解、基团转化、还原、结合等反应。经过代谢转化后，其代谢产物有的毒性减低，有的毒性增强，如对硫磷（1605）在肝内经肝细胞微粒体氧化酶系统作用下氧化成对氧磷，毒性比原来强 300～6000 倍，而且其进入血液循环，并从胆道排出后形成的肠-肝循环是导致中毒反跳的重要因素；敌百虫在碱溶液中可转变为敌敌畏而毒性更大。

OPs 在体内经过代谢生成多种代谢产物，大致可以分为两类：代谢产物 I：二烷基磷酸酯类（DAP）。大多数 OPs 可在体内代谢成为一种或一种以上的 DAP，DAP 有 6 种：磷酸二甲酯（DMP）、磷酸二乙酯（DEP）、二甲基硫代磷酸酯（DMTP）、二乙基硫代磷酸酯（DETP）、二甲基二硫代磷酸酯（DMDTP）和二乙基二硫代磷酸酯（DEDTP）。这些产物通常可在接触 OPs 24～48 h 内在尿中出现；代谢产物 II：特殊代谢产物。这些代谢产物与 DAP 不同，因为每一种特定的代谢产物来自一种或少数几种 OPs。例如对硝基酚是对硫磷类农药的代谢产物，马拉硫磷代谢为马拉硫磷二羟基酸。OPs 及其代谢产物大部分从肾排出，少部分从消化道排出。

四、毒性概述

(一) 动物实验资料

1. 急性毒性　几乎所有的 OPs 都可引发急性中毒，其发病机制为 OPs 使体内乙酰胆碱酯酶（acetyl cholinesterase，AChE）磷酸化，丧失水解乙酰胆碱（acetylcholine，ACh）的能力，导致 ACh 在胆碱能神经突触中蓄积，引起毒蕈碱样、烟碱样和中枢神经系统症状。许多 OPs 急性毒性试验都表明，新生鼠或幼鼠的半数致死量（LD_{50}）远低于成年鼠，而且随年龄的增长，其耐受性越来越强。

除抑制 AChE 活性外，OPs 还可抑制乙酰胆碱受体（acetylcholine receptor，AChR）的功能。伍一军等人的研究发现，急性乐果染毒后，大鼠的 M1、M2 受体密度有下降趋势，减轻了胆碱能亢进的症状。

2. 亚急性和慢性毒性　乐果亚急性染毒诱导大鼠耐受实验中，发现用小剂量（25 mg/kg）诱导后，再用大剂量染毒（最高剂量 100 mg/kg），血中 ChE 有轻度下降，脑中 ChE 轻度抑制，未出现中毒症状。但电镜发现神经元已坏死，受体检测发现 M1 和 M2 密度均下降，也可能动物形成耐受的同时掩盖了某些潜在的危害。还有研究表明，用含三唑磷（3、100 mg/kg）的饲料喂饲大鼠连续 6 个月后，各剂量组大鼠 6 个月内均无死亡，体重增重、脏器系数均无明显差异。第 4 周时，各剂量组全血胆碱酯酶（BChE）和血浆胆碱酯酶（PChE）的活性被显著抑制。病理组织学检查发现 100 mg/kg 剂量组肝细胞浊肿及空泡变性；脾有淤血、见色素沉着。

3. 致突变　表 9-1 列举了常用 OPs 的致突变试验结果。这些研究结果表明，敌敌畏等一些有机磷农药 Ames 试验阳性；一些有机磷农药能引起小鼠骨髓微核率和染色体畸变率增加、动物肝细胞的 DNA 受到损伤。

表 9-1　常用有机磷农药的致突变性

试验名称	试验生物	试验阳性农药
Ames 试验	沙门菌 TA97、TA100	亚胺硫磷、乙酰甲胺磷、敌敌畏、乐果
细菌 DNA 重组修复试验	枯草杆菌	乙拌磷、杀螟硫磷、乐果、敌敌畏、对硫磷、甲基对硫磷、乙拌磷、毒死蜱、甲基毒死蜱、磷酸三甲酯、伏杀磷、二嗪农
微核试验	小鼠皮肤细胞 小鼠骨髓细胞	敌敌畏 乐果、乙拌磷、乙硫磷、二嗪农、甲基对硫磷
姐妹染色单体交换（SCE）试验	小鼠脾细胞 中国仓鼠卵巢细胞（CHO） 人外周血淋巴细胞 小鼠骨髓细胞	毒死蜱、杀虫畏 敌敌畏、敌百虫、久效磷、高灭磷、甲胺磷 马拉硫磷 马拉硫磷

续表

试验名称	试验生物	试验阳性农药
染色体畸变试验	小鼠骨髓细胞 中国仓鼠卵巢细胞 鸡骨髓细胞	马拉硫磷 敌百虫、敌敌畏、甲胺磷 久效磷、乙硫磷
DNA损伤试验	大鼠原代肝细胞 人肝癌Hep-G$_2$细胞	敌敌畏 甲基对硫磷、甲基对氧磷
隐性伴性致死试验	果蝇	久效磷

引自:周炯林. 有机磷农药遗传毒性研究进展. 国外医学卫生学分册, 2007, 34 (6): 355.

4. 生殖发育毒性

(1) 对雌性生殖系统的毒性

①对卵巢、卵泡及卵母细胞的损害,如:乐果和久效磷低剂量长期作用可引起大鼠卵巢显著性衰退,还可显著减少小鼠健康卵泡数目,并增加闭锁卵泡数目,对生殖功能产生不良影响。OPs对卵巢毒性作用的机制可能包括:对卵巢直接毒作用或是影响下丘脑-垂体-卵巢轴,干扰激素功能,抑制乙酰胆碱酯酶,损伤卵巢细胞膜和蛋白质等。

②对性周期和性行为的影响,研究显示,乐果能干扰小鼠的动情周期,显著减少动情前期、动情期和动情后期的持续时间,延长动情间期的持续时间。久效磷也能干扰小鼠动情周期。

③对生殖结局的毒性影响,如:导致早产、流产、畸形、死胎等。研究发现,乐果染毒7天后导致小鼠100%着床前胚胎丢失。其机制可能是着床前依赖的雌激素与孕激素的比例失调所致。Farag等研究结果为:25 mg/kg毒死蜱可引起大多数母鼠毒性反应,并可导致胎儿死亡、早期吸收胎和出生畸形显著增多。近期有研究显示,雌雄小鼠交配前经口暴露于不同浓度的OPs,导致吸收胎数量、胎鼠宫内发育迟滞率、子鼠出现多种器官发育畸形率均显著增多。还有研究表明,在胚胎器官形成期,母鼠敌百虫的暴露可影响母鼠的生殖功能,导致子代生长发育迟缓和畸形的发生。但Farag等研究还发现:28 mg/kg

乐果可引起母鼠的颤抖、腹泻、虚弱等胆碱能神经兴奋症状,母鼠和胎鼠乙酰胆碱酯酶显著被抑制,但对胚胎无任何致畸作用。上述研究结果的不一致可能与农药种类、动物品系及农药暴露时期不同有关。

(2) 对雄性生殖系统的毒性

①对生殖器官和生殖细胞的损害,如:磷胺可通过直接毒性作用和间接毒性作用损伤附睾尾部基细胞和附睾主细胞。

②对精液质量的影响,如:乙酰甲胺磷,大剂量辛硫磷对雄性大鼠主要引起精子生成量减少和精子运动能力降低,导致不同程度的生殖功能障碍。精子数量的减少,可能是通过影响睾丸生精细胞的生精过程和改变间质细胞和支持细胞的功能所致,也可能是通过影响下丘脑-垂体-睾丸轴内分泌功能而影响精子的发生。精子活动度的降低可能是毒物通过抑制糖酵解,从而抑制精子的ATP生成,影响精子的活动能力,也可能与精子受到损伤和精子畸形率升高有关。

③对生殖内分泌的影响,如:辛硫磷可显著降低大鼠睾丸生物标志酶活性,并影响血清及睾丸性激素水平,导致精子生成障碍。其机制可能是辛硫磷先直接作用于睾丸靶器官,引起睾丸细胞间的旁分泌功能失调,继发影响神经内分泌系统对精子生成的调控作用所致。

④对生殖结局的影响,如:长期摄入小剂量乐果染毒雄性大鼠,除了明显影响其睾丸性激素水平及抑制睾丸生物标志酶活性外,胎鼠体重亦明显减小,并有短肢畸形和吸收胎,可能是长期摄入小剂量乐果后对精子的质量产生不利影响所致。

5. 致癌　根据已查到的资料,某些有机磷农药在动物实验中可看到肿瘤发生,如倍硫磷 1730 mg/kg 喂饲小鼠 103 周,可引起皮肤癌。对硫磷 1.26 mg/kg 喂饲大鼠 80 周,看到肾上腺皮质瘤发生率高于对照组。另外乐果的慢性毒性试验中看到,大鼠肌肉注射每日 176 mg/kg,连续染毒 6 周后发生肝肿瘤及白血病。杀虫畏以每日 692 mg/kg 的剂量喂饲小鼠 2 年和以 1057 mg/(kg·d) 的剂量喂饲 80 周,均发生肝肿瘤。马国云等探讨三唑磷农药对大鼠的致癌作用,认为大鼠在长期摄入较高剂量三唑磷农药后,肿瘤发生率有一定程度增高,雌性动物尤为明显,诱发肿瘤多为乳腺瘤及雌性内分泌生殖系统肿瘤,较高剂量三唑磷农药可干扰雌性大鼠内分泌功能,影响其机体激素代谢,有促进致癌效应。国外研究显示低浓度 OPs,如 0.2 μmol/L 的久效磷和 0.4 μmol/L 的氧化乐果有促进乳腺癌 MCF-7 细胞的显著增殖作用。但是大部分有机磷农药品种的致癌试验为阴性。

2004 年国际癌症研组织(IARC)在对 900 种化学物致癌性的综合评价中,将敌敌畏归入 2B 类,人类可能致癌物。将马拉硫磷、甲基对硫磷、对硫磷、杀虫畏、敌百虫归入 3 类,现有证据不能对人类致癌性进行分类。

(二)流行病学资料

刘学等发现长期慢性接触 OPs 的男性,其精子的质量与数量均呈下降趋势。接触 OPs 与精子多倍体和亚倍体的发生也有密切关系。近期一项对南墨西哥长期暴露于 OPs 的农民的研究结果显示,OPs 可作用于与精子发生过程有关的所有细胞,并且 OPs 暴露产生的效应与基因多态性有关,有 192RR 基因型特征的农民暴露于 OPs 后更易引起生殖毒性损害。张霜红等对主要接触乐果、氧化乐果、甲胺磷的 601 名 OPs 作业女工的生殖功能及其子代的健康进行了调查,发现长期接触有机磷农药的一线女工早产、过期产、自然流产、出生低体重、新生儿出生缺陷妊高症、妊娠贫血的发生率明显高于对照组。Ferrari 等对接触杀虫剂的工人的研究发现,其外周血淋巴细胞的染色体畸变率和姊妹染色单体互换率升高。

采用前瞻性队列研究方法,对 257 例急性 OPs 中毒患者在出院后进行神经系统的检查和随访。中毒后 2 个月内迟发性周围神经病发病率为 3.5%;中毒 2 个月后,随访患者中枢神经症状和精神症状阳性率仍高于中毒前,表明急性 OPs 中毒后部分患者可遗留神经精神损害,生命质量和生活质量下降,应加强对中毒者精神心理卫生服务。

(三)中毒临床表现与防治原则

1. 急性中毒

潜伏期 急性中毒发病时间与毒物品种、剂量、侵入途径及人体健康状况等因素有关。一般经口最短,约 5~10 min;呼吸道吸入较短,约 30 min;皮肤吸收最长,约 2~6 h。

临床表现 经口者早期症状常见恶心、呕吐,而后进入昏迷;吸入者为呼吸道刺激症状,呼吸困难、视力模糊,进而出现全身症状;皮肤吸收有头晕、烦躁、出汗、肌张力减低及共济失调。根据急性中毒的症状体征可分为毒蕈碱样、烟碱样及中枢神经系统三大症状。职业性 OPs 中毒可根据国家标准 GBZ8-2002 分为轻、中、重三级。

2. 慢性影响 多见于生产工人,由于长期少量接触 OPs 所致。迄今为止,多数调查结果显示:长期接触有机磷农药后,血中胆碱酯酶活性明显抑制,但症状、体征较轻。症状多为神经衰弱综合征,可伴有头痛、头昏、恶心、食欲不振、乏力、易出汗等症状。部分患者可出现毒蕈碱样或烟碱样症状,如:瞳孔缩小、肌肉纤维颤动等。

3. 防治原则

(1) 急性 OPs 中毒诊断主要依据为:确切的短时间接触较大量 OPs 的职业史;以自主神经、中枢神经和周围神经系统症状为主的典型临床表现;实验室检查,其中血液 ChE 活性测定是急性 OPs 中毒的诊断和疗效观察的重要指标之一。参考作业环境的劳动卫生调查资料,进行综合分析,排除其他类似疾病后,方可诊断。

(2) 慢性中毒诊断主要根据职业接触情况,车间环境 OPs 浓度、患者中毒症状及体征以及血 ChE、脑电图、神经肌电图等检查结果等进行综合分析,方能正确诊断。

(3) 及时清除 OPs,防止继续吸收。在清除 OPs 及对症治疗同时,必须应用解毒药物。

(4) 对症和支持疗法,处理原则同内科。

(5) 生产环境应有通风、局部排气和呼吸保护用具。皮肤防护,应有防护手套和防护服。应有面罩或眼保护结合呼吸保护器。工作时不得进食、饮水或吸烟。进食前洗手。

五、毒性表现与机制

(一) 急性胆碱能危象期

急性有机磷农药中毒(acute organophosphorous pesticides poisoning，AOPP）的主要机制是有机磷农药（OPs）抑制乙酰胆碱酯酶（AChE）的活性。OPs 在体内与 AChE 结合，形成磷酰化胆碱酯酶，AChE 活性受抑制，不能催化乙酰胆碱使之水解，使组织中乙酰胆碱过量蓄积，从而导致胆碱能神经系统和中枢神经系统损害，临床主要表现为毒蕈碱样、烟碱样和中枢神经系统症状。

被有机磷抑制活性的 AChE 可有三种发展趋势：即自动重活化、药物重活化及老化。某些胆碱酯酶与有机磷结合不稳固，如对硫磷、内吸磷、甲拌磷等，部分可以水解复能而老化速度较慢；而另一些胆碱酯酶与有机磷结合稳固，如（氧）乐果、敌百虫、敌敌畏、马拉硫磷等，这些酶中毒后无明显的自动重活化作用，老化较快。磷酰化胆碱酯酶一般约经 48 h 即"老化"，不易复能。

1. 对胆碱能神经系统作用　OPs 主要作用于胆碱能神经系统，而胆碱能神经系统主要分布在神经中枢、自主神经的神经突触及运动神经的神经肌肉接头（neuromuscular junctions，NMJ）处，它包括两大部分神经：①运动神经（横纹肌神经），②自主神经（包括交感和副交感神经）。

（1）毒蕈碱样症状　AOPP 早期即可出现，主要机制是乙酰胆碱在副交感神经节后纤维支配的效应器细胞膜上与毒蕈碱型受体结合，产生副交感神经末梢兴奋的症状，导致瞳孔括约肌和睫状肌收缩，支气管胃肠道、呼吸道和泌尿系统平滑肌痉挛与分泌增加。临床主要表现为食欲减退、恶心、呕吐、腹痛、腹泻、流涎、多汗、大小便失禁、视力模糊、瞳孔缩小、呼吸道分泌物增加、支气管痉挛、呼吸困难，严重时出现肺水肿。副交感神经的兴奋还可导致心血管系统的抑制，一部分交感神经的兴奋导致出汗，与毒蕈碱中毒所引起的症状相似，则称为毒蕈碱样症状。

（2）烟碱样症状　主要机制是乙酰胆碱在交感、副交感神经节的突触后膜和神经肌肉接头的终板区突触后膜上与烟碱型受体结合，使节后神经元和骨骼肌神经终板产生先兴奋、后抑制的效应，产生烟碱样症状。临床主要表现为肌束震颤、四肢肌肉痉挛、肌力减弱、肌肉麻痹，严重时致呼吸肌麻痹，与烟碱中毒所引起的症状相似，故称烟碱样症状。

2. 中枢神经系统症状　AOPP 对中枢神经系统的影响主要是破坏神经兴奋和抑制的平衡,临床主要表现为头晕、头痛、乏力、失眠或嗜睡、烦躁、共济失调、意识模糊、语言不清,重症病例出现惊厥、昏迷、脑水肿,往往因呼吸中枢抑制或呼吸肌麻痹致呼吸停止而危及生命。对呼吸和循环中枢的影响均遵循小剂量或大剂量初始阶段主要起兴奋和强化作用,大剂量中毒随后阶段出现抑制和麻痹的规律,只是中毒程度越重,兴奋期越短。

(1) 对呼吸中枢的作用　OPs 中毒时,脑内大量蓄积的乙酰胆碱除了主要作用于呼吸中枢延髓、脑桥的背侧细胞群的 M-胆碱能受体(主要支配膈肌)外,还对延髓、脑桥的腹侧呼吸细胞群的 M 和 N 受体(主要支配肋间外肌)起一定作用。表现为呼吸先暂时兴奋,而后很快进入抑制,呼吸中枢停止发出节律性的吸气命令,膈肌和肋间肌失去呼吸中枢传来的节律性冲动,就不能有节律性地收缩,出现急性呼吸衰竭。中枢性呼吸衰竭除由于脑内乙酰胆碱蓄积,直接使中枢神经细胞突触传导阻滞外,AOPP 所致脑水肿和肺水肿也会造成呼吸中枢的直接和间接抑制,临床表现为反应低下、昏迷、呼吸急促和呼吸的不规则。

(2) 对循环中枢的作用　过多的 ACh 可同时兴奋脑内毒蕈碱和烟碱受体,使循环中枢受到明显抑制,传出阻力血管的冲动减少,于是外围血管扩张,血压下降。同时 ACh 兴奋迷走中枢烟碱样受体,传出冲动增强,心率减慢,心肌收缩无力,也致血压下降,可引起循环功能衰竭。

研究表明,急性胆碱能危象期,AOPP 病情严重程度及病死率与人脑中乙酰胆碱酯酶(AChE)抑制程度的相关性,比周围血中 AChE 的抑制更为密切,当人脑中 AChE 下降至 60% 以下时,均出现中毒症状和体征,如果仅有血液 AChE 下降,脑中 AChE 的水平仍超过原有水平的 60% 时,则不出现中毒症状和体征。

(二) 中间期肌无力综合征 (IMS) 期

IMS 是指 AOPP 经救治后,急性胆碱能危象症状消失后 1~4

天，迟发性神经病出现之前，主要因神经肌肉接头突触后传导阻滞。一部分颅神经支配的肌肉、屈颈肌肉、四肢近端肌肉和呼吸肌的肌力减弱或麻痹为特征的一组临床综合征。由 Senanayake 于 1987 年首次报告，以前我国称肌无力危象，印度称 Ⅱ 型肌麻痹。IMS 在临床上并不少见，是恢复期最严重的并发症之一，也是 AOPP 的主要死因。

目前所知引起 IMS 的 OPs 多系二甲氧基化合物，且多属高毒或中等毒性有机磷化合物。国外以地亚农和倍硫磷居多，国内则多为氧乐果和乐果，少数有对硫磷、甲基对硫磷、敌敌畏和甲胺磷引起，提示 IMS 的发生可能与有机磷化合物的结构特点、理化特性和生物活性有关。国内王立军报告 IMS 的发生率为 $7.6\%\sim13.9\%$。

1. IMS 临床表现　IMS 多发生于神志清醒过后，在其发病初期，患者最重要的主诉往往是胸闷，可伴有眼球运动障碍、咀嚼肌和颈部肌肉无力，说话声音小，咳嗽无力，呼吸幅度小，但节律整齐；膝、跟腱反射减弱或消失，无肌束震颤，感觉正常。IMS 病情严重者引起的呼吸肌麻痹是导致周围性呼吸衰竭的主要病因，是 AOPP 早期死亡的主要原因之一。病理改变主要是神经终板处发生了坏死改变。需要与 IMS 做鉴别诊断的疾病主要有 AOPP 引起的"反跳"、格林-巴利综合征和重症肌无力胆碱能危象等。

2. IMS 病因　IMS 病因尚不清楚，可能与以下因素有关：与 AOPP 病情轻重有关，病情越重，骨骼肌麻痹发生率越高；与大剂量应用阿托品有关；与胆碱酯酶复能剂应用不足有关；与胆碱能危象时肌肉的损伤有关。治疗的关键是保持呼吸道的通畅，立即气管插管或气管切开，呼吸机辅助通气，加大阿托品用量，治疗无效，可试延长或加大复能剂用药，目前认为复能剂对 IMS 所致的呼吸肌麻痹有直接对抗作用。

3. IMS 发病机制　IMS 发病机制目前尚未完全清楚。目前许多研究支持 IMS 的发生与神经肌肉接头（NMJ）传递功能障碍有关。对急性乐果中毒大鼠进行电刺激测定发现，染毒组肌无力大鼠存在明显的神经肌肉接头突触传导阻滞，说明肌无力与神经肌肉接头传导功能异常关系密切。可能与毒物本身对 N_2 受体的直接阻断作用有关；

也与乙酰胆碱大量蓄积引起神经肌肉接头终板区持续去极化，即 N_2 受体失敏有关。

分子机制研究发现，骨骼肌型烟碱样乙酰胆碱受体（nicotine acetylcholine receptor，nAChR）是神经肌肉接头突触后膜上将化学信号转变为电反应的信号分子。用辛硫磷染毒大鼠发现，肌无力大鼠与对照组和肌力正常的染毒大鼠比较，腓肠肌 Ca^{2+}-ATP 酶、Na^+-K^+-ATP 酶活力明显下降，提示有机磷中毒引起 NMJ 传导功能异常可能与肌肉兴奋性下降有关。有结果表明有机磷中毒引起肌无力可能与有机磷导致或促进 nAChR 的脱敏以及阻断 nAChR 通道的开放有关。

曾有研究将 IMS 的发病与 AChE 活力持续抑制相关联，但动物研究结果表明，辛硫磷染毒后，大鼠的肌肉组织与血液中 AChE 活力均低于对照组，但大鼠肌无力表现与血液 AChE 活力的抑制并不完全平行，两者相关程度较低。提示 AChE 活力的持续抑制仅是有机磷引起肌无力的启动因素。其在 IMS 发病中的意义尚待研究。还有研究表明，虽然氧化应激在严重急性 OPs 中毒早期即可出现，但氧化应激水平与 IMS 的发展并无明显关联性，推测 IMS 的发展可能存在其他机制。

4. IMS 所致呼吸肌麻痹（RMP） RMP 是 OPs 中毒早期死亡的主要原因。也是 IMS 这组肌无力、肌麻痹症候群中最具有临床抢救意义的危象。呼吸肌麻痹出现于重型 IMS，可伴有或不伴有轻度 IMS 的有关表现：即屈颈肌与四肢近端肌肉、部分颅神经支配的肌肉无力。

（1）RMP 临床表现 呼吸肌麻痹发生时，一般患者神志清醒，急性胆碱能危象（ACC）消失，可有不同程度呼吸困难或反常呼吸（吸气时腹部向下运动，呼气时腹部向上运动）并因进行性缺氧而表现为焦虑、恐惧、烦躁不安、大汗、头晕，严重低氧血症可导致意识障碍。

（2）呼吸肌麻痹发病机制 OPs 中毒致呼吸肌麻痹是重症 IMS 的表现，其发病机制尚未完全清楚，据目前报道的动物实验和临床观察资料表明,RMP 可能与呼吸中枢抑制、神经肌肉传递功能障碍及 AChE 活性的持续抑制有关。

(三) 迟发性神经毒性损害期

迟发性神经毒性(OPIDN)是 AOPP 所致严重并发症,多于部分重症 AOPP 后 1~2 周发生,表现为肢体远端为重的运动和感觉障碍。OPIDN 属中枢-周围性远端轴突病,其发生与胆碱酯酶的抑制无关,同时应注意与其他原因引起的多发性神经病和有机磷杀虫剂中毒中间期肌无力综合征相鉴别。

以往研究表明,OPIDN 发生与 AOPP 中毒程度和农药种类有关,不同种类的农药 OPIDN 发生率相差很大,以三邻甲苯磷酸酯(TOCP)发生率最高。1990 年京郊粮食污染导致的 OPIDN 发生率高达 39.25%。我国报道的 OPIDN 多为口服 AOPP 患者,多数由甲胺磷中毒所引起,其次为敌敌畏、乐果及美曲磷酯急性中毒者,少数由甲基对硫磷、对硫磷、内吸磷、马拉硫磷、水胺硫磷所致。有研究表明,急性甲胺磷中毒 OPIDN 发生率为 8%,混配有机磷农药 OPIDN 的发生情况少见报道。

1. OPIDN 临床表现及特点 起病缓慢,有些 OPIDN 的出现可延迟到重症 AOPP 中毒后 3~5 周;均以四肢远端无力为首发症状,患者常先感手足发麻、疼痛、下肢酸疼,进而下肢呈对称性弛缓性瘫痪,两上肢亦可累及;神经系统检查可见痛、触觉减退,呈手套、袜套样分布且逐渐向近端发展、加重;感觉障碍较运动障碍提早出现,运动障碍重于感觉障碍,下肢重于上肢,远端重于近端;踝反射减低较膝反射减低出现早且明显;肌电图检查呈神经源性损害;全血或红细胞 AChE 活性可正常。

(1) 感觉神经损害 起病缓慢,足趾和手指麻木、酸痛、蚁行感等感觉异常,呈手套、袜套样分布。检查四肢远端感觉减退或消失,以浅感觉受累明显,从远端向近端发展。

(2) 运动神经损害 四肢无力,以下肢为明显,可出现垂腕、爪形手。严重的出现四肢远端完全麻痹,肌肉萎缩等。

(3) 自主神经功能紊乱 手足发凉,皮肤光滑菲薄或干燥皲裂、大小便障碍等。

OPIDN 病变有一定的自限性，停止接触有机磷之后，轴索将开始以非磷酰蛋白质来补充，使之再生，其功能也随之逐步恢复。治疗早期可使用糖皮质激素，以减轻有机磷对神经细胞的毒性和损害，抑制免疫反应；应用神经营养剂和大剂量维生素 B 族治疗，可以改善神经组织的营养代谢，促进神经组织的修复、再生和兴奋传导。临床试用表明，钙拮抗剂有预防和加速此类病变恢复的功能。

2. OPIDN 发病机制　OPIDN 的神经病理特征为周围神经远端的轴索肿胀变性，轴索内聚管囊样物形成，脊髓继发变性脱失，符合中枢-周围性远端型轴索病的病理类型。OPIDN 的发病机制尚不十分清楚，目前认为可能与以下几种作用途径有关：

(1) 与神经病靶酯酶 (neuropathy target esterase, NTE) 的抑制和老化有关，导致神经代谢受阻。有机磷迟发毒性的靶部位是神经组织中的一种具有酯酶特征的受体蛋白，称之为神经毒性酯酶或神经病靶酯酶 (NTE)。NTE 被认为是迟发神经毒性的有机磷酸酯类化合物作用的主要靶标，OPs 可能抑制了 NTE 并使之老化，由此造成神经代谢的严重紊乱，从远端开始直至神经元处轴索变性，髓鞘脱失，这一病理过程需要一定时间，因此有机磷中毒后要经一段潜伏期才出现周围神经病变的临床表现，但从 NTE 老化到 OPIDN 产生这一期间发生的生化过程仍不明了。

(2) 与钙离子/钙调蛋白激酶 II 活性改变有关。Abou-Donia 等研究发现，体外在给鸡服用了三邻甲苯磷酸酯 (TOCP) 后，鸡的大脑、脊髓及坐骨神经中的神经纤维蛋白亚基的磷酸化增强，这种磷酸化增强作用与钙离子/钙调蛋白激酶 II 活性改变有关，并可能干扰了神经纤维亚基和微管的正常排列，使其缠结、聚集，提示 OPIDN 的发生很可能是有机磷干扰了钙离子/钙调蛋白激酶 II 活性，使神经轴突内的骨架蛋白分解，导致轴突变性的发生；有研究表明，Ca^{2+} 耗竭和应用钙阻断剂可以阻止神经纤维亚基的降解，因为 Ca^{2+} 耗竭和应用钙阻断剂可以通过调节细胞内外 Ca^{2+} 浓度，维持轴突内和肌肉骨架蛋白的内稳态，使神经骨架蛋白不被降解，从而改善由 OPs 导致的神经病变症状。

（3）通过动物模型和神经活检病理证实在 OPIDN 病变中，原发性周围神经远端向近端发展为轴索变性。可见远端多灶性肿胀、变性、坏死、远端继发性阶段性脱髓鞘改变。周艳等研究鸡甲胺磷中毒性神经肌病的神经病理显示第 2 周末神经开始变性，第 3 周、第 4 周末神经变性达高峰，此后逐渐恢复。病理改变以髓鞘脱失和轴突改变为主，分为髓鞘脱失和轴突肿胀两型，是病程中不同时期的不同病理变化，远端纤维比近端纤维受累早且严重，粗纤维比细纤维更易感。Vasconcelos 等报道本病既有神经纤维髓鞘和轴索损害，也有肌肉病变；既有有机磷对神经细胞的间接毒性作用，也有其直接毒性作用，其肌电图显示失神经支配改变。

有研究报道乙拌磷染毒大鼠试验，发现大鼠脑组织皮质、海马、纹状体等部分 M1 和 M2 受体均有相应下降，引起自发活动持续性下降，积水迷宫试验空间定位能力的丧失。某些重度中毒患者还可出现球麻痹、语言功能障碍，可见在有机磷中毒迟发性神经损害期不仅要注意对周围性神经系统损害，同时也要关注对中枢神经的损害。

（四）反跳和猝死

反跳是指少数急性中毒患者经治疗好转后 2~7 天突然病情反复，胆碱能危象重现，又产生较重的毒蕈碱样、烟碱样和中枢神经系统的临床表现。表现为面色苍白、大汗、肌颤、瞳孔缩小、胸闷、血压升高、心率减慢、肺部出现湿啰音等，而无颅神经麻痹表现。治疗上以加大阿托品用量为主。反跳发生的机制目前不很清楚，可能与洗胃不彻底，残留于皮肤或胃黏膜皱襞的毒物被再吸收而导致中毒症状加重。阿托品减量太早、太快，复能剂用量不足，用法不合理。短期内输入大量葡萄糖液稀释了血中有活性的胆碱酯酶及阿托品浓度。以及农药在体内氧化后毒性加剧等有关。在临床上要仔细观察，尤其注意与阿托品用药过量相鉴别，以便及早发现，采取有效的救助手段，降低死亡率。

猝死可能是有机磷对心脏的第Ⅲ期毒性作用，心肌纤维受到强烈而不均匀的交感神经刺激，临床上主要表现为心电图 Q-T 间期延长，尖端扭转型室性心动过速等症状。连续心功能监测,给予能量合剂、肌苷及肾上腺皮质激素等可预防,猝死出现后应立即进行心肺复苏,绝不能放弃。

(杜宏举　赵超英　常元勋)

主要参考文献

1. 伍一军,杨琳,李薇. 有机磷农药的多毒性作用. 环境与职业医学,2005,22(4):367-370.
2. Hreljac I, Zajc I, Lah T, et al. Effects of model organophosphorous pesticides on DNA damage and proliferation of HepG2 cells. Environ Mol Mutagen, 2008, 49 (5):360-367.
3. Gomes J, Lloyd OL, Hong Z. Oral exposure of male and female mice to formulations of organophosphorous pesticides: congenital malformations. Hum Exp Toxicol, 2008, 27 (3): 231-240.
4. 戴斐,田英,沈莉. 敌百虫暴露对小鼠及胎鼠生殖发育影响. 中国公共卫生,2007,23 (5):595-596.
5. Perez-Herrera N, Polanco-Minaya H, Salazar-Arredondo E, et al. PON1Q192R genetic polymorphism modifies organophosphorous pesticide effects on semen quality and DNA integrity in agricultural workers from southern Mexico. Toxicol Appl Pharmacol, 2008, 230 (2): 261-268.
6. 胡静熠,王心如. 辛硫磷对大鼠生殖内分泌系统的影响. 江苏医药,2008,34 (12): 1258-1261.
7. 马国云,董竞武,金耀球. 三唑磷农药对大鼠的致癌性实验病理观察. 环境与职业医学,2007,24 (6):592-595.
8. 丁新志. 机械通气联合血液灌流治疗急性重度有机磷中毒34例. 中国危重病急救医学,2006,18 (7):448.
9. Zhao XL, Zhu ZP, Zhang TL. Tri-ortho-cresyl phosphate (TOCP) decreases the levels of cytoskeletal proteins in hen sciatic nerve. Toxicol Lett, 2004, 152: 139-147.
10. 董竞武,肖萍,潘喜华,等. 喂饲三唑磷6个月对大鼠效应生物标志物的影响. 环境与职业医学,2003,20 (5):369-373.

11. 沈宏，宋立荣，周培疆，等. 有机磷农药对滇池微囊藻生长和摄磷效应的影响. 水生生物学报，2007，31（6）：863-867.
12. 马小董，詹佩娟，陆瑾如. 急性有机磷中毒致迟发性周围神经病31例临床分析. 中国实用神经疾病杂志，2007，10（2）：99.
13. John M，Oommen A，Zacharian A. Muscle injury in organophosphorous poisoning and its role in the development of intermediate syndrome. Neurotoxic，2003，24：43-53.
14. 张根平，闫磊. 急性有机磷中毒后迟发性神经病30例临床观察分析. 医学临床研究，2008，25（1）：184-185.
15. 曹义战，晋兴，乡荣高，等. 机械通气治疗重度有机磷农药中毒中间综合征的探讨. 第四军医大学学报，2002，23（21）：2007-2009.
16. Venkatesh S，Kavitha M L，Zachariah A，et al. Progression of Type I to Type II paralysis in acute organophosphorous poisoning：Is oxidative stress significant? Arch Toxicol，2006，80：354-361.
17. 李纪新. 急性有机磷中毒的反跳现象. 现代医药卫生，2004，20（14）：1371.

第十章

氯代烃杀虫剂

第一节 概 述

一、分类

有机氯（Organochlorine）农药是一种广谱、高效、低毒及高残留的化学杀虫剂。主要包括以苯为原料和以环戊二烯为原料的两大类。以苯为原料的有机氯农药主要是滴滴涕（dichloro-diphenyl-trichloroethane，DDT）和六六六（Hexachlorocyclohexane，HCH），以及 DDT 的类似物甲氧滴滴涕（methoxychlor，MXC）；也包括从 DDT 结构衍生而来、生产吨位小、品种繁多的杀螨剂，如三氯杀螨砜、三氯杀螨醇、杀螨酯等。以环戊二烯为原料的有机氯农药包括作为杀虫剂的氯丹、七氯、艾氏剂、狄氏剂、异狄氏剂、硫丹、毒杀芬等。

二、特性

常用的有机氯农药有下列特性：

1. 不易挥发，降解缓慢，在食物链中存在生物浓集和生物放大效应。
2. 氯苯结构较为稳定，不易被生物体内酶系降解，在体内的生物转化和降解速度非常缓慢。
3. 多为脂溶性化合物，水中溶解度低，较易吸附于土壤颗粒，在土壤中的滞留期多达数年。
4. 土壤微生物将该类农药还原或氧化为类似的衍生物，但其产物也存在残留毒性问题。
5. 该类农药还可随气流和水流等扩散至全球各地。

三、环境危害

自20世纪40年代以来,有机氯农药曾在全球范围内广泛使用,也是我国最早大规模使用的农药,曾因其广谱、高效、价廉、急性毒性小而被广泛用于防治作物、森林和牲畜的害虫。目前常用有机氯杀虫农药有林丹、三氯杀螨砜、三氯杀螨醇、氯丹、毒杀芬等。前几年已经几乎绝迹了的六六六粉,近年又有回潮,农田使用日渐增多,是值得注意的动向。

有机氯农药性质稳定,在自然界极难分解,虽然环境中农药残留浓度一般较低,但可通过生物富集和食物链集中到农、畜及水产品中,并最终通过食物链进入人体和动物体内。一旦进入人体,只有小部分进入血液,在肝脏内降解或排出;大部分以原药或转变成某种衍生物蓄积在肝、肾、心脏等组织中。有机氯农药均为脂溶性,对富含脂肪的组织有很强的亲和力。因此,它们在体内的清除速度非常缓慢,如林丹需要几周,DDT、狄氏剂、艾氏剂则需数月,甚至数年。有机氯农药分解后主要从尿液中排出,也有少量从粪便和乳汁中排出。

由于有机氯农药具有持久性、高残留性及生殖毒性等危害,各国先后于20世纪70、80年代相继禁止或减少生产和使用该类农药。各国对有机氯农药在食品中的残留控制甚严,德国、日本、美国等不容许在食品中检测出环戊二烯类杀虫剂。DDT和六六六曾是我国主要使用的有机氯农药,鉴于其长期使用引起的危害性,我国已于1983年禁止生产和使用DDT及六六六等高残毒有机氯农药,只限于少量出口和森林、滩涂草地等特殊环境治虫、治蝗使用。虽然有机氯农药的用量在不断减少,并逐渐被禁用,但这些农药在机体内蓄积量的下降速度非常缓慢。有研究表明,在我国食品中仍能检测出有机氯农药的残留,且平均值远远高于其他发达国家。表10-1为我国不同时期食品中六六六(HCH)和滴滴涕(DDT)残留量。

表 10-1　不同时期各类原料食品中滴滴涕和六六六残留量 (μg/kg)

食物样品	滴滴涕					六六六				
	2000年监测	2000年总膳食	1992年总膳食	1990年总膳食	1973～1978年调查	2000年监测	2000年总膳食	1992年总膳食	1990年总膳食	1973～1978年调查
谷类	25.20	1.17	1.82	0.96	24.40	5.30	1.92	5.62	3.62	146.00
蔬菜	2.90	1.02	3.10	5.59	16.20	4.80	0.89	6.31	2.20	23.40
水果	5.80	0.23	20.45	2.68	19.00	1.70	0.31	2.67	2.28	17.90
肉类	8.70	8.71	24.40	227.53	868.30	19.40	3.27	49.16	19.10	2006.60
蛋类	7.00	8.26	28.28	40.51	406.10	5.00	1.91	47.48	18.84	861.00
水产	4.50	30.49	29.45	118.97	1227.40	14.30	64.15	13.97	8.16	1171.90
乳类	32.50	1.16	2.77	2.77	23.80	0.80	1.97	4.06	2.90	152.80

引自：陈建锋. 有机氯农药. // 夏世钧主编. 农药毒理学. 北京：化学工业出版社，2008. 314.

四、毒性概述

急性中毒多发生于误服者。进入人体后主要积蓄在含脂肪较多的组织内，如神经系统、肝、肾和骨髓等。中毒后主要导致中枢神经系统应激性显著增加，作用的主要部位在大脑运动区和小脑，且能通过大脑皮质影响自主神经系统及周围神经。

（一）中毒临床特征

1. 急性中毒　潜伏期的长短依毒物的种类、剂型、剂量及侵入途径而各异，多在半小时或数小时内发病。

（1）轻度中毒　表现为头痛、眩晕、全身乏力、易激动、睡眠障碍、咽部不适、视力模糊。有时有不自主的轻度抽搐、出汗、流涎、恶心及食欲不振等。

（2）中度中毒　表现为上述症状加重，神经系统兴奋性明显增高，四肢疼痛、脸部及四肢肌肉抽搐、惊厥、眼球震颤、视力障碍、多汗、共济失调、剧咳、吐痰和咯血、呼吸困难、呕吐和腹泻等。

（3）重度中毒　表现为体温升高（中枢性发热）、癫痫样抽搐

(DDT、六六六、狄氏剂和艾氏剂等中毒时,多呈肌强直性阵挛性抽搐,而毒杀芬则以全身癫痫样抽搐为特点)。抽搐时间很短,呼吸先快后慢,血压下降,脉搏频数,心律失常,甚至可发生心室颤动,口吐白沫,反射减弱。抽搐剧烈和反复发作时,亦可陷入木僵、意识丧失、甚至昏迷、呼吸衰竭及循环衰竭,并可有少尿或尿闭,肝、心肌损害。

(4) 呼吸道侵入时有肺水肿。局部接触后损害有黏膜刺激症状及皮疹等改变。

2. 慢性中毒　主要表现为食欲不振、恶心、呕吐、头晕、头痛、失眠、乏力、四肢酸痛、全身不适等症状,有的还会出现神经炎症、贫血或血小板减少等症状。其慢性毒作用主要是影响神经系统和侵害肝,可引起肌肉震颤、肝肿大和中枢神经系统功能障碍等改变。

(二) 其他毒性

国际癌症研究组织(IARC)认为,常见的几种有机氯农药,如 DDT、六六六、七氯、狄氏剂、艾氏剂等对小鼠均可致癌,但尚不十分清楚对其他动物是否也致癌,而且目前也没有足够的流行病学证据证明有机氯农药与人体肿瘤产生有相关性。

对多种野生动物和试验动物的研究表明,有机氯农药在动物体内的代谢产物具有很强的酶诱导和性激素样作用,影响动物体正常生理活动,有环境激素之称。有机氯农药通过模拟或拮抗性激素的作用,直接或间接干扰机体生殖和发育功能,主要表现为拟雌激素、拟雄激素及抗孕激素等内分泌干扰作用,可导致女性患乳腺癌、子宫癌等生殖器官的恶性肿瘤、子宫内膜疾病危险明显增加。

另外,有机氯农药也可影响动物和人体免疫系统,如干扰正常的细胞免疫、体液免疫及导致多种自身免疫性疾病等。

五、防治原则

(一) 预防措施

今后应尽量减少这类农药的使用,并在使用中做好个人防护。

(二) 急救处理及治疗

迅速将患者移离中毒现场,移至空气清新处。清除毒物,阻止毒物继续吸收。可同时给予对症治疗措施。

第二节 滴 滴 涕

一、理化性质

滴滴涕（DDT）化学名称是2,2-双（对氯苯基）-1,1,1-三氯乙烷，分子式为$C_{14}H_9C_{l5}$。DDT农药分两大类，一类为同分异构体，分别为2,2-双（对对氯苯基）-1,1,1-三氯乙烷（p, p'-DDT）和2,2-双（邻对氯苯基）-1,1,1-三氯乙烷（o, p'-DDT）。另一类为同系物，分别为2,2-双（对氯苯基）-1,1-二氯乙烯（p, p'-DDE）和2,2-双（对氯苯基）-1,1-二氯乙烷（p, p'-DDD）。两者为DDT农药在环境中的代谢产物。

DDT化合物异构体为白色晶体或淡黄色粉末，无味，难溶于水，易溶于苯、氯仿等有机溶剂。DDT化学性质稳定，在常温下不分解。对酸稳定，强碱及含铁溶液易促进其分解。DDT受高热易分解释放出氯化氢等有毒气体。

二、来源、存在与接触机会

DDT为人工制备生产，由三氯乙醛与氯苯在发烟硫酸存在下缩合而得，主要作为农药，曾是广泛使用的杀虫剂之一。也用于环境卫生，防治蚊、蝇、臭虫等。在DDT生产、包装以及在农业喷洒杀虫使用时均可接触，对人体产生危害和中毒。DDT性质稳定，不易被降解成无毒物质，可长期存留于土壤、食物和环境中。我国已经在1983年开始限制生产和使用DDT这种农药。但DDT在一些工业生产中还有应用，市场上未完全杜绝。

三、吸收、分布、代谢与排泄

DDT可经多种途径吸收，但与其他有机氯农药相比，不易经皮吸收。哺乳动物灌胃后2~3h吸收率最高，第4h明显下降。吸收进入人体后,可分布于血液、肝、肾及中枢神经系统,尤在脂肪组织中浓度最高。反复给药后,DDT 在脂肪组织中的蓄积量最初很大,以后逐渐有所减慢,直至达到一种稳定的浓度。停止接触后机体内 DDT 蓄积量虽然会逐渐下降,但其将会长期贮留在脂肪组织中。DDT 在人体内的降解主要有两种途径:一是脱去氯化氢生成 DDE,在人体内 DDT 转化成 DDE 相对较为缓慢,3 年间转化成 DDE 的 DDT 还不到 20%。DDE 从体内排放尤为缓慢,生物半衰期约需 8 年,因而 DDE 是贮存在组织中的主要残留物。二是 DDT 还可以通过一级还原作用生成 DDD,后者被最终转化成双-(对氯苯基)乙酸(DDA),DDA 生物半衰期只需约 1 年,更易溶解于水而排出体外。DDT 经代谢分解后主要经肾由尿排出,少量经粪、乳汁和呼吸道排出,也能经胎盘传给胎儿。

四、毒性概述

(一) 动物实验资料

1. 急性毒性　　DDT 是中等毒性化合物,经口 LD_{50} 大鼠为 113 mg/kg;小鼠为 135 mg/kg。经皮 LD_{50} 大鼠为 2500 mg/kg;家兔为 300 mg/kg;豚鼠为 1000 mg/kg。大鼠经口急性中毒主要表现为不安、躁动、对外界刺激过敏,严重中毒可在 1～3 天内死亡。静脉注射 LD_{50} 剂量 5 min 后即出现症状,首先出现肌无力,随后出现轻微震颤,并逐渐加重,或呈癫痫样发作。

2. 亚急性和慢性毒性　　41～80 mg/(kg·d),狗经口,39～49 个月内,全部死亡。21～40 mg/(kg·d),狗经口,39～49 个月内,25% 死亡。41～80 mg/(kg·d),猴经口,70 天内,全部死亡。

3. 致突变　　从鼠伤寒沙门菌和大肠杆菌的回复突变试验、枯草杆菌的重组试验等阳性。DDT 染毒小鼠染色体缺失和断裂增加。

4. 生殖发育毒性　　对小鼠、大鼠和狗的研究未显示有任何致畸作用。动物实验表明 DDT 及其代谢物 DDD 和 DDE 具有雌激素样效应,可对生物体的内分泌和生殖功能产生干扰作用。其中 o,p'-DDT 的雌激素活性最强。卵黄微注射,o,p'-DDT 可引起雄性青鱼向雌性转变。用工业级 DDT（含 20% 的 o, p'-DDT 和 80% 的 p, p'-DDT）染毒雄性大鼠，可引起试验动物睾丸萎缩；染毒雌性大鼠后可引起子宫充血和水肿，这与 o, p'-DDT 的雌性激素样作用有关。o, p'-DDT 可与雌二醇竞争大鼠子宫胞质中雌激素受体的结合位点。

5. 致癌性　DDT $11\sim 20$ mg/(kg·d)，小鼠经口，染毒 2 年，肝肿瘤危险性提高 4.4 倍；$0.16\sim 0.31$ mg/(kg·d)，小鼠经口，染毒 2 代，雄性肝肿瘤危险性增加 2 倍。用 DDT、DDE 和 DDD 在小鼠中（在大鼠中也有可能）诱发出了肝肿瘤。但是关于这些肿瘤的意义尚存在着不同意见。

(二) 流行病学资料

Laws 等（1967 年）在一个 DDT 生产厂调查的大量接触 DDT 的 35 名工人，未发现有任何癌症和血液病者。在工厂开办的 19 年中，工作人员从 111 名增至 135 名，未见 1 例癌症患者。美国从 1942 年开始大量使用 DDT，根据其对肝及肝胆管癌总死亡率的结果，有明显下降趋势。至 1972 年为 5.6/10 万，说明在使用 DDT 的数十年内也没有证据说明肝癌有所增长。但流行病学研究发现，DDT 可导致女性患乳腺癌、子宫癌等生殖器官的恶性肿瘤及子宫内膜疾病危险性增加，并可以对生殖结局产生影响。如张宏等采用病例对照研究发现，乳腺癌患者乳房组织中的 DDT 浓度明显高于非恶性乳腺肿瘤癌患者，表明 DDT 与乳腺癌发生之间有相关性。刘守庆等采用回顾性调查方法，调查了临沂市某农药厂附近和对照区出生的新生儿的出生缺陷发生率，结果发现污染区和对照区出生缺陷的发生率有明显差别，而且距离农药厂越近，食品中的 DDT 和六六六的含量就越高，出生缺陷的发生率就越高。

(三) 中毒临床表现与防治原则

1. 急性中毒，多由误服引起。据估计，口服 10 mg/kg 体重的剂量就可出现 DDT 中毒的征象；经皮肤吸收或呼吸道吸入其蒸气和雾，也可导致中毒。DDT 中毒主要对人类的神经系统和实质性的脏器造成损害。

早期症状主要表现为面部、口唇、舌麻木感，以及恶心、呕吐、眩晕、乏力、食欲减退、腹痛等症状。

神经系统症状主要表现为中枢神经系统的兴奋和损害作用,导致中枢神经系统应激性显著增加,作用的主要部位在脑桥和脑干,且能通过大脑皮质影响自主神经系统及周围神经。根据临床表现和病情的不同,分为轻度、中度及重度中毒。

(1) 轻度中毒 主要表现为嘴部麻木、刺痛,头痛、眩晕、全身乏力、易激动、睡眠障碍、咽部不适、视力模糊。有时有不自主的轻度抽搐、出汗、流涎、食欲不振及恶心、呕吐、腹泻等。

(2) 中度中毒 主要表现为上述症状加重,神经系统兴奋性明显增高,四肢疼痛,脸部及四肢抽搐,视力障碍、多汗、共济失调等。

(3) 重度中毒 主要表现为中枢性高热、癫痫样抽搐或反复发作的惊厥,随后可出现无力性麻痹、神志不清,甚至昏迷。

少数患者出现心、肝、肾的损害。可出现肝肿大,肝功能改变,少尿、无尿,尿中有蛋白、红细胞等。

吸入中毒者,有呼吸道黏膜刺激症状,出现咳嗽、咳痰等症状。严重者可出现呼吸困难、肺水肿,甚至因呼吸衰竭而死亡。

皮肤黏膜刺激表现,眼部污染者表现畏光、流泪、疼痛等结膜炎症状。皮肤受污染者,引起皮肤红肿、烧灼感、瘙痒、皮炎,甚至水疱出现。

2. 慢性中毒 由于DDT在人体内有蓄积性,长期接触者可引起慢性中毒。主要表现为头痛、头晕、乏力、易激惹、失眠等神经衰弱综合征症状。少数患者可出现贫血、心血管及呼吸系统的损害。个别患者可发生视觉紊乱症状。高剂量DDT暴露可导致动物肝出现一系列病理学改变,如肝细胞及线粒体肿大,包涵体的形成,小叶中心坏死及滑面内质网增生等。长期慢性中毒可能会增加肝肿瘤的发生率。虽然目前还没有DDT与人类肿瘤有关的确切的流行病学证据,但长期暴露DDT可能会导致女性患乳腺癌、宫颈癌等恶性肿瘤的危险性增加。

3. 防治原则

(1) 急性中毒诊断主要依据为:①明确的DDT接触史;②有

DDT 毒作用的典型临床表现；③现场和劳动卫生学调查资料及分析；④相关的实验室检查资料。

DDT 急性中毒诊断需注意与其他化学性中毒及临床疾病相鉴别。

(2) 慢性中毒诊断依据与急性相似，但更需重视现场和劳动卫生学调查资料及分析，经过仔细的鉴定后才可得出结论。

(3) 急救与治疗阻断毒源，减少毒物吸收。DDT 的急性中毒救治，无特殊解毒药物，主要是对症处理。

4. 预防措施

(1) 加强职业教育，注意安全与劳动保护措施，作业场所禁止明火、火花，密闭系统，保障局部有充足的通风。

(2) 要求从事 DDT 作业的人员，应进行就业前体检，禁忌证包括神经系统疾病，如神经衰弱综合征及其他器质性神经病，明显的肝、肾疾病。

(3) 职业接触者应当做好呼吸道和皮肤的防护，如佩戴防护口罩、护目镜，穿戴防护服装，工作时不得进食、饮水或吸烟。工作完毕，淋浴更衣。保持良好的卫生习惯。

五、毒性表现

1. 急性中毒　多由误服引起，可引起中枢神经系统的兴奋和损害作用，导致中枢神经系统应激性显著增加，作用的主要部位在脑桥和脑干，且能通过大脑皮质影响自主神经系统及周围神经。根据临床表现和病情的不同，分为轻度、中度及重度中毒。

(1) 轻度中毒　主要表现为：头痛、眩晕、全身乏力、易激动、睡眠障碍，有时有不自主的轻度抽搐。

(2) 中度中毒　主要表现为上述症状加重，神经系统兴奋性明显增高，脸部及四肢抽搐，视力障碍、多汗、共济失调等。

(3) 重度中毒　主要表现为中枢性高热、癫痫样抽搐或反复发作的惊厥，随后可出现无力性麻痹、神志不清，甚至昏迷。

2. 慢性中毒　自主神经症状：头晕、头痛、失眠乏力、易激动、情绪不稳定及出汗增多等神经衰弱症状，体格检查时可发现有辨距不良及指鼻实验阳性等共济失调现象。说明 DDT 扰乱了大脑神经活动的兴奋和抑制过程，并导致运动神经障碍。多发性神经炎症状：可出现四肢痉挛性酸痛、震颤及肢力减退，腱反射减弱或消失等症状。

六、毒性机制

DDT 属神经毒剂，急性毒作用的主要靶器官为中枢神经系统，主要受损部位为大脑运动中枢和小脑，可引起其兴奋性增高，导致震颤和惊厥。DDT 引起中枢神经系统的毒性机制至今尚不完全清楚，可能通过以下几个方面引起中毒症状。

（1）作用于细胞膜酶，改变细胞膜的通透性及其三维结构，从而形成细胞膜的离子通道，使钠通道关闭延迟，延长神经传导时钠离子的通过时间，并缩短钾离子的通过时间，导致动作电位下降时相（后负电位）明显延长，神经膜一直处于部分去极化状态，微弱刺激可引起反应，随后完全去极化。导致触摸和声音等这些对机体周围神经的反复刺激在中枢神经系统中产生放大效应，引起一连串的冲动，导致肌肉抽搐及强直性痉挛。

（2）可抑制神经细胞中钙调蛋白对钙离子的转运能力，干扰神经递质的释放。增加神经细胞对刺激的敏感性，使得平常不能引起神经细胞充分去极化的微小刺激即可引起神经细胞的兴奋。

第三节　六　六　六

一、理化性质

六六六化学名称是六氯环己烷（hexachloro-cylohexane），是一种广谱性的有机氯杀虫剂，主要由 α、β、γ、δ4 种异构体构成。六六六为晶体粉末，4 种异构体化学性质与 DDT 相似。

二、来源、存在与接触机会

六六六是由人工制备生产，是一种用量很大的农业杀虫剂。对昆虫有触杀、胃毒和熏蒸作用，杀虫力强，应用范围广。另外，还大量运用于蚊、蝇、虱、蚤等卫生害虫的消灭。在其生产和使用过程中均有广泛的接触机会，对人体产生危害和中毒。由于其低水溶性和高氯状态，化学性质稳定，可长期存留于土壤、食物和环境中，造成环境污染；残留于植物中的六六六，可以通过食物链污染整个生态系统，造成长期性的环境污染，严重危害着生物体和人类的健康。六六六还有挥发性，能通过大气传播，导致全球范围的污染。

三、吸收、分布、代谢与排泄

六六六可经消化道、呼吸道及皮肤吸收，分布到全身各器官。在血中可全部与血浆蛋白结合，蓄积在脂肪组织中。4种异构体进入人体后α、γ、δ异构体在几周内就会消失，只有β-六六六不易消失而蓄积于体内，故可以β-六六六作为评定六六六在体内蓄积量的指标。大鼠体内代谢实验观察到六六六对5-羟色胺的代谢有影响，对肝微粒体酶有诱导作用。实验动物粪或尿中的代谢产物主要是氯酚和氯苯类，代谢和排泄很快。

四、毒性概述

（一）动物实验资料

1. **急性毒性**　六六六四种同分异构体中杀虫效力最强的是γ六六六，γ-六六六提纯后的物质称为林丹。六六六经口 LD_{50} 大鼠为 1250 mg/kg；小鼠为 700 mg/kg。经皮 LD_{50} 大鼠为 500 mg/kg；家兔为 300 mg/kg；豚鼠为 400 mg/kg。经口急性中毒症状表现为呼吸加快，间歇性肌痉挛、流涎、惊厥、昏迷，常在 24 h 内死亡。

2. **亚急性和慢性毒性**　六六六长期经口给予，对大、小鼠和狗的无作用剂量为 1.25 mg/(kg·d)。2.6～5.0 mg/(kg·d) 可致大鼠肝出现轻微病变，剂量增加，病变的范围也随之增大。6～10 mg/(kg·d) 可致小鼠肝小叶中央区形成增生性病灶，20 mg/(kg·d) 以上剂量可诱导小鼠肝肿瘤的出现。反复高剂量给予六六六可对动物神经系统产生刺激作用，引起剧烈的癫痫样发作，还可对肾、胰腺及睾丸出现退行性的改变。另外，六六六对免疫系统也有抑制作用。

3. 致突变　本品 0.5 mg/L 和 1.0 mg/L 对人淋巴细胞染色体结构损伤的比例与浓度成正比。

4. 生殖发育毒性　研究表明，与 DDT 一样，六六六为环境内分泌干扰物，具有类雌激素行为，可对生物体的内分泌和生殖功能产生干扰作用，可导致生殖和发育障碍。曾有研究者用工业品六六六染毒小鼠，结果表明，小鼠的精子、睾丸及附睾乳酸脱氢酶 X 同工酶（LDH-X）的含量明显下降，并呈剂量-效应关系，说明工业品六六六能抑制小鼠生殖细胞 LDH-X，并影响精子的能量代谢及运动能力。

5. 致癌性　以每天大于 20 mg/kg 的剂量经口给予，可诱发小鼠肝肿瘤，其中 α 异构体要比 β、γ、δ 异构体的致癌性强。

(二) 流行病学资料

由于六六六化学性质非常稳定，与 DDT 相似，其在环境中有高残留性。在人体内有蓄积性。据报道长期接触六六六，导致女性患乳腺癌、子宫颈癌的危险性增加。

(三) 中毒临床表现与防治原则

1. 急性中毒　多由误服引起，也可在烟熏灭蚊、蝇时，在现场停留时间较长，造成中毒。食用刚喷洒过六六六的水果、蔬菜或毒死的家禽时均可导致人类中毒。六六六主要损害中枢神经系统，此外对心、肝、肾等实质性脏器亦有显著毒性，对皮肤黏膜有刺激性。急性毒性表现与 DDT 类似。

2. 慢性中毒　在六六六生产和不合理使用过程中，长期少量接触可引起慢性中毒。主要表现为神经衰弱综合征等症状。患者可伴有慢性胃炎、慢性肝病等症状，白细胞减少、血沉加快。

3. 防治原则

六六六的急性和慢性中毒诊断原则与 DDT 相似。可参考 DDT 相关内容。对六六六的急性中毒救治，无特殊解毒药物，主要是对症治疗。具体的救治原则和方法可参考 DDT 章节有关内容。慢性六六六中毒亦主要是重点对中枢神经系统、心血管系统及肝、肾损害等症状进行的对症支持治疗。预防措施与 DDT 相似，参看 DDT 有关内容。

五、毒性表现

1. 急性中毒　中毒后可立即出现头晕、乏力、胸闷、烦躁不安等症状。中枢神经症状主要表现为中枢神经系统应激性增加,轻者失眠、无力、震颤、多汗、共济失调、视力模糊、恶心、呕吐。重者则肌肉抽搐、惊厥、精神错乱和意识障碍,甚至昏迷。周围神经损害症状主要表现为四肢疼痛、远端发麻,两手骨间肌萎缩,四肢肌力及肌张力减退,肘、膝关节以下深浅感觉均减退。发生视乳头炎、视力下降,还可出现严重的多发性神经炎。

2. 慢性中毒　主要表现为头痛、头晕、乏力等神经衰弱综合征和自主神经功能紊乱等症状。还可有四肢无力、疼痛,远端感觉弥漫性减退,腱反射减退弱或消失等症状。

六、毒性机制

关于六六六中毒的机制,目前尚未完全明了。有人认为六六六中毒可使血钾及乙酰胆碱含量增高,刺激神经系统及效应器。并指出六六六不同的异构体对神经系统的作用亦不同,γ-六六六异构体毒性最大,为中毒的主要成分,对中枢神经系统有强烈的兴奋作用,δ-六六六异构体则为抑制,α及β-六六六异构体则介于其间。有报道六六六中毒导致心律失常,发生 Q-T 延长扭转型室速,其机制尚不明,可能是药物作用使交感神经功能失调,心肌纤维受到强而不均匀的交感刺激,最终引起的心室肌内折返所导致。

(杜宏举　赵超英　常元勋)

主要参考文献

1. 李杰,司纪亮. 环境内分泌干扰物质简介. 环境与健康杂志,2002,19(1):83-84.
2. 李强,王建文,辛国芳. 有机氯农药中毒 2 例调查报告. 职业与健康,2002,18(7):26.

3. 陆德胜,于村,吕伟芝,等. 浙江省27年来部分食品中有机氯农药残留趋势分析. 中国公共卫生,2000,16(11):1027-1028.
4. Vladimir T, Valery R, Lorenzo T. Dichloro-diphenyltrichloroethane (DDT): Ubiquity, persistence, and risks. Research Review, 2002, 110 (2): 125-129.
5. 张宏,王凯忠,刘国津,等. DDT人体蓄积与乳腺癌. 中华肿瘤杂志,2001,2(5):408.
6. 刘明和. 有机氯在我国的污染现状及监控对策. 内蒙古环境保护,2003,15(1):35-38.
7. 李延红,郭常义,汪国权,等. 上海地区人乳中六六六、滴滴涕蓄积水平的动态研究. 环境与职业医学,2003,20(3):181-185.
8. 刘守庆,石增宝,张玉启,等. 临沂市某农药厂环境污染对新生儿出生缺陷的流行病学调查. 预防医学文献信息,2002,8(3):273-274.
9. Colosio C, Tiramani M, Maroni M. Neurobehavioral effects of pesticides: State of the art. Neurotoxic, 2003, 24 (4-5): 577-591.
10. WHO. Environmental Health Criteria83 (DDT and it's Derivatives—Environmental Aspects). Geneva: WHO, 1989: 14-15.
11. Latchoumycandane C, Mathur PP. Effect of methoxychlor on the antioxidant system in mitochondrial and microsome-rich fractions of rat testis. Toxicol, 2002, 176 (1-2): 67-75.
12. 陈炎磐译. 农药毒理学各论. 北京:化学工业出版社,1988. 207-209.
13. Colosio C, Tiramani M, Maroni M. Neurobehavioral effects of pesticides: State of the art. Neurotoxic, 2003, 24 (4-5): 577-591.
14. 赵云峰,吴永宁,王绪卿. 食品安全与中国居民膳食中农药残留的研究. 中华流行病学杂志,2003,24(8):661-663.
15. 严才荣. 六六六中毒引起扭转型室速一例. 中国循环杂志,1987,1:304-305.
16. 安琼,董元华,王辉,等. 苏南农田土壤有机氯农药残留规律. 土壤学报,2004,41(3):414-419.
17. Ottinger MA, Wu JM, Hazelton JL, et, al. Assessing the consequences of the pesticide methoxychlor: Neuroendocrine and behavioral measures as indicators of biological impact of an estrogenic environmental chemical. Brain Res Bull, 2005, 65 (3): 199-209.
18. Sergei YA, Elena AK, Alevina NG, et al. Preimplantation exposures of murine embryos to estradiol or methoxychlor change postnatal development. Re-

prod Toxicol, 2004, 18: 103-108.
19. 刘征涛. 持久性有机污染物的主要特征和研究进展. 环境科学研究, 2005, 18 (3): 93-102.
20. 吴德生. 内分泌干扰物与人类健康. 环境与健康杂志, 2001, 18 (4): 201-203.
21. Vaithinathan S, Saradha B, and Mathur PP. Transient inhibitory effect of methoxychlor on testicular steroidogenesis in rat: An in vivo study. Arch Toxicol, 2008, 82 (11): 833-839.
22. Johnson L, Staub C, Silge RL, et, al. The pesticide methoxychlor given orally during the perinatal/juvenile period, reduced the spermatogenic potential of males as adults by reducing their Sertoli cell number. Reprod Nutr Dev, 2002, 42 (6): 573-580.
23. Douglas JF, John HT, Robert LR, et al. Evaluation of the developmental and reproductive toxicity of methoxychlor using an anuran (Xenopus tropicalis) chronic exposure model. Toxicol Sci, 2004, 81 (2): 443-453.

第十一章

其他农药

第一节 氨基甲酸酯

一、理化性质

氨基甲酸酯类农药多为白色或淡黄色结晶,易溶于有机溶剂,微溶于水,有一定的脂溶性。在大气中易被光解、水解或被空气氧化。对酸性物质稳定,遇碱性物质易分解失效。常见的氨基甲酸酯类农药有克百威、速灭威、涕灭威、残杀威、抗蚜威、灭多威、甲萘威。

二、来源、存在与接触机会

氨基甲酸酯类农药施用后对环境的污染主要表现为对土壤、大气和水体的污染,可通过各种途径进入机体。生产、运输、贮存、使用本品的从业人员均有机会接触。在住宅内外使用本品均可经呼吸道或消化道接触本品。食品中的农药残留污染和误食可造成中毒。

三、吸收、分布、代谢与排泄

氨基甲酸酯类农药可经消化道、呼吸道及皮肤吸收。吸收后主要分布在血、肝、肾和脂肪组织。进入体内的氨基甲酸酯类农药可经水解、氧化和结合反应转化,在体内易分解,排泄较快。一部分经水解、氧化或与葡萄糖醛酸结合而解毒,一部分以原形或代谢产物形式迅速经肾排出。代谢产物的毒性一般较母体化合物小。动物给予一定剂量的氨基甲酸酯,24 h 内有 70%~80% 可经代谢转化后由尿排出。各种氨基甲酸酯类化合物由于其化学结构的不同,在各种动物体内的分解速率也有所不同。此类农药在与体内某些物质结合前,先转化成易溶于水的中间产物,然后经水解、氧化,再同葡萄糖醛酸、磷酸及氨基酸结合后排出体外。在哺乳动物体内常结合成葡萄糖醛酸苷，也可能形成硫酸盐。

四、毒性概述

氨基甲酸酯类农药主要通过抑制神经组织乙酰胆碱酯酶（AChE）而表现出毒性。

（一）动物实验资料

1. 急性毒性　对氨基甲酸酯类农药的急性毒性研究较多。

动物急性中毒主要出现胆碱酯酶抑制症状，表现如口鼻、呼吸道分泌物增多，四肢无力，瞳孔缩小，肌肉震颤，抽搐，肺水肿、呼吸衰竭等。皮肤、眼轻度刺激作用。

2. 亚急性和慢性毒性　由于氨基甲酸酯类农药化学结构不稳定，自然降解快，在体内的排泄也快，半衰期短，因而涉及氨基甲酸酯类农药慢性中毒的文献较少。但关于甲萘威对动物的慢性毒性研究有一些报道。幼猪每天喂饲含甲萘威 150 mg/kg 的饲料 1~2 个月，剂量达到 324~389 g 时，呈现进行性肌无力、共济失调、运动性震颤、阵挛性抽搐、截瘫、不能站立、厌食、烦渴、脊髓反射存在。病理可见小脑出现中等到严重的水肿，轴突中等增大和破裂，小脑束细胞成分坏死、血管充血、内皮肥大、血管退化和出血等，并认为这是由于甲萘威诱导的血管变化的病理效应所致。狗每天喂饲含甲萘威 100 mg/kg 的饲料 45 天，可见肠内多种酶活性增加，尸检发现肠黏膜改变，肝淤血肿大，肝细胞胞浆内糖原堆积。大鼠每天经口给予 0.7~70 mg/kg，6~12 个月，发现内分泌腺包括脑下垂体、性腺、肾上腺和甲状腺等的损害。

3. 致突变　氨基甲酸酯类农药在生物体内或体外可被亚硝化成为亚硝基类化合物，后者酷似亚硝胺，具有诱变性。例如，西维因在生物体内外均能与亚硝酸钠起反应成为 N-亚硝基西维因，他是一种碱基取代型诱变物，在某些诱变试验中呈阳性反应。孙英等应用紫外光谱法研究了乙霉威、甲萘威和克百威 3 种氨基甲酸酯类农药对 DNA 的损伤作用，结果显示，这 3 种氨基甲酸酯类农药能够引起

ctDNA 的紫外吸收光谱发生发射波长以及吸收强度的变化，预示着 3 种氨基甲酸酯类农药有可能对 ctDNA 产生诱变作用。也有学者认为，虽然已确定几种氨基甲酸酯类农药具有弱致变性，但是所用的均为高毒剂量，而且结果往往不能重复，多数阳性结果是从非公认的标准化实验得出的。

4. 生殖发育毒性　研究较多的是西维因的致畸作用，据报道，该类农药对某些动物可表现出致畸性。例如狗在全部妊娠期每日摄入超过 3125 mg/kg 的西维因可导致畸胎，每日摄入量为 300 mg/kg 对豚鼠也有致畸性。大鼠经口给予西维因 2～5 mg/kg，在繁殖试验中，经 5 代观察，可引起睾丸、卵巢及垂体的促性腺功能紊乱逐代加重，雌鼠生育机能下降，雌鼠的动情期延长，雄鼠精母细胞数减少，精子活动能力降低等。邱阳等研究甲萘威对雌性大鼠的生殖毒性，经口给予雌性 SD 大鼠不同剂量的甲萘威，观察大鼠动情周期的变化及血清雌二醇（E2）、孕酮（P4）水平；发现甲萘威可致雌性大鼠动情周期紊乱及雌激素水平改变，可能与甲萘威引起的生殖毒性机制有一定关系。

5. 致癌性　某些氨基甲酸酯类农药在大剂量时可能对动物有致癌作用，据报道，经口给大鼠大剂量西维因可引起肉瘤，甲萘威可引起小鼠及大鼠的恶性肿瘤等，其理论解释是氨基甲酸酯可与消化道内的亚硝酸盐发生反应生成具有致癌作用的亚硝胺。但氨基甲酸酯类农药对人是否致癌尚未确定。

（二）流行病学资料

作为农药使用的氨基甲酸酯类化合物有近 50 种。根据我国 20 世纪 60 年代初至 90 年代中期收集的资料表明，能引起中毒的氨基甲酸酯杀虫剂品种有呋喃丹、西维因、速灭威、叶蝉散，其中中毒数最多的为呋喃丹中毒，累计超过千例。其中毒主要原因是：①氨基甲酸酯农药生产加工车间，缺乏通风设施与个人防护，工人在此环境下操作，特别是炎夏易发生中毒。②施药方法欠妥，农民违章操作，直接用手搓洗原药，将呋喃丹颗粒化水喷洒，在喷洒中缺乏个人防护。某县 925 人在施药中将 3% 呋喃丹颗粒剂用手充分搓洗、加水浸泡、配成 1：1500 药液作棉田喷雾，其中 112 人发生中毒，中毒发生率 12.10%。③搬运工人在搬运药袋过程中，赤脚露背加之天气炎热、药袋封闭不严，造成皮肤污染吸收中毒。曾报道炎夏季节 12 名工人赤脚露背、不戴口罩、搬卸 3% 呋喃丹药袋，2 h 内 8 人中毒，停止作业后另 4 名也发生中毒，据反映工人在搬运中汗流如注，汗液呈紫色流布全身。④经口中毒，自服与误服。后者见于食入刚施用过氨基甲酸酯杀虫剂的蔬菜、水果。有报道一妇女在喷过呋喃丹的棉田给婴儿喂奶，并在棉田地逗留 1 h，该妇女喂奶时未清洗被呋喃丹污染的双手，半小时后婴儿发生重度急性呋喃丹中毒。

陈绍芳对 1986 年—1995 年收治的 152 例氨基甲酸酯类农药中毒患者进行分析，结果为：通过消化道进入体内者占 84.21%，包括口服自杀和食物污染中毒；呼吸道、皮肤中毒占 15.79%，主要是农药喷洒不当引起。大多数氨基甲酸酯类农药中毒的患者症状轻，病程短，1~10 天，平均为 4 天。中毒者往往只有恶心、呕吐、腹痛、出汗、瞳孔缩小等毒蕈碱样症状（占 75%），少数患者有肌颤、抽搐等烟碱样症状（占 18.42%），重度患者可出现肺水肿、脑水肿、昏迷等（占 6.58%）。

阚秀荣等对 83 名从事氨基甲酸酯杀虫剂（克百威）生产的工人进行体液和细胞免疫水平的观察，车间暴露平均浓度为 0.19 mg/m^3，平均职业工龄 16.2 年，结果发现，长期接触氨基甲酸酯杀虫剂（克百威）的职业人群体液免疫和细胞免疫水平降低，尤其对人体细胞免疫水平影响更显著。同时还发现，暴露人群体液免疫中免疫球蛋白以 IgM、补体 C3、C4 水平下降明显，且随工龄的延长呈下降趋势，细胞免疫水平亦随工龄延长而有所下降。说明该农药具有免疫毒性，引起免疫功能抑制，该结果与国外流行病学调查及动物实验结果基本一致。美国威斯康星州一地面水被氨基甲酸酯杀虫剂（涕灭威）污染后发现，居住在该地区的健康妇女中辅助性 T 细胞（TH）和效应 T 细胞（TE）的比率下降，对 TH 细胞计数较低的妇女一年后复查，仍见该农药对 T 细胞有慢性影响。

另外儿童的血-脑屏障发育尚未完善，因此产生的中枢神经系中毒症状较成人明显，死亡率也明显增高。某医院曾对 2000 年—

2003年收治的氨基甲酸酯类农药急性中毒患儿分析，发现小儿急性中毒的特点是：发病突然，病情危重，重度患儿可占68.7%，常可出现呼吸心跳骤停或呼吸衰竭，危及患儿生命。

（三）中毒临床表现及防治原则

1. 急性中毒　轻度中毒患者有较轻的毒蕈碱样症状，如头晕、头痛、乏力、恶心、呕吐、腹痛、腹泻、流涎、多汗、瞳孔缩小等；部分患者可伴有肌束震颤等烟碱样表现。重度中毒患者表现为癫痫、昏迷、肺水肿、脑水肿或呼吸衰竭。生产性中毒多表现为轻度，重度中毒一般为口服患者。急性氨基甲酸酯类农药中毒常具有以下临床特点：①发病急，潜伏期短，一般在接触后2～4h发病，最快为0.5h左右发病。②恢复快，脱离接触并及时处理后数小时内恢复。③中毒后只要彻底清除毒物，病程通常无反复。④除全身症状外，可有局部作用。眼部受污染后，可致瞳孔缩小、视物模糊、局部烧灼感；皮肤受严重污染的喷洒人员中，可出现皮肤瘙痒、潮红、皮疹等接触性皮炎。

2. 慢性中毒　长期低剂量接触氨基甲酸酯类农药可能干扰人类内分泌、免疫及神经系统。

3. 防治原则　根据明确的氨基甲酸酯类农药接触史及其出现的相应临床表现，结合全血或红细胞胆碱酯酶活性的及时测定结果，参考现场劳动卫生学调查资料，进行综合分析，排除其他疾病后，方可诊断。

对氨基甲酸酯中毒的治疗原则是：清除毒物、阻止其继续吸收；使用特效解毒剂，阿托品是首选解毒药，它能迅速地控制因胆碱酯酶受抑制所引起的症状和体征；对症与支持疗法。

应积极开展农药污染的宣传教育，加强食品运输、保存及农药使用的管理，减少对环境造成污染。生产及使用人员应加强个人防护。在用于防治害虫时，应遵守农药安全操作规程。发生皮肤或眼污染应及时用大量清水冲洗。误服中毒应催吐并对症治疗。

五、毒性表现

氨基甲酸酯类农药是一种胆碱酯酶抑制剂，对神经系统的毒性作用与有机磷相似,但由于氨基甲酸酯类农药及氨基甲酰化酶的特殊性,两者又不尽相同。

主要表现为胆碱能症状:①过量的乙酰胆碱作用于 M 胆碱受体,产生毒蕈样作用,简称 M 样作用,即兴奋副交感神经纤维产生的作用。如:胃肠痉挛、分泌物增多、支气管收缩、瞳孔缩小等。②过量的乙酰胆碱作用于 N 胆碱受体,产生烟碱样作用,简称 N 样作用,即兴奋全部自主神经节及运动神经的神经肌肉接头所致。如:心动过速、高血压、肌束震颤、肌力减弱或迟缓性麻痹等。③过量的乙酰胆碱蓄积于中枢神经细胞间突触处所引起的中枢神经系统症状。如:躁动不安、情绪不稳、共济失调、记忆缺失等。

氨基甲酸酯类农药中毒常规的实验室检查没有特异性,最主要的实验室指标是胆碱酯酶活力下降,但与有机磷类化合物中毒相比又不同,有以下特点:①作用快,氨基甲酸酯类农药进入体内后大多不需经代谢转化而直接抑制胆碱酯酶,即以整个分子与酶形成疏松的复合物。②恢复快,与胆碱酯酶的结合是可逆的,逆转后重新获得有活性的酶。③氨基甲酸酯类农药对红细胞胆碱酯酶的亲和力明显大于血浆胆碱酯酶,故其中毒程度与红细胞胆碱酯酶受抑制程度明显相关。④肟类复能剂有抑制氨基甲酰化胆碱酯酶自然复能作用。⑤本品在体内经水解可产生甲醇和氰化氢,氰化氢可导致细胞内窒息,使呼吸中枢因缺氧由兴奋转入抑制。

试验表明氨基甲酸酯类农药所引起的神经毒性不同于有机磷类农药诱导的迟发性神经毒性。甲萘威和涕灭威亚急性染毒(7 天),对鸡的运动有影响,可持续 6 周。染毒小鸡步态异常,步子短,两足站姿较宽,表现出共济失调。处理后 40 天,仍可见到一些麻痹作用。

神经行为改变也可作为该类农药对神经系统毒作用表现的一个重要参数。研究结果显示,动物行为的变化与氨基甲酸酯类农药的接触密切相关。例如,残杀威不仅严重干扰大鼠通过迷宫的能力,而且也降低了大鼠垂直定向的能力,表现为大鼠通过迷宫到达食物的时间延长。给大鼠一次皮下注射甲萘威 8.0 mg/kg,30 min 后,受试大鼠对电击逃避率下降 50%。在一次取食研究中,受试大鼠饲料中甲萘威和残杀威的含量为 10 mg/kg 和 20 mg/kg，实验时间 50 天，结果发现大鼠执行取食任务的困难增大，忘记了已经学会的技术。给猴子经口染毒甲萘威（50 mg/kg）或肌肉注射给药（1.0 mg/kg、3.0 mg/kg、5.0 mg/kg 和 10 mg/kg）发现，经口染毒对猴子的行为无明显影响，而注射给药 3.0 mg/kg 以上剂量时，则可引起总执行时间明显下降，执行错误增加。

六、毒性机制

1. 氨基甲酸酯对乙酰胆碱酯酶（AChE）的抑制　氨基甲酸酯类农药的生物活性主要是对 AChE 的抑制作用，使 AChE 氨基甲酰化，从而造成 AChE 使乙酰胆碱水解为胆碱和乙酸的正常生理过程受阻，乙酰胆碱过量蓄积于胆碱能受体及效应器周围，形成类似于有机磷酸酯类化合物中毒的胆碱能症状。

关于氨基甲酸酯类对 AChE 的抑制过程，目前认为，与有机磷酸酯类似，系氨基甲酸酯与乙酰胆碱酯酶形成可逆的复合体（EHAB），随后酯键水解脱去芳基烷基（BH），生成氨基甲酰化酶（EA），氨基甲酰化酶在水存在下很不稳定，水解释放出游离的活性酶（EH），其过程见 11-1 图。

$$EH \underset{k_{-1}}{\overset{k_1}{\rightleftharpoons}} EHAB \overset{k_2}{\longrightarrow} EA \overset{k_3}{\longrightarrow} EH$$
$$+ \qquad\qquad\qquad\quad + \qquad\quad +$$
$$AB \qquad\qquad\qquad BH \qquad AOH$$

图 11-1　氨基甲酸酯类农药（AB）与乙酰胆碱酯酶（EH）之间作用机制

有机磷酸酯和氨基甲酸酯对乙酰胆碱酯酶的抑制剂作用，区别在于反应中各步的速率常数。两者与乙酰胆碱酯酶均具有较高的亲和常数（$k_a = k_{-1}/k_1$），与乙酰胆碱酯酶的作用几乎瞬间即完成。乙酰胆碱酯酶氨基甲酰化的速率主要取决于分子互补性和反应性，而后者又与脱去基团的性质有关。例如酚基和肟基取代在一定程度上优于苄醇。就乙酰胆碱酯酶而言，其氨基甲酰化似乎是可逆的，但从氨基甲酸酯本身而言又是不可逆的，在氨基甲酰化过程中氨基甲酸酯键断裂后失去了对乙酰胆碱酯酶的抑制能力。因此，氨基甲酰化常数 k_2 在不同氨基甲酸酯类农药之间变化很大。乙酰胆碱酯酶抑制能力随 EHAB-EA 复合体形成的速率和每个化合物的相对 k_a 而不同。氨基甲酰化常数 k_3 对所有 N-甲基氨基甲酸酯类农药都是一样的，即连接在酶上的基团（A）相同，以相同的速率水解，生成游离的未被抑制的乙酰胆碱酯酶（EH）。相比之下，乙酰胆碱酯酶磷酰化受以下因素制约：一是脱离的取代基的吸电子能力，不同化合物之间吸电子能力变化较大；二是酯上烷基（甲基、乙基、异丙基、甲氨基等）的性质。乙酰胆碱酯酶复活速率受速率常数 k_2 和 k_3 支配，不同氨基甲酸酯类杀虫剂，其速率常数 k_2 和 k_3 往往存在着很大差别。磷酰化酶相当稳定，在大多数情况下其水解作用十分缓慢。

2. 其他毒性机制　Eldefrawi 认为，一个可能的机制是由于氨基甲酸酯类农药直接作用于胆碱能受体所致，其他研究者也支持这一观点。因为有些肟类药物对氨基甲酰化酶的自动重活化过程无明显影响，但由于对胆碱能受体等有直接的拮抗作用，而可缓解氨基甲酸酯类农药中毒症状，甚至在应用阿托品后只有再应用肟类药物患者才痊愈。

有些氨基甲酸酯类农药中毒患者的临床恢复明显比中毒酶的自动重活化恢复快；氨基甲酸酯类农药中毒与有机磷酸酯类农药中毒对比，酶抑制率与毒性之间存在明显差别，也证明氨基甲酸酯类农药可能有一个抑制 AChE 以外的更重要的毒性机制。

Takahasahi 认为，还有一种可能是存在一个产生活性多肽的非胆碱能机制，并通过实验对非胆碱能机制进行了探讨。

某些试验动物染毒后几分钟，表现出明显的麻痹样效应，并伴有严重的呼吸困难，最终呼吸停止。这种现象只有低毒的氨基甲酸酯类农药（用药量高达 LD_{50} 值）才会引发。推测这可能是氨基甲酸酯类农药的另一种毒性机制，即直接作用于轴突膜、运动终板和突触后乙酰胆碱受体，在钠离子运输水平上引发的神经传导完全阻滞。

（马玲　马彦　常元勋）

主要参考文献

1. 胡维国,杜先林,朱明学. 氨基甲酸酯与有机磷酸酯的毒性机制比较. 中华劳动卫生职业病杂志,1998,16(6):322-324.
2. 胡维国,朱明学,杜先林. 氨基甲酸酯类化合物的毒性特点. 职业卫生与应急救援. 1998,16(3):132-135.
3. 夏世均,孙金秀,白喜耕. 农药毒理学. 北京:化学工业出版社,2008. 298-316.
4. 陈绍芳,林斌. 氨基甲酸酯类农药中毒152例临床分析. 浙江医学,1997,19(4):229-230.
5. 阚秀荣,王致峰,陈连生. 氨基甲酸酯杀虫剂对生产工人免疫水平的影响. 中国工业医学杂志,2003,16(3):180-181.
6. 陈绍芳,林斌. 氨基甲酸酯类农药中毒152例临床分析. 浙江医学,1997,19(4):229-230.
7. 邱阳,陈建锋,宋玲. 甲萘威对雌性大鼠血清雌激素水平及抗氧化系统功能的影响. 中华劳动卫生职业病杂志,2005,23(4):290-293.
8. 孙英,张立金,闵顺耕. 三种氨基甲酸酯类农药化合物对DNA的潜在损伤作用. 农业环境科学学报,2004,23(3):464-466.
9. 姚永中,许树梧,谢冰. 氨基甲酸酯类农药中毒的毒物分析与解救. 中国医院药学杂志,1995,15(7):328-329.
10. 许玲芬,曲丹,孙力. 小儿急性氨基甲酸酯类农药中毒临床分析. 小儿急救医学,2004,11(1):84-85.
11. Jianyi M, Ninghai L, Wendi Q. Differential responses of eight cyanobacterial and green algal species, to carbamate insecticides. Ecotoxic and Environ Safety, 2006, 63 (2): 268-274.
12. Caldas ED, Boon PE, Tressou J. Probabilistic assessment of the cumulative acute exposure to organophosphorus and carbamate insecticides in the Brazilian diet. Toxicology, 2006, 222 (1-2): 132-142.
13. Gordon CJ, Herr DW. Thermoregulatory response to an organophosphate and carbamate insecticide mixture: Testing the assumption of dose-additivity. Toxic, 2006, 217 (1): 1-13.

第二节 拟除虫菊酯

一、理化性质

拟除虫菊酯杀虫剂是一类人工合成的,与天然除虫菊素的化学结构相似的化合物,有光不稳定和光稳定两类。它们的化学结构较复杂,其分子结构中大部分含有三元环,这种环型化合物存在顺、反异构体。由于链接成环的碳原子自由旋转受到了限制,因此顺、反异构体有相似的化学性质而有不同的物理性质和生物活性。拟除虫菊酯类农药大多数品种为黄色黏稠液体或无色结晶,挥发性低,不溶于水,易溶于多种有机溶剂,遇碱分解。根据化学结构的不同可以将其分为两种类型:Ⅰ型,不含 α-氰基,以氯菊酯为代表;Ⅱ型,含 α-氰基,以氯氰菊酯和溴氰菊酯为代表。

二、来源、存在与接触机会

迄今已商品化的拟除虫菊酯类农药有近40余种,约占世界杀虫剂市场的20%,主要用于农业害虫和卫生害虫的防治。

职业接触:主要见于生产、运输、贮存、使用本品的工农业从业人员。

环境接触:拟除虫菊酯类农药施用后可对土壤、大气和水体造成污染,在住宅内外使用本品后均可经呼吸道吸入或消化道摄入。

生活接触:摄入残留农药污染的食品和误食。

三、吸收、分布、代谢与排泄

拟除虫菊酯类农药可经呼吸道、消化道及皮肤进入机体,主要分布于脂肪以及神经等组织。在哺乳动物体内的代谢方式是被体内酶水解、氧化,然后其代谢产物与葡萄糖醛酸、谷氨酸、甘氨酸等结合,生成水溶性产物排出体外。一般认为反式异构体以水解反应为主,排泄较快,毒性较小;顺式异构体在体内代谢以氧化反应为主,速度较慢，故毒性相对较大。例如溴氰菊酯在大鼠体内可以进行酯键的水解，以及芳基和反式甲基的羟化，一次经口给予大鼠 $0.60\sim1.64\ mg/kg$ 剂量的溴氰菊酯，在染毒后 $2\sim4$ 天内，溴氰菊酯的酸根和乙醇基团几乎全部排出体外。另一方面，氰基的排泄要比酸根和乙醇基团缓慢得多，在 8 天内仅排染毒预标记量的 79%。

四、毒性概述

（一）动物实验资料

1. 急性毒性　拟除虫菊酯类农药急性毒性一般为中等毒性和低毒。由于此类化合物化学结构不同，分子构型上又有顺式与反式结构，故各种化合物在生物活性上及对哺乳动物的毒性差异较大，含氰基的拟除虫菊酯毒性相对较大。不同类型的拟除虫菊酯在动物中毒表现上也存在明显差异。Ⅰ型拟除虫菊酯以产生震颤为主要特征，伴兴奋、多动、尖叫等行为，称"T 综合征"；Ⅱ型拟除虫菊酯以产生痉挛、流涎为主要特征，伴咀嚼、抓搔、舔身、钻洞等行为，称"CS 综合征"。但分型并不是绝对的，有些农药可同时出现两种综合征。溴氰菊酯、氯氰菊酯和戊氰菊酯对皮肤和黏膜尚有轻度刺激作用。

近期，Saha 等采用静水生物测试法对 5 种不同类群和不同生态位的淡水生物体进行 96 h 氯氰菊酯急性毒性试验，结果表明生物体对氯氰菊酯的易感性顺序如下：甲壳类＞水生昆虫＞淡水鲤鱼＞蟾蜍的幼体蝌蚪＞苏氏尾鳃蚓。同时发现氯氰菊酯水溶液和氯氰菊酯丙酮溶液对苏氏尾鳃蚓的急性毒性有一定差异，而对其他生物体无明显差别。

2. 慢性毒性　有学者认为拟除虫菊酯类农药在体内代谢快，蓄积程度低，呈现的慢性毒性作用则较低。曾有报道，用溴氰菊酯（10 mg/kg）喂饲大鼠和狗，连续观察 90 天，大鼠除在第 6 周出现对噪声过敏外，未见其他临床症状；狗虽有震颤、头及四肢不随意运动等症状，但 5 周后症状减轻；对两种动物的脏器包括中枢神经及周围神经组织进行病理组织学检查，均未发现异常。

但近年来，随着拟除虫菊酯类农药的广泛应用，国内有人进行了某些该类农药的慢性毒性研究，认为具有一定慢性毒性。朱光华对国产高效氯氰菊酯进行亚慢性毒性，结果发现 2.97 mg/(kg·d) 和 10.84 mg/(kg·d) 剂量组动物肝、脾、肺、肾等主要脏器均有不同程度的病理改变。10.84 mg/(kg·d) 剂量组可见脑组织水肿，得出高效氯氰菊酯原药在 SD 大鼠亚慢性（90 天）经口毒性的最大无作用剂量为 0.67 mg/(kg·d)。黄振烈用 50.5%炔咪菊酯母液喂饲大鼠 6 个月进行慢性经口毒性研究，发现在 540.7 mg/(kg·d) 剂量组部分动物心、肝、脾、肺、肾、脑、睾丸有不同程度的病理表现，雄性动物体重降低，血清乳酸脱氢酶（LDH）活性、球蛋白（GLB）含量降低，白/球蛋白（A/G）比升高，肝/体比、卵巢/体比和心/体比均升高，认为肝脏和血液可能是炔咪菊酯母液的靶器官。黄建勋用无特定病原体（SPF）级 SD 大鼠对右旋反式烯丙菊酯进行慢性经口毒性实验（6 个月喂养），结论为一定剂量的右旋反式烯丙菊酯对 SD 大鼠 WBC 数量、血清蛋白含量有一定的影响，可引起部分脏器的病理改变，慢性（6 个月）经口毒性的最大无作用剂量为 2.33 mg/(kg·d)。

3. 致突变　关于拟除虫菊酯类农药的致突变性，主要是一些对溴氰菊酯的致突变性研究，其结果备受争议。Bhunya 等报道溴氰菊酯（10～20 mg/kg）可引起小鼠骨髓细胞染色体畸变率、微核率和精子畸变率增加，且有剂量-反应关系。Gandhi 等在高剂量（162.5 mg/kg 和 300.0 mg/kg，ip）可诱发小鼠骨髓微核率增加，但剂量在 32.5 mg/kg 时微核率并无增加。Agarwal 等报道溴氰菊酯在雌性大鼠经口或腹腔注射（56 mg/kg、84 mg/kg 和 112 mg/kg）均可导致骨髓细胞嗜多染红细胞微核率显著增加、骨髓细胞染色体畸变增加，而染色体畸变的最大特点是染色体核内复制，加上试验发现的有丝分裂抑制作用，认为溴氰菊酯可使细胞有丝分裂过程的微管/纺锤体过程受到干扰。Chauhan 等曾对同具 α-氰基拟除虫菊酯类农药溴氰菊酯和氯氰菊酯进行小鼠骨髓细胞姐妹染色单体交换（SCE）率试验，发现经口染毒 32 mg/kg 时，两种菊酯均可引起 SCE 增加，认为溴氰菊酯有一定的致突变作用。而多年来，也有一些报道溴氰菊酯并无致突变性，Kavlock 报道溴氰菊酯对多个菌种均无致突变作用；Bartsch 和 Pluij-

men 指出在细菌系统和在 V79 中国仓鼠细胞中，不论是否经代谢活化都没有诱变作用。Hoellinger 报道溴氰菊酯 9 和 20 mg/kg（悬于橄榄油中）给雌性大鼠灌胃未见骨髓细胞微核率增加。

造成上述致突变试验不同结果的原因，可能与采用不同的反应终点、不同的动物、不同的剂量、不同的赋形剂以及不同的采样时间有关。

4. 生殖发育毒性　Moniz 等对妊娠期大鼠灌胃氰戊菊酯，观察雄性仔鼠成年后的性发育变化，结果发现仔代中雄性大鼠输精管、睾丸以及血清中睾酮浓度均降低，说明氰戊菊酯能通过胎盘屏障转运，对胚胎发育产生有害影响。李涛等研究发现对妊娠母鼠经口给予溴氰菊酯，在 6170 mg/kg 剂量组仔鼠出生体重、出生存活率、哺育存活率以及空中翻、地面翻正反射阳性出现时间均低于对照组；而仔鼠延迟时间、被动逃避反应阳性率均明显高于对照组；表明母鼠孕期接触溴氰菊酯可引起仔代生长发育及神经发育迟缓。

胡静熠等对雄性成年 SD 大鼠连续灌胃氰戊菊酯 30 天，采用精子头记数方法观察每日精子生成量，结果发现在剂量大于 12 mg/kg 范围内精子日生成量明显减少，而且日生成量随着染毒剂量增加而下降，有明显的剂量-效应关系。同时发现氰戊菊酯可影响血清及睾丸性激素水平，引起精子调节受损。Elbetieha 等研究发现，连续 12 周染毒氯氰菊酯的 SD 雄性大鼠，附睾及睾丸的精子数和日产精子量下降，输精管内充满了明显的不成熟的精子细胞。安丽等研究发现给成年雄性大鼠连续 8 周染毒氯氰菊酯后，在 80 mg/kg 染毒剂量组大鼠附睾尾活精率下降，精子活动度明显降低。张习春等以 50 μmol/L 氰戊菊酯处理获能精子，而后加入孕酮或 Ca^{2+} 载体 A23187，结果表明，接触氰戊菊酯的顶体反应率显著低于未接触组精子。

5. 致癌性　给小鼠和大鼠进行两年喂养致癌试验，常用的溴氰菊酯、二氯苯醚菊酯、三氟氯氰菊酯、氯氰菊酯等，均未观察到致癌作用。有报道氯氰菊酯对小鼠皮肤具有致癌和促癌的可能性。

(二) 流行病学资料

2006 年美国最新的研究结果显示，从 1996 年—2002 年，加利福尼亚州对13种拟除虫菊酯类农药的职业暴露进行流行病学调查,发现317例中毒的发生与拟除虫菊酯类农药暴露相关。在这7年间,加利福尼亚使用了13种拟除虫菊酯类农药,总共达2100吨。其中Ⅱ型拟除虫菊酯类农药897吨,占总量的42.7%。并且由Ⅱ型拟除虫菊酯类农药导致的中毒例数为220例,占总报告中毒例数的69.6%;氟氯氰菊酯暴露导致的中毒例数为122例,占总报告中毒例数的55%;其余中毒病例与Ⅰ型拟除虫菊酯类农药的暴露有关。

国内何凤生报道,空气中溴氰菊酯平均浓度为0.005~0.012 mg/m^3,接触0.5~4.5个月时,2/3受检者出现面部烧灼、刺痛或紧麻感;1/3有喷嚏、流涕,皮肤出现红色粟粒样丘疹,另有头晕、无力和恶心等全身症状。1989年对棉农进行流行病学调查时发现,棉农急性拟除虫菊酯中毒的患病率为13.2%。325例溴氰菊酯中毒患者中158名为生产性中毒,轻度中毒患者除出现面部烧灼样异常感觉外,还有头痛、头晕、乏力恶心、食欲不振、精神萎靡和肌束震颤等。6例重度中毒患者可出现高频率的抽搐及意识障碍。

贺全仁收集了395例拟菊酯中毒患者的病例,经分析后发现,以急性中毒为主,有393例,占99.5%,慢性中毒患者2例。中毒途径:口服中毒195例(49.4%),呼吸道和皮肤吸收中毒200例(50.6%)。毒物分布及中毒原因:溴氰菊酯中毒病例最多(79.5%),可能与其应用广、接触机会多有关。生产性中毒多因缺乏防护措施,违反操作规程,药液外漏等所致。生活性中毒大部分因自杀而有意服用,极少数因应用菊酯类杀虫灭蝇而无防护措施所致。口服中毒量在2~200 ml之间。

自从美国科学家Colborn和他的合作者,把拟除虫菊酯列为可疑的环境内分泌干扰物以来,生殖毒性研究渐成为研究的热点。谈立峰等以农药厂从事氰戊菊酯生产的男性工人32名为暴露组,厂行政办公区工作人员46名为对照组,进行病例对照研究其精液质量以及精子运动能力。结果表明,暴露氰戊菊酯的男性工人精子的运动直线性(LIN)、精子运动前向性(STR)以及鞭打率(BCF)均显著低于对照组,BCF下降说明精子活跃程度的降低,精子运动参数(LIN、

STR）的降低，表明精子的直线性、前向性运动能力的降低，这些均提示，职业性接触低浓度氰戊菊酯对男性工人精液质量有一定的影响。

近年来发现一些中毒患者有心血管功能的改变且使用抗心律失常药有明显的效果，整体动物及体外实验也提示氰戊菊酯对心血管功能有影响，并可能与其直接或间接地兴奋交感神经引起血中儿茶酚胺升高有关。胡云平等对 22 名氰戊菊酯包装工和 15 名无毒物接触史和无心血管病史的工人进行横断面调查，分析其心血管功能的改变。包装车间空气中氰戊菊酯时间加权平均浓度为 (0.0175 ± 0.0057) mg/m^3 ($n=4$)，包装工组与对照组比较，收缩压升高，心率加快，收缩压与尿中 3-甲氨基-4-羟苦杏仁酸浓度明显相关，心电图检查（Q-T）R 值增大。说明低浓度氰戊菊酯接触对作业工人心血管功能有影响。

（三）中毒临床表现及防治原则

1. 急性中毒　急性中毒潜伏期短，生产性中毒多于田间施药 4～6 h 发病，首发症状多为皮肤烧灼、蚁走感或头昏，停止接触数小时后可消失。口服中毒一般于 10 min 到数小时发病，也有即刻或十多小时出现症状者，主要表现为上腹灼痛、恶心、呕吐等。污染眼者可立刻引起眼部不适、眼睑红肿、烧灼、水肿等。全身症状主要为头昏、头痛、恶心、呕吐、乏力。生产性中毒消化道反应相对少，口服中毒消化道反应突出。除首发症状取决于入体途径及数量外，后来的症状基本相似。多数患者尚可出现胸闷、肢端发麻、心慌、视物模糊及多汗等症状，少数患者还出现低热，瞳孔一般正常。部分中毒患者四肢大块肌肉可出现粗大的肌束震颤。

重度中毒患者出现意识模糊或昏迷，口服拟除虫菊酯剂量过大者，15～20 min 内即可陷入昏迷。严重者常有频繁的阵发性抽搐，每日发作可多达 10～30 次，各种镇静剂疗效不满意。重症患者还可出现肺水肿，口服者可发生糜烂性胃炎。这些患者经救治后多能完全恢复，死亡率低，预后较好。

2. 慢性中毒　慢性中毒患者中 80% 以上表现为对皮肤、眼和呼吸道黏膜的刺激，10% 的患者表现为轻微的神经毒性，并且由 Ⅱ 型拟除虫菊酯类农药造成的刺激比例远远高于Ⅰ型。

3. **防治原则** 急性中毒的诊断原则与其他农药中毒一样，主要根据短期内接触较大剂量拟除虫菊酯类的接触史，出现以神经系统兴奋性异常为主的临床表现，结合现场调查，进行综合分析，并排除有类似临床表现的其他疾病后，方可诊断。临床化验及肝、肾功能、电解质、全血胆碱酯酶皆在正常范围；脑脊液检查可见 γ-氨基丁酸（GABA）含量增高；停止接触12h内检测尿拟除虫菊酯原型或停止接触2天内检测尿拟除虫菊酯代谢物可作为接触指标。

迄今对本病尚无特效解毒治疗，以对症及支持疗法为主。

①有皮肤污染者立即用肥皂水或清水彻底冲洗。口服中毒者需尽快用清水或2%～4%的碳酸氢钠液充分洗胃，洗胃后用硫酸镁导泻。

②抽搐者可用安定（10 mg），肌肉注射；也可用葛根素250～300 mg 静脉注射或静脉点滴。

③一般情况下不使用阿托品，如患者有出汗、流涎、口鼻分泌物增多，可酌情给予少量阿托品，切忌大量给予，以免引起阿托品中毒；注意防治肺水肿和脑水肿。

应积极开展农药污染的宣传教育，加强食品运输、保存及农药使用的管理，减少对环境造成污染。生产及使用人员应加强个人防护。在用于防治害虫时，应遵守农药安全操作规程。发生皮肤或眼污染应及时用大量清水冲洗。误服中毒应催吐并对症治疗。

五、毒性表现

拟除虫菊酯农药是一种神经毒剂，以干扰神经传导引起中毒。主要毒性表现为：头痛、头昏、乏力、四肢麻木、面麻、肌肉震颤、抽搐、痉挛、昏迷、讲话迟钝、行走困难、伴肌肉萎缩、腱反射消失，尚有阵发性头颈扭转、肢体不自主性舞动等舞蹈病样症状。

有研究发现，拟除虫菊酯烟雾或液态气雾被吸入后可经血-脑屏障进入脑，对正在发育的神经系统有损害作用，可导致长期功能缺陷。Sinha等将出生前、出生后和围生期大鼠幼子暴露于拟除虫菊酯类避蚊剂（含丙烯除虫菊酯3.6% w/v，吸入8h/d），进行出生后31天评估，结论为早期发育阶段吸入拟除虫菊酯类避蚊剂对发育中的神经系统将产生不利效应，引起胆碱能功能障碍，导致学习和记忆缺陷。

六、毒性机制

综合现有研究结果，拟除虫菊酯类农药对神经系统毒作用是多环节的，其毒性机制目前有几种看法。包括神经生理学、神经行为、脑组织生物膜、神经递质、神经信号转导及神经细胞损伤等方面。

1. 对 Na^+ 通道的影响　哺乳动物神经系统中的各种离子通道都是拟除虫菊酯类农药作用的潜在的靶位点。研究结果显示，拟除虫菊酯主要与电压门控钠离子通道相互作用，同时也与其他的离子通道有关。电压门控钠离子通道在大多数传导兴奋的细胞中都有重要的意义，它可以造成钠离子的瞬间涌入。在拟除虫菊酯的靶标生物中，电压门控钠离子通道是最主要的靶位点，而哺乳动物的电压门控钠离子通道也是拟除虫菊酯毒性作用的重要靶分子。在不同的哺乳动物细胞中有多种电压门控钠离子通道的亚型，一般都包括糖基化和磷酸化修饰位点。电压门控钠离子通道对钠离子具有高度的离子选择性，拟除虫菊酯与电压门控钠离子通道作用的结合位点，因不同的物种而表现出一定的差异，一般表现为减慢钠离子通道的极化和去极化的速度，使得细胞膜表面的钠离子泵持续处于工作状态，导致神经细胞持续的兴奋，而这种持续的兴奋状态会导致神经系统功能的损伤。拟除虫菊酯作用于钠离子通道的另一个特征是，经拟除虫菊酯修饰的钠离子通道虽然可以维持正常钠离子的选择性和电导率，但是使神经细胞更容易兴奋。研究发现高浓度的拟除虫菊酯作用于神经细胞，会导致细胞去极化现象和神经信号传导受阻。

拟除虫菊酯所具有的结构与活性的相关性研究也表明，不同的拟除虫菊酯构型对小鼠和大鼠钠离子通道的影响不同。分子生物学的证据表明，拟除虫菊酯与哺乳动物的钠离子通道具有较高的亲和力，而且不同的立体异构体与钠离子通道的亲和力不完全相同。但是不同的拟除虫菊酯与钠离子通道的结合位点是否一致目前还不清楚，对昆虫和一些哺乳动物的研究显示，拟除虫菊酯作用的钠离子通道的结合位点是一致的,但是对胺菊酯在鱿鱼中的研究结果却显示,胺菊酯的不同异构体与钠离子通道的结合位点不相同。

2. 对神经递质的影响 神经递质是参与神经信号传导的重要组成成分,而拟除虫菊酯可影响脑部不同部位神经递质的释放。在对自由活动大鼠的研究中发现拟除虫菊酯能够改变乙酰胆碱的释放。2005 年 Muhammad 等的研究也发现,丙烯菊酯、氯氟氰菊酯、溴氰菊酯可以影响大鼠乙酰胆碱的释放和功能。2006 年的研究又发现丙烯菊酯、氯氰菊酯、溴氰菊酯还可以影响大鼠中多巴胺的变化。Hossain 等的研究也发现,菊酯类农药可能影响哺乳动物的乙酰胆碱的释放。

国内学者利用标记的谷氨酸,研究拟除虫菊酯对大鼠脑突触小体谷氨酸摄取的影响,在所给剂量范围内,溴氰菊酯和氯氰菊酯可干扰脑组织高亲和性谷氨酸摄取机制的功能,其中以含氰基的溴氰菊酯作用较强。应用脑片放射性同位素标记羧基递质释放实验,以及体外观察拟除虫菊酯对大鼠额叶皮质兴奋性氨基酸释放过程的影响,发现 4 种拟除虫菊酯(溴氰菊酯、北京菊酯Ⅱ号、Ⅲ号和氯氰菊酯)对脑片静息态谷氨酸基础释放无明显作用;溴氰菊酯可促进脑片在 50 mmol/L 氯化钾去极化状态下谷氨酸的释放,表明拟除虫菊酯可能主要通过改变 Na^+ 通道活性,而增加突触前神经末梢兴奋性氨基酸递质谷氨酸的释放,干扰递质突触传递过程。

3. 对神经信号转导过程的影响

(1) 对大脑皮质突触膜谷氨酸受体结合的影响 有报道溴氰菊酯在一定剂量范围内,可明显增加突触膜与 ^{32}H-谷氨酸的结合量,且有剂量-效应关系,推测溴氰菊酯神经兴奋性毒作用可能与中枢谷氨酸递质系统紊乱有关。

(2) 对脑神经元胞内游离钙的影响 以 Fura-2/AM 为荧光探剂,在荧光显微阳离子测定系统中,观察溴氰菊酯对单个培养的大鼠大脑皮质神经元内游离 Ca^{2+} 水平影响。结果显示,神经元静息期胞内 Ca^{2+} 浓度约为 $0.1 \mu mol/L$,给予溴氰菊酯($10 \mu mol/L$)可使神经元胞内 Ca^{2+} 浓度明显增高。胞内 Ca^{2+} 浓度的升高是由胞外 Ca^{2+} 内流引起,而与胞内 Ca^{2+} 库释放无关。加入 N-甲基-D-天冬氨酸

(NMDA) 受体通道阻断剂 AP_5 可明显降低溴氰菊酯引起的胞外 Ca^{2+} 内流，而电压依赖性 L-型 Ca^{2+} 通道阻断剂 Verapamil 对溴氰菊酯升钙效应影响较小。提示溴氰菊酯主要通过影响神经元胞膜上兴奋性谷氨酸 NMDA 型受体，使该受体离子通道开放，胞外 Ca^{2+} 大量内流，引起 Ca^{2+} 浓度的增加。

(3) 对 NOS 系统影响　赵西龙等利用 NADPH-黄递酶组织化学染色法。观察溴氰菊酯对在大鼠大脑特定脑区中分布的影响。结果显示，溴氰菊酯可使大鼠大脑皮质、海马和小脑等部位的一氧化氮合酶（NOS）阳性神经元数目明显增多，呈染色阳性的单个阳性神经元活性增强，神经纤维染色加重，并且连接成网。进一步用放射性同位素技术，研究溴氰菊酯和氯氰菊酯对大鼠大脑不同脑区的 NOS 活性的影响，发现溴氰菊酯和氯氰菊酯均明显地增强大脑皮质、海马和小脑中 NOS 活性，用 NOS 的抑制剂 L-硝基精氨酸（L-NNA）和电压依赖性钙通道阻断剂尼莫地平（Nim），研究 NOS 诱导机制，结果发现均可抑制溴氰菊酯所致 NOS 活性的增加。提示溴氰菊酯的神经毒性，可能与谷氨酸过量释放、诱发中枢神经系统 NOS 活性的升高有关。

(4) 对脑细胞肌醇磷脂代谢的影响　采用 HPLC、HPTLC 及同位素示踪技术，观察拟除虫菊酯和马拉硫磷对脑细胞中肌醇磷酸酯代谢的影响，结果发现氰戊菊酯（Fen）和四甲菊酯（Tet）可使磷酯酰肌醇二磷酸（PIP_2）降低，PIP_2 对磷脂酶 C 呈明显的激活效应。认为拟除虫菊酯的兴奋性毒性与受体-磷脂酰肌醇毒性的变化密切相关。

4. 对神经细胞损伤机制　拟除虫菊酯有可能损伤哺乳动物的神经细胞，造成神经细胞的凋亡或神经细胞膜的损伤等。

(1) 对脂质过氧化水平的影响　体内的研究结果显示，氰戊菊酯可以影响小鼠脑组织脂质的过氧化及抗过氧化能力，提示氰戊菊酯可能通过影响脂质过氧化而影响细胞膜的完整性。

李煌元等为了观察溴氰菊酯在大鼠大脑皮质和海马组织诱导的脂质过氧化作用，测定溴氰菊酯染毒大鼠大脑皮质和海马组织丙二醛（MDA）水平和总超氧化物歧化酶（T-SOD，包括 Mn-SOD 和 CuZn-SOD），过氧化氢酶（CAT）、谷胱甘肽 S-转移酶（GST）、谷胱甘肽过氧化物酶（GSH-PX）和谷胱甘肽还原酶（GR）活力。结果是大脑皮质和海马 MDA 含量均高于对照组，两组 T-SOD 和 CuZn-SOD 活力均低于对照组，大脑皮质 GSH 含量高于对照组，而海马 GSH 含量低于对照组，两组 GR 活力均低于对照组。因此，氧化应激是拟除虫菊酯对 GSH 合成和某些酶产生影响的毒作用机制之一。溴氰菊酯对 SOD 活力、GSH 含量，以及 GST 和 GR 活力产生影响是其对神经组织产生氧化应激的原因。GST 和 GR 活力下降可能是溴氰菊酯导致大鼠海马 GSH 含量降低的主要机制。

（2）对神经细胞凋亡的诱发作用　分子生物学和细胞生物学的研究发现，有些菊酯类化合物可诱导神经细胞的凋亡，高浓度时可以造成神经细胞的坏死。溴氰菊酯对大鼠神经细胞凋亡的诱发作用，表现为分离的神经细胞 DNA 受到损伤，出现类似凋亡的形态学改变；用流式细胞仪检测，发现大鼠大脑皮质、海马和小脑等部位 DNA 片段化的细胞数明显增加。李涛等研究 Caspases-3 在溴氰菊酯诱导大鼠脑神经细胞凋亡机制中的作用中，用 FACS420 流式细胞仪法测定皮质和海马神经细胞凋亡率与 Caspases-3 蛋白表达，以四肽化合物为底物测其神经细胞 Caspases-3 的活力。结果显示，溴氰菊酯染毒后对大鼠海马、皮质神经细胞凋亡率、Caspases-3 的活力以及大鼠脑组织 Caspases-3 蛋白表达均有不同程度的影响。

（马玲　马彦　常元勋）

主要参考文献

1. 胡春容，李君. 拟除虫菊酯农药的毒性研究进展. 毒理学杂志，2005，19(3)：239-241.
2. 胡静熠，王守林，赵人. 氰戊菊酯对雄性大鼠生殖内分泌系统的影响. 中华男科学，2002，8：18-21.
3. 张习春，肖杭，张莉. 氰戊菊酯对小鼠精子顶体反应影响及作用机理. 中国药理学与毒理学杂志，2002，16：21-22.
4. Elbetieha A, Da as SI, Khamas W. et al. Evaluation of the toxic potential of cypermethrin pesticide on some reproductive and fertility parameters in the

males rats. Arch Environ Contam Toxicol, 2001, 41: 522-530.

5. Moniz AC, Cruz-Casallas PE, Oliveira CA, et al. Perinatal fenvalerate exposure: behavioral and endocrinology changes in male rats. Neurotoxicol Teratol, 1999, 21: 611-618.

6. 李涛, 刘汉生, 陈亮. 溴氰菊酯对大鼠仔代神经行为发育的影响. 中华劳动卫生职业病杂志, 2001, 19: 26-270.

7. 梁丽燕, 陈润涛, 唐小江. 溴氰菊酯毒性和致突变性的研究. 中国职业医学, 2000, 27: 31-33.

8. 黄凤凤, 周炳, 赵美蓉. 拟除虫菊酯类农药对哺乳动物神经毒理的研究进展. 农药学学报, 2007, 9 (3): 209-214.

9. 贺全仁, 聂星湖. 拟除虫菊酯类农药的临床毒理学研究现状. 中国工业医学杂志. 1997, 10 (1): 46-48.

10. 郑伟华, 赵建庄, 马德英. 溴氰菊酯的毒性和致突变性的研究进展. 北京农学院学报. 2004, 19 (1): 77-79.

11. 黄振烈, 阙冰玲, 越飞. 炔咪菊酯母液慢性经口毒性和致突变性的实验研究. 中国职业医学. 2006, 33 (1): 23-26.

12. 黄建勋, 李红艳, 梁丽燕. 右旋反式烯丙菊酯慢性经口毒性实验研究. 中国职业医学, 2003, 30 (4): 9-11.

13. Shukla Y, Yadav A, Arora A. Carcinogenic and cocarcinogenic potential of cypermethrin on mouse skin. Canc Lett, 2002, 182 (1): 33-41.

14. Saavedra-Rodriguez K, Urdaneta-Marquez L, Rajatileka S. A mutation in the voltage-gated sodium channel gene associated with pyrethroid resistance in Latin American Aedes Aegypti. Insect Mol Bio, 2007, 16 (6): 785-798.

15. Ray DE, Fry JR. A reassessment of the neurotoxicity of pyrethroid insecticides. Pharmacol Ther, 2006, 111 (1): 174-193.

16. Saha S, Kaviraj A. Acute toxicity of synthetic pyrethroid cypermethrin to some freshwater organisms. Bull Environ Contam Toxicol, 2008, 80 (1): 49-52.

17. Sinha C, Seth K, Islam F. Behavioral and neurochemical effects induced by pyrethroid-based mosquito repellent exposure in rat offsprings during prenatal and early postnatal period. Neurotoxicol Teratol, 2006, 28 (4): 472-481.

18. Perry MJ, Venners SA, Barr DB. Environmental pyrethroid and organophosphorus insecticide exposures and sperm concentration. Reprod Toxicol, 2007,

23（1）：113-118.
19. Clark JM, Symington SB. Pyrethroid action on calcium channels: neurotoxicological implications. Invert Neurosci, 2007, 7（1）：3-16.
20. Harrill JA, Li Z, Wright FA. Transcriptional response of rat frontal cortex following acute in vivo exposure to the pyrethroid insecticides permethrin and deltamethrin. BMC Genomics, 2008, 9：546.

第三节　杀　虫　脒

一、理化性质

杀虫脒（Chlorodimeform）的化学名为 N'-（4-氯-邻甲苯基）-N, N-二甲基甲醚，纯品为白色结晶，熔点为 32℃，难溶于水，易溶于有机溶剂。杀虫脒在强酸中较稳定，在弱碱中则易水解。在农业上通常应用杀虫脒的盐酸盐，杀虫脒的盐酸盐熔点为 225～227℃，易溶于水及甲醇，不易溶于其他有机溶剂，一般做成可溶性粉剂，临时溶解使用，常配制成 25％杀虫脒水剂。

二、来源、存在与接触机会

自然界中不存在天然产物，其来源只能是生产或使用过程中对环境的污染。由于对人有致癌危险性，故于 1988 年—1989 年国内外都做出了停止生产杀虫脒的决定，但它是一种高效广谱杀虫及杀螨药，对有机磷、有机氯和氨基甲酸酯类农药有抗药性的害虫均有效，目前仍有生产和使用。职业接触，本品主要用于棉花、水稻的鳞翅目害虫和果树螨类害虫的防治，在喷洒过程中施药员皮肤可接触液体或直接吸入其雾滴、蒸气。生产过程中可因设备密闭不严、成品开放式灌装及缺少防护措施而接触。

三、吸收、分布、代谢与排泄

杀虫脒可以通过消化道、呼吸道和皮肤吸收。主要分布于肝、肾、脂肪、肌肉、肺、脾和脑等组织，其中尤以肝、肾、脂肪和肌肉内分布较多,而其他组织含量均甚微。通过动物的实验证明,杀虫脒及其代谢产物排泄快,无明显蓄积性,主要从尿排除,少量由粪排除。排除物以其代谢产物为主。杀虫脒在体内的代谢产物4-氯邻甲苯胺具有类似利多卡因的麻醉作用,可使大脑组织处于麻醉状态,同时可抑制心肌和扩张血管,出现心血管损害症状。杀虫脒及其代谢产物的苯胺活性基团能使血红蛋白中的 Fe^{2+} 转变为 Fe^{3+},形成高铁血红蛋白血症,红细胞携氧能力下降,导致机体缺氧、发绀。由于杀虫脒及其代谢产物主要经泌尿道排出,因此可造成出血性膀胱炎。尿中4-氯邻甲苯氨测定可作为接触人员48 h接触量的监测指标。

四、毒性概述

(一) 动物实验资料

1. 急性毒性 杀虫脒急性毒性属中等毒性,急性毒性资料参见表11-1。

表 11-1 杀虫脒急性毒性

化合物	动物种类	染毒途径	毒性指标	剂量 mg/m³	剂量 mg/kg
杀虫脒(工业品)	大鼠	吸入	LC_{50}	(1 h) 1700	
		经口	LD_{50}		340
		经皮	LD_{50}		640
杀虫脒(纯品)	大鼠	经口	LD_{50}		178~220
		经皮	LD_{50}		170~440
杀虫脒(盐酸盐)	大鼠	经口	LD_{50}		265~335
		经皮	LD_{50}		4100
杀虫脒(盐酸盐)	小鼠	经口	LD_{50}		220~270
		经皮	LD_{50}		13 500
	兔	经皮	LD_{50}		>4000

引自:江泉观,纪云晶,常元勋主编. 环境化学毒物防治手册. 北京:化学工业出版社. 2004.

急性中毒常见的症状有不安定、抑郁、呼吸困难、震颤、肌肉无力，发绀，痉挛等。最后因心血管系统衰竭、血压骤降和呼吸衰竭而死亡，死亡迅速，但未死动物恢复也快。

2. **慢性毒性** 用大鼠和犬进行杀虫脒二年喂养试验，结果发现血液学、脏器与体重比值及肝、肾病理组织学检查均出现变化，对大鼠无作用剂量为 100 ppm［相当于 5 mg/(kg·d)］，对狗无作用剂量为 250 ppm［相当于 6.25 mg/(kg·d)］。

3. **致突变** 小鼠和仓鼠骨髓细胞染色体畸变试验、姐妹染色体交换（SCE）及 Ames 试验，有阴性结果也有阳性结果。而在中国地鼠和小鼠骨髓细胞微核试验、小鼠显性致死试验均为阴性结果。对本品生产包装工人尿液提取液做 Ames 试验为阴性结果。产生这些差异的原因可能是多方面的，包括测试条件、所用剂量的差别以及某些试验遗传学终点及机制尚不明确等。

4. **生殖发育毒性** 动物实验结果表明杀虫脒对大鼠和家兔未显示致畸作用，但有报道认为杀虫脒有一定胚胎毒性作用。

5. **致癌** 用不同剂量的杀虫脒和对氯邻甲苯喂饲小鼠，各试验组均发生了肿瘤，主要为毛细血管瘤、血管内皮细胞肉瘤，另外还有肝癌、脾淋巴肉瘤、肺腺癌等多脏器肿瘤。

用不同剂量杀虫脒纯品加促癌剂巴豆油均可致皮肤肿瘤，主要为鳞状上皮细胞癌和上皮乳头状瘤，且皮肤肿瘤发生率、肿块首发日期和大小等与杀虫脒均呈显著的剂量-反应关系。

1978 年在 JMPR 会议（联合国粮农组织食品和环境中农药残留专家小组和世界卫生组织农药残留专家小组联合会议）上断定了杀虫脒及其主要代谢物（4-氯-2-甲苯胺和 N-甲酰基-4-氯-2-甲苯胺）是小鼠的致癌物。4-氯-2-甲苯胺为制造杀虫脒的中间体，又是杀虫脒在动、植物中的主要代谢产物，两者关系密切，4-氯-2-甲苯胺是已知有致癌性的芳香胺族化合物，并且是杀虫脒致癌的关键性物质。

（二）流行病学资料

王全德对 1988 年—2004 年收治的急性杀虫脒口服中毒 361 例患者进行临床分析，结果为轻度中毒 226 例（62.6％）、中度中毒 87 例（24.1％），重度中毒 48 例（13.3％）。中毒原因均为口服 25％市售原液。服毒量30~200 ml不等，平均120 ml。

1987年JMPR报告中提出，在接触使用该药的工人尿中检出4-氯-2-甲苯胺。接触少量4-氯-2-甲苯胺和其他苯胺衍生物的工人膀胱癌发生率是未接触工人的72倍。流行病学研究也表明，工人经常接触会出现尿血和膀胱炎。由此认为，杀虫脒本身就是对人的致癌物。

Norpoth曾报道一家用4-氯邻甲苯胺生产杀虫脒的工厂，49名接触工人中有4人患膀胱癌。我国在3个县的流行病学调查中发现，长期使用杀虫脒的某县女性膀胱癌的标化死亡比为对照区的2.25倍，并根据呼吸带空气监测，以及杀虫脒包装工人和喷药人员的皮肤污染量和尿中排出量等数据，估测了杀虫脒的接触量，估算出杀虫脒的致癌危险度为 $(1\sim24)\times10^5$。

郭涛对2002年—2006年住院的68例急性杀虫脒中、重度中毒者进行急性杀虫脒中毒心肌损伤观察，结果发现68例急性杀虫脒中毒患者血清中肌酸激酶（CK）及其同工酶（CK-MB）、天冬氨酸氨基转移酶（AST）、乳酸脱氢酶（LDH）水平均存在不同程度升高，中毒程度越深，升高明显，两者变化趋势一致。表明急性杀虫脒中毒可损伤心肌细胞，且中毒越深损伤越重。

（三）中毒临床表现及防治原则

1. 急性中毒　急性中毒患者一般在接触杀虫脒后2~4 h发病，临床表现主要为意识障碍、高铁血红蛋白尿、出血性膀胱炎及心血管功能衰竭。根据临床表现的严重程度，可分为轻、中、重三级。

（1）轻度中毒　表现为头晕、头痛、乏力、精神萎靡、恶心、嗜睡等症状，并可有发绀、心率减慢、血压降低及镜下血尿。心电图可显示窦性心动过缓、S-T段和T波改变；高铁血红蛋白浓度一般在10%~30%。

（2）中度中毒　除表现为除轻度中毒症状外，还有浅昏迷，皮肤、黏膜发绀及尿频、尿急、尿痛和浓茶样尿等症状。心电图可出现QT间期延长和早搏等心律失常；高铁血红蛋白浓度在30%~50%。

（3）重度中毒　表现为除中度中毒症状外，还有深度昏迷、全身明显发绀、休克、呼吸衰竭、心力衰竭或出现肺水肿、脑水肿、急性肾衰竭、溶血性贫血或播散性血管内凝血。心电图还可见室上性或室性心动过速、传导阻滞、心房纤维性震颤等严重心律失常；高铁血红蛋白常高于50%。

2. 慢性中毒　长期接触杀虫脒的生产工人，可出现头昏、乏力、上腹部不适等症状；少数工人在皮肤暴露部位可发生皮炎。白细胞计数、尿常规、血清单胺氧化酶（MAO）、肝功能和心电图检查均无特异性改变。

3. 防治原则　根据短期内大量杀虫脒接触史，结合不同程度的意识障碍、发绀和出血性膀胱炎等临床表现，参考血高铁血红蛋白测定结果，一般可做出急性杀虫脒中毒的诊断。有尿杀虫脒及代谢产物排出量的增高，更能明确诊断。立即脱离现场阻断毒物吸收。中毒治疗可静脉滴注维生素C和葡萄糖液。

应积极开展农药污染的宣传教育，加强食品运输、保存及农药使用的管理，减少对环境造成污染。生产及使用人员应加强个人防护。密闭操作，局部通风。在用于防治害虫时，应遵守农药安全操作规程。发生皮肤或眼污染应及时用大量清水冲洗。误服中毒应催吐并对症治疗。

五、毒性表现

杀虫脒在体内的代谢产物4-氯-2-甲苯胺具有类似利多卡因的麻醉作用，可使大脑组织处于麻醉状态。中毒症状出现的早晚及轻重，与服毒量有关。其主要症状为神经系统表现。轻度中毒常有头痛、头晕、精神萎靡、嗜睡、恶心和轻度发绀。中度中毒除上述症状加重外，出现浅昏迷。重度中毒出现昏迷、全身发绀、瞳孔扩大、呼吸循环衰竭。

动物急性中毒表现是交感神经兴奋和中枢神经兴奋，最后死于呼吸麻痹。小鼠灌胃染毒1～2 min后即有跳跃、奔跑等高度兴奋表现，继而全身毛蓬松、口角流涎、呼吸困难、嘴唇和尾发绀，死亡前均有侧卧或后肢瘫痪。死亡时间大部分发生于灌药后30 min内，并与剂量大小有关。存活的小鼠均于2 h后，全身出汗、毛湿贴身、不思食、精神不振、震颤、对光反射迟钝，剂量越大，症状越明显，24 h 后症状逐渐消失，恢复正常。

另外，食饵运动条件反射试验发现，当给猫经口注入杀虫脒 3 mg/kg 时，猫对阳性条件反射信号反应迟钝，随着剂量的增加（5 mg/kg），其阳性条件反射消失，提示杀虫脒对动物神经行为功能有一定影响。

六、毒性机制

杀虫脒的神经毒作用机制，有以下几种观点。

1. 对单胺氧化酶（MAO）的抑制作用　Beeman 和 Aziz 最先报道了杀虫脒在体外对肝单胺氧化酶的抑制作用。在体外同经典的单胺氧化酶抑制剂相比，杀虫脒属中等强度的抑制剂。这一作用提示杀虫脒等甲脒类农药的中毒可能与干扰单胺递质的突触传递有关。Benezet 等研究并证实了，杀虫脒等甲脒类农药对大鼠离体脑组织中 MAO 有可逆性、竞争性的抑制作用。Maitre 给大鼠经腹腔染毒 200 mg/kg 的杀虫脒，在染毒后 1~2 h 可使脑组织 MAO 抑制达最低水平，抑制作用可持续至染毒后 24 h 以上。以 5 mg/(kg·d) 杀虫脒经腹腔染毒 40 天后，可显著抑制大鼠脑组织 MAO 的活力。

但是，也有一些实验结果不支持 MAO 活力的抑制是杀虫脒中毒的主要机制。首先，不同甲脒类农药抑制 MAO 活力的能力与各自毒性之间无明显相关。其次，预先给予大鼠 α 受体及 5-HT 受体拮抗剂或用利血平以耗空递质均不能改变杀虫脒 LD_{50}。α 受体激动剂不能增加杀虫脒的毒性。因此，杀虫脒虽然肯定是 MAO 的抑制剂，但至少这一作用不是中毒的唯一原因。

2. 对神经递质的影响　杀虫脒对脑组织中 MAO 的抑制可影响单胺递质的代谢，导致脑组织单胺递质的蓄积。以 200 mg/kg 杀虫脒给大鼠腹腔染毒，1 h 后全脑 5-HT、去甲肾上腺素（NE）的水平分别升高 70%、22%。Bailey 用 25 mg/kg（1/10 LD_{50}）杀虫脒给大鼠腹腔注射染毒 14 h 后，全脑多巴胺（DA）及 NE 水平可出现升高。

Johnson 等首先提出杀虫脒可以干扰单胺递质的释放及摄取,认为这一作用与杀虫脒引起的大鼠兴奋状态有关。以杀虫脒 200 mg/kg 给大鼠皮下注射,观察到在脑组织中单胺递质浓度出现升高之前,于染毒后 1 h,脑组织及血浆中 NE 及 5-HT 的浓度首先出现下降。这一下降与单胺递质释放刺激剂氯苯丙胺(p-Chloroamphetamine)的作用相似,MAO 的抑制剂不产生这一作用,提示这一作用是因杀虫脒引起的大鼠脑组织中单胺递质释放的结果。

3. 对 Ca^{2+} 的生物转运及其生理功能的影响 Ca^{2+} 参与神经膜的兴奋、神经递质的释放及肌肉收缩等神经系统的许多重要生理过程。Ca^{2+} 在细胞内依赖 Ca^{2+} 通道、Ca^{2+} 泵及 Na^+-Ca^{2+} 交换等维持着细胞内外及不同亚细胞结构之间的浓度梯度,这是 Ca^{2+} 发挥上述生理功能的基础。杀虫脒可以干扰体内 Ca^{2+} 的生物转运从而影响 Ca^{2+} 的生理功能。给大鼠腹腔注射 100 mg/kg 杀虫脒,血浆 Ca^{2+} 的水平很快降低 15%;75 mg/kg 杀虫脒染毒 7 天,血浆 Ca^{2+} 水平降低 8%,这一降低不是由于骨骼中转换率变化的结果,虽然详细机制尚不清楚,至少说明杀虫脒对体内 Ca^{2+} 的转运具有影响。有研究发现杀虫脒可以增加家兔主动脉肌条的 Ca^{2+} 外流,而且主要影响松弛结合的 Ca^{2+} 贮存,认为这一作用是由于干扰 Ca^{2+} 生物转运的结果。

4. 对神经肌肉接头的影响 应用微电泳方法对蛙坐骨神经腓肠肌的研究发现,杀虫脒在 1 mmol/L 的浓度时可完全抑制微小终板电位,终板电位也可被抑制,虽然神经末梢的动作电位不受影响,递质的量子释放亦无改变,但终板对递质的敏感性降低,肌细胞膜的兴奋性受到抑制。此作用可能与杀虫脒中毒时的肌肉麻痹有关。

5. 对听觉及视觉诱发电位的影响 诱发电位技术广泛用于探测及评价化学物质的神经毒性。听觉及视觉诱发电位是两种比较常用的指标。杀虫脒急性染毒后,大鼠的听觉及视觉诱发电位可出现异常,图形反转诱发电位(PREPs)各波的波幅均升高,闪光诱发电位(FEPs)的波幅不改变;PREPs 及 FEPs 的潜伏期均延长,说明杀虫脒对视觉反射通路功能可能具有影响。对于脑干记录的听觉诱发电位,杀虫脒仅改变 N4~P4 波的幅度,但可延长 P1 峰后所有波峰的潜伏期。提示杀虫脒的作用部位在中枢神经系统。

（马玲　马彦　常元勋）

主要参考文献
1. 吴莉菲，刘秀梅，毛小媛. 急性杀虫脒中毒 17 例临床护理体会. 现代中西医结合杂志，2008，17（2）：312.
2. 王全德，葛合英，贾学军. 急性杀虫脒中毒 361 例临床分析. 新乡医学院学报. 2005，22（3）：245-247.
3. 梦平，张春玲. 杀虫脒和对氯邻甲苯胺毒性及致癌性研究进展. 中国公共卫生. 1994，10（12）：558-559.
4. 郁毅红，陆维衡. 误服杀虫脒中毒 67 例治疗体会. 职业与健康，2002，18（10）：152-153.
5. 朱桐君，朱新波，林丹. 杀虫脒急性中毒症状高铁血红蛋白血症的探讨. 1999，29（3）：190-191.
6. 庄仁祥. 杀虫脒致化学性膀胱炎 2 例报告. 福建医药杂志. 2001，4：184.
7. 郭涛，高飞，蒋建平. 急性杀虫脒中毒心肌损伤观察. 现代诊断与治疗. 2007，18（4）：245-246.

第四节　毒鼠强

一、理化性质

毒鼠强，又名四二四、一扫光、三步倒，化学名称四亚甲基二砜四胺（tetramethylene disulfotetramine，简称 tetramine），属小分子有机氮化合物。纯品为白色粉末状，无嗅、无味；水中溶解度约为 0.25 mg/ml，微溶于丙酮，不溶于甲醇和乙醇，易溶于乙酸乙酯、苯和三氯甲烷等。在稀酸和碱中稳定。

二、来源、存在与接触机会

毒鼠强在国外早已限制使用。我国也于 1991 年由化工部、农业部农药检定所发文禁止使用,此前有生产性职业中毒的报告,此后的中毒事件主要由于误食毒鼠强引起。我国报道的中毒接触途径有误食、误服被毒鼠强污染食物或饮水,生产包装毒鼠强的工作接触,小儿偷食灭鼠饵饼干,投毒,因鼠药滥用引起环境污染造成饮水及粮食污染等中毒。

三、吸收、分布、代谢与排泄

主要通过消化道或呼吸道黏膜吸收入血,并很快地分布于各组织、器官中,以原形存在于体内并有蓄积作用。动物实验证实,毒鼠强经消化道进入机体后,吸收速率相对较快,1h即可将90%以上吸收进入体内,而进入机体后排泄缓慢,主要通过肾以原形从尿中排出,有报道家兔体内毒鼠强的完全代谢需80天。毒鼠强的分布系数较大,用毒鼠强对家兔经口染毒24 h内,肝和胃肠组织的毒鼠强含量高于其他组织,24 h后所有组织器官中的毒鼠强含量相差不大。由于毒鼠强的水溶性差,为有一定脂溶性的水分子物质,因此,在皮下脂肪及大网膜等脂肪组织中分布较多,其含量可达其他组织的数倍。

四、毒性概述

(一) 动物实验资料

1. 急性毒性　毒鼠强系有机氮化合物。经口 LD_{50} 大鼠为 0.503 mg/kg,小鼠为 0.25 mg/kg。

2. 慢性毒性　慢性毒性资料较少。有学者试验证实慢性毒鼠强中毒后有神经元凋亡,并认为神经元的凋亡是机体中毒后缺氧引起的。李斌等研究也发现,慢性毒鼠强中毒后早期大鼠脑皮质、海马等部位细胞色素C表达即有增高,并持续较长时间,进一步证实了慢性毒鼠强中毒引起的细胞凋亡是由中毒后机体缺氧引起的。

程亦斌利用小剂量毒鼠强 0.5 μg/ml 制作慢性中毒动物模型,通过诱导产生细胞凋亡。利用凋亡细胞检测技术对小鼠毒鼠强急、慢性中毒后脑、心、肝、肾等器官的病理学改变进行系统研究,并对研究结果进行计算机病理学图像分析。结果显示,慢性小剂量的毒鼠强中毒后，毒鼠强在体内均匀分布，而且代谢缓慢，虽然不至于导致机体发生急性死亡，但随着中毒时间的延长，会对组织器官产生持续的、较为严重的损害，凋亡细胞的数量较之急性中毒明显增加。表明小剂量慢性中毒对机体仍有一定的影响。

3. 致突变　毒鼠强整体染毒后可引起大鼠淋巴细胞、心肌细胞和脑细胞 DNA 损伤。用单细胞凝胶电泳（SCGE）法测定不同剂量毒鼠强对细胞 DNA 损伤作用，结果发现：暴露于 $0.01\sim0.2\,mg/kg$ 剂量毒鼠强大鼠的淋巴细胞、脑细胞和心肌细胞可观察到 DNA 损伤，并认为细胞 DNA 损伤可能是毒鼠强中毒机制之一。

4. 生殖发育毒性　未查到资料。

5. 致癌性　未查到资料。

（二）流行病学资料

据报道，我国每年约有 10 万人发生急性中毒，其中鼠药中毒有 5~7 万人。有研究单位曾对我国 10 个省市 116 种杀鼠剂的抽样结果显示，禁用杀鼠剂中毒高达 74%，其中毒鼠强中毒占 26%，个别地区甚至占 90%。

毒鼠强中毒的主要原因有意外中毒、投毒杀人和自杀服毒 3 种。1996 年—1998 年间，在河南、湖南、安徽、江西、广西及湖北等地，相继出现以抽搐为主要症状的"怪病"，发患者数从数十人到数百人，且有家禽、家畜的大批暴死现象，后经调查为毒鼠强中毒。高立功曾报道 71 例儿童因误服毒鼠强而意外中毒的病例，部分患儿因就诊较晚或误诊误治，延误了抢救时机，导致死亡。

邱泓采用描述性研究方法，对 2001 年—2004 年昆明市发生的毒鼠强中毒事件进行统计分析。发现 4 年间昆明市共发生毒鼠强中毒事件 19 起，占全市中毒事件总数的 24.68%，涉及 169 人，死亡 13 人，死亡率为 7.69%。毒鼠强中毒事件一年四季均有发生，以 1 月份和 10 月份最多。89.47% 的毒鼠强中毒事件发生在农村地区，以农民、中、小学生和散居儿童高发且危害严重。

（三）中毒临床表现及防治原则

1. 急性中毒　毒鼠强急性中毒多因口服发生，主要表现为中枢神经系统症状，是以中枢神经系统受到刺激为主要表现的危重型疾病，死亡率高。

误食毒鼠强者，一般会迅速出现头痛、头晕、口唇麻木、有酒醉感、恶心、呕吐、抽搐、惊厥及意识丧失等。急、慢性中毒症状的轻重与接触量密切相关。抽搐形式均为全身性发作，表现为强直型、阵挛型、强直-阵挛型，绝大多数表现为间断无热惊厥，多数还伴有消化道出血。检查发现，毒鼠强中毒患者的脑电图明显异常，类似于癫痫大发作，病情好转后可恢复正常。心肌酶、白细胞总数、中性粒细胞和肝酶均有明显增高。利用气相色谱等多种分析技术，均能在中毒者的呕吐物和静脉血液中检测到毒鼠强成分。尸检发现，尸斑呈淡红色或暗红色，尸僵出现早，尸体腐败慢，窒息征象明显，脑、胃肠黏膜、心、肝、肺、脾、肾等脏器均有充血、水肿和广泛出血点，尤以脑淤血、水肿明显。

2. 慢性中毒　毒鼠强慢性中毒引起的症状与癫痫很相似，在临床诊断中很容易误诊。

3. 防治原则　对毒鼠强中毒的诊断要迅速果断，不容迟疑。对疑似中毒者要先进行急救处理，再仔细检查。了解接触史及误服毒鼠强或误服因鼠药中毒死亡的畜、禽肉史。根据毒物包装说明明确诊断。临床表现最突出的是神经系统症状，是以中枢神经系统受刺激为主要表现；其次为循环、消化系统症状。剩余食物和胃内容物及危重患者的血液和尿液可查到毒鼠强成分。

按常规的毒物中毒治疗方法对症治疗，如清除毒物越快越好，做到早期终止毒物的继续吸收是救治的关键。尽早控制癫痫样发作及止惊治疗。由于毒鼠强的神经毒性作用，以及癫痫大发作、缺氧引起脑水肿，故应酌情使用脱水剂，20%甘露醇250 ml静注，必要时短程糖皮质激素可减轻脑水肿。高压氧、人工呼吸机，以改善脑组织供氧及呼吸衰竭而降低死亡率。

加强组织领导，深入宣传教育，在国家规定的范围内使用灭鼠剂。加强巡视，监督检查，禁止非法市场销售、禁用灭鼠剂。提高警惕，严防罪犯投毒。遵守操作规程，做好个体防护。

五、毒性表现

毒鼠强对人畜有剧烈的神经毒性，主要表现为兴奋中枢神经，具有强烈的致惊厥作用。潜伏期为 5～30 min，有的潜伏期为数小时（与接触量有关），中毒较重、抢救不力者，90 min 内死亡，且易引起 2 次中毒。临床观察发现，误食毒鼠强者，一般会迅速出现头痛、头晕、口唇麻木、有酒醉感、恶心、呕吐、抽搐、惊厥及意识丧失等。急、慢性中毒症状的轻重与接触量密切相关。

重度中毒，表现为强直性惊厥，持续 1～2 min，阵发性发作。全身肌张力极度增高，屏气明显，口吐白沫，小便失禁，伴发绀，瞳孔扩大，癫痫样发作或角弓反张样抽搐，伴昏迷。特别要警惕部分重症患者于症状缓解数天后再发生癫痫样症状，少数重症患者出现狂躁型精神症状，称临床反跳现象。可能与毒物代谢缓慢、肠-肝循环而引起的假愈期有关。

六、毒性机制

毒鼠强的神经毒性机制主要有以下几种观点。

（一）阻断 γ-氨基丁酸（GABA）的受体

GABA 是脊椎动物中枢神经系统的抑制物质，对中枢神经系统有强而广泛的抑制作用。γ-氨基丁酸受体被毒鼠强抑制后，中枢神经系统呈过度兴奋而出现惊厥。

采用放射自显影实验和图像分析系统测定等方法，对急性毒鼠强中毒的小鼠进行研究，结果毒鼠强中毒小鼠脑内游离 GABA 含量显著增加，谷氨酸含量显著降低；毒鼠强对大脑皮质、海马、间脑、脑干等各个脑区中 $[H^3]$-GABA 与其受体的结合均有不同程度的抑制作用，其中对脑干的抑制作用最显著，尤以脑干部位受体的亲和性降低最为显著。实验提示脑内游离 GABA 含量增加是由于毒鼠强抑制 GABA 与其受体的结合，由于 GABA 是脊椎动物中枢神经系统抑制性物质，对中枢神经系统有强而广泛的抑制作用，γ-氨基酸受体被毒鼠强抑制后，中枢神经系统呈现过度兴奋而导致惊厥。从而阐明毒鼠强是 GABA 的拮抗剂，其致惊作用的主要原因是直接抑制脑内的 GABA 与受体的结合。

（二）肾上腺素能学说

肾上腺素能神经兴奋可导致脑干网状结构阈值降低，兴奋性增高，脑神经元异常放电，继而出现昏迷、尿失禁、肌强直甚至惊厥等症状，脑电图出现类似癫痫大发作等相应改变。因此孟昭全等提出毒鼠强中毒机制为：①毒鼠强有类似酪氨酸衍生物胺类作用，使肾上腺激素的作用剧增。②直接作用于交感神经，导致肾上腺素能神经兴奋症状出现。③抑制体内甲胺氧化酶和儿茶酚胺氧位甲基移位酶，使其失去了灭活肾上腺素和去甲肾上腺素的作用，导致中枢神经功能紊乱、兴奋增强。然而，上述观点还需相关实验证实。由于 GABA 可抑制促肾上腺皮质激素（ACTH）和促甲状腺素（TSH）的分泌，因此，肾上腺素能神经功能紊乱可能是毒鼠强中毒所致惊厥的发生的继发因素，并对惊厥的发展及延续起进一步的易化作用，但并非惊厥发生的直接触发因素。

（三）分子毒理学机制

程亦斌等用毒鼠强染毒进行小鼠急性和慢性试验，且对慢性染毒小鼠分别在 1、3、5、6、11 天处死，取脑，采用细胞凋亡原位检测试剂观察细胞凋亡情况，发现慢性染毒小鼠在染毒后的不同时间段内，脑凋亡细胞数均高于正常对照组和急性染毒致死组。且同一器官的凋亡细胞数在不同中毒时间段内有所差异，染毒时间越长，组织器官损害越重，凋亡细胞越多，差别均有显著性。并认为毒鼠强引起组织器官凋亡的机制，为中毒后的缺氧破坏机体正常的氧化还原的动态平衡，形成严重的氧化应激状态，从而激活促凋亡基因，引起组织器官细胞的损害。

另外，近年来，某些相关研究可对毒鼠强中毒的分子机制有一定提示。在研究不同巯基化合物对毒鼠强急性染毒小鼠的解毒作用时发现，巯基化合物能不同程度地延长毒鼠强中毒小鼠的惊厥潜伏期及死亡时间。二巯基丙磺酸钠及二巯基丁二钠等可明显降低染毒小鼠死亡率，效果高于 L-半胱氨酸、还原型谷胱甘肽、青霉胺等单巯基化合物。同时，二巯基丙磺酸钠通过形成巯中心自由基及在随后的反应中直接消除自由基，提高机体的抗氧化防御机制，维持细胞的巯基/二硫键的平衡及蛋白巯基的功能状态，从而减轻中毒细胞的损伤程度。上述研究提示毒鼠强中毒的分子机制中可能与自由基造成的细胞损害有关。

（马玲　马彦　常元勋）

主要参考文献

1. 何泽民. 毒鼠强中毒的研究进展. 淮海医药, 2008, 26 (1): 90-91.
2. 闫冬良. 毒鼠强的研究进展. 现代预防医学, 2006, 33 (1): 44-47.
3. 高立功. 小儿急性毒鼠强中毒71例分析. 新乡医学院学报, 2003, 20 (5): 245-346.
4. 朱传红, 刘良, 刘艳. 毒鼠强中毒现状及研究进展. 法医学杂志, 2004, 20 (1): 37-39.
5. 沈建中, 钱万红. 毒鼠强急性中毒的原因、救治和管理对策. 中国媒介生物学及控制杂志, 2003, 14 (5): 389-390.
6. 邢翔飞, 奚炜, 张希洲. 大黄对毒鼠强中毒患者代谢动力学的影响. 中国现代应用药学杂志, 2008, 25 (5): 250-259.
7. 孟庆玉, 葛少林, 刘江华. 毒鼠强慢性中毒的检测及临床意义. 河南医学研究, 2006, 15 (2): 571-573.
8. 程亦斌, 刘宁国, 张建华. 毒鼠强中毒的凋亡细胞研究. 法医学杂志, 2002, 18 (3): 137-143.
9. 刘艳, 朱传红, 邓立斌. 毒鼠强诱导细胞DNA损伤的彗星电泳检测. 中国法医学杂志, 2004, 19 (5): 278-279.
10. 于瑞敏, 李秀芹, 张晓芳. 几种杀鼠剂的化学性质及其检测. 职业与健康, 2008, 24 (21): 2331-2332.
11. 李斌, 陈伟杰, 闫红涛. 慢性毒鼠强中毒后大鼠脑细胞色素C表达的实验研究. 四川大学学报（医学版）, 2006, 37 (1): 27-29.
12. 邱泓. 昆明市2001年—2004年毒鼠强中毒事件流行病学分析. 2006, 20 (2): 147-152.
13. 朱传红, 刘艳, 黄光照. 毒鼠强中毒大鼠脑神经元$GABA_A\alpha1$受体的检测. 中国法医学杂志, 2006, 21 (增刊): 7-9.
14. Zhu CH, Liu Y, and Deng LB. Detecting DNA damage of cell in rats using

comet assay after tetramine poisoning. Fa Yi Xue Za Zhi, 2005, 21 (1): 277-299.
15. Tao T, Chen WJ, Pan HF. Expressions of GABA and GABA (A) R-alpha1 in the brain of rats poisoned by tetramine. Fa Yi Xue Za Zhi, 2007, 23 (2): 86-89.
16. Lu Y, Wang X, Yan Y. Nongenetic cause of epileptic seizures in 2 otherwise healthy Chinese families: tetramine-case presentation and literature survey. Clin Neuropharmacol, 2008, 31 (1): 57-61.
17. Zhi CH, Liu L, and Liu Y. Study on ultra-structural pathological changes of rats poisoned by tetramine. Fa Yi Xue Za Zhi, 2005, 21 (2): 107-109.
18. Sun P, Han J, and Weng Y. The antidotal effects of high-dosage gamma-aminobutyric acid on acute tetramine poisoning as compared with sodium dimercaptopropane sulfonate. J Huazhong Univ Sci Technolog Med Sci, 2007, 27 (4): 419-421.

第十二章

芳香族烃类

第一节 甲 苯

一、理化性质

甲苯（Toluene）为无色易挥发的液体，有芳香气味。不溶于水，溶于乙醇、乙醚和丙酮。

二、来源、存在与接触机会

本品多由石油和石油产品生产过程中衍生而成。工人在制造、贮存、运输及使用的过程中可接触到本品。使用甲苯的工厂、加油站和汽车尾气是主要污染源，其中汽油中的甲苯（5%~7%）是空气中甲苯的主要来源，也是普通人群的主要暴露源。贮运过程中的意外事故是甲苯的又一个污染源。国外也有人因将甲苯作为吸入剂滥用而引起急性中毒者。

三、吸收、分布、代谢与排泄

甲苯主要以蒸气状态经呼吸道吸入，其次为经皮肤吸收和经消化道吸收。人在 $0.27\sim1.18\ g/m^3$ 浓度下 5 h 经肺吸收 41%~63.5%，经皮肤吸收，吸收率可达每小时 $14\sim23\ mg/cm^2$。经消化道可完全吸收。吸收后主要分布于富含脂肪的组织，肾上腺、脑、骨髓和肝最多，血液、肾、脾和肺较少，甲状腺和脑垂体最少。甲苯在体内的主要代谢器官为肝，其次还有脑、肺及肾等。进入机体的甲苯 80% 以上在肝细胞色素 P450 酶系（CYP）催化下代谢为苯甲醇和少量甲酚，苯甲醇随后在乙醇脱氢酶的催化下形成苯甲酸，继而与甘氨酸结合成马尿酸。人体吸收的甲苯除部分由呼吸道以原形呼出外,多数以马尿酸的形式经肾排出体外,所以人体接触甲苯后,2 h后尿中马尿酸迅速升高,以后上升变慢,脱离接触后 16~24 h 恢复正常。此外,还有一小部分苯甲酸与葡萄醛酸结合随尿排出。甲苯代谢为邻甲苯酚的量不到 1%。Nakajima 等使用大鼠进行研究时发现,暴露于低浓度甲苯时,大鼠肝中的 CYP2E1 是催化甲苯第一步氧化反应的主要代谢酶,高浓度暴露时 CYP2C11 是主要的代谢酶。

四、毒性概述

(一)动物毒性资料

1. 急性毒性　大鼠经口 LD_{50} 为 5500 mg/kg,吸入 LC_{50} 为 17 020 mg/m^3;小鼠经口 LD_{50} 为 8000 mg/kg,吸入 LC_{50} 为 25 900 mg/m^3。

2. 亚急性和慢性毒性　大鼠、豚鼠吸入 390 mg/m^3,8 h/d,90~127 天可引起造血系统和实质性脏器改变。

3. 致突变　用大肠埃希杆菌和鼠伤寒沙门菌 DNA 修复试验检测甲苯,结果为阴性。甲苯对 TA98、TA100、TA1535、TA1537 及 TA1538 等 5 种菌株皆不产生基因突变。用小鼠 L5178YTK 淋巴瘤细胞正向突变试验,在加或不加 S9 的情况下,结果均为阴性。果蝇隐性伴性致死试验结果也为阴性,说明甲苯不诱发原核细胞和真核细胞的基因突变。很多试验结果皆说明甲苯不诱发姐妹染色单体交换(SCE)率升高。前苏联学者曾发现甲苯可使染毒大鼠骨髓染色体畸变率升高,但该作者未说明所用甲苯的纯度。对接触工人外周血淋巴细胞的染色体畸变调查结果有争议,尚难予以确切评价。

4. 生殖发育毒性　大鼠在孕 1~8 天,全天 24 h 吸入的甲苯 1.5 g/m^3,可致胎鼠骨骼、肌肉发育异常。小鼠孕 6~13 天吸入 500 mg/m^3,24 h,也可致胚胎毒性。

5. 致癌　经吸入、经口或皮肤涂抹甲苯,进行动物致癌试验,未能发现甲苯的致癌性。目前也无流行病学调查资料能证实甲苯的致癌性。

(二)流行病学资料

长期低浓度接触甲苯可致人的神经行为功能发生改变,这方面已有大量的人群流行病学调查资料。Boey等检查了职业接触低浓度甲苯工人的神经行为功能（接触工人血中甲苯浓度为 1.25 ± 0.37 mg/L，对照组为 0.16 ± 0.06 mg/L），结果发现接触工人的短期记忆能力、注意力持久性以及感觉运动速度均显著地低于对照组。对自愿者进行甲苯吸入实验，甲苯浓度为 3700 mg/m^3，吸入 6 h，神经行为功能检查发现反应时间延长，活动可增强甲苯的作用。另有对自愿者的测试结果表明，甲苯只影响受试者的记忆功能。郭棣华等对混苯作业的工作进行调查，并将接触工人根据接触甲苯和二甲苯浓度的不同分为低浓度和中浓度接触组，接触工人的神经行为功能显著降低，表现为记忆力下降，影响感知（视觉、听觉）、运动速度，视觉记忆测试与甲苯浓度呈剂量-效应关系。上述调查中所有改变并没有伴随临床症状和体征，但这些改变是否是可逆的，还是进一步损害的前兆尚须进一步调查。

(三) 中毒临床表现与防治原则

1. 急性中毒　短时间内吸入较高浓度的本品可出现眼及上呼吸道明显的刺激症状、眼结膜及咽部充血、头晕、头痛、恶心、呕吐、胸闷、四肢无力、步态蹒跚、意识模糊。重症者可有躁动、抽搐、昏迷。

2. 慢性中毒　长期接触可发生神经衰弱综合征，肝肿大，女工月经异常等。皮肤干燥、皲裂、皮炎。

甲苯毒性小于苯毒性，但刺激症状比苯引起者严重，吸入可出现咽喉刺痛感、发痒和灼烧感；刺激眼结膜，可引起流泪、发红、充血；溅在皮肤上局部可出现发红、刺痛及疱疹等。重度甲苯中毒后，或呈兴奋状：躁动不安、哭笑无常；或呈压抑状：嗜睡、木僵等，严重的会出现虚脱、昏迷。连续 8 h 吸入浓度为 $100\sim200$ ml/m^3 的甲苯蒸气时，会出现疲惫、恶心、错觉、活动失灵、全身无力、嗜睡等；短时间吸入浓度为 600 ml/m^3 的甲苯蒸气时，会引起过度疲惫，激烈兴奋、恶心、头痛等症状。

3. 防治原则　空气中浓度超标时，应该佩戴自吸过滤式防毒面罩（半面罩）。紧急事态抢救或撤离时，应该佩戴空气呼吸器或氧气呼吸器；戴化学安全防护眼镜；穿防毒渗透工作服；戴乳胶手套。其他：工作现场禁止吸烟、进食和饮水。工作后，淋浴更衣。保持良好的卫生习惯。

皮肤接触，脱去被污染的衣着，用肥皂水和清水彻底冲洗皮肤。眼接触，提起眼睑，用流动清水或生理盐水冲洗。吸入，迅速脱离现场至空气新鲜处。保持呼吸道通畅。如呼吸困难，给吸氧。如呼吸停止，立即进行人工呼吸。食入，饮足量温水，催吐。

五、毒性表现

短期吸入高浓度甲苯，可致中枢神经系统功能障碍。动物表现异常兴奋，活动增加；抽搐、昏迷而死亡。人表现头痛、头晕、烦躁不安，抽搐，昏迷而死亡。

长期吸入低浓度甲苯，对人可致神经衰弱综合征，表现头痛、头晕、多梦，记忆力下降等症状。

六、毒性机制

甲苯可影响脑内神经递质的合成、神经末梢的释放、重摄取和降解从而导致一系列神经症状的发生。有研究发现甲苯抑制大鼠脑氨基肽酶的活性，该酶是专司神经活性肽的降解的，受抑制后就会导致神经活性肽释放后在突触部位的积聚，引起神经毒性。有研究者报道，甲苯可引起染毒大鼠脑、脊髓内脑啡肽和甲硫脑啡肽的改变，免疫组化发现脑区染色增加，脑啡肽对调节和维持呼吸中枢的兴奋性十分重要，神经节苷脂可对抗甲苯的这种作用，确切机制尚不清楚，可能是神经节苷脂与甲苯及其代谢产物发生作用，从而保护了脑氨基肽酶的活性，维持了神经活性肽的稳态。也可能是神经节苷脂保护神经鞘膜免于受甲苯及其代谢产物的损害，从而达到维持脑啡肽的稳定。近来研究发现，甲苯影响 γ-氨基丁酸传递而影响前庭和视听觉运动系统功能，抑制大脑对视听觉刺激的反应。甲苯 7400 mg/m^3 染毒大鼠 2 h 后，对大鼠小脑皮质进行微透析分析发现，细胞外 γ-氨基丁酸升高，在苍白球和纹状体的传递途径上，影响纹状体中 γ-氨基丁酸向苍白球的输出，还影响神经元中 γ-氨基丁酸经过苔藓纤维向小脑皮质的输入，甲苯的这种作用可被 Na^+ 通道特异性阻滞剂 TTX（河豚毒素）所阻断。Lizumi 等研究慢性甲苯染毒（11 100 mg/m^3），每天染毒 4 h，染毒 3 周对大鼠酪氨酸羟化酶（TH）的免疫活性影响，发现甲苯染毒大鼠的大部分脑区（包括小脑、海马、中隔侧核和下丘脑）TH 免疫活性神经纤维末梢的数目和密度比对照组显著增多，TH 是儿茶酚胺类神经递质合成的限速酶，甲苯对该酶的影响使得儿茶酚胺在这些脑区合成显著增多，生化检测也发现多巴胺和去甲肾上腺素量增多，影响了儿茶酚胺能神经元系统功能。甲苯还抑制乙酰胆碱从神经末梢的释放，影响了胆碱能神经的信息传递，而胆碱能神经对大脑众多功能（如学习、记忆、反应性等）的维持起重要作用，近来有人研究发现急性甲苯暴露引起大鼠纹状体乙酰胆碱释放减少，同时多巴胺释放增多，但二者无相互联系，是甲苯引起的独立反应。甲苯还抑制神经突触体和新型胶质细胞膜的 Na^+-K^+-ATP 酶和 Mg^{2+}-ATP 酶活性，使膜脂流动性增加。可见甲苯对中枢系统的神经递质影响是多方面的，也可能存在多种不同的机制，但这些机制有何内在联系尚有待进一步研究。

对甲苯引起神经毒性的分子机制研究报道得还不多，近年来在分子神经生物学研究中，立早基因（immediate early gene，IEG）的作用正越来越受到重视。IEG 是一组在受到外界刺激后迅速并且短暂激活的基因。这些基因的激活不需要任何新蛋白的合成，目前已在脑细胞中发现 40 余种 IEGs。在正常情况下，IEG 基因参与神经细胞的生长、分化、信息传递、学习和记忆等生理过程，在受到外界刺激的情况下，可作为第三信使将刺激激活神经元的第二信使的信息传递到目的基因。c-fos 和 c-jun 作为 IEG 的重要成员、编码 DNA 结合蛋白，后者形成转录因子 AP-1，在中枢神经系统中，c-fos 和 c-jun 的快速表达使细胞外的短期刺激与细胞的长时程反相关联。但 c-fos 和 c-jun 过度表达则是神经细胞受损伤的标志。Matsuoka 将小鼠吸入 1850～7400 mg/m^3 甲苯 8 h 后，检测小鼠大脑的 IEG 表达，未发现有表达的改变，但是由于甲苯在不同脑区中的反应性不一致，因此尚不能肯定其他脑区如海马中 IEG 的表达是否有变化，这方面仍有深入研究的必要。

（全国辉　赵超英　常元勋）

主要参考文献

1. Klaassen CD. Casarett & Doull's Toxicology. USA: McGraw-Hill Companies, 2002. 891-892.
2. 江泉观，纪云晶，常元勋主编. 环境化学毒物防治手册. 北京：化学工业出版社，2004. 651-653.
3. 颜士勇. 甲苯神经毒性的生物学机制研究进展. 海军医学杂志，1999，20 (1)：25-27.
4. Boey KW, Foo SC, Jeyardtnam J. Effects of occupational exposure to toluene: a neuropsychological study on workers in Singapore. Ann Acad Med Singapore, 1997, 26 (2): 184.
5. Rahilla AA, Weiss B, Morrow PE. Human performance during exposure to toluene. Aviat Space Environ Med, 1996, 67 (7): 640.
6. 徐幽琼，贾海梅，杨劲松，等. 甲苯对雌性大鼠卵巢及性激素的影响. 职业与健康，2007，23 (3)：161-162.
7. 任振华，李光武. 甲苯神经毒性对小鼠神经行为功能的影响. 环境与职业医学，2006，23 (3)：264-266.
8. 郭棣华，林勇福，童家期. 职业接触混苯对神经行为功能的影响. 中华劳动卫生职业病杂志，1994，12 (1)：42.
9. De-Gandarian JM, Echevarnia E, Serrano K. Effect of subacute toluene administration on the eukephalinergic neuromodulatory system in rats and protective action of ganglioside treatments. Toxicol Ind Health, 1994, 10 (3): 155.
10. Niklasson M, Stengard K, Tham R. The effects of tolunee on the vestibulo and opto-occular motao system inhibited by the action of GABAB antagonist CGP35348. Neurotoxicol Teratol, 1995, 17 (3): 351.
11. Stengard K, Tham K. Acute toluene exposure increases extracellular GABA in the cerebellum of rat: A microdialysis study. Pharmacol Toxicol, 1993, 3 (6): 315.
12. Lizumi H, Fukui K, Utsumi H. Effect of chronic toluene exposure on tyrosine

hydroxylase-positive nerve elements in the rat forebrain: An immunohistochemical study combined with semiquantitative morphometric analysis. Neuroreport, 1995, 7 (1): 81.
13. Stengard K. Effect of toluene inhalation on extracellular striatal acetylcholine release studied with microdialysis. Pharmacol Toxicol, 1994, 75 (2): 115.
14. Vaalavirta L, Tahti H. Effects of selected organic solvents on the astrocyte membrane ATPase in vitro. Chem Experim Pharmac and Physi, 1995, 22 (4): 293.
15. Matsuoka M, Matsumara H, Igisu H. Effects of single exposure to toluene vapour on the expression of immediate early genes and GFAP gene in the mouse brain. Arch Toxicol, 1997, 71 (11): 722.

第二节 二 甲 苯

一、理化性质

二甲苯（Xylene）为无色透明液体，有类似甲苯的气味。不溶于水，可混溶于乙醇、乙醚、氯仿等多数有机溶剂。工业用二甲苯由邻位、间位和对位三种异构体组成，以间位比例最大，可达 60%~70%，对位含量最低。

二、来源、存在与接触机会

二甲苯是重要的化工原料，有机合成、合成橡胶、油漆和染料、合成纤维、石油加工、制药、纤维素等生产工厂的废水废气，以及生产设备不密封和车间通风换气，是环境中二甲苯的主要来源。运输、贮存过程中的翻车、泄漏，火灾也会造成意外污染事故。

三、吸收、分布、代谢与排泄

二甲苯可经呼吸道、皮肤及消化道吸收。生产条件下主要以蒸气形式经呼吸道进入人体。吸入的二甲苯在体内分布以脂肪组织和肾上腺中最多，其后依次为骨髓、脑、血液、肾和肝。在人和动物体内，吸入的二甲苯除 3%～6% 被直接呼出外，二甲苯的三种异构体都代谢为相应的苯甲酸，然后这些酸与葡萄糖醛酸和甘氨酸起反应。在这个过程中，大量邻-苯甲酸与葡萄糖醛酸结合，而对-苯甲酸几乎完全与甘氨酸结合生成相应的甲基马尿酸而排出体外。与此同时，可能少量形成相应的二甲苯酚（酚类）与氢化 2-甲基-3-羟基苯甲酸（2% 以下）。在职业性接触中，二甲苯主要经呼吸道进入人体。对全部二甲苯的异构体而言，由肺吸收其蒸气的情况相同，总量达 60%～70%。在整个的接触时期中，这个吸收量比较恒定。二甲苯溶液可经完整皮肤以平均吸收率为 $2.25\ \mu g/(cm^2 \cdot min)$［范围 $0.7\sim4.3\ \mu g/(cm^2 \cdot min)$］被吸收。二甲苯的残留和蓄积并不严重，上面我们已经说过进入人体的二甲苯，可以在人体的氧化型辅酶Ⅱ（$NADP^+$）和氧化型辅酶Ⅰ（NAD^+）存在下生成甲基苯甲酸，然后与甘氨酸结合形成甲基马尿酸在 18 h 内几乎全部排出体外。即使是吸入后残留在肺部的 3%～6% 的二甲苯，也在接触后的 3 h 内（半衰期为 0.5～1 h）全部被呼出体外。评价接触二甲苯的残留试验，主要是测定尿内甲基马尿酸的含量，也有人建议测定呼出气体中或血液中二甲苯的含量，但后者的结果往往并不准确。由于甲基马尿酸并不天然存在于尿中，又由于它几乎是全部滞留的二甲苯代谢物，因而测定它的存在是最好的二甲苯接触试验的确证。二甲苯能相当持久地存在于饮水中。自来水中二甲苯的浓度为 5 mg/L 时，其气味强度相当于 5 级，二甲苯的特有气味则要过 7 至 8 天才能消失；气味强度为 3 级时则需 4～5 天。河水中二甲苯的气味保持的时间较短，这与起始浓度的高低有关，一般可保留 3～5 天。

四、毒性概述

（一）动物毒性资料

工业用二甲苯三种异构体的毒性略有差异，均属低毒类。

1. 急性毒性　大鼠经口 LD_{50} 为 4300 mg/kg，吸入（4 h）LC_{50} 27.4～29 g/m^3；小鼠经眼 LD_{50} 为 1.8 ml/kg。小鼠吸入（2 h）LC_{50} 25.17 g/m^3；兔经皮 LD_{50} 为 14 100 mg/kg，家兔经皮开放性刺激实

验：10 μg（24 h），属重度刺激。二甲苯蒸气可引起眼、鼻、喉的刺激，高浓度时可致严重的呼吸困难，甚至死亡。

2. 亚急性和慢性毒性　小鼠吸入二甲苯 5.0 g/m^3，每天 7 h，共 6 天，出现运动失调和侧卧；大鼠吸入 4.2 g/m^3，每天 20 h，共 7 天，出现黏膜刺激和运动失调；兔吸入 5.0 g/m^3，每天 8 h，每周 6 天，共 55 周，发现红细胞、白细胞和血小板轻度减少，骨髓无明显改变。许多研究人员发现，二甲苯可导致大鼠和其他啮齿类动物的肝重量增加，诱导肝细胞色素 P450 酶（CYP450）系活性增加。在大鼠不同的器官中，邻、间和对-二甲苯诱导不同 CYP450 同工酶的能力有差别。大鼠短时间吸入高浓度二甲苯可表现为转棒能力下降，在 1030～4970 ppm 范围内呈剂量-效应关系，半效浓度为 4520 ppm。三种异构体间比较，以接触邻位二甲苯组转棒能力下降最为明显，间位次之，而对位组则无差异。间位二甲苯吸入可影响大鼠自主运动次数，在低浓度时表现为兴奋、运动次数增加，浓度增高时出现抑制作用，动物运动次数减少。大鼠吸入间二甲苯 1000 ppm 3 个月，转棒试验正确率明显低于对照组（$P<0.01$）。浓度为 100 ppm，染毒 6 个月，转棒试验正确率低于对照组（$P<0.05$），同时有自发活动力下降（$P<0.05$）。混合二甲苯 300 ppm，每天 6 h，每周 5 天，5～18 周，大鼠行为改变在实验早期（第 6 周）与对照组间无明显差异；染毒 9 周和 12 周时，开阔场试验中的某些指标与对照组比较有明显差异（$P<0.05$）；在 14 周之后未见明显改变。二甲苯对动物神经生化的影响也有报道。蛋白质和糖蛋白经神经轴突的转运与神经元的结构和功能有关，轴突转运功能紊乱可能引起神经元变性。Padilla 等研究了二甲苯对大鼠视网膜节细胞的糖蛋白和蛋白质的转运能力的影响。大鼠吸入二甲苯，蛋白质和糖蛋白的转运能力下降。二甲苯亚慢性试验，大鼠脑组织蛋白质含量在第 9 周时低于对照组，至第 14 周则与对照组无明显差异；RNA 含量在整个实验期内均与对照组无差异。二甲苯可引起大鼠脑组织发生脂质过氧化作用，腹腔注射二甲苯 30 天，脑组织匀浆丙二醛含量明显高于对照组（$P<0.01$），谷胱甘肽含量低于对照组。

3. 致突变　有研究采用染色体分析技术，对体外培养的人外周血淋巴细胞姐妹染色单体交换（SCE）率进行观察。实验结果显示，即使在较低浓度（3.0 mmol/L）下，二甲苯对体外培养的外周血淋巴细胞 SCE 率有显著性影响，而且随二甲苯浓度升高，淋巴细胞中 SCE 率明显增加。

4. 生殖发育毒性　二甲苯可通过人、大鼠和小鼠的胎盘。大鼠二甲苯染毒 2 h 后，胎仔血中浓度约为母血的 25%～30%。大鼠致畸试验证实，在器官发生期内进行二甲苯或其异构体染毒，在无母体毒性或仅有轻微毒性的情况下即有胚胎毒性。最低可观察的作用水平为 1305～2175 mg/m^3，表现为胚胎体重下降，发育迟缓和胎吸收，未见形态结构畸形。大鼠在整个孕期（4～20 天）接触二甲苯，870 mg/m^3，6 h/d。在整个实验期内未观察到孕鼠毒性。实验组与对照组比较，胎仔骨骼和内脏畸形没有差异。在二甲苯组，除前囟外，颅骨骨化延迟发生率增加，主要表现为上颌骨骨化延迟，其发生数为 18/26，对照组仅 2/22。大鼠胚胎体外培养，二甲苯浓度为 0.1、0.5 和 1.0 mg/L，胎仔未发生畸形，有生长发育迟缓，并呈剂量-效应关系，在最低浓度组仅有轻微的骨化延迟。二甲苯尚可经母体影响胎鼠出生后的神经行为。大鼠在妊娠期间吸入二甲苯，子代翻正反射出现延迟，脑组织绝对重量下降，学习记忆能力和运动能力受到影响，尤其是雌性仔鼠更明显。这种作用可能与暴露时间较长有关，尤其是妊娠的末期胚胎神经系统仍处于发育阶段。

5. 致癌　有研究发现二甲苯在皮肤瘤形成中有一定作用。

(二) 流行病学资料

据报道暴露于浓度为 21 ppm 的二甲苯 7 年的工人，中枢神经系统中毒症状增加。人类暴露于高浓度的二甲苯蒸气时，可检出微弱而短暂的肝和肾毒效应。波兰和瑞典研究工作者使志愿者短时间接触相当或低于本国职业接触限值浓度的二甲苯，他们所得到的结果不同。波兰 10 名健康志愿者吸入 100 ppm（波兰职业接触限值）的二甲苯 4 h，发现简单反应时、选择反应时等神经行为指标均有改变（$P<0.001$）。但瑞典 16 名志愿者吸入二甲苯 300 mg/m^3（约为

70 ppm，瑞典职业接触限值为 350 mg/m³）后，各指标测定值均没有改变。两个测试结果不一致，是否与二甲苯浓度和实验条件不同有关，尚待进一步研究。芬兰 9 名健康男性，吸入间位二甲苯，浓度为 135～400 ppm（平均 200 ppm），4 h/d，间隔 6 天重复一次，共 6 周，线性回归分析发现，受试者平衡觉有改变且与血液中二甲苯的浓度有关，同样条件下对脑电图的影响微弱。当二甲苯峰值浓度为 400 ppm 并有体力活动时，视觉诱发电位潜伏期与不接触日比较呈明显降低（$P<0.05$），脑干诱发电位未受吸入二甲苯的影响。

流行病学研究发现，妊娠早期接触二甲苯与自然流产危险性增加有关。被调查者为芬兰从事实验室研究的妇女，每周至少接触二甲苯 3 天。采用回顾性病例对照研究发现，观察组自然流产发生率明显高于对照组，相对危险度（RR）值为 3.1（95%CI=1.3～7.5）。

(三) 中毒临床表现与防治原则

同甲苯。

五、毒性表现

短期吸入高浓度二甲苯，可致中枢神经系统功能障碍。动物表现兴奋、躁动；抽搐、昏迷而死亡。人表现为头痛、头晕、烦躁不安、抽搐、昏迷而死亡。

长期吸入低浓度二甲苯，对人可致神经衰弱综合征，表现头痛、头晕、多梦、记忆力下降等症状。

六、毒性机制

二甲苯对中枢神经系统作用的神经化学机制尚不清楚。有作者用免疫染色证实，大鼠急性吸入二甲苯后，在苍白球、嗅结节和下丘脑中部视上核甲硫脑啡肽免疫染色下降，顶叶、尾状核、壳和中央杏仁核无变化。提示甲硫脑啡肽在二甲苯对神经系统毒作用机制中可能起某种作用。

（仝国辉　赵超英　常元勋）

主要参考文献

1. Klaassen CD. Casarett & Doull's Toxicology. USA:McGraw-Hill Companies,2002. 892.
2. 江泉观,纪云晶,常元勋主编. 环境化学毒物防治手册. 北京:化学工业出版社,2004. 657-659.
3. 吕丹瑜,刘雅琼,刘宁,等. 二甲苯对妊娠小鼠及胚胎发育的毒性作用. 解剖学报,2006,37(3):355-359.
4. 王秀玲,金锡鹏. 二甲苯毒理学研究进展. 国外医学卫生学分册,1997,24(2):77-79.
5. Gandarias JM, Echevarría E, Casis E, et al. Effects of acute xylene exposure on the enkephalinergic neuromodulatory system in rats. Ind Health. 1995,33(1):1-6.
6. Hass U, Lund SP, Simonsen L, et al. Effects of prenatal exposure to xylene on postnatal development and behavior in rats. Neurotoxicol Teratol,1995,17(3):341-349.
7. Taskinen H, Kyyrönen P, Hemminki K, et al. Laboratory work and pregnancy outcome. J Occup Med,1994,36(3):311-319.
8. Brown-Woodman PD, Webster WS, Picker K, et al. Embryotoxicity of xylene and toluene:an in vitro study. Ind Health. 1991;29(4):139-152.
9. 刘金成,苏爱. 二甲苯对正常人外周血淋巴细胞 SCE 频率的影响. 青岛大学医学院学报,2006,42(3):263-264.
10. 逯越,于新宇,赵东利,等. 二甲苯染毒小鼠肝和肺的形态学观察. 中国职业医学,2006,33(3):239.

第十三章

醇 类

第一节 乙 醇

一、理化特性

乙醇（Ethanol）俗称酒精，为无色、透明、易燃、易挥发的液体。有特殊的芳香气味。易溶于水，易挥发，且可与乙酸、丙酮、苯、四氯化碳、氯仿、乙醚、乙二醇、甘油、硝基甲烷、吡啶和甲苯等溶剂混溶。

二、来源、存在与接触机会

环境中的乙醇主要有自然来源和人为来源。自然来源主要是动物废料、植物、昆虫、微生物和火山排放的乙醇以及自然界淀粉、糖和其他碳水化合物的发酵。人为来源主要是酒精性饮料、变性醇、药物制剂、香水等的生产过程中排放，以及乙醇作为溶剂、燃料添加剂、杀菌剂和植物调节剂等而被排放到环境当中。人们主要通过以下三个途径接触乙醇。

1. 生活性接触　主要是指饮用含酒精的饮料，是人类接触乙醇最主要的途径。

2. 职业性接触主要是指劳动者在生产或使用乙醇的工作场所中因吸入或经皮肤接触而吸收乙醇。

3. 周围环境接触　研究表明，人群可以通过接触周围空气吸入或经皮肤吸收乙醇。随着在汽车燃料中添加乙醇，环境中乙醇含量增加，人群从周围环境中接触乙醇的机会增加。

三、吸收、分布、代谢与排泄

（一）吸收

乙醇可以经呼吸道、消化道以及皮肤进入体内。经呼吸道吸入的乙醇由肺泡空气进入肺部血液,乙醇在肺泡空气和血液之间的分布取决于扩散速率、蒸气压以及肺毛细血管中乙醇的浓度等。经消化道摄入的乙醇,80%被小肠吸收,20%经胃吸收。空腹或乙醇的浓度高时,胃的吸收量增加。一般情况下,经消化道摄入乙醇后,健康成人 30~60 min 能吸收 80%~90%,摄入食物会使乙醇吸收延迟 4~6 h。动物实验发现,乙醇与豚鼠的皮肤接触 19 h 以后,约有 1% 的乙醇透过皮肤吸收入体内。人体经皮肤吸收乙醇主要发生于生产或使用乙醇的工作场所,但渗透率不足以引起严重的中毒。

(二) 分布

乙醇能通过血-脑屏障,故可分布于全身。其分布量与组织含水量成正比,用 ^{14}C 标记研究乙醇急性中毒时体内分布情况,结果发现其含量按以下顺序递减:肝、脾、肺、肾、心、脑和肌肉,血浆中的浓度略高于红细胞中的浓度。乙醇可通过胎盘屏障进入胎盘循环。

(三) 代谢

乙醇进入体内约 95% 在体内代谢,其余以原形由肾或肺排出。乙醇在体内存在三条氧化代谢途径:醇脱氢酶(ADH)途径、微粒体乙醇氧化(MEOS)途径以及过氧化氢酶(CAT)途径。其中以醇脱氢酶(ADH)途径代谢为主,与其毒性机制密切相关,可分为三个步骤进行,首先氧化为乙醛,这一阶段速率恒定,是决定乙醇在体内消除速率的主要步骤;第二步乙醛继续氧化为乙酸;最后再由乙酸氧化形成二氧化碳和水。另外乙醇在体内还可以通过微粒体乙醇氧化系统、H_2O_2 降解系统以及膜结合离子转运系统等三条非 ADH 氧化途径进行代谢。

$$CH_3CH_2OH + NAD^+ \xrightleftharpoons{ADH} CH_3CHO + NADH + H^+$$

$$CH_3CHO + NAD^+ \xrightarrow{ALDH} CH_3COOH + NADH + H^+$$

$$CH_3COOH \longrightarrow CH_3C\underset{O}{\overset{}{S}}CoA \longrightarrow CO_2$$
$$\longrightarrow 脂肪酸$$
$$\longrightarrow 酮体$$
$$\longrightarrow 胆固醇$$

乙醇代谢成乙醛需要三个酶参加：①乙醇脱氢酶，催化乙醇氧化代谢成乙醛，这是乙醇最主要的代谢途径。肝细胞的胞浆中具有很高水平的乙醇脱氢酶。尽管人类肝乙醇脱氢酶在乙醇氧化中起很大作用，但大鼠乙醇毒物动力学模型研究表明，低剂量乙醇摄入时，肝和胃乙醇脱氢酶在乙醇的首过消除中都发挥作用，并且胃乙醇脱氢酶发挥作用较大。乙醇脱氢酶的氧化代谢是可逆的，但乙醛很快在醛脱氢酶的催化下代谢成为乙酸。肝线粒体中的醛脱氢酶是主要的乙醛清除酶。②过氧化氢酶，利用 NADPH 氧化酶和黄嘌呤氧化酶产生的 H_2O_2 来催化乙醇的氧化反应。通常肝细胞中 H_2O_2 的含量极少，因此过氧化氢酶可能只参加不足 10% 的乙醇代谢反应。③乙醇诱导性细胞色素 P450，是肝乙醇氧化系统的主要组成部分。

(四) 排泄

约 95% 的乙醇在体内代谢，余下的 10% 则通过呼吸、尿液、汗液和粪便排出体外。

四、毒性概述

(一) 动物实验资料

1. **急性毒性** 小鼠吸入 $55 g/m^3$ 的乙醇 7h，麻醉死亡，经口 LD_{50} 为 $9.5 g/kg$，皮下及静脉注射 LD_{50} 分别为 $3.2 g/kg$ 及 $2.0 \sim 2.8 g/kg$。大鼠吸入 $4.12 g/m^3$ 的乙醇 9.8h 后，出现深度麻醉死亡，浓度减半时半小时未见毒性反应；经口、皮下和静脉注射 LD_{50} 分别为 $13.7 g/kg$、$5 \sim 6 g/kg$、$1.9 \sim 4.2 g/kg$。狗经口或静脉注射乙醇 LD50 分别为 $5.5 \sim 6.6 g/kg$ 及 $4.9 g/kg$。兔经口、经皮 LD_{50} 分别为 $7.06 g/kg$、$7.34 g/kg$。有实验表明某些动物在乙醇中毒时，脑血液循环自动调节功能发生障碍，脑局部血流量减少，导致脑局部的缺血性脑血管病变。

2. **慢性毒性** 大、小鼠及家兔吸入 $8 \sim 13 g/m^3$ 乙醇蒸气，每天 4h，$4 \sim 8$ 个月内对乙醇的敏感性增高，阈浓度下降至 $1/16 \sim 1/8$。但其他试验条件下开始时产生为期不长的习惯性，直至 $6 \sim 8$ 个月后才转为敏感性增强，对感染的抵抗力降低。染毒停止后，经过几个星期又逐渐恢复正常。Albano 等发现,慢性乙醇暴露的大鼠中,羟乙基自由基与肝微粒体蛋白的共价结合明显增加,肝细胞中羟乙基自由基-蛋白加合物可诱导免疫反应,进一步加重慢性乙醇中毒的肝损伤。

3. 致突变　鼠伤寒沙门菌致突变:阴性。小鼠经口 $1\sim1.5\,\mathrm{g/(kg\cdot d)}$,2 周,显性致死试验:阳性。

4. 致畸　乙醇的致畸作用是通过回顾性调查和临床观察而发现的,动物实验肯定了乙醇的致畸作用。

不同种的动物、甚至同种不同系的动物对乙醇致畸的敏感性明显不同,所出现的畸形种类也不同。如 Stuckey 等观察了 BALB/c 和 CBA/h 两种小鼠的乙醇致畸作用,发现前者的胚胎吸收率高、发育迟缓并常见骨骼畸形,而后者则多见骨和牙齿的畸形。

乙醇致畸的动物实验还发现,动物孕期接受乙醇刺激的时间不同,其胚胎所出现的畸形也不同。胚胎各器官都有着各自的分化时限,在其分化时限内受到乙醇刺激,最容易出现畸形;也就是说,处于分化中的器官对乙醇致畸的敏感性最高。如 Sulik-KK 在小鼠孕 7 天腹腔注射或胃灌注乙醇的水溶液,胎鼠出现小头、小鼻、短眼裂小眼等畸形,在孕 8~12 天给予同样剂量的乙醇水溶液,则主要出现类似于 DiGeorge 的颜面异常和前脑、中脑发育异常。

乙醇致畸机制的理论主要有:①乙醇可引起胚胎细胞超氧化损伤,导致细胞过度凋亡;②乙醇可抑制神经营养因子的抗细胞凋亡作用,致使胚胎细胞过度凋亡而形成畸形;③乙醇通过影响 B 细胞淋巴瘤/白血病-2(BCL-2)的表达及功能从而影响细胞凋亡;④酒精干扰维生素 A 体内代谢过程而引起发育异常;⑤酒精通过损伤胎盘而引起胚胎发育异常。

5. 致癌　国际癌症研究组织(International Agency for Research on Cancer,IARC)的致癌物分类中将乙醇归入 I 类人类致癌物。IARC 认为乙醇导致人类口腔癌、咽喉癌、食管癌和肝癌的证据充分。相关的动物实验也发现乙醇可以诱导不同器官癌症的发生,包括口腔、舌头及嘴唇。乙醇致癌性的潜在机制:①乙醇饮料中的同系物、添加剂和污染物影响致癌性;②乙醇诱导的 CYP2E1 可增加前致癌物的代谢活化；③乙醇增加致癌性溶剂在上消化道的吸收；④乙醇可影响激素敏感组织对激素的反应；⑤乙醇可抑制免疫系统功能；⑥乙醇减少营养素的吸收和生物利用。

（二）流行病学资料

来自世界卫生组织最新的资料显示，人均年纯乙醇消耗量最多的国家是卢森堡（15.56升），在统计的国家中我国排在第91位，年人均纯乙醇消耗量为5.20升。

饮酒是中国人生活中非常重要的一个部分，从1952年至今，我国的乙醇产量增加了超过50倍。同时乙醇依赖的患病率也显著升高，在精神疾病患病率中已经位居第三位。世界卫生组织2002年的一项报告认为，1990年中国乙醇消耗导致约114 000人死亡，以及485万人伤残。我国最早的关于乙醇依赖的现场研究是在20世纪80年代，被调查的15岁以上人群中，只有6例被诊断为乙醇依赖（0.016%），而之后我国社会经济发生了巨大变化，2003年的一篇研究报告显示，被调查人群的乙醇依赖发生率约为3.87%（其中男性为6.5%，女性为0.2%），胃炎、胃溃疡的发病率为7.9%。其他许多流行病学调查也显示出同样的趋势。Lankisch等统计过去50年中不同国家20个关于急性胰腺炎的研究，结果表明，乙醇在急性胰腺炎发病因素中占31.7%，仅次于胆道因素（41%）。乙醇与慢性胰腺炎密切相关，慢性胰腺炎发生率与饮酒量及持续时间呈正比，近10%的酗酒者最终发展成慢性胰腺炎，在发达国家60%～90%慢性胰腺炎由乙醇引起。

2006年一项1778急性乙醇中毒病例分析发现，急性乙醇中毒是急诊科的常见疾病，占急性中毒患者的大多数。秋冬季节是急性乙醇中毒的发病高峰，而发病时间大部分集中在晚上9点到凌晨2点。发病年龄集中在20～40岁，患者中男性多于女性（男性1518例，女性260例）。

胎儿乙醇综合征是儿童智力发育迟缓的最常见的可预防疾病。美国每年约有4000个婴儿受到胎儿乙醇综合征的影响，并且约有7000个胎儿乙醇综合征病例发生。在妊娠的不同阶段过度饮酒均可导致上述疾病或效应。

在一项由 276 000 名美国男性组成的队列研究中，总的致癌危险性随着乙醇消耗量的增加而呈增高趋势。

(三) 中毒临床及防治原则

1. 急性中毒　乙醇对心血管系统的主要影响表现为：心动过速、高血压、纤维性颤动、心脏扩大、狭心症、胸痛、充血性心力衰竭、窦性心动过速、室上性心动过速、心室性心律不齐、血管扩张等。乙醇代谢产物乙醛，进入血液循环后可促进儿茶酚胺释放增加，使机体血压升高、心肌肥厚和心律失常，所以长期饮酒易引起高血压。而高血压、长期嗜酒均可损害心肌，导致心肌疾病，临床表现为心力衰竭和心律失常。由于心律失常容易形成栓子，栓子脱落后随血液循环到达脑部，导致脑栓塞的发生。Hillbom 等通过对一系列缺血性脑卒中患者的观察表明，其中 55% 是由于心源性栓塞所致。

长期大量饮酒能够导致乙醇性肝病，是最严重的并发症，通常包括脂肪肝、肝炎和肝硬化。乙醇可导致急性胃黏膜损伤，主要表现为黏膜炎症。急性酗酒所致的急性糜烂性胃炎，主要表现为中上腹痛，有时伴恶心、呕吐，如合并胃出血，则可出现呕吐咖啡样胃内容物及解柏油样大便，大出血时甚至发生休克。乙醇性胰腺炎是酗酒的主要并发症，常始于急性坏死性炎症，即急性乙醇性胰腺炎。

乙醇对肌肉和骨骼的主要影响有急性横纹肌溶解症、急性酒精中毒性肌病伴低钾血症、骨生长抑制、骨发育迟缓、骨密度降低、骨质疏松、骨坏死、骨折修复抑制等。

临床上急性酒精中毒分为三期：

(1) 兴奋期　感头痛、欣快、兴奋，继而出现健谈、饶舌、情绪不稳定、自负、易激怒，可有粗鲁行为或攻击行动，也可能沉默、孤僻。

(2) 共济失调期　肌肉运动不协调，行动笨拙，言语含糊不清，眼球震颤，视力模糊，复视，步态不稳，出现明显共济失调。出现恶心、呕吐、困倦。

(3) 昏迷期　进入昏迷期，表现为昏睡、瞳孔散大、体温降低。进入深昏迷状态后，患者心率加快、血压下降，呼吸减慢，可出现呼吸、循环麻痹而危及生命。

2. 慢性中毒　长期过量饮酒可导致脂质代谢紊乱、高脂血症和脂肪肝，股骨头骨髓内脂肪细胞增殖肥大，骨细胞脂肪变性，骨质疏松等。这些因素可导致股骨头内小血管数量减少或阻塞，从而引起股骨头内微循环障碍而导致股骨头缺血坏死。乙醇可致卟啉病以及巨幼细胞性贫血。乙醇对内分泌系统的影响广泛，下丘脑、垂体、睾丸、卵巢、甲状腺等内分泌腺体以及下丘脑-垂体-性腺轴、下丘脑-垂体-肾上腺轴等反馈轴均可受到损伤。

3. 防治原则　对被确诊为急性乙醇中毒的病例均给予保暖、吸氧、补液及应用保护胃黏膜的药物和对症处理。

五、毒性表现

1. 韦-科综合征（Wernicke-Korsakoff syndrome，WKS）　典型表现为精神或意识障碍、智能障碍、共济失调和眼肌运动障碍。精神或意识障碍以幻想、烦躁、胡言乱语、谵妄状态、表情淡漠、人格改变、注意力不集中为主。智能障碍表现为记忆力减退、计算力障碍、时间定向障碍。颅脑 CT 或 MRI 示脑室扩大，脑沟增宽，脑回萎缩，呈弥漫性改变。

2. 小脑变性　乙醇中毒引起小脑皮质变性，常见于小脑的前蚓部、上蚓部和邻近半球叶等部位。临床表现为走路步距增宽和躯干性共济失调，可伴有眼球震颤、发音障碍和震颤。病情进展缓慢，通常经数月或数年。

3. 癫痫　在慢性乙醇中毒患者的发病率为 2%～30%，慢性乙醇中毒性癫痫有 48% 患者在突然戒酒或减量的情况下发生，有 52% 的患者则在酒量无变化或增量时发生。

4. 痴呆　在一项 1000 例乙醇中毒患者进行的健康普查中发现痴呆的患病率为 9%，而在住院乙醇中毒患者中为 8%。也有报道称约有 7% 的痴呆患者的病因是慢性乙醇中毒。

5. 运动障碍　主要有酒精性震颤、短暂性运动不能以及慢性或持续性舞蹈运动。乙醇诱发的震颤常见于戒断综合征或慢性中毒者。

震颤大多限于手部,表现为两手姿势性和动作性震颤,戒断综合征性震颤大多发生于戒酒后7~10天,持续时间不定,最长者2年后仍有震颤。短暂性运动不能多数发生在慢性酗酒者,表现为舌、口运动不能,伴扭曲或撅嘴、伸舌、鬼脸,有些患者颈部或前臂也可受累,而下肢比较少见。舞蹈运动患者有不规则、变幻不定、突然骤止的舞蹈动作。面部表现为皱额、眨眼、努嘴、吐舌、口角牵动。躯干有扭转,肢体可引起许多肌群和关节的不自主动作。

6. 慢性乙醇中毒性多发神经病 临床上本病起病缓慢,症状及体征下肢较上肢重,可表现为感觉障碍、运动障碍以及自主神经调节功能异常。感觉障碍主要表现为震动觉敏感性普遍受累,四肢远端对称性麻木或疼痛,有手套、袜套样痛温觉减退或消失,下肢位置觉、震动觉减退或消失;运动神经受累较晚,运动障碍主要有乙醇性震颤、短暂性运动不能以及慢性或持续性舞蹈运动;自主神经调节功能异常主要表现有心血管系统异常、性功能减退、尿便障碍及血管运动异常而致的皮肤营养障碍。

7. 脑卒中 现在认为饮酒是脑卒中的直接危险因素。长期大量饮酒者有44.4%发生脑血管意外,包括脑出血、蛛网膜下腔出血及脑梗死。

六、毒性机制

1. 乙醇对中枢神经系统的损伤及机制与内源性阿片受体、多巴胺、5-羟色胺受体、γ-氨基丁酸、谷氨酸、单胺氧化酶等有关。乙醇可兴奋内源性阿片受体,多巴胺,影响5-羟色胺受体活性,改变γ-氨基丁酸的基因表达,抑制谷氨酸活性,从而引起神经系统损伤。

2. 脑毒性作用机制 ①急性摄入乙醇后,可能抑制N-甲基-D-天冬氨酸受体,慢性暴露则会导致N-甲基-D-天冬氨酸敏感性上调,从而导致谷氨酸诱导的细胞毒性反应;②由于叶酸缺乏,高半胱氨酸向甲硫氨酸的代谢发生障碍,导致高同型半胱氨酸血症,引起受体活性增加,产生毒性;③暴露于乙醇导致脑神经营养素缺乏,从而导致神经细胞死亡;④摄入乙醇导致脑神经胶质细胞DNA损伤;⑤乙醛与蛋白质形成的稳定加合物与细胞蛋白和免疫系统的相互作用导致细胞损伤；⑥摄入乙醇导致额叶上部皮质基因表达水平降低。

3. 周围神经损伤机制　①营养代谢障碍，长期大量饮酒进食减少，可造成明显的营养缺乏，其中维生素 B_1 缺乏时影响了神经组织髓鞘脂类的合成，使周围和中枢神经组织脱髓鞘和轴索变性；②乙醇的直接毒性作用。

4. 脑卒中发生机制　①因诱发心律不齐和心脏壁运动异常而引起梗死；②促进动脉硬化的形成和发展，引起血管痉挛、诱发高血压；③增加血小板的聚集作用和血液的黏稠度；④激活凝血系统；⑤刺激脑血管平滑肌收缩或使脑代谢发生改变造成脑血流量减少；⑥饮酒后血浆皮质醇、肾素、加压素等水平升高及肾上腺素能神经活动加强；⑦酒精不仅可以直接抑制血小板生成与成熟，使血小板寿命缩短，同时可伴发多种血液凝固功能障碍而引起脑出血。

（丛泽　马文军　常元勋）

主要参考文献

1. 肖瑛，任进. 乙醇中毒的最新研究进展. 毒理学杂志，2004，18（S1）：321-323.
2. 刘迎辉，梁勇. 乙醇毒性对听觉神经系统影响. 国际耳鼻咽喉头颈外科杂志，2006，30（06）：379-381.
3. 李秀敏，邓源. 乙醇的中枢神经系统损伤作用. 中国临床康复，2005，9（21）：181-183.
4. 景源泉，宋波. 慢性酒精中毒患者周围神经亚临床损害的神经电生理研究. 临床神经电生理学杂志，2008，17（03）：142-144.
5. 曾艳芳. 慢性酒精中毒的研究进展. 临床荟萃，2005，20（21）：1257-1259.
6. 龙健中，杨培全. 慢性酒精中毒的神经功能障碍. 右江民族医学院学报，2007，（03）：450-451.
7. 焦健. 酒精中毒性神经系统损伤. 中国社区医师，2001（10）：23-24.
8. 田成华. 酒精所致的神经及心理障碍. 中国药物依赖性杂志，1999，8（04）：257-259.
9. 杨晓明，崔慧先. 酒精对神经及内分泌系统作用的研究进展. 白求恩军医学院学报，2003，1（01）：48-50.
10. 胡建，王德生. 几种酒精中毒神经系统并发症的研究进展. 国外医学内科学分册，1999，26（08）：341-343.
11. 马玉腾，田英平，石汉文，等. 急性酒精中毒1778例分析. 临床荟萃，2006，21（08）：577-578.
12. Harper C. The neurotoxicity of alcohol. Hum Exp Toxicol, 2007, 26 (3): 251-257.
13. Harper C, Matsumoto I. Ethanol and brain damage. Curr Opin Pharmacol, 2005, 5 (1): 73-78.
14. Hao W, Chen H, Su Z. China：alcohol today. Addiction, 2005, 100 (6): 737-741.
15. Crews FT, Collins M, Dlugos A. Alcohol-induced neurodegeneration：when, where and why? Alcohol Clin Exp Res, 200428 (2): 350-364.
16. 黄吉武，周宗灿主译. 毒理学 毒物的基础科学. 第六版. 北京：人民卫生出版社，2005：779-781.

第二节 甲 醇

一、理化特性

甲醇（Methanol）无色、透明、高度挥发、易燃液体。略有酒精气味。能与水、乙醇、乙醚、苯、酮、卤代烃和许多其他有机溶剂相混溶。遇热、明火或氧化剂易着火。遇明火会爆炸。

二、来源、存在与接触机会

在自然界只有某些树叶或果实中含有少量的游离态甲醇，绝大多数以酯或醚的形式存在。甲醇自然存在于人类、动物以及植物体内，是血液、尿液、唾液以及呼出气体中的天然成分，体内的甲醇主要来源于饮食和代谢过程，如摄入新鲜蔬菜、果汁以及一些软饮料等。

1. 生活接触　主要是指误服含有甲醇的酒或饮料，是引起甲醇急性中毒的主要原因。

2. 环境接触　甲醇正被推广用作汽油添加剂和汽车推进剂的替

代品，所以日常环境接触的机会也变大。

3. 职业接触　甲醇为重要的化工原料，用于制造甲醛、纤维素，用作防冻剂、萃取剂、橡胶加速剂，亦可作为染料、树脂、人造革、火漆薄膜、玻璃纸、喷漆等的溶剂以及油漆、颜料去除剂、有机合成的中间体等。

三、吸收、分布、代谢与排泄

1. 吸收　主要经呼吸道和胃肠道吸收，皮肤也可部分吸收。呼吸道吸收是职业环境中的主要吸收途径。

2. 分布　甲醇吸收入血后，可迅速分布于机体内各组织，分布量随组织含水量而变化。其中，以脑脊液、血、胆汁和尿中的含量最高，眼房水和玻璃体液中的含量也较高，骨髓和脂肪组织中最低。在一项研究中发现，20 名工人全天接触 $120\ mg/m^3$ 的甲醇后，血液与尿液中的甲醇浓度分别是 $0.27\ mmol/L$ 与 $0.68\ mmol/L$。

3. 代谢　甲醇主要通过在肝内的一系列氧化步骤代谢为甲醛、甲酸和二氧化碳。甲醇首先经肝醇脱氢酶催化转化为甲醛，然后在甲醛脱氢酶的催化作用下转化为甲酸，最后甲酸在甲酰四氢叶酸合成酶的催化下转化为 10-甲酰-四氢叶酸，进一步在甲酰四氢叶酸脱氢酶的催化下氧化形成二氧化碳。

甲醇在体内代谢物种差异较大，灵长类动物对甲醇的反应与人类相似。不同物种甲醇代谢的差异主要存在于甲酸通过依赖四氢叶酸的代谢反应转化为二氧化碳的过程，这是由于啮齿类动物肝中四氢叶酸的含量高于灵长类动物。

4. 排泄　甲醇在体内氧化较乙醇缓慢，排泄也慢，有明显蓄积作用。未被氧化的甲醇经呼吸道和肾排出体外，部分经胃肠道缓慢排出。

四、毒性概述

（一）动物实验资料

1. 急性毒性　Skrzydlewska 等发现，甲醇染毒 6～12 h 后大鼠体内活性氧显著增加,从而对蛋白质修饰产生影响。

甲醇急性暴露会对眼有刺激性作用,会导致结膜炎、球结膜水肿、虹膜炎以及角膜浑浊。在一项研究当中,甲醇导致半数的兔子发生角膜浑浊,所有兔子都有眼结膜发红的现象。

2. 慢性毒性　大鼠用 3.25 ml/kg 甲醇连续染毒 6 个月后,心脏收缩率和体温降低,并会产生心肌缺氧。Sprague Dawley 大鼠在连续 90 天胃管灌注 0、100 mg/kg、500 mg/kg 与 2500 mg/kg 的甲醇后,2500 mg/kg 剂量组的大鼠脑重降低,血清谷氨酸丙酮酸转氨酶和碱性磷酸酶升高,而其他剂量组则未见变化。

3. 生殖发育毒性　Long-Evans 大鼠暴露于甲醇后,血清中睾酮水平未见变化,但睾丸重量减轻,形态正常的精子数量降低。

在一项灵长类动物模型中进行的研究发现,雌性成熟猴(Macaca fascicularis)在交配期和妊娠期暴露于甲醇气体,会导致孕期缩短 6~8 天。在大多数物种当中,胎儿的下丘脑-垂体-肾上腺素轴控制孕期的长短,所以孕期缩短提示甲醇暴露可能会影响胎儿的神经内分泌系统。

(二) 流行病学资料

2004 年卫生部发布甲醇中毒预警公告,公告称自年初至发布公告时我国发生了多起甲醇中毒事件,造成 31 人中毒,其中 11 人死亡。由于工业酒精中甲醇含量较高,摄入工业酒精会导致甲醇中毒。在甲醇中毒事件中,湖南安化县村民因饮用工业酒精勾兑成的"米酒"致使 13 人中毒,其中 4 人死亡;湖北省枝江市村民因误饮工业酒精致使 4 人中毒,其中 3 人死亡;湖北省南漳县村民因误饮工业酒精致使 4 人中毒,其中 1 人死亡。由这些事件可以看出甲醇中毒多发于农村,这是由于农村经济水平较低,农民自行勾兑或饮用散装白酒所致。

(三) 中毒临床及防治原则

1. 潜伏期　急性甲醇中毒症常常发生于摄入后 15~48 h,也有人报道是 8~36 h。

2. 全身症状　甲醇一般不令人酩酊大醉,因此中毒时"醉酒"

不是主要症状。轻度中毒，可出现头痛、头晕、失眠、乏力、咽干、胸闷、腹痛、恶心、呕吐及视力减退。中度中毒，表现为神志模糊、眼球疼痛，由于视神经萎缩可导致失明。重度中毒，可发生剧烈头痛、头昏、恶心、意识模糊、双目失明，且有癫痫样抽搐、昏迷，最后因呼吸衰竭而死亡。

3. 防治原则　急性甲醇中毒的治疗包括清除毒物、呼吸循环支持治疗、对症治疗、纠正代谢性酸中毒、特效解毒剂和血液透析治疗。

甲醇中毒的特效解毒剂有乙醇、甲吡唑甲酰四氢叶酸。

血液透析是治疗甲醇中毒的重要方法，能有效清除甲醇和甲酸、纠正代谢性酸中毒和电解质紊乱。

五、毒性表现

(一) 视神经病变

视神经病变是甲醇中毒的特征性表现，亦是甲醇中毒眼损害的原发病变，临床表现多样。主要表现有：①视力障碍，多有视力模糊，不经处理逐渐发展为视力丧失。②瞳孔改变，部分有瞳孔散大，直接对光反应迟钝。③眼底改变，早期多表现为视神经乳头边界模糊，颜色轻度潮红、视网膜动脉变细或痉挛，静脉充盈扩张，视网膜可出现水肿，少数可有点状出血或渗出；晚期视乳头多表现为色泽淡白，甚至苍白，边界清楚，视网膜血管稍细或粗细不均。④视野改变，早期或较轻病例表现为周边视敏度下降，随病情的加重周边视野向心性缩小，严重者形成管状视野，甚至看不到视标。⑤视觉诱发电位改变。⑥眼底荧光血管造影可见视网膜静脉不同程度扩张，视网膜动脉及脉络膜背景荧光充盈延迟，见动脉充盈前锋，血管管径粗细不均，两侧视盘深层呈强荧光素染色。

(二) 中枢神经系统病变

患者常有头晕、头痛、眩晕、乏力、步态蹒跚、失眠，表情淡漠，意识混浊等。重者出现意识蒙眬、昏迷及癫痫样抽搐等。严重口服中毒者可有锥体外系损害的症状或类似帕金森病综合征。少数病例出现精神症状如多疑、恐惧、狂躁、幻觉、忧郁等。

六、毒性机制

(一) 视神经系统中毒机制

主要是甲醇在肝醇脱氢酶和过氧化氢酶的作用下，氧化为甲醛，再经醛脱氢酶的催化产生甲酸，甲醛和甲酸在眼中难以代谢为 CO_2 和 H_2O，导致甲醛和甲酸的蓄积，而甲醛和甲酸可选择性地作用于筛板后区及眶内段神经。早期表现为水肿，冠状位核磁共振扫描 T_2 加权像可见，低信号视神经内出现长 T_2 信号，后期表现为视神经萎缩及神经节细胞、视杆细胞和视锥细胞发生退行性变。核磁共振检查呈视神经萎缩表现。国外文献报道，尸检病理表现为双侧壳出血性坏死、白质水肿、视神经筛板板层内段脱髓鞘性病变及视神经萎缩。

(二) 中枢神经系统中毒机制

1. 甲醇对血-脑屏障以及神经代谢的影响　吸收后甲醇在脑脊液中的含量最高，在脑脊液中甲醇分解成甲醛和甲酸。甲醛有明显的蓄积作用，其毒性为甲醇的 30 倍；甲酸毒性为甲醇的 6 倍。甲醛与甲酸使血-脑屏障中内皮细胞间紧密连接被破坏，失去对各种物质隔离或吸收的选择性，导致甲醇畅通无阻进入脑组织。甲醛与神经细胞中的某种蛋白质结合，抑制了细胞代谢中的氧化磷酸化过程，导致乳酸和 β-羟丁酸等酸性物质堆积。同时甲醇分解生成大量的甲酸进一步加重酸中毒，使脑细胞严重缺氧。如果缺氧持续超过 48 h 且酸中毒状态得不到缓解，神经细胞就会发生退行性变及不可逆的坏死。

2. 甲醇对脑血循环的影响　甲醇中毒后脑部血管神经的自动调节能力受到抑制，使脑血循环发生紊乱，由于脑血管的扩张或痉挛导致血流动力学改变，造成毛细血管内皮损伤，使脑组织产生淤血及点片状出血或弥漫性血管病变。基底节由于高代谢需求及处于血流灌注的边缘带，特别容易受到缺氧的损害。双侧豆状核出血性坏死是重度甲醇中毒的重要特征。

(丛泽　马文军　常元勋)

主要参考文献

1. 张春华,王世相. 急性甲醇中毒的研究进展. 中华急诊医学杂志,2007,16(5):556-558.
2. 江朝强,吴一行,刘薇薇. 急性甲醇中毒的临床救治. 中华劳动卫生职业病杂志,2005,23(03):206-209.
3. 蓝善坚. 甲醇中毒及预防. 广西预防医学,1999,5(S1):102-104.
4. 肖经纬,李斌. 甲醇燃料的毒性及应用研究进展. 国外医学卫生学分册,2006,33(06):334-337.
5. 黄吉武,周宗灿主译. 毒理学 毒物的基础科学. 第六版. 北京:人民卫生出版社,2005:781.

第三节 乙二醇

一、理化性质

乙二醇（Ethylene glycol）为无色、无臭、黏稠、有甜味、难挥发的吸湿液体。与水混溶。可燃,燃烧时生成有毒气体。与强氧化剂和强碱发生反应。

二、来源、存在与接触机会

乙二醇是汽车水箱中抗冻剂的主要组成成分,还可用来生产涤纶纤维、树脂、增塑剂、化妆品和炸药等,以及作为溶剂和某些化工生产的中间体,也可以用于剧场制造人工烟雾。

职业性接触 为最主要的接触方式,含有乙二醇的溶液加热或泼溅时,工人可通过呼吸道吸入。

环境接触 一般人群主要是通过防冻剂、冷冻剂以及含乙二醇的油漆等接触到乙二醇。含有乙二醇的化学物进入环境后,可分布至地表水或地下水,随之扩散。

三、吸收、分布、代谢与排泄

可经呼吸道、消化道和皮肤吸收进入体内。在职业环境中主要是通过呼吸道吸入和环境皮肤暴露进入人体,当乙二醇被误服后,可经消化道迅速吸收进入体内。

给大鼠和兔经^{14}C标记的乙二醇,24 h后大鼠骨骼中分布最多(2%~10%),而兔的肌肉中分布最多(3.4%)。大鼠经鼻吸入^{14}C标记的浓度为0.52 mmol/L的乙二醇30 min后,61%的乙二醇蓄积在鼻咽部。雄性大鼠体内蓄积量约为0.9 g/kg,雌性大鼠约为0.6 g/kg,约有55%~70%的乙二醇以CO_2的形式排出体外,14%~26%由尿液排泄。

乙二醇在体内代谢步骤如下:乙二醇→乙醇醛→乙醛酸,乙醛酸最终代谢为多种化学物。乙二醇在醇脱氢酶作用下代谢为乙醇醛,乙醇醛在醛氧化酶的作用下代谢为乙醛酸或小部分的乙二醛。乙二醛则在乳酸脱氢酶和醛氧化酶的作用下代谢为乙醇酸或经过部分氧化过程代谢为乙醛酸。乙醇酸分解的主要途径是转化为乙醛酸,这一过程由乳酸脱氢酶或乙醇酸氧化酶介导。一旦乙醛酸形成,就会迅速分解成多种物质。甘氨酸的形成需要磷酸吡哆醛与乙醛酸转氨酶的参与,而通过甲酸形成二氧化碳和水的过程则需要辅酶A和黄素单核苷酸的参与。在乳酸脱氢酶或乙醇酸氧化酶的作用下,最终会形成草酸。

四、毒性概述

(一)动物实验资料

1. **急性毒性** 乙二醇对人和猫的毒性要比其他种属高出2~5倍。
2. **慢性毒性** 乙二醇诱导慢性中毒的能力较弱,实验发现小鼠和大鼠体内进行的研究显示乙二醇的代谢和排泄速度快,因此反复暴露也不会有生物蓄积的发生。乙醇的代谢产物草酸、氧化中间产物及本品自身可引起肾损害。动物实验可见:膀胱内有草酸钙结石,肾损伤严重,肾小管尤为明显,大多于近端肾小管有草酸钙结晶沉积,肾小管上皮变性、坏死及部分肾小球损害。多数肾小管扩张,集合管中存有大量管型,肾间质大量淋巴细胞浸润,胶质纤维增生,部分肾盂黏膜下有结晶沉着,黏膜增厚。草酸盐结晶阻塞肾小管因而可引起肾衰竭。用乙二醇长期喂饲实验动物，病理组织学检查可见肝小叶中央变性。

3. 致畸　本品对啮齿类动物可能有致畸作用。各种途径暴露均可致小鼠与大鼠的畸形，小鼠较大鼠敏感，低于产生母体毒性的剂量也可导致畸形。在啮齿类动物妊娠期间，每天给予超过 1000 mg/kg 的乙二醇后，可观察到胎儿和幼仔的骨骼和软组织畸形、骨化延迟和体重降低。研究认为大鼠中乙二醇的致畸作用主要是由其代谢物导致的，而非乙二醇本身。

(二) 流行病学资料

乙二醇对人类有急性毒性，乙二醇中毒在世界范围内普遍发生。大多乙二醇中毒的原因是误服乙二醇或者是出于自杀企图。2002 年美国报道有 5816 例乙二醇中毒，但这仍然可能低估了实际的中毒人数。乙二醇有甜味，所以儿童尤其容易误服。虽然儿童由于误服造成中毒数量较多，但实际死亡例数却较少，大多数的死亡病例是有自杀企图的患者。为了控制乙二醇中毒，常在乙二醇中添加苯酸苄铵酰胺（一种具有苦味的制剂）来避免由于意外摄入而导致的中毒。美国已经有三个州强制要求在乙二醇中添加具有苦味的制剂，但实际评估却发现加入这类苦味制剂的效果有限。

(三) 中毒临床及防治原则

1. 急性中毒　乙二醇急性中毒的临床表现分为三个阶段：第一阶段（0.5~12 h）包括神经系统症状和胃肠道症状，表现为头晕、肌运动不协调、言语不清和意识错乱。胃肠道刺激可导致恶心、呕吐；第二阶段（12~24 h）主要是心肺症状，由乙二醇代谢物所致，表现为心率加快、高血压、通气过度、代谢性酸中毒等。另外也可发生低血钙、肌反射亢进、肌肉痉挛、QT 间期延长、充血性心力衰竭，处理不当该期较易发生死亡；第三阶段（24~72 h）主要是肾损伤表现，症状有急性肾小管坏死、血尿、蛋白尿、少尿无尿、高钾血症以及急性肾衰竭等。

2. 慢性中毒　乙二醇慢性中毒可导致肾及肝损伤。

3. 防治原则　发生乙二醇中毒后，早期应及时洗胃，应用解毒剂，有乙醇和甲吡唑。必要时可进行血液透析。

五、毒性表现

乙二醇急性中毒首先出现神经系统症状，表现为兴奋、头晕、嗜睡、定向障碍、意识模糊、言语不清，进一步发展出现更严重的神经系统症状，如木僵、昏迷、眼球震颤、肌阵挛、局限性或全身性癫痫发作。动物实验发现，乙二醇中毒时神经元的改变包括神经元变性。

六、毒性机制

乙二醇在醇脱氢酶作用下代谢为乙醇醛，然后代谢为乙醇酸、乙醛酸和草酸，这些物质的毒性均高于乙二醇。这些中间代谢产物可以抑制氧化磷酸化过程，抑制葡萄糖代谢，干扰三羧酸循环，抑制葡萄糖、蛋白质和能量的合成。发生乙二醇中毒时，乙醇酸与乙醛酸可抑制细胞呼吸，造成乳酸堆积，乳酸与代谢中间物乙醇酸一起导致代谢性酸中毒。上述中间代谢产物和代谢性酸中毒均可特异性地抑制中枢神经系统。草酸可与钙离子螯合形成草酸钙晶体导致低钙血症，生成的草酸钙晶体则可分布于脑等器官析出，导致脑等器官的损伤。

（丛泽　马文军　常元勋）

主要参考文献

1. Leth PM, Gregersen M. Ethylene glycol poisoning. Forensic Sci Int, 2005, 155 (2-3): 179-184.
2. 李润萍，郑昊，张聿，等. 急性乙二醇中毒3例报告及文献回顾. 药物不良反应杂志，2008，10（01）：41-46.
3. 黄吉武，周宗灿主译. 毒理学　毒物的基础科学. 第六版. 北京：人民卫生出版社，2005：782.
4. Scalley RD, Ferguson DR, Smart JC, et al, Treatment of ethylene glycol poisoning. Am Fam Physician, 2002, 66 (5): 807-812.

第十四章

混合烃类

第一节 汽 油

一、理化性质

汽油（Gasoline）是一种极易挥发的有机溶剂，无色或淡黄色、易挥发和易燃液体，具有特殊臭味，主要成分是 C4～C12 烃类，为混合烃类。汽油不溶于水，易溶于苯、二硫化碳和醇，极易溶于脂肪。汽油中的添加剂如过去曾使用的四乙基铅、甲醇或者新型的汽油添加剂甲基叔丁基醚（MTBE）等，与汽油的吸收、分布、代谢及其毒性密切相关。汽油中不饱和烃、芳香烃、硫化物（硫醇、硫酸）及添加剂（四乙基铅等）愈多，毒性愈大。气温升高，汽油危害作用加剧。

二、来源、存在与接触机会

汽油在工业上主要用作汽油机的燃料，也用于橡胶、制鞋、印刷、制革、油漆、洗染等行业，或用作机械零件的清洗剂。汽油的易挥发性使得在生产、运输及贮存过程中存在着广泛被接触的机会。

三、吸收、分布、代谢与排泄

汽油主要以蒸气形态自呼吸道吸收，皮肤也能少量吸收，误服时可经消化道吸收。汽油在血液中溶解度低，积存少，较快达饱和，汽油进入血液循环后迅速分布到各器官，可贮存于脂肪、骨和肌肉中。体内汽油主要以原形经肺排出，部分氧化后与葡萄糖醛酸结合经肾排出。

四、毒性概述

汽油的毒性取决于其化学成分和物理性质，含不饱和烃、芳香烃和硫化物多，其毒性较大，挥发性和危害性也大。

（一）动物实验资料

1. 急性毒性　急性动物试验结果表明：大、小鼠经口、呼吸道染毒（含15%MTBE无铅汽油）后，先呈兴奋状态，并出现眼及黏膜刺激症状，运动失调，随后转为抑制，呼吸困难，四肢发绀，呈麻醉状态，可见小便失禁，而后陆续死亡。大鼠经口、经呼吸道染毒后，中毒表现与小鼠相似。当兔眼滴入一滴无铅汽油约2 min后，受试眼出现结膜充血，并开始流泪，3天后结膜充血消退。MTBE无铅汽油小鼠经口LD_{50}为15 860 mg/kg，吸入LC_{50}为114 380 mg/m^3；大鼠经口LD_{50}为15 730 mg/kg，吸入LC_{50}为123 500 mg/m^3；兔经皮肤LD_{50}大于5000 mg/kg，属微毒类物质。

汽油经口引起的中毒症状较慢，这主要由于消化系统的生理特点所决定的，并对肝有损伤。汽油进入血液中引起红细胞溶血。吸入汽油，数十分钟后即出现明显中毒症状。以气体或蒸气形式存在的汽油，到达肺泡后通过被动扩散通过呼吸膜入血，对肺泡有直接烧灼刺激作用，可致肺泡充血水肿。大鼠吸入性汽油中毒出现症状也较快，说明吸入性汽油中毒出现症状较快不因物种不同而有较大差异，但存在个体差异。

2. 慢性毒性　大鼠经呼吸道慢性染毒后，从血常规、血生化各项指标来看，MTBE无铅汽油低剂量组血清丙氨酸转氨酶活性低于高、中剂量组，差异有统计学意义，但与汽油组、对照组间差别无统计学意义。MTBE无铅汽油染毒的高、中、低剂量组与汽油组大鼠肝系数较对照组增加，MTBE无铅汽油染毒的高剂量组、汽油组大鼠肝系数增加，差异有显著性。高、中剂量组MTBE无铅汽油可引起动物肾系数增加，光镜下可见肝细胞变性和肾近曲小管上皮细胞变性及肾近曲小管蛋白管型。MTBE无铅汽油染毒的高、中、低3个剂量组血清免疫球蛋白IgA的含量低于汽油组和对照组，MTBE无铅汽油染毒的高、中剂量组与汽油组大鼠IgG含量高于对照组，但差异不显著。说明MTBE无铅汽油对动物的肝、肾及免疫功能有一定的损害作用。

实验证实,在使用 70 号汽油处理的小鼠 90 天后,在高剂量组 (1000 mg/m^3) 吸入染毒时血清谷丙转氨酶活性增高,并发现肾组织、肝组织有明显的病理改变,且呈明显的剂量-反应关系。有学者在研究 MTBE 无铅汽油的亚慢性毒性试验中发现,染毒组大鼠的心、肺、肝、脾、肾外观及平均湿重均未见明显影响,但 8000 ppm 组的大鼠的红细胞总数及血红蛋白较对照组明显降低,呈剂量-反应关系,而且该组胆红素及甘油三酯明显升高,病理切片显示大鼠的肝、肾、肺有一定的病理改变。

3. 致突变　采用 Ames 试验,使用 TA 97、TA 98、TA 100、TA 102 4 个菌株,各菌株分别加 S9 与不加 S9,MTBE 无铅汽油采用蒸气暴露法处理。结果显示,Ames 试验中各菌株(加与不加 S9)回复突变菌落数均小于阴性对照组 2 倍,呈阴性,表明 MTBE 无铅汽油对 TA 97、TA 98、TA 100、TA 102 菌株无致突变作用。另有报道,MTBE 无铅汽油及纯汽油小鼠骨髓微核试验,采用经呼吸道 4 天染毒法,分别设不同浓度组,另设阴性对照组。试验结果表明,MTBE 无铅汽油及纯汽油小鼠骨髓微核试验 3 个剂量组的微核率与阴性对照组相比差异均无显著性($P>0.05$),连续 4 天吸入 MTBE 无铅汽油及纯汽油未发现有染色体损伤作用。

相关实验中显示,小鼠吸入 MTBE 无铅汽油 1 个月、2 个月时,无论是低剂量还是高剂量,骨髓细胞染色体畸变率均无增高。只是在吸入 3 个月时,高剂量(1000 mg/m^3)的染色体畸变率有增高,染色体畸变率为 6%,与阴性对照有非常显著性。而小鼠骨髓多染红细胞微核试验,在小鼠吸入 MTBE 无铅汽油 30 天时微核率无增高,60 天时只有高剂量时微核率有增高,90 天时的微核率中、高剂量均有增高。这表明小鼠吸入 MTBE 无铅汽油对染色体的损伤有一个量的积累过程,且有一定的浓度剂量范围,同时小鼠骨髓染色体畸变试验与微核试验两者之间存在相关关系。汽油对染色体的损伤可能与汽油所含成分苯等有关。

4. 生殖发育毒性　动物实验发现,雌性大鼠在汽油 300 mg/m^3 浓度下染毒 25～30 天后进行交配,妊娠后继续染毒 14～18 天后处死,分析母鼠及胎鼠组织中汽油含量,结果发现胎鼠组织中汽油含量高于胎盘、子宫及母鼠血液、肝、脑等组织含量,导致胎鼠低体重及骨骼发育不良。由此可见,汽油可通过胎盘屏障,在胎体内蓄积,引起胎体的发育不良。

5. 致癌　关于汽油致癌性未见报道。但汽油添加剂甲基叔丁基醚(MTBE)作为一种新型的汽油添加剂,可提高汽油辛烷值,减少一氧化碳及其他有害物质(如臭氧、苯、丁二烯等)的排放,并可替代四乙基铅用作汽油抗爆剂。关于 MTBE 的毒性,目前国内外众多的研究资料表明,它无明显的遗传毒性。在各种 Ames 试验、微核试验中均呈阴性,但在高剂量条件下具有一定的动物致癌性,毒性的机制目前还不清楚。

(二) 流行病学资料

相关调查资料表明,汽油作业工人神经衰弱综合征发病率显著高于非汽油作业工人,可能与接触汽油作业场所工作人员职业性接触汽油,神经系统受到侵害有关;不同环境条件下的作业场所,汽油浓度不同,浓度越高,对工作人员神经系统危害越大。汽油浓度与工作场所的通风条件有关。另有调查结果显示接触组工人在低浓度汽油接触条件下,存在不良的情绪状态,而且注意力、反应速度、记忆能力、手工操作敏捷度、感知运动速度、心理运动稳定度等神经行为功能得分降低,提示汽油接触可能导致神经行为功能异常。

据报道,对 Manilce 城市等汽油加油站 18 名工作人员和 18 名司机作为观察组,以 18 名无汽油接触者作为对照组,检查发现接触组口腔黏膜细胞微核发生率显著高于对照组($P<0.05$)。

汽油对皮肤具有去脂作用,汽修人员修理汽车时,经常接触汽油容易引起皮肤干燥、皲裂、角化和慢性皮炎。相关调查表明,汽油作业人员的慢性皮炎患病率显著高于对照组,与汽修人员的皮肤经常接触汽油又不注意个人防护可能有关。另外,对人群的研究发现:长期接触低浓度汽油对肾小管功能有一定的损害。在使用 MTBE 无铅汽油两年的上海地区发现职业接触人群呼吸道疾病发生率较高,血液免疫球蛋白(IgA、IgG)浓度有所提高。

荷兰一份关于10 277例膀胱癌和9954例肾癌的病例对照研究发现，职业接触汽油患膀胱癌的危险性显著升高。

(三) 中毒临床表现及防治原则

1. 急性中毒　急性汽油中毒一般可发生于未用防护措施进入油塔、清洗贮油管，或炼油厂蒸馏设备发生故障等，临床表现为头晕、头痛、心悸、四肢无力、恶心、呕吐、视物模糊、酩酊感、易激动、步态不稳、短暂意识丧失和上呼吸道刺激症状。重度中毒则为吸入高浓度汽油蒸气后，表现为中毒性脑病，少数可产生脑水肿，出现颈项强直、面色潮红、脉搏波动加速和呼吸浅快；吸入极高浓度汽油后可引起突然意识丧失，反射性呼吸停止而死亡。部分患者可出现中毒性精神病症状，如惊恐不安、欣快感、幻觉、哭笑无常等。

口服中毒患者即刻感到口渴，咽及胃部有烧灼感；继而出现恶心、呕吐、腹痛、腹泻、大便带血以及排尿疼痛等，或发生晕厥。大量吸收后引起全身症状，出现发热、嗜睡、发绀或苍白、呼吸浅表、心跳快速、脉搏细弱、血压下降，并可导致中毒性肝炎和肾炎等。在急性症状减轻后，可以发生肺部并发症，出现咳嗽、咳出血性泡沫痰，并有胸痛、发热等。亦有在24 h内肺部发生急性出血性坏死性病变，一般可于3～5天消散，不留后遗症。

2. 慢性中毒　轻者有头晕、头痛、失眠、精神萎靡、记忆力减退、乏力、情绪易激动等神经衰弱综合征，以及肢端麻木、感觉减退、跟腱反射减弱或消失等；重者有视神经乳头水肿，可出现口角歪斜、牙关紧闭、角弓反张、瞳孔散大、四肢麻木或抽搐、关节酸痛、步态不稳、言语迟钝、视力减退、眼睑、舌、手指震颤、肢体远端肌肉可萎缩、共济失调等症状；后期可发生类似癔病或精神分裂症等症状。皮肤接触可发生急性皮炎，出现红斑、水疱及瘙痒等。

3. 防治原则

急性中毒应迅速脱离现场。皮肤接触后要及时脱去污染的衣服，用肥皂水及清水冲洗。误服者可口服活性炭100克或饮牛奶，不要催吐。

慢性中毒治疗原则，根据病情进行综合对症治疗。治疗方法与神经精神科相同。汽油中毒预防，组织有关人员参加岗位安全教育及自救互救训练，定期开展急救演练。在有关部位安装自然通风换气装置，严禁驾驶人员等在车、船驾驶室内睡眠。不能用燃料汽油代替溶剂汽油。严格执行安全规章制度。

五、毒性表现

汽油作为一种麻醉性毒物，对神经系统具有较高的亲和力和毒害作用，使中枢神经系统功能紊乱；高浓度引起呼吸中枢麻醉。汽油是主要作用于神经系统，慢性中毒可导致神经衰弱综合征、自主神经功能紊乱和周围神经病。

中毒患者可主诉四肢乏力、麻木，步行困难，步态不稳、常跌倒，痛觉减退（呈长袜套、手套样），感觉过敏。患者有程度不同的肘、跟、膝腱反射减弱或消失。部分患者具有左右不对称性。足、趾背屈力量减低或背屈困难等。神经-肌电图主要表现为感觉运动型多发性周围神经病。肌电图提示周围神经的轴索受到损伤。

六、毒性机制

汽油对神经系统毒性机制至今仍未明了。

对细胞膜性结构的脂溶性破坏作用。汽油为麻醉性毒物，具有溶解脂肪和类脂质的性能，对机体的神经系统有选择性损害，可引起机体神经细胞内类脂质平衡失调，导致中枢神经系统功能障碍而引起死亡。

（宋玉果　赵超英　常元勋）

主要参考文献

1. 叶丽芳，朱玮，周寿荣. 慢性溶剂汽油中毒的周围神经病变及预后. 工业卫生与职业病，2002，28：244-246.
2. 杨红，李红艳，高锦伍，等. 甲基叔丁基醚无铅汽油的毒性研究. 中国公共卫生,2002,18:143-146.
3. 杨红,黄关麟,李红艳,等. 甲基叔丁基醚无铅汽油遗传毒性研究. 中国工业医学杂志,2001,14:203-205.
4. 许发茂,甘德秀,胡斌,等. 汽油对作业工人神经行为的影响. 中国职业医学,1999,26:18-20.
5. 孙金艳,张瑞成. 甲基叔丁基醚无铅汽油的毒性研究进展. 职业与健康,2004,20:12-13.
6. 王萍,肖发民,李伟,等. 大鼠吸入汽油和柴油挥发性气体对器官组织形态学影响的比较性研究. 中国医疗前沿,2007,1:32-34.
7. McDonald JD, Reed MD, Campen MJ, et al. Health effects of inhaled gasoline engine emissions. Inhal Toxicol,2007,19(1):107-116.
8. Paz-y-Miño C, López-Cortés A, Arévalo M, et al. Monitoring of DNA damage in individuals exposed to petroleum hydrocarbons in Ecuador. Ann N Y Acad Sci,2008,1140:121-128.
9. Reed MD, Barrett EG, Campen MJ, et al. Health effects of subchronic inhalation exposure to gasoline engine exhaust. Inhal Toxicol,2008,20(13):1125-1143.
10. 保毓书主编. 环境因素与人体健康. 北京:化学工业出版社,2002.131.
11. Hallare AV, Gerxasion MKR, Gerxasion PLG, et al. Monitoring genotoxicity among gasoline station attendants and traffic enforcers in city of manila using the micronucles assay with exfoliated epithelial cells. Environ Monit Assess,2008,8:210-215
12. Lohi J, Kvvranen P, Kauppinen T, et al. Occupational exposure to salvent and gasoline and risk of cancer in the urinary tract among Finnish worker. Am J Ind Med,2008,51(9):668-672

第十五章

氯代烃类

第一节 三氯乙烯

一、理化性质

三氯乙烯（Trichloroethylene，TCE）在常温常压下为无色挥发性液体，微甜气味；难溶于水，易溶于乙醇、乙醚，可与大多数有机溶剂混溶。在有空气存在的条件下，在与热表面或火焰接触时，可分解生成一氧化碳、二氧化碳、光气、氯化氢等有毒和刺激性烟雾（或气体）；TCE 可与镁、铝、钛和钡等金属粉末发生强烈反应。

二、来源、存在与接触机会

自然界不存在自然生成的 TCE，它是一种人工合成的工业有机溶剂。20 世纪初，TCE 在医学上曾作为麻醉剂、驱虫剂和人工流产剂而应用了半个多世纪，在工业上则作为清洗剂、溶剂和萃取剂等而广泛使用了近 个世纪。TCE 的接触主要是职业性接触，从事 TCE 制造、贮存和使用的工人，均有机会接触 TCE，尤以电镀、五金、不锈钢制品和电子工业工人为甚。自 1994 年国内首次报道 TCE 中毒并导致药疹样职业性皮炎以来，已在我国发生了近百起 TCE 引起健康损害的案例，起病急，易误诊，后果严重，发病机制尚未完全清楚，危害极大，已成为职业危害的新问题。

三、吸收、分布、代谢与排泄

TCE 可经呼吸道、消化道和皮肤吸收，职业性接触 TCE 蒸气主要经呼吸道吸入，液体 TCE 可经皮肤吸收。进入人体的 TCE 主要在脂肪中蓄积，其次在肝、脑、心脏等器官有一定的蓄积。但胡训军等报道用 SD 雄性大鼠吸入染毒 1、5、10 g/m³ 的 TCE 一天 2 h，每周 5 天，连续 4 周，各剂量组大鼠尿中三氯乙酸含量随着 TCE 染毒浓度的增加而增加，呈一定的线性趋势，各剂量组脱离接触 TCE 1 周后尿中皆未检测到 TCA；在染毒 4 周中同一剂量组尿中 TCA 含量各时间点差异没有显著性，表明 TCA 在体内无蓄积性。TCE 可通过血-睾屏障和胎盘屏障，在接触后数分钟胎儿血中即可检出 TCE。

TCE 吸收后，主要在肝经两种途径进行代谢：细胞色素 P450（CYP450）氧化途径和谷胱甘肽（GSH）结合途径。经 CYP450 途径代谢后的终产物主要为水合氯醛，后者可进一步被氧化成三氯乙酸（TCA），或被还原成三氯乙醇。另外，TCE 还可在此代谢途径中经过分子重排后，脱氯生成少量的二氯乙酸（DCA）。经 CYP450 途径氧化代谢生成的产物主要作用于肝和肺。TCE 另外一条代谢途径是在谷胱甘肽-S-转移酶（GST）的作用下与谷胱甘肽结合，形成 S-(1，2-二氯乙烯)谷胱甘肽（DCVG），后者被进一步代谢成 S-(1，2-二氯乙烯)-L-半胱氨酸（DCVC）。DCVC 经 β-裂解酶作用后生成丙酮酸、氨和一种能与大分子物质相结合的反应片段，后者可进一步损伤细胞上的巯基，或引起脂质过氧化。经谷胱甘肽结合途径生成的 TCE 反应物，其作用的靶器官主要是肾。例如将新鲜分离的人肾近端小管（hPT）细胞进行体外培养，发现细胞内有乳酸脱氢酶（LDH）活性明显降低的现象，且未测到有经 CYP450 途径代谢产生的水合氯醛。相比之下，谷胱甘肽结合途径产生的 DCVG、DCVC 则可在每一个标本中检测到。此实验表明，TCE 对人肾小管的细胞毒性和代谢主要与谷胱甘肽结合途径有关，而 CYP450 氧化途径在此过程中很少有直接的作用。

TCE 吸入体内后，约 10% 以原形形式自呼出气中排出，滞留率为 56%，大部分在体内代谢后从尿中排出。在接触后 24～48 h 为排出高峰。对接触 TCE 的金属清洗作业工人尿中 TCA 监测结果表明：对照组为 0.024 mmol/24 h，接触组为 0.371 mmol/24 h，后者高于前者 15.2 倍，并且有 47% 的工人班末尿 TCA 平均含量超过我国职业接触生物限值（50 mg/L 或 0.3 mmol/L），接触 TCE 的男性工龄高于女性，但尿中 TCA 平均浓度低于女性。空气中 TCE 与尿中 TCA 的相关系数为 0.51~0.71，与三氯化物代谢总量的相关系数为 0.86~0.89。所以，在 TCE 职业人群健康监护中，血液和尿液中 TCA 含量可作为 TCE 接触评估的生物标志物。

四、毒性概述

（一）动物实验资料

1. 急性毒性　TCE 属于低毒类，大鼠经口 LD_{50} 为 4.92 g/kg。实验动物急性吸入 TCE 呈现麻醉和呼吸抑制作用，动物急性中毒表现为起初呼吸加速，很快不规则，转入抑制；伴有血压下降、心率减缓和不齐、血管扩张和黏膜刺激，病理解剖可见肺部淤血、水肿和出血，肝、肾充血等。

有人用 TCE 反复免疫豚鼠，可诱导豚鼠皮肤出现红斑水肿等过敏反应，证明 TCE 属强致敏物。大鼠和小鼠对 TCE 刺激的易感性不同，当皮内注射 TCE 的浓度达到 20%（v/v，下同）时，大鼠注射处皮肤开始出现红斑和坏死。皮内注射，SD 大鼠最大可耐受 15% 的 TCE；NIH 小鼠最大可耐受 20% 的 TCE。幼年大鼠和 NIH 小鼠经 5 次皮内注射为 15% 的 TCE 后，有 20% 的 SD 大鼠对 TCE 攻击产生了免疫炎症反应，而 NIH 小鼠则没有产生反应。说明 SD 大鼠易感，NIH 小鼠不易感。

2. 亚急性和慢性毒性　TCE 慢性中毒动物脑的 TCE 含量很高，脑的病变范围较普遍，可见到大脑皮质的神经细胞有轻度退行性变，白质髓鞘肿胀；脑细胞的 RNA 明显增加，GSH 减少。长期接触 TCE 可导致 TCE 特异性免疫反应的发生。TCE 的免疫毒性与其代谢有关，抑制细胞色素 P4502E1（CYP4502E1）代谢酶能阻止 TCE 引起自身免疫的发生。国外报道曾用加了 TCE 的饮用水喂饲免疫易感的 MRL+/+小鼠，连续喂饲 4 周后，可使该小鼠产生一些 T 淋巴细胞相关的反应。大鼠经吸入染毒法染毒 TCE 12~24 周后，在其脂肪代谢发生变化的同时还会产生皮肤溃疡。

3. 致突变　TCE 及其代谢物，如三氯乙醇、三氯乙酸在 Ames

试验中是强诱变剂,可引起移码突变和碱基置换突变。TCE 的代谢物水合氯醛可诱导小鼠骨髓细胞分裂作用,提示它能诱导非整倍体的产生,小鼠精子细胞微核率有增高现象,但着丝粒为阴性。SD 大鼠吸入染毒 TCE 后,骨髓多染红细胞微核率明显增加,其中最高剂量组微核率是对照组的 4 倍。用 TCE 处理 C57BL/6 小鼠发现姐妹染色体交换、染色体畸变、微核发生均为阴性。小鼠腹腔注射 TCE 后,发现骨髓多染红细胞微核率增高。

用 853~3412 mg/kg TCE 灌胃染毒 15 天,应用单细胞凝胶电泳(SCGE)技术,检测 TCE 对 ICR 小鼠肝、肾、外周血细胞 DNA 损伤作用发现,肝、肾、血细胞彗星率较对照组增加。同时观察 100 μmol/L 左右的胆红素和 200 μmol/L 牛黄,对 TCE 所致 DNA 损伤有较好的保护作用。

4. 生殖发育毒性　TCE 及其代谢物三氯乙酸、三氯乙醇等的致畸实验研究发现,三氯乙酸有致孕大鼠胎鼠心脏畸形作用,且在所测试的 TCE 代谢物中只有三氯乙酸可能是特异的心脏致畸剂。TCE 对妊娠期的雌性小鼠后代有致畸作用。对生育期的雌、雄小鼠进行 TCE(分析纯)60 ml/m³ 静式吸入染毒 72 h 后交配,可导致子鼠体重偏低,发育迟缓,缺肢畸形,表明 TCE 对其后代的生长发育有一定影响。用 853~1706 mg/kgTCE 经口染毒小鼠的精子畸形率为 21%~22.0%,说明其对雄性生殖细胞具有遗传毒性。

5. 致癌　国际癌症研究组织(IARC,1995 年)将 TCE 归入 3 类,现有证据不能对人类致癌性进行分类。随后归入 2A 类,人类可疑致癌物。而日本职业接触剂量委员会则认为此划分尚为时过早,目前更适合把 TCE 定为人类可能致癌物 2B 类。动物实验已证明 TCE 具有致癌性,可引起大鼠肾细胞瘤,特别是间质细胞肿瘤(interstitial cell tumors)、B6C3F1 小鼠肝癌、小鼠肺癌,且存在种属差异性。可能与 TCE 在不同动物体内代谢不同有关。例如,TCE 只对 B6C3F1 和瑞士小鼠致癌,而在 NMRI 小鼠则不致癌。并且,雄性动物的癌症发生率较雌性高。TCE 引起的小鼠肺癌主要局限于无 Clara 细胞肺癌,其特征是形成空泡和细胞增殖增高。Clara 细胞是 TCE 经

CYP450途径产生的代谢物水合氯醛的蓄积部位,并被证明是引起Clara细胞毒性的原因。小鼠肺Clara细胞具有很高的CYP450活性,而大鼠肺中的Clara细胞CYP450活性较小鼠低得多,故将TCE代谢为水合氯醛的能力也相应很低,而人的肺组织中几乎测不出此酶的活性。小鼠肺中Clara细胞将TCE代谢为水合氯醛的能力比人类约高600倍,而且人类肺Clara细胞在数量和形态学上均与小鼠有很大的差异,故认为TCE基本上不会引起人的肺癌。长期用TCE染毒还可引起动物肾癌。用TCE染毒雄性大鼠后,发现有肾细胞肿瘤和睾丸间质细胞肿瘤发生率增高的现象。

(二) 流行病学资料

国外因吸入三氯乙烯或含三氯乙烯的挥发性溶剂致猝死的报道较多,多见于滥用者,猝死的原因多为心室纤颤。国内有报道但罕见,一名工人用喷枪喷射三氯乙烯清洗墙壁,现场空气中三氯乙烯浓度达1343.56 mg/m^3,操作数小时突然倒地死亡,病理解剖见有明显的脑水肿伴轻度的肺水肿,血液和脑组织的三氯乙烯含量分别高达174 mg/L和809 mg/L。

刘移民等(2001年)运用WHO推荐的神经行为功能测试组合(NCTB)方法对我国南方某市一区65名三氯乙烯(TCE)作业工人及115名对照工人进行了神经行为功能测试,同时测定研究对象尿中TCE的代谢产物三氯乙酸(TCA)的含量,观察了低浓度、长时间三氯乙烯(TCE)暴露条件下对接触工人神经行为功能影响。车间空气中TCE平均浓度为90.8 mg/m^3,接触工人班后尿TCA平均值为52.1 mg/g肌酐;接触组NCTB测试项目中数字译码、简单反应时的标准差、优势手提转敏捷度、目标追踪错误数及总数得分显著低于对照组。通过等级相关分析,发现接触组班后尿TCA水平与目标追踪正确数、总数呈显著负相关;与情感问卷中困惑-迷茫项、目标追踪错误数呈显著正相关。由此发现长时间接触较低浓度TCE早期可对接触者神经行为功能产生明显影响,主要表现在短时记忆力、注意力降低,手运动速度下降,手-眼运动协调性和稳定性差,并有一定的消极情感状态改变。尿TCA水平与以上改变呈一定的剂量-反应关系。

据职业安全卫生管理局（OSHA）报道，30名慢性接触TCE8～30年，其中3名出现类似帕金森病样反应。

三氯乙烯所致职业性损害的研究近年备受关注，但其发病主要是职业性免疫损害。TCE过敏性皮炎临床表现为十分严重的全身性皮肤损害，眼、口、生殖器等处的黏膜红肿、糜烂，并伴有肝功能改变，而并非单纯的接触局部皮肤的过敏反应。对南方某市1995年—2004年18宗三氯乙烯所致职业性损害事故进行调查分析，结果发现18起事故中，三氯乙烯药疹样皮炎17起（占总数的94.4%），患者20人，其中死亡6人，死亡率30.0%；皮疹表现以剥脱性皮炎为主，多伴有肝功能损害（占总数的70%）。三氯乙烯药疹样皮炎患者从接触三氯乙烯到发病的平均时间为30.7天。三氯乙烯诱发的过敏性接触性皮炎，由于其危害严重，死亡率高，发病机制不清，缺乏有效的预防和治疗手段，向我国职业卫生工作者提出了新课题。

据报道1名妇女在车间接触TCE18个月，出现癫痫样脑病。

对一家饲料原料生产中心的3814名工人进行了TCE等3种化合物职业接触与癌症死亡率关系的流行病学调查，发现接触TCE的工人有肝癌死亡率增高的现象。TCE引起人肺癌的可能性很小。长期接触TCE可引起人的肾癌。Bruning等对41名有高浓度TCE接触史和50名无TCE接触史的肾细胞癌（RCC）患者，以及100名对照组健康人进行了调查，结果有TCE暴露史的RCC患者肾近端小管损伤率为93%，而无TCE暴露史的RCC患者为46%，对照组则只有11%，说明长期、慢性接触TCE可引起肾近端小管损伤，而肾小管的慢性损伤可能是TCE引起RCC发生的必需前提。长期职业接触的工人尿β_2-微球蛋白含量异常增高，主要反映肾近端小管的损害。

TCE对职业接触人群具有遗传损伤作用，长期高浓度接触可导致染色体断裂和DNA损伤，TCE职业接触人群外周血淋巴细胞微核率、姐妹染色单体交换（SCE）率以及彗星样细胞发生率均比对照组人群增高，其微核细胞率均随接触工龄或接触剂量的增加而上升，呈现剂量效应和时间-反应关系。

据Vysxocie等报道,长期接触TCE工人,5名出现听力下降。

(三) 中毒临床表现及防治原则

1. 急性中毒

(1) 皮肤损害　接触TCE后,皮肤形态比较特殊,根据皮疹的表现形式,临床大致可分为三种类型:①全身性弥漫性暗红色肿胀伴鳞屑脱落性剥脱性皮炎;②在红斑基础上出现巨形松弛性大疱性表皮坏死松解症,③在红斑基础上出现的紧张性水疱和大疱,并伴口、眼、会阴部黏膜损害的重症多形红斑,酷似药疹。有报道指出发热和面部水肿,特别是眶周水肿,以及在皮损剥脱的同时出现口周和肛周皲裂,是TCE所致剥脱性皮炎的常见特征。病患各型皮损的发生发展规律与各相应的病种相符,可伴发热,重者伴内脏损害。对TCE及其代谢产物过敏的个体一般在接触TCE 2~5周起病,发热、头痛、头晕、畏寒等感冒症状为发病的开始,接着出现脸、四肢、颈、躯干等处皮肤红肿、瘙痒,出现弥漫性红斑,1~4天内皮疹、红斑遍及全身。根据皮疹的转归,病程大致分为:前期、皮疹期、剥脱期、恢复期,病程长短依个体差异及病情而定,多为1~2个月,也有长达半年以上者。

(2) 内脏损害　TCE所致皮损常伴有发热及单脏器或多脏器损害,按发生频率、损害严重程度排序,受累脏器以肝最为多见,其次为肾、心脏、脑、肺、胃肠和血液系统。肾损害可在疾病早期出现,表现为颜面及下肢水肿,少尿和尿素氮、肌酐明显升高,严重者出现急性肾衰竭。心肌损害常晚于肝损害出现,患者可表现为心悸、气促,重者可出现急性肺水肿,咳大量粉红色泡沫痰,血清乳酸脱氢酶(LDH)、肌酸激酶(CK)升高常达正常的10倍以上。肺部损伤主要与TCE吸入直接损害有关,后期可由于并发感染而致急性呼吸窘迫综合征(acute respiratory distress syndrome,ARDS)。

2. 慢性中毒　TCE的慢性损害靶器官主要为神经系统。对107例长期接触TCE的工人调查发现,他们均出现了多系统症状和体征:主要是中枢神经系统症状,以神经衰弱最为常见,并有自主神经功能紊乱。长时间接触较低浓度 TCE，早期可对暴露者神经行为功能产生明显影响，主要表现在短时记忆力、注意力降低，手运动速度下降，手-眼运动协调性和稳定性差，并出现一定的消极情感状态等改变。

3. 防治原则　急性中毒患者应及时脱离现场，吸入新鲜空气，污染皮肤用大量清水冲洗。同时对症治疗。轻度中毒，一般恢复较快。重度中毒则按内科急救原则救治。

慢性中毒患者给以对症治疗，注意营养，适当休息。有肝损伤或致剥脱性皮炎的应及时调离。

加强通风和管道密闭，改革工艺；使用替代品；使用合格的个人防护用品；对使用 TCE 劳动者进行培训，严格执行上岗前职业健康监护规定。

五、毒性表现

三氯乙烯（TCE）属于蓄积性麻醉剂，对中枢神经系统有强烈抑制作用。三氯乙烯还可以累及周围神经系统、心脏等实质脏器，能提高交感神经反应性，从而使心脏对刺激的敏感性增高。

长期接触 TCE 后主要损伤的靶器官为神经系统，特别是脑干和自主神经，亦可累及脑神经，可以引起中枢神经系统损害和多发性神经病。动物实验发现 TCE 染毒动物脑的 TCE 含量很高，脑病变范围较普遍，可见到大脑皮质的神经细胞有轻度退行性变，白质髓鞘肿胀；脑组织中 RNA 明显增加，GSH 含量减少，CYP450 活性增强。

动物慢性接触三氯乙烯 6 个月，死亡动物除去肝、肾、肺出现病理改变外，脑的病变较普遍。主要以小脑为主，浦肯野细胞受损最明显，表现为浦肯野细胞固缩、溶解或消失。大脑皮质神经细胞有轻度退行性变，白质髓鞘肿胀。

六、毒性机制

进入体内的三氯乙烯经过代谢氧化生成三氯乙酸、三氯乙醇和少量一氯乙酸。三氯乙醇的毒性显著高于三氯乙烯和三氯乙酸，它对中枢神经系统有抑制作用,并能抑制脊髓反射活动。三氯乙酸的毒性较低,具有轻度麻醉作用。一氯乙酸的毒性介于两者之间。

(栗建林 赵超英 常元勋)

主要参考文献

1. 刘移民,艾玲保,肖勇梅,等. 三氯乙烯对接触工人神经行为功能影响的初步研究. 中国职业医学. 2001,28(4):12-14.
2. 江泉观,纪云晶,常元勋主编. 环境化学毒物防治手册. 北京:化学工业出版社,2004. 549-554.
3. 常元勋主编. 靶器官与环境有害因素. 北京:化学工业出版社,2008. 236-237.
4. 熊敏如. 高分子化合物生产中的毒物中毒.//金泰廙,孙贵范主编. 职业卫生与职业医学. 第5版. 北京:人民卫生出版社,2006. 225-227.
5. 胡训军,肖萍,王文静,等. TCE生物标志物的研究进展. 环境与职业医学,2006,23(1)76-78.
6. 黄海燕,庄志雄,刘建军. 三氯乙烯中毒表现及其作用机制研究进展. 环境与职业医学,2006,23(1)79-81.
7. 胡训军,卢伟,肖萍,等. 三氯乙烯亚急性毒作用研究. 环境与职业医学,2005. 22(2):116-118.
8. Kumar P, Prasad AK, Maji BK, et al. Hepatoxicalterations induced by inhalation of trichlorethylene (TCE) in rats. Biomed Environ Sci, 2001, 14(4): 325-332.
9. 王洪艳,柴秀芳,佟冬青,等. 低浓度氯乙烯对作业工人肝损害的调查. 北华大学学报(自然科学版),2001,2(1):41-43.
10. Ramdhan DH, Kamijima M, Yamada N, et al. Molecular mechanism of trichloroethylene-induced hepatotoxicity mediated by CYP2E1. Biomed Environ, 2001, 14(5), 567-590.
11. Shen T, Zhu QX, Yang S, et al. Trichloroethylene induced cutaneous irritation in BALB/c hairless mice: histopathological changes and oxidative damage. Toxic, 2008, 248(2-3): 113-120.
12. Kamijima M, Wang H, Huang H, et al. Trichloroethylene causes generalized hypersensitivity skin disorders complicated by hepatitis. J Occup Health,

2008，50（4）：328-338.
13. Tang X, Que B, Song X, et al. Characterization of liver injury associated with hypersensitive skin reactions induced by trichloroethylene in the guinea pig maximization test. J Occup Health，2008，50（2）：114-121.
14. Scott CS, Chiu WA. Trichloroethylene cancer epidemiology：a consideration of select issues. Environ Health Perspect，2006，114（9）：1471-1478.
15. Jane C. Caldwell and Nagalakshmi Keshava. Key issues in the modes of action and effects of trichloroethylene metabolites for liver and kidney tumorigenesis. Environ Health Perspect，2006，114（9）：1457-1463.
16. 刘移民，艾玲保，肖勇梅，等. 三氯乙烯对接触工人神经行为功能影响的初步研究. 中国职业医学. 2001，28（4）：12-14.
17. Vyscolil A, LerouX T, Truchan G, et al. Ototoxicity of trichloroethylene in concentration relevant for working environment. Human and Environ Toxic，2008，27：195-200.
18. Gash DM, Rutalant K, Hudson NL, et al. Trichloroethylene：Parkisonism and complex I mitochondrial neurotoxicity. Ann Neurol，2008，63（2）：184-192.
19. Sanz P, Nogue S, Vilchez D, et al. Myoclonic encephalopathy after exposure to trichloethylene. Ind Health，2008，46（6）：635-637.

第二节　氯丙烯

一、理化性质

氯丙烯（Allyl chloride），化学名称 3-氯丙烯，为无色液体，有刺鼻气味。微溶于水，溶于乙醇、乙醚、丙酮、石油醚中。氯丙烯具有很高易燃性，其蒸气与空气混合后易爆炸。氯丙烯燃烧生成具有腐蚀性的氯化氢烟雾，可与强氧化剂和碱金属作用，能与铝发生激烈反应，并能侵蚀某些塑料和橡胶。

二、来源、存在与接触机会

氯丙烯在有机合成、医药、农药、合成树脂等工业被广泛应用。

接触机会主要是从事氯丙烯生产、环氧氯丙烷、丙烯磺酸钠、杀虫脒或巴丹的作业人员。

三、吸收、分布、代谢与排泄

氯丙烯可经呼吸道、消化道和皮肤吸收。在大鼠体内代谢主要转变为丙巯基尿酸，由尿排出，约占摄入量30%。还有一代谢产物是羟丙巯基尿酸，含量<3%。部分氯丙烯在体内转化为环氧氯丙烷，进一步代谢成氯乙醇和氯羟丙巯基尿酸从尿中排出。

四、毒性概述

（一）动物实验资料

1. 急性毒性　氯丙烯属低毒类。氯丙烯蒸气具有强烈的刺激性，对眼和呼吸道黏膜刺激性大，动物接触后出现流泪、流涎。氯丙烯是弱的麻醉剂，对肺和肾亦有损害作用。

小鼠和大鼠吸入染毒的LC_{50}分别为11.5 mg/L（10.9～12.1 mg/L）和11.0 mg/L（9.4～12.6 mg/L）。小鼠一次吸入最大暴露时间浓度为：3 h，0.92 g/m³；1 h，9.2 g/m³；15 min，91.71 g/m³；豚鼠为，8 h，0.92 g/m³；3 h，9.2 g/m³；0.5 h，91.71 g/m³。大鼠及豚鼠在1 g/m³浓度下吸入4 h，出现嗜睡及不安，6 h导致眼刺激及麻醉；10 g/m³几分钟见到轻度鼻、眼刺激，2～3 h后动物全部死亡。20 g/m³，2 h，大鼠死亡。

急性中毒对肺组织刺激大，可导致肺炎、肺充血、出血及间质水肿，肺泡有渗出物，支气管内含有红、白细胞及脱落的上皮细胞和渗出物，肝窦扩张及空泡变性，肾集合小管上皮脂肪变性及肿胀。

2. 亚急性和慢性毒性　大鼠、豚鼠、兔在浓度为0.025 g/m³下，每天吸入7 h，每周5天，共28周，动物存活，未发现中毒反应，但组织学检查均见肝、肾病理改变，如肾充血、出血和实质变性，以肾小球病变最为明显，肾小管上皮细胞部分发生核固缩和退行性变。还有肺炎、肺水肿和出血，细支气管壁增厚和细支气管炎。大鼠吸入氯丙烯400 mg/m³，每天4 h，共30天，可见肾功能损害，尿蛋白含量增加。大鼠小鼠吸入 20 ppm，每天 7 h，共 90 天，未见异常反应；而剂量达 50 ppm，则引起肝肾损害。

3. 致突变　氯丙烯对鼠伤寒沙门菌呈弱阳性反应。

4. 生殖发育毒性　大鼠吸入 0.939 g/m^3 氯丙烯具有胚胎毒性，吸入 0.0939 g/m^3 则无影响。在器官形成期大鼠和兔分别吸入 0.0939 g/m^3 或 0.939 g/m^3 氯丙烯，未发现导致兔胚胎毒性或大鼠畸胎。

（二）流行病学资料

人对氯丙烯的嗅觉为 78 mg/m^3，引起眼刺激浓度为 $156 \sim 313 \text{ mg/m}^3$。

20 世纪 70 年代以前，国内外从未报道氯丙烯对神经系统有影响，仅有报道对皮肤黏膜的刺激作用和对肝、肾、呼吸系统和心血管系统方面的影响。20 世纪 70 年代山东省人民医院职业病科和中国医学科学院卫生研究所等单位先后报道，生产环氧氯丙烷和丙烯磺酸钠的生产工人中有周围神经病的病例发生。其中有 52 例患者被确定为氯丙烯引起的中毒性神经病，患病率分别为 21.4% 和 38.5%。主要表现为对称性远端型运动及感觉障碍，远端感觉障碍呈手套、袜套样分布。四肢酸痛，腿软无力。跟腱反射减退或消失，肌力减弱，严重患者可见肌萎缩。

氯丙烯中毒后运动神经纤维远端受累较重。患者表现为腓总神经运动传导速度减慢，胫神经及正中神经的远端运动传导速度潜伏期明显延长。运动神经传导障碍比感觉神经传导障碍多见；远端运动传导速度潜伏期延长又比神经干传导速度减慢多见。

某内燃机配件厂浸漆作业工人，半年内先后有 5 名工人发生氯丙烯中毒，表现为双下肢乏力，步态不稳，四肢末端麻木、疼痛。经过某石化研究院对油漆稀料进行分析，主要成分为苯、甲苯、二甲苯和催干剂。催干剂中氯丙烯占 33.49%，二氯丙烷占 42.42%，氯丙醇 2.63%、氯丙醚占 9.9%，其他占 5.49%。其中，空气中的苯、甲苯、二甲苯的浓度均符合职业接触限值的要求。最后确诊为氯丙烯中毒。

据报道用氯丙烯作为原料生产阳离子表面活性剂，引起的4例氯丙烯中毒。患者主要表现为周围神经损害。根据调查，生产全部在一个24平方米的房间内进行，冬天房间紧闭又无排风装置，3个半月后4人出现乏力、体力下降，以后逐渐加重，全身肌肉疼痛，四肢乏力、手脚麻木、站立不稳，双手持物不牢、健忘。临床表现除有不同程度的肢体远端感觉、运动或腱反射障碍外，神经-肌电图显示有神经源性损害。

（三）中毒临床表现及防治原则

1. **急性中毒** 氯丙烯蒸气具有强烈的刺激作用，急性中毒对眼和呼吸道刺激性大，出现流泪、咳嗽、呼吸困难、发绀。严重中毒者可闻湿性啰音，诱发肺水肿。

2. **慢性中毒** 慢性氯丙烯中毒是工业生产中密切接触氯丙烯（烯丙基氯）所致的以周围神经损害为主的疾病。临床表现除有不同程度的肢体远端感觉、运动或腱反射障碍外，神经-肌电图可显示有神经源性损害。

3. **防治原则** 急救与治疗急性中毒时可参照一般有毒气体中毒的处理原则对症治疗，包括迅速脱离现场，眼内溅入液态氯丙烯时应立即用清水冲洗后转眼科处理。

慢性中毒患者应脱离氯丙烯作业，中毒性多发性周围神经病的治疗原则上可按照神经科治疗原则，包括给予B族维生素和其他神经营养药物、中药、理疗、体疗以及瘫痪肢体的功能锻炼等。

职业健康监护：要求氯丙烯作业工人应做上岗前职业健康检查，上岗后每年应进行一次体检。

职业禁忌证：患有中枢和周围神经系统等疾病者不宜从事氯丙烯作业。

五、毒性表现

山东医学院卫生学教研组报道小鼠经口染毒后，动物在吸入致死浓度时，出现上呼吸道刺激和眼刺激症状，表现为抓腮、乱蹦乱跳、流泪、出汗等，然后闭目不动。后期出现后肢无力，行走困难，甚至后肢瘫痪。有的动物还出现全身震颤、四肢抽搐或强直性痉挛、角弓反张等,最后多因呼吸困难而死亡。

氯丙烯慢性毒作用可损害周围神经系统。20多年来,用氯丙烯通过不同的动物(小鼠、大鼠和家兔)、不同的途径(吸入、皮下注射、经口灌胃等)、不同的诱发时间(4~8周),实验动物均产生了周围神经病。

吸入高浓度氯丙烯 $206\,mg/m^3$,每天 6 h,每周 6 天,共 3 个月,动物首先出现肌电图异常,而后步态不稳,迟缓性瘫痪,继而肌肉萎缩。中毒家兔与小鼠神经病理观察发现,早期周围神经病变为轴索变性,严重时轴索及髓鞘破坏明显,周围神经病变呈多处灶性分布,以远端为主。脊髓前柱、背外侧柱及后索亦见变性纤维。中毒后期腓肠肌纤维萎缩,许多终板失去相连的轴索等,但机制不明。

给家兔皮下注射氯丙烯 $12.5\,mg/kg$,1 次/天,连续 8 周。家兔出现肌肉松弛、肌张力降低、四肢活动不灵便、运动困难、最后动物瘫痪。何凤生等第 1 周给家兔注射 $50\,mg/kg$ 氯丙烯,每周 3 次,然后给 $100\,mg/kg$,每周 3 次,5~6 周后出现类似的中毒性神经运动障碍症状。同时给小鼠经口灌注氯丙烯 $500\,mg/kg$,每周 3 次,1 个月以后出现运动不灵活,四肢无力,不能抓牢竖起的网格。给大鼠吸入不同浓度的氯丙烯,每天 8 h,每周 5 天,28 周后高浓度组出现明显的后肢无力等中毒神经病症状。

对中毒后的家兔进行肌电图测定,发现中毒后家兔在静息状态下,均有自发的失神经电位(纤颤电位和正锐波)和束颤电位;最大收缩时有混合型及干扰型放电,还有多相电位增多、低电压和峰电位时程延长。证明肌电图在中毒动物身上的表现与临床患者相一致。

大鼠吸入 $100\,mg/m^3$ 氯丙烯,28 周后大鼠尾神经动作电位明显降低。染毒后蟾蜍坐骨-腓神经和大鼠坐骨神经传导速度减慢,潜伏期延长。大鼠整体实验也观察到动物尾神经运动和感觉神经传导速度减慢。动物的神经传导速度和潜伏期的结果也与人体中毒后结果相一致。

染毒后家兔的脊髓病理发现脊髓前角神经细胞浊肿,尼氏体消失,部分细胞核溶解或消失;脊髓前角区有较广泛的神经胶质细胞和毛细血管增生;脊髓神经纤维退行性病变,粗细不匀,弯曲或断裂。在有髓神经纤维中可见局部节段性髓鞘脱失及轴突不规则念珠状肿胀。轴突和髓鞘完全退行性变并被空泡细胞取代。何凤生也报道中毒家兔远端周围神经纤维退行性变是最明显的特征。用 15 mg/kg 氯丙烯皮下注射大鼠,每天 1 次,连续 9 天后在电镜下观察染毒的大鼠坐骨神经,发现有髓纤维内的微管和神经丝形态改变。微管和神经丝边缘不清楚,呈毛絮状,有的聚集融合,局部可出现空白区。线粒体有明显增多,少部分可见嵴脱落呈空泡变性。无髓神经纤维也可观察到轴突内微管和神经丝变性,或融合堆积成棉团块状,或呈空白区。

六、毒性机制

氯丙烯为不饱和氯代脂肪烃类化合物,我国自 20 世纪 70 年代起探讨长期低浓度接触氯丙烯引起神经衰弱综合征和对称性轴突变性型周围神经病的毒性机制。毒性机制包括多种不同的作用。主要有对神经组织氧化和抗氧化功能的影响;引起细胞内钙离子升高;干扰细胞膜功能;干扰氧化磷酸化等。

经过多年的研究,谢克勤等研究发现氯丙烯能使大鼠神经组织内的谷胱甘肽(GSH)水平下降,超氧化物歧化酶(SOD)、谷胱甘肽过氧化物酶(GSH-Px)活力下降,坐骨神经内丙二醛(MDA)含量明显增加($P<0.01$),有明显剂量-反应关系。氯丙烯还能使鸡胚脑神经细胞内一氧化氮(NO)、MDA 含量随氯丙烯浓度增高而增加($P<0.01$),超氧化物歧化酶(SOD)活力下降。

林正旭等给大鼠经口灌胃 100、200 mg/kg 氯丙烯,每周 3 次,连续 3 个月,发现氯丙烯使动物神经组织(小脑、脊髓、坐骨神经)内的 MDA、活性氧(ROS)含量明显增加。由于氯丙烯毒性作用导致内质网等细胞器受损,使谷胱甘肽还原酶(GR)、总抗氧化能力(T-AOC)下降。表明氯丙烯不仅使神经组织产生过多的活性氧自由基,并且能够降低神经组织抗氧化能力,致使氧化和抗氧化功能平衡失调,最终使神经组织内的脂质过氧化反应加重,导致神经细胞损伤或死亡。

段化伟等报道,给大鼠喂饲氯丙烯连续3个月后,发现动物的大脑、脊髓、坐骨神经中的β-肌动蛋白含量显著降低,β-肌动蛋白含量改变可能与氯丙烯引起的外周神经病有关。

王青山等发现氯丙烯亚慢性中毒后大鼠的坐骨神经各项电生理指标发生改变,传导速度下降,以传导速度改变出现得最早、最敏感。

对神经丝蛋白交联的研究。Nagano等在1993年用大鼠比较了氯丙烯、丙烯酰胺和2,5-己二酮中毒后大鼠脊髓内神经丝蛋白含量和神经丝蛋白交联。结果发现氯丙烯染毒组脊髓重量与对照组相比明显降低($P<0.05$);每克脊髓中所含细胞骨架蛋白的量明显减少。他们认为可能是由于氯丙烯的直接作用和(或)代谢产物的作用,使神经丝蛋白发生交联。这种交联蛋白形成后,可能类似2,5-己二酮中毒,使得神经纤维的郎飞结被堵塞,造成神经病理上的节段性肿胀和神经丝的堆积。

最近发现氯丙烯可与轴索内的神经细丝蛋白发生不可逆的共价结合,引起蛋白交联,改变轴索的骨架蛋白。还可导致神经细胞内Ca^{2+}稳态失调,明显降低组织内非蛋白巯基的含量。

(栗建林　赵超英　常元勋)

主要参考文献

1. 山东省人民医院职业病科,济南市中心医院职业病科,山东医学院卫生学教研组,等. 环氧氯丙烷生产中中毒性神经炎的研究. 卫生研究,1976,5:463-469.
2. 中国医学科学院卫生研究所临床研究室. 慢性氯丙烯中毒引起多发性神经病的临床研究. 中华医学杂志,1980,60:746-749.
3. 谢克勤,孙克任,阮迪云. 氯丙烯神经毒性研究进展. 卫生毒理学杂志,2000,14(2):76-79.
4. 林正旭,张翠丽,段化伟,等. 氯丙烯亚慢性染毒对神经行为功能的影响. 卫生毒理学杂志,2003,17(4):209-211.
5. 林正旭,谢克勤. 氯丙烯对大鼠神经组织氧化-抗氧化功能的影响. 卫生毒理学杂志，2006，20（1）：30-31.
6. 段化伟，谢克勤，李岩，等. 氯丙烯对大鼠神经组织中β-肌动蛋白含量的影响. 中国药理学与毒理学杂志，2004，18（3）：224-225.
7. 段化伟，谢克勤，赵秀兰，等. 氯丙烯对原代培养的大鼠脊髓神经元的影响. 山东大学学报，2004，42（2）：131-137.
8. 周梅嵘，秦小梅，李洪美. 氯丙烯中毒5例报告. 工业卫生与职业病，2004，30（1）：44.
9. 金艾银，唐庭炼. 职业性慢性氯丙烯中毒4例报告. 中国工业医学杂志，2007，20（5）：304-305.
10. 王青山，朱英建，张利平，等. 氯丙烯中毒大鼠神经电生理时间效应关系. 中国公共卫生，2006，22（2）：157-159.
11. 谢克勤，辛华. 氯丙烯对鸡胚脑神经细胞骨架的影响. 卫生毒理学杂志，1996，1：50-51.
12. Nagano M, Yamamoto H, Harada, et al. Comparative study of modification and degradation of neurofilament proteins in rats subchronically treated with allyl chloride, acrylamide, or 2, 5-hexanedione. Environ Res, 1993, 63：229-240.

第十六章

烷类及环氧化物

第一节 正己烷

一、理化性质

正己烷（Hexane）是多数碳氢燃料的主要成分。正己烷是一种低毒、高挥发性、高脂溶性并有蓄积作用的高危害性的饱和脂肪烃类毒物。常态下为微有异臭的液体，常温下容易挥发，几乎不溶于水，溶于醚和醇。

二、来源、存在与接触机会

正己烷是石油产品，重要的工业用有机溶剂，广泛用于清洗去污、脱脂，箱、包黏合剂等。另有报道，青少年吸正己烷成瘾，长期嗅吸后导致生活性中毒。

三、吸收、分布、代谢与排泄

正己烷可经呼吸道、消化道和皮肤进入机体，主要分布于血液、神经系统，以及肝、肾、脾等脂肪含量高的组织。

正己烷经肝的 $\omega-1$ 氧化作用代谢为己二醇、2-己酮（甲基正丁基酮）、2,5-己二醇、5-羟基-2-己酮和 2,5-己二酮（HD）。HD 是正己烷和 2-己酮的最终代谢产物，它是一种 γ-二酮类化合物，与正己烷的毒性有关。

正己烷及其代谢产物自肺和肾排出，人经由肺排出正己烷 50%～60%。大鼠接触 1760～35 200 mg/m³ 的正己烷 6 h，其肾半衰期为 5～6 h。

四、毒性概述

(一) 动物实验资料

1. **急性毒性** 主要为中枢神经系统抑制和皮肤、黏膜刺激。大鼠经口 LD_{50} 为 $15\sim30\,g/kg$,吸入 LC_{50} 为 $271\,g/m^3$。动物急性中毒首先出现呼吸道刺激症状,继而麻醉,最终呼吸衰竭而死亡。

2. **慢性毒性** 正己烷的慢性毒性最初表现为周围神经远端感觉运动功能障碍,继续接触则病变向近端发展,临床表现与轴索改变相平行(详见神经毒性部分)。

Khedun 在离体和整体实验中,证实正己烷可使大鼠心肌镁、钾和锌水平以及心室纤颤阈下降;电镜观察心肌出现形态学改变。一些作者曾观察到慢性正己烷接触引起眼部病变。

3. **致突变** 未见相关报道。

4. **生殖发育毒性** 大鼠孕 $8\sim16$ 天,吸入正己烷 1000 ppm,引起新生鼠生长缓慢。雄性大鼠吸入正己烷 1 ppm 6 h,引起睾丸、附睾及输精管的改变。

5. **致癌** 未见相关报道。

(二) 流行病学资料

日本的 Sobue 和 Yamamura 报道,制塑料凉鞋厂工人 1662 人,因接触正己烷而使 93 人患周围神经病,其接触浓度为 $1626\sim8125\,mg/m^3$。Iida 又报道了 21 例新患者,其接触浓度低至 $176\,mg/m^3$。据中国台湾地区学者报道,印刷工人因用含正己烷的有机溶剂清洁机械而发生的 15 人中毒。浓度为 $74\sim669\,mg/m^3$。Barregard 报道,1 例接触空气正己烷浓度为 $10\sim100\,mg/m^3$ 30 年的患者,出现以感觉为主的多发性神经病。

许雪春报道他们收治了 11 名 $17\sim22$ 岁的正己烷中毒女患者,发现有脑神经功能障碍表现,其中喝水呛咳 6 例,发音嘶哑变调 6 例,咳嗽无力 6 例,舌肌萎缩 4 例,累及肋间肌及膈肌而致呼吸麻痹 1 例,经治疗 $2\sim4$ 个月症状缓解。于是,首次提出了正己烷尤其是重度中毒可引起舌咽、迷走、舌下等脑神经损害,表现为延髓麻痹症状。

如对接触正己烷工人的躯体晃动频率分析,提示有前庭-小脑和脊髓-小脑传入通道的损害。

Raitta 发现工龄 5~21 年的 15 名长期接触正己烷的工人中,12 人有获得性蓝-黄色色谱的辨色力障碍和 11 名黄斑病变,研究后认为,是由正己烷及其代谢产物损伤了视觉的受体脂质所致。Grant 认为,正己烷可引起视野缩小、视神经萎缩和球后视神经炎。另观察到视觉诱发电位和视网膜电图异常,提示小脑内轴索传导受阻和视神经通道的轴索变性。邝守仁等报道,正己烷中毒患者可出现眼底异常,主要表现为视乳头变细,色泽变淡,边缘模糊,但机制不明。近来,又有学者观察到,正己烷中毒患者可有眼部干涩、视物模糊、流泪、视力下降,以及周边视野缩小,但认为是正己烷毒性刺激所致,而非视神经受损。正己烷中毒可引起眼损害,尚需进一步研究证实。

1992 年,Khedun 发现 1 名对正己烷成瘾的南非儿童长期吸正己烷后猝死,调查后认为,是正己烷的心脏毒性诱发心室纤颤。随后,他用大鼠做实验,发现正己烷可使大鼠心室纤颤阈下降,心肌内钾、镁、锌离子浓度下降,补充各离子到正常值后,心肌纤颤阈仍异常,电镜下心肌有形态学改变,提出了正己烷可对心脏造成损害。1994 年,Murata 等对 30 名长期接触正己烷的工人做心电图检查,发现有心电图异常情况,提示心脏自律神经,尤其是副交感神经兴奋性出现改变。近来,国内报道,正己烷中毒者有出现窦性心动过速、过缓和不齐,个别早搏、T 波低平、电轴逆转以及肢体导联低电压。邝守仁等对此做了专项研究,中毒组 99 人,接触组 110 人,对照组 77 人进行生化检查,结果三组均有天冬氨酸转氨酶(AST)活力异常,每两组活力异常发生率的差异无显著性。但接触组中,有 35 例出现低血钾,占 31.81%,明显高于对照组及中毒组。因此认为,接触正己烷可能造成一定程度的低血钾,未发现正己烷可对心脏造成损害。关于正己烷是否具有心脏毒性,医学界至今尚无定论。

肝是正己烷的主要代谢场所,在肝微粒体细胞色素 P450 催化下,正己烷被氧化成毒性更大的代谢产物。近年,有学者研究后认为，正己烷所致的肝损伤，极有可能是脂质过氧化损伤，并可能是正己烷毒性作用机制之一。陈嘉斌等观察到，大部分患者早期有食欲不振、恶心等症状。于是，他们选取慢性正己烷中毒病例33人、接触正己烷1个月到7年的员工66人、无毒物接触史30人，进行肝功能和肝B超检查，其中的全部对象乙型肝炎表面抗原均阴性。结果，中毒组5例丙氨酸转氨酶（ALT）升高，8例碱性磷酸酶（ALP）升高，接触组5例ALP升高，中毒组球蛋白（GP）异常高，接触组和中毒组肝B超回声稍粗，差异有显著性，接触时间越长，肝B超回声增粗的比例越大，显示肝纤维化率高，总结出接触正己烷有肝损害可能。

正己烷有强烈的去脂和刺激作用，可使皮肤潮红、水肿、发凉及皮肤粗糙。

正己烷还可使女性患者出现停经及月经失调。

（三）中毒临床表现及防治原则

1. 急性中毒　吸入高浓度的正己烷可引起眼、呼吸道刺激症状，可有恶心、头痛、咽部刺激、眩晕，以及中枢神经系统麻醉症状，甚至意识不清，严重者可发生化学性肺炎和肺水肿。口服可出现恶心、呕吐等消化道刺激症状，并可出现呼吸道刺激症状，摄入50g可致死。眼接触可引起结膜刺激症状。近来，急性中毒少有报道。

2. 慢性中毒　长时间、低浓度接触正己烷可引起多发性周围神经病。病理改变主要为：周围神经远端神经粗纤维轴突内出现因神经丝增生、积聚和缠绕而成的团块，其内充斥大量糖原颗粒，轴突明显肿胀，髓鞘变薄，从肿胀处回缩，出现节段性脱失，其所支配的肌肉有萎缩和灶性退行性-炎性改变。本病起病隐匿而缓慢，从接触到发病3～28个月，病程6～30个月不等，多为感觉运动型多发性周围神经病。临床常先有一段潜伏期，通常约10个月，随后表现出食欲不振、头昏、体重下降等前驱症状，继而出现"触电样"、"蚁走样"及"胀大变厚"等感觉异常，后出现感觉、运动障碍。轻症者表现为肢体远端感觉型神经病，出现指、趾端麻木、痛、触觉、震动和位置觉减退，下肢为重，伴肌肉疼痛，跟腱反射减退，一般呈手套、袜套样分布。重症者出现运动型神经病，首先表现为下肢远端肌无力，腓肠肌压痛，肌肉痉挛，继而腱反射减弱至消失，跟腱反射最早减退，随后可有膝腱反射减退，桡骨骨膜反射、肱二头肌、肱三头肌反射，甚至腹壁反射减弱至消失。恢复期正相反，腱反射先从肢体近端开始恢复，最后为远端。感觉运动型多发性周围神经病也以运动障碍为主，痛、触觉消失限于四肢远端手足部，震动和位置觉仅轻度减退。多数患者感觉障碍波及四肢，呈对称性，有步态异常，呈跨步状。严重者出现下肢瘫痪及肌肉萎缩，并伴有自主神经系统功能障碍，如手足多汗、末梢皮肤发凉等。

五、毒性表现

长期职业性低浓度接触正己烷的工人，可发生周围神经病，特点是隐匿性和进展缓慢。轻症者多为远端感觉型周围神经病，出现指（趾）端感觉异常和感觉低下，感觉减退一般呈手套、袜套样分布。较重者出现运动型周围神经病，合并肌肉疼痛，腱反射消失较少，且仅限于跟腱反射，上肢较少受累。严重者可发生感觉运动型多发性周围神经病，首先表现为下肢远端无力，也以运动障碍为主，肌无力，跟腱反射减退，腓肠肌压痛，下肢瘫痪及肌肉萎缩，肌肉疼痛或痉挛，登高时明显，并伴有自主神经功能障碍，麻木。触、痛觉、震动和位置感觉减退。

反复接触正己烷可导致人类、动物及体外培养组织的神经病理改变。Takeuchi 发现接触正己烷（>100 ppm PC-TWA）的人群患有多种神经疾病。患者末梢感觉异常或麻木、疼痛和运动障碍甚至肌肉痉挛。神经检查发现腱反射减弱或缺失，有明显末梢感觉障碍，早期对震动感觉下降。局部肌肉萎缩麻痹，脑神经损伤，自主神经系统功能混乱。电生理检查（神经传导、震动觉和热觉）也证实神经系统异常。在周围神经系统，较大神经纤维的髓鞘和轴突出现多种形态变化，不规则膨胀的髓鞘和节段性膨胀的轴突并伴随神经小管溶解和显著增加的神经微丝蛋白，在施万细胞出现多种形态的包涵体。小的有髓鞘和无髓鞘的神经纤维未见明显改变。受累的肌肉出现去神经性萎缩和局部退行性肌病,并伴随淋巴细胞渗入和吞噬。90 个职业暴露工人在停止接触正已烷十年后,感觉神经的传导速率和感觉神经远端潜伏期缺失或不足,但运动能力与非接触对照组无显著差异。

Domac 对 4 男 1 女有中等神经系统症状的患者进行为期 1 年的临床跟踪。患者的选择由接触史、神经系统检查、神经肌电图检测和腓肠神经活检的结果确定。5 人的平均潜伏期为 10.2 个月,平均初发时间为 3.8 个月。跟踪期间所有患者都停止职业接触,但其中一位患者的运动神经症状继续恶化。3 个中度神经病的患者有运动性脱髓鞘性神经病,女性患者有运动性轴突性神经病,第 5 位四肢瘫痪患者出现运动感觉性轴突退行性改变,继发出现脱髓鞘性病变。腓肠神经活检结果与神经肌电图检测一致,并与临床症状相一致。所有患者包括四肢瘫痪的患者在 6 个月至一年内运动能力完全恢复。

急性吸入高浓度正已烷可致中枢神经系统麻醉症状。Frontali 等报道大鼠暴露正已烷 30 周后出现轴突退行性改变。大鼠吸入正已烷 9 周后,500 ppm 组出现后肢无力,700 ppm 组出现后肢瘫痪。Stoltenburg-Didiger 报道鸡背部神经节的神经突触用 $10 \sim 60 \, ng/ml$ 正已烷体外培养 $2 \sim 3 \, h$ 后出现肿胀。

正已烷引起的神经系统的病理变化与其代谢产物 2,5-已二酮的毒性作用有密切关系。人群调查发现尿 2,5-已二酮的存在是接触正已烷相对特异的指标。动物或细胞接触正已烷和 2,5-已二酮几周后,在中枢神经系统和周围神经系统的远端易受损区出现大的轴突肿胀,其中包含异常大量的神经微丝蛋白(10nm 大小),最后这些区域的退行性改变导致感觉和运动末梢的神经传导中断,出现感觉和运动障碍。

除了感觉和运动方面的异常外,正已烷对视觉神经的毒性也有报道。

Seppalainen 检查 15 名具有 $5 \sim 21$ 年职业接触正已烷的工人,发现他们的平均眼外视网膜电图(electroretinograms,ERGs)和视觉诱发电位(visual evoked potentials,VEPs),与 10 个正常健康人相比,VEP 波幅明显变小,ERGs 的峰波幅减少。这些变化很可能与脑神经轴突传导障碍有关。Hang 和 Chu 对确诊为正己烷所致的神经系统患者的检查发现他们的躯体感觉诱发电位（somatosensory evoked potentials，SEP）、脑干听觉诱发电位（brainstem auditory evoked potentials，BAEP）及图形翻转诱发电位（pattern-reversal evoked potentials，PVEP）有明显的变化，正中神经传导（N13-N20）正常，但尺神经传导阻滞。BAEP 的神经传导时间（I-V 的间隔）延长，PVEP 的 P100 潜伏期正常。

Raitta 对接触环境中高剂量的正己烷 15 名工人（30~65 岁，平均 45.8 岁，11 男 4 女。接触史 5~21 年）检查发现，12 人有蓝-黄色盲，其中一人为先天性色觉障碍，其余 11 人为获得性色觉障碍。但其研究没有设对照组。Chang 对 11 名确诊为正己烷导致的神经病进行 4 年随访。在停止接触正己烷后，大部分功能都在随访期间恢复，但 2 名有轻度色觉障碍的患者一直没有恢复。随访 4 年后，其色觉障碍并未消失（FW100 色调试验进行评估）。Nylen 的动物试验表明，接触正己烷的同时伴有强光刺激，能协同增加正己烷对色觉的损伤。

六、毒性机制

烯醇化酶是一种参与人体组织细胞糖酵解的酶，发挥细胞摄取和转化能量的作用。它有 3 种同工酶，即 α、β、γ 型。其中 α 型存在于星形胶质细胞。γ 型存在于神经元，神经内分泌末梢组织细胞中，通常被称为神经元特异性烯醇化酶（neuron specific enolase，NSE），是神经细胞能量代谢的关键酶。研究发现正己烷中毒患者血清 NSE 水平随患者接触正己烷的时间增长而呈升高的趋势，对血清 NSE 水平有一定的影响。推测正己烷可能通过影响神经细胞的能量代谢，发挥其神经毒作用。

髓鞘碱性蛋白（MBP）主要分布在神经组织中，其他实质脏器组织中 MBP 含量很低。MBP 分中枢型和周围型，中枢型存在于中枢神经系统，由少突胶质细胞合成和分泌，白质含量最高；周围型存在于周围神经髓鞘膜中，由施万细胞合成和分泌。MBP 是维持神经元和神经纤维髓鞘结构和功能稳定的重要物质基础。许多研究证实：在神经组织变性发生脱髓鞘改变时 MBP 会显著升高。周围神经损伤后的变性和再生在一定程度上表现为脱髓鞘与髓鞘再形成，与 MBP 升高密切相关。

正己烷的代谢产物能抑制细胞的 DNA 合成和具有神经细胞毒性。Kamijima 检查 5 种与正己烷相关的化合物：2，5-己二酮、2-乙醇、2-己酮、2，5-二甲基呋喃及 γ-戊内酯，它们均能抑制胸苷的合成，并呈剂量-反应关系。Woehrling 等观察正己烷的代谢产物 2，5-己二酮（2，5-HD）及其异构体 2，3-己二酮（2，3-HD），3，4-己二酮（3，4-HD）对神经细胞（NT2.N，SK-N-SH）、星形胶质细胞（CCF-STTG1）和非神经细胞系（NT2.D1）的细胞毒性，发现接触 2，5-HD（34～426 mmol/L）4 h 后，所有细胞对其都有很高的抵抗力。24 h 后，细胞毒性增加了 5～10 倍，敏感性依次为 NT2.D1、NT2.N、SK-N-SH、CCF-STTG1。2，3-HD 和 3，4-HD（8～84 mmol/L）毒性明显大于 2，5-HD。提示不同神经系统细胞对正己烷代谢产物的敏感性不同。

多次接触正己烷可引起中枢神经系统的多巴胺（DA）的变化。中枢神经系统中 DA 主要与锥体外系统的躯体运动功能有关，用 6-羟多巴胺注入动物纹状体内，可发生类似于人类的帕金森病的症状；DA 可影响一般行为和精神情绪活动，将 DA 注入动物脑室，可产生与人类精神分裂症相似的行为变化。大鼠和小鼠慢性接触正己烷和 2，5-己二酮（腹腔注射），能显著降低纹状体 DA 和高香草酸的含量，阿扑吗啡介导的旋转行为也显著增加。Agrawal 经口给予大鼠 2，5-己二酮（300 和 600 mg/kg），发现 Spiroperidol（多巴胺 D_2 的拮抗剂）的结合率显著增加，安非他明介导的自主活动及阿扑吗啡介导的刻板行为也同时增多。

（谭壮生　赵超英　常元勋）

主要参考文献

1. 何为，余慧珠. 正己烷中毒研究进展. 上海预防医学杂志，2006，9（18）：

473-476.
2. 李来玉,黄建勋,邝守仁. 正己烷的毒理学研究近况. 中国职业医学,2000,5(27):42-44.
3. 吴安生. 正己烷的职业性危害及防治进展. 海峡预防医学杂志,2003,2(9):27-29.
4. 傅绪珍,李思惠,蒋虹倩. 慢性正己烷中毒致周围神经损害16例. 职业卫生与应急救援,2007,1(25):46-47.
5. 陈瑛,程欣,唐福星等. 正己烷中毒大鼠角膜细胞神经组织损伤的研究. 中华劳动卫生职业病杂志,2007,25(11):667-670.
6. Misirli H, Domac FM, Somay G, et al. N-hexane induced polyneuropathy: a clinical and electrophysiological follow up. Electromyogr Clin Neurophysiol, 2008, 48(2):103-108.
7. Puri V, Chaudhry N, Tatke M. N-hexane neuropathy in screen printers. Electromyogr Clin Neurophysiol, 2007, 47(3):145-152.
8. Huang CC. Polyneuropathy induced by n-hexane intoxication in Taiwan. Acta Neurol Taiwan, 2008, 17(1):3-10.

第二节 环氧化物

一、理化特性

环氧乙烷(Epoxyethane)又名1,2-环氧乙烷、氧化乙烯;常温下为气态,4℃以下为无色液体;蒸气浓度超过3%～5%时易发生燃烧和爆炸。环氧乙烷气态时具有高度化学活性。环氧乙烷是一种高毒性物质,空气中容许量为100 ppm,吸入环氧乙烷能引起麻醉中毒。

二、来源、存在与接触机会

环氧乙烷是用途广泛的合成中间体。是生产乙二醇及其衍生物、乙醇胺、表面活性剂、丙烯腈等的化工原料,并可用作医用消毒剂。

三、吸收、分布、代谢与排泄

环氧乙烷在正常生产环境中多以气态形式经呼吸道吸收,液态可经皮肤和消化道吸收。在体内分布和转化目前不完全明了。可能通过血液循环被细胞吸收，而后转化成甲醛或乙二醇，再氧化为草酸从尿中排出。

四、毒性概述

（一）动物实验资料

1. 急、慢性毒性　动物实验表明，对大鼠进行环氧乙烷吸入试验，其平均体重明显降低、死亡率增加。且鼠骨骼肌萎缩和肌纤维变性；暴露动物还有新生物形成。还有研究发现，环氧乙烷使小鼠血清 IgG 的含量升高，可能是刺激机体产生保护反应；而环氧乙烷在高剂量时则使 IgE 的含量降低，可能是抑制了免疫系统。

2. 致突变　小鼠每天吸入环氧乙烷 2 h，连续 5 天，其骨髓染色体的畸变率增加，染色体畸变随着浓度的增加而加剧。还有研究表明，环氧乙烷具能形成血红蛋白加成物，影响姐妹染色体交换。环氧乙烷是 DNA 损伤剂，抑制睾丸 DNA 合成。

3. 生殖发育毒性　连续 14 周吸入环氧乙烷后大鼠精子畸形率增加，并且对动物产生蓄积毒性。钟先玖等经过系列的研究发现，亚慢性吸入低浓度环氧乙烷能降低雄鼠的生殖功能，产生显性致死、致突变作用。较高浓度时能影响精子形成，引起睾丸萎缩、雄鼠性功能低下和不育。病理组织学检查发现人鼠睾丸的损伤是进行性和不可逆的。雌性小鼠在交配后短时期暴露于环氧乙烷，可导致畸胎。环氧乙烷的水溶性化合物能通过胎盘屏障转移到胎鼠，对胎肝造血干细胞染色体有损伤作用。LaBorde 等报道，小鼠于妊娠 6～8 天或 8～10 天时，静脉注射 75 或 150 mg/kg 环氧乙烷，母鼠未出现毒性效应，仔鼠畸形增加，主要是骨骼畸形及露脑。Lynch 等给猴染毒环氧乙烷 180 mg/m^3，每天 7 h，持续 2 年，发现精子数减少。用高浓度环氧乙烷（2160 mg/m^3）给雄性小鼠染毒 4 天，每天 1.5 h，再与雌鼠交配，结果胚胎死亡率增高。

4. 致癌　有报道给大鼠吸入环氧乙烷，浓度为 30 ppm 和 100 ppm，每天 6 h，每周 5 天近两年，结果组织学检查发现单核细胞性白血病，腹膜间皮瘤和脑瘤的发生率明显增高,并有剂量-反应关系。国际癌症研究组(IRAC)将环氧乙烷归入 2A 类,人类可疑致癌物。

(二)流行病学资料

人吸入的最低中毒浓度(TCLo)为 22 500.00 mg/m³×10 s 和 TCLo 为 900.00 mg/m³×2 min(女性);吸入 450.00 mg/m³×60 min 发生严重中毒,吸入 180.00 mg/m³ 会出现有害症状,吸入>18.00 mg/m³ 也不安全。接触大量环氧乙烷气体后呼出气有特殊的甜味,迅速出现眼和上呼吸道刺激症状,并有剧烈头痛,嗅、味觉消失,恶心、频繁呕吐、四肢无力、共济失调。重者呼吸困难、发绀、肺水肿、肌肉颤动、意识模糊甚至昏迷、死亡。尚可见心肌损害、肝功能异常。环氧乙烷蒸气一般对皮肤不产生刺激,但环氧乙烷极易溶于水,因此接触部位沾水或出汗时可能发生严重皮炎。1%环氧乙烷作用人皮肤 7 s 产生皮肤刺激。环氧乙烷液体沾染皮肤时由于蒸发会引起冻伤或灼伤,以 40%~60%溶液损害最大。皮肤接触后先有刺痛和冷感,随后红肿、起泡,愈后可留有黑棕色色素。反复皮肤接触可产生致敏反应。

人长期暴露于低浓度环氧乙烷会引起神经衰弱综合征和自主神经功能紊乱,对呼吸道有刺激作用,致支气管感染和贫血。Katsuya 等发现 66 个消毒部门的 148 名使用或暴露于环氧乙烷者出现腹泻、头痛、迟钝、喉咙痛和眼睛刺激等症状。Klees 等指出,接触环氧乙烷平均 6.13 年的 22 名医院消毒人员,发生感觉能力受损和功能紊乱。司荣彪等报道,96 名男性接触者平均工龄 11.2 年,车间环氧乙烷平均浓度为 8.00 mg/m³,出现肌无力及周围神经损害较明显。Estrin 等发现,使用 1%环氧乙烷和 88%氟利昂混合气体平均 5 年时间,暴露工人双侧踝反射降低,手指伸出速度明显减慢,空间和想象能力减弱。孙丽丽等报道,在环氧乙烷浓度为 4.80 mg/m³ 和 4160 mg/m³ 的环境下,52 名工人出现神经衰弱综合征、流泪、咽痛、食欲不振、乏力、肢体麻木等症状,轻度外周神经损伤率增加,跟腱反射、膝反射减退,慢性咽炎、鼻炎、面部痤疮、脱发、肺纹理增多等体征显著增多。罗文海等还报道在车间空气环氧乙烷浓度为 0.088 μg/L,接触者血清 IgG 和 IgM 含量略升高。Deschamps 等对 6 所医院 55 名平均 41 岁的环氧乙烷消毒人员的研究发现,白内障发生增加。

　　Parera 以某大学医院从事环氧乙烷消毒工 34 名为观察组,23 名该大学图书馆工作人员为对照组,分别对其外周细胞中环氧乙烷血红蛋白加合物(Eto-Hb)、姐妹染色单体交换(SCE)、微核(MN)、染色体畸变、DNA 单链断裂及 DNA 修复指数等指标进行 8 年监测。结果发现接触组在时间加权平均容许浓度(PC-TWA)接近或低于 $1.97\,mg/m^3$ 状态下,调整吸烟影响因素后,Eto-Hb 和 SCE 的变化与环氧乙烷接触水平明显相关($P<0.01$),而 SCE 改变与吸烟和环氧乙烷接触有相互促进作用。此外,接触者 DNA 修复能力受到明显抑制,其他指标未见明显变化。

　　苏联学者 Yakubova 报道,生产环氧乙烷工厂的 58 名作业女工自然流产和妊娠并发症发生率增高。Hemminki 等对芬兰综合医院妊娠期间接触环氧乙烷的消毒人员进行回顾性调查,接触组 545 次妊娠,对照组 605 次,自然流产率分别为 16.7% 和 6.0%($P<0.01$)。经年龄、经产状况、吸烟、饮酒等混杂因素校正的自然流产率分别为 15.1% 和 4.6%($P<0.01$)。该作者还从出院登记中分析了自然流产发生率,接触组环氧乙烷的 31 次妊娠,对照组 121 次妊娠,自然流产发生率分别为 22.6% 及 9.9%($P<0.05$)。

　　Schulte 等对 6 所美国医院和 1 所墨西哥医院的 68 名女性工作人员研究,按 PC TWA 为 $0.14\,mg/m^3$ 和 $0.31\,mg/m^3$ 的暴露量分为低、高暴露组。高暴露组红细胞比容和血红蛋白含量较低暴露组显著降低,并且淋巴细胞显著增加,嗜中性粒细胞显著减少。许多调查和研究,特别是近几十年英国的职业暴露研究都表明,环氧乙烷引起人类各种癌的可能性很低。如 Hagmar 等对 2 个生产一次性医疗用品工厂的 2170 名暴露环氧乙烷工人进行前瞻性研究,没有发现癌发生率增加,也没有观察到白血病。Coggon 等对在化工厂和医院消毒室肯定和可能暴露环氧乙烷的 2876 名男、女性人员进行了 13 年前瞻性研究,结果暴露者的死亡率,各类肿瘤、癌症(胃癌、乳腺癌、白血病、非霍奇金淋巴瘤)死亡率与全国人群预期死亡率接近甚至更低。

(三) 中毒临床表现及防治原则

1. 急性中毒 当人吸入过量环氧乙烷时可引起急性中毒,出现剧烈的搏动性头痛、头晕、步态不稳、恶心、呕吐、全身软弱无力等。较重者全身肌肉颤动、出汗、神志蒙眬以至昏迷。环氧乙烷蒸气对眼和上呼吸道有刺激作用,可造成角膜和呼吸道黏膜损害。皮肤、黏膜直接接触后可引起局部烧伤、红肿、瘢痕。

2. 慢性中毒 长期接触环氧乙烷气体对眼、呼吸道和肺组织有强烈刺激作用。表现为流泪、流涕、流涎、气喘和呼吸困难。同时还可出现恶心、呕吐、腹泻、麻痹、惊厥等。迟发性死亡则往往由于肺部继发感染。长期接触还可引起神经衰弱综合征和自主神经功能紊乱。患者陈述头痛、头沉、全身倦怠、失眠、记忆力减退、兴奋易怒和性欲减退。肢端剧烈疼痛是此种患者的特殊主诉。

3. 防治原则 急性中毒应立即移离现场,脱去污染衣物,注意休息、保暖,加强监护。环氧乙烷液体污染皮肤,应立即用大量清水或 3% 硼酸溶液反复冲洗。眼睛污染者,于清水冲洗 15 min 后点四环素泼尼松眼膏。吸入中毒时,予以吸氧,保持呼吸道通畅。积极防治肺水肿和呼吸道感染,并注意保护各脏器功能。

环氧乙烷生产环境应有防火、防爆措施。应定期检修生产管道和容器,以免泄露发生意外事故。生产车间应设有效通风排气设备。操作者应佩戴有效个人防护用品。对长期接触工人应实行定期健康监护。

五、毒性表现

1. 急性中毒 急性中毒毒性初期为头晕、搏动性头痛、乏力、萎靡不振。随后出现全身肌束震颤、出汗、手足无力、步态不稳、四肢感觉减退、跟腱反射减弱或消失。严重时出现语言障碍、谵妄、共济失调、意识障碍,乃至昏迷不醒。个别病例于意识清醒后 72~96 h 出现中枢性肢体瘫痪、膝反射亢进、锥体束征阳性、脑电图轻度异常或出现暂时性精神失常。

2. 慢性中毒 长期接触可引起慢性中毒,主要表现为神经衰弱综合征和自主神经功能紊乱。有报道环氧乙烷消毒工，低浓度长期接触后发生手足活动不灵、共济失调和震颤等周围神经疾病表现。

六、毒性机制

环氧乙烷的代谢产物乙二醇在体内可抑制氧化磷酸化，影响葡萄糖代谢和蛋白质合成，从而引起细胞功能失调。代谢产物中甲醛和甲酸能凝固蛋白质，产生细胞原浆毒作用。环氧乙烷在体内可与蛋白质的氨基作用，或与三甲胺结合形成乙酰胆碱，从而干扰神经功能，出现神经系统抑制，而致神经功能紊乱。

（许迎春　常元勋）

主要参考文献

1. 常元勋主编. 靶器官与环境有害因素. 北京：化学工业出版社，2008. 34-36.
2. 樊加才. 环氧乙烷中毒与预防. 职业与健康，1997，13（5）：3-4.
3. Lynch DW, Lewis TR, Moorman WJ, et al. Carcinogenic and toxicologic effects of inhaled ethyleneoxide and propylene oxide in F344 rat s. Toxicol Appl Pharmacol，1984，76（1）：69-84.
4. 罗文海，许金花，高浦，等. 环氧乙烷对血清免疫球蛋白的影响. 滨州医学院学报，1998，21（3）：225-226.
5. 陆静芬，张龄，夏国兴，等. 环氧乙烷的遗传毒性研究Ⅳ. 小鼠骨髓细胞染色体畸变亚急性试验. 癌变·畸变·突变，1995，7（2）：101-103.
6. 夏国兴，张龄，陆静芬，等. 环氧乙烷遗传毒性的研究Ⅴ. 亚慢性吸入环氧乙烷的小鼠骨髓细胞染色体结构畸变试验. 癌变·畸变·突变，1995，7（3）：155-157.
7. Ribeiro LR, Salvadori DM, Rios AC, et al. Biological monitoring of workers occupationally exposed to ethyleneoxide. Mutat Res，1994，313（1）：81-87.
8. 钟先玖，张龄，胡培蓉，等. 环氧乙烷对大鼠肝、肾和睾丸的损伤. 中华劳动卫生职业病杂志，1998，16（4）：235-237.
9. 郝恩柱，高永，罗文海，等. 环氧乙烷对小鼠睾丸 DNA 合成的影响. 癌变·畸变·突变，1995，7（5）：279-281.
10. 钟先玖，周元陵，范卫. 环氧乙烷对雄性大鼠生殖功能的影响. 癌变·畸变·

突变，1995，7（4）：238-240.
11. Katsuya Y, Kazuya F, Hajime H, et al. An investigation of symptoms in ethyleneoxide sterilization workers in hospitals. J Occup Health, 2001, 43 (4)：180-184.
12. Klees JE, Lash A, Bowler RM, et al. Neuropsychological 'impairment' in a cohort of hospital workers chronically exposed to ethyleneoxide. J Toxicol Clin Toxicol, 1990, 28 (1)：21-28.
13. 司荣彪，李学梅，任胜，等. 环氧乙烷对人体肌电的影响. 中国工业医学杂志，2000，13（2）：117-118.
14. Estrin WJ, Bowler RM, Lash A, et al. Neurotoxicological evaluation of hospital sterilizer workers exposed to ethyleneoxide. Clin Toxicol, 1990, 28 (1)：12-20.
15. 孙丽丽，张方清. 环氧乙烷和环氧丙烷对人体健康的影响. 中华劳动卫生职业病杂志，2005，23（1）：6-8.
16. Deschamps D, Leport M, Laurent AM, et al. Toxicity of ethyleneoxide on the lens and leukocytes: an epidemiological study in hospital sterilization installations. Br J Ind Med, 1990, 47 (5)：308-313.
17. Schulte PA, Walker JT, Boeniger MF, et al. Molecular, cytogenetic, and hematologic effects of ethyleneoxide on female hospital workers. J Occup Environ Med, 1995, 37 (3)：313-320.
18. Hagmar L, Welinder, H, Linden K, et al. An epidemiological study of cance risk among workers exposed to ethyleneoxide using haemoglobin adducts to validate environmental exposure assessments. Int Arch Occup Environ Health, 1991, 63 (4)：271-277.
19. Coggon D, Harris EC, Poole J, et al. Mortality of workers exposed to ethyleneoxide: extended follow up of a British cohort. Occup Environ Med, 2004, 61 (4)：358-362.
20. Hemminki K, Mutanen P, Saloniemi I, et al. Spontaneous abortions in hospital staff engaged in sterilizing instruments with chemical agents. Br Med J, 1982, 285 (6353)：1461-1463.
21. 杨德一，王淑芳，孟广叔. 环氧乙烷对接触者淋巴细胞SCE及细胞增殖动力学影响. 中华预防医学杂志，1986，34（2）：90-92.
22. 冯丽琪，王淑琴. 环氧乙烷的危害及医院消毒工作中的安全防护. 护理学杂志, 2006, 21 (24): 67-70.
23. Charles AS, William G. An environmental fate, exposure and risk assessment of ethylene oxide from diffuse emissions. Chemosphere, 2006, 65 (4): 691-698.
24. Marsden DA, Jones DJ, Lamb JH, et al. Determination of endogenous and exogenously derived NT- (2-hydroxyethyl) guanine adducts in ethylene oxide-treted rats. Chem Res Toxicol, 2007, 20 (2): 290-299.
25. Yong LC, Schillte PA, Kao CY, et al. DNA adducts in granulocytes of hospital workers exposed to ethylene oxide. Am J Ind Med, 2007, 50 (4): 293-302.
26. Butterworth BE, Chapman JR. Exposure of hematopoietic stem cell to ethylene oxide during processing represents a potential carcinogenic risk for transplant recipients. Regul Toxical Pharmacol, 2007, 49 (3): 149-153.
27. Gresie-Brusin DF, Kielkoroski D, Baker A, et al. Occupational exposure to ethylene oxide during pregnancy and association with adverse reproduction outcomes. Int Arch Ocaup Environ Health, 2007, 80 (7): 559-565.

第十七章

氯、碘、溴代烷类

第一节 氯 甲 烷

一、理化性质

氯甲烷（Chloromethane），又名甲基氯。无色易液化的气体。具乙醚气味和甜味。微溶于水，易溶于氯仿、乙醚、乙醇、丙酮。加热或遇火焰生成光气。

二、来源、存在与接触机会

氯甲烷是甲烷经氯化而制得，自然界不存在天然的氯甲烷。氯甲烷主要用作化学工业中的溶剂、甲基化剂和氯化剂，制备硅酮聚合物的原料、制备泡沫塑料的发泡剂，以及制备二氯甲烷、氯仿、四氯化碳、三甲基丁烷、甲基氯硅烷、四甲基铅等。从事本品的制造、贮存和使用时，可有接触和中毒的机会。

三、吸收、分布、代谢与排泄

本品主要经呼吸道吸收。进入体内氯甲烷很快进入组织，在脑、心、肝、肾、胃、脾、肌肉和血中均可查到少量氯甲烷。鼠吸入 ^{14}C-标记的氯甲烷后，很少以原形从呼吸道排出，60%以二氧化碳形式排出，35%从尿排出，极少量从胆汁排出，其余少部分存留于组织中。

所有的甲基卤代物有相同的代谢途径，参见碘甲烷一章甲基卤代物代谢的参考路径。

另外谷胱甘肽转移酶 T1（glutathione transferase T1，GSTT1）影响氯甲烷在体内的代谢。对已测得 GSTT1 表型的 208 个人中通过体外裂解红细胞液与氯甲烷反应测定其 GST 活性,从中选出 24 名志愿者（13 名男性,11 名女性）,8 人（+/+）有高 GSTT1 活性,8 人（+/0）有中等 GSTT1 活性,8 人（0/0）无 GSTT1 活性。志愿者暴露于 10 ppm 的氯甲烷空气中 2 h,（+/+）组代谢清除率最高,（+/0）组居中,（0/0）组清除率接近 0,而三组呼出清除率和尿 S-甲基半胱氨酸相对含量则相似。因此该实验表明 GSTT1 似乎是人氯甲烷代谢的唯一决定因素,无 GSTT1 功能的酶则缺乏代谢氯甲烷的能力。

四、毒性概述

（一）动物实验资料

1. 急性毒性　所有动物在吸入氯甲烷 $309\sim618\,g/m^3$ 时均死亡。吸入 $14.42\,g/m^3$ 1 h 无严重反应。吸入 $1030\sim2060\,mg/m^3$ 8 h 无反应。小鼠吸入 6 h LC_{50} 为 $6.6\,g/m^3$。中毒死亡的动物有肺水肿、水肿和出血。脑、肝、肾、肾上腺、睾丸均有严重病损,包括小脑颗粒层细胞灶性坏死;肝细胞退行性变和坏死;肾近曲小管上皮细胞变性和坏死;肾上腺皮质细胞脂肪变性,以及睾丸和附睾损伤,表现为曲细精管中成熟的精细胞数大量减少,附睾尾部炎症细胞浸润等。

2. 慢性毒性　吸入 $2.09\,g/m^3$,每天 6 h,共 175 天,豚鼠、小鼠、大鼠、兔、狗均有中毒反应;吸入 $1.05\,g/m^3$,除大鼠外,其他动物及猴均有中毒反应;吸入 $0.63\,g/m^3$,所有动物均无任何反应。动物慢性中毒的表现为:食欲丧失、消瘦、咳嗽、四肢瘫痪等。对呼吸道的刺激作用豚鼠较兔及小鼠敏感。

3. 致突变　氯甲烷在有或无 S9,对鼠伤寒沙门菌 TA100、TA1535 有致突变作用。大鼠显性致死试验阳性。

4. 致畸　小鼠在孕第 6～17 天吸入氯甲烷,仔鼠出现心脏变小、房室瓣缺失等改变。母体毒性表现共济失调、震颤和对声音或触摸的高反应性。

5. 致癌　大鼠和小鼠吸入 $2080\,mg/m^3$,每天 6 h,每周 5 天,共 28 个月,雄性小鼠发生肾肿瘤和睾丸萎缩。雌性小鼠和大鼠无肿瘤发生。雄性和雌性 B6C3F 小鼠和 F344 大鼠,吸入氯甲烷 0、

51 ppm、224 ppm 和 977 ppm，每天 6 h，每周 5 天，共计 24 个月。结果发现，高剂量组雄性小鼠肾皮质腺瘤和腺癌发生率明显升高。国际癌症研究组织（IARC）将氯甲烷归入 2B 类，人类可能致癌物。

（二）流行病学资料

刘建宁报道 28 例氯甲烷中毒的临床分析，在 1998 年—2000 年共收治三起氯甲烷中毒患者共 28 例，3 次事故均为多人同时发病，现场氯甲烷监测达 $62.1\sim473.9\,\text{mg/m}^3$（我国车间空气中氯甲烷卫生标准 $<40\,\text{mg/m}^3$）。2 例因废气排放地沟泄露造成中毒，24 例因工艺改造后，造成通风不良，加上一阀门泄露，结果整个车间多人吸入中毒，另 2 例因产量增加造成出口泄露引起中毒。患者的临床表现见下表。10 例住院患者中，血常规 WBC 过高者 1 例（占 10.0%），尿常规均正常，胆红素升高 2 例（占 20.0%），ALT 升高 4 例（占 40.0%），LDH 升高 2 例（占 20.0%）；窦性心动过缓 2 例（占 20.0%），窦性心动过速 1 例（占 10.0%），T 波改变 3 例（占 30.0%），ST 改变 1 例（占 10.0%）；脑电图轻度异常 5 例（占 50.0%），临界状态 2 例（占 20.0%）。经治疗后，除 1 例留有轻微头痛、记忆力下降外，余者全部痊愈。

表 17-1　28 例急性氯甲烷中毒者临床表现

症状与体征	例数	百分率	症状与体征	例数	百分率
头痛	28	100.0	烦躁	4	14.3
乏力	36	92.3	精神异常	4	14.3
恶心	23	82.1	咽充血	9	32.1
呕吐	12	42.9	视物模糊	6	21.4
胸闷	8	28.6	听力下降	3	10.7
嗜睡	6	21.4	肝肿大	5	17.9
失眠	10	35.8	感觉异常	2	7.1
谵妄	2	7.1	抽搐	2	7.1
昏迷	3	10.7	记忆下降	2	7.1

丁晨彦报道 6 例主要经呼吸道中毒的患者，均为职业性重度中毒。出现症状时间为吸入毒物后 10 min 至 6 h。症状有头痛、头昏、

胸闷、心悸、视物模糊、复视、躁动、震颤、言语不清、步态蹒跚、呼吸困难、昏迷、抽搐等。体征有两肺呼吸音粗糙或湿啰音、心率较快、心律不规则、肌张力增强、腱反射亢进。实验室及辅助检查发现，血清 ALT 均升高，3 例肌酐升高，血气分析均提示代谢性酸中毒，尿蛋白及尿甲酸盐均阳性。脑电图示轻度异常 3 例，界限性异常 1 例，正常 2 例。胸部 X 线示肺纹理增粗 4 例，肺部小片状阴影 2 例。心电图（ECG）示窦性心动过速 2 例，窦性心律不齐 1 例，室性期前收缩 2 例，ST-T 段压低 5 例。眼底检查 3 例，视神经乳头充血水肿 2 例，正常 1 例。脑脊液检查示脑脊液压力增高 4 例，正常 2 例，生化项目均正常。2 例出院时有头昏、乏力感，其中 1 例为症状严重者，在昏迷 43 天后逐渐转清，出院时左眼视物模糊，但眼底检查无异常，脑电图示界限性异常，步态不稳，精神抑郁。随访半年，5 例在休息 1~3 个月后恢复上班，偶有头痛、头晕等症状；1 例仍行走不稳需拐扶持，2 个月时左眼失明，检查为视神经萎缩，精神抑郁，但生活自理。

（三）中毒临床表现及防治原则

1. 急性中毒　人吸入超过 $1g/m^3$ 的氯甲烷可能发生急性中毒。轻度中毒者吸入氯甲烷一般有数分钟至数小时的潜伏期。中毒症状出现前可先有眩晕和嗜睡现象，然后逐步出现头痛、恶心、呕吐、视力模糊、步态蹒跚、精神紊乱、胸闷气促等；X 线胸片可见肺纹理增粗和片状阴影；ALT 轻度升高。严重中毒者则出现谵妄、烦躁不安、抽搐、肌肉震颤、昏迷、血压升高、呼出气中有酮体味；尿中可能出现蛋白及红、白细胞，可检出甲酸盐和丙酮，甚至有尿少和尿闭；呼吸困难，听诊两肺有湿性啰音等急性肺水肿表现；血气分析提示有代谢性酸中毒。

2. 慢性中毒　低浓度长期接触可出现眩晕和嗜睡、困倦、头痛、感觉异常、情绪不稳、容易激动等表现。较重者可有步态蹒跚、视力障碍及震颤等症状。

3. 防治原则　做好设备和管道的封闭，注意管路的完整性。穿防护服，戴防毒面具。

氯甲烷中毒目前无特殊解毒药,临床以对症治疗为主。治疗原则可参照一般化学中毒的处理,注意避免使用损害肝肾功能的药物。

五、毒性表现

临床以急性中毒较为多见。氯甲烷中毒有起病急、潜伏期短的特点,并且精神和神经系统症状突出,轻度中毒者逐步出现眩晕、嗜睡、头痛、恶心、呕吐、视力模糊、复视、步态蹒跚、语言障碍、表情冷漠等。体检可见肌力减弱、四肢末端痛触觉减退,个别病例还有轮替运动欠灵活、闭目难立征阳性等。严重中毒者则出现谵妄、烦躁不安、抽搐、肌肉震颤甚至昏迷等症状。

急性中毒患者需数日至数十日才能恢复。部分患者遗留头痛、头晕、易激动、注意力不集中、记忆力减退、精神抑郁等类似神经衰弱症状,个别甚至有震颤、共济失调、肌腱反射亢进以及肌力减退、肢体远端轻度肌萎缩、上下肢神经感觉传导速度减慢等。

六、毒性机制

由于所有的甲基卤代物有相同的代谢途径,因此也具有基本一致的毒作用机制,氯甲烷的毒性机制参见碘甲烷一章的毒性机制。

(李煜　赵超英　常元勋)

主要参考文献

1. Löf A, Johanson G, Rannug A, et al. Glutathione transferase T1 phenotype affects the toxicokinetics of inhaled methyl chloride in human volunteers. Pharmacogenetics, 2000, 10 (7): 645-653.
2. 刘建宁,韩吾详. 28例氯甲烷中毒临床分析. 职业卫生与应急救援, 2001, 19 (3): 161-162.
3. 丁晨彦,徐秋萍,陆晓薇,等. 重度氯甲烷中毒的诊断和治疗. 浙江医学, 2003, 25 (9): 564-565.

第二节 碘甲烷

一、理化性质

碘甲烷（Iodomethane）为无色有甜味的酸性透明液体，暴露于空气中或曝光下因析出游离碘而呈黄至棕色。微溶于水，易溶于乙醇、乙醚和四氯化碳。

二、来源、存在与接触机会

自然界无天然的碘甲烷。本品属甲基化剂，可用于制药和化工生产、高质玻璃的质量检查以及用来检查吡啶试剂。从事碘甲烷的生产、使用和贮存有可能接触到本品及发生职业中毒。

三、吸收、分布、代谢与排泄

碘甲烷可经呼吸道、消化道和皮肤吸收，吸收后随血液分布到全身，以血液、甲状腺、肺和肾含量最高，肝、脾和心次之，脑组织最少。代谢后随尿排出为主，少量随粪便排出。尿中含碘持续时间较长，推测从体内排出较缓慢。

所有的甲基卤代物有相同的代谢途径，Schwartz 对以前的体内及体外试验研究进行以下总结，并绘制了代谢路径（图 17-1）。对大鼠经非肠胃方式给予甲基碘后，尿中代谢产物包括：S-甲基半胱氨酸、甲基硫醚氨酸、甲基硫代乙酸、N-（甲基硫代乙酰）甘氨酸，但这些只组成了碘甲烷代谢的很少一部分。

碘甲烷的主要代谢途径以与谷胱甘肽（gluthathione，GSH）结合作为其第一步。碘甲烷经谷胱甘肽-S-转移酶催化与 GSH 结合形成 S-甲基谷胱甘肽，S-甲基谷胱甘肽可能经转肽酶代谢成 S-甲基半胱氨酸。给大鼠服用 S-甲基半胱氨酸，尿中则检出甲基硫醚氨酸、甲基硫代乙酸、N-（甲基硫代乙酰）甘氨酸。对大鼠经非肠胃方式给予碘甲烷后也产生相同的代谢物。虽然代谢途径并未完全清楚，但

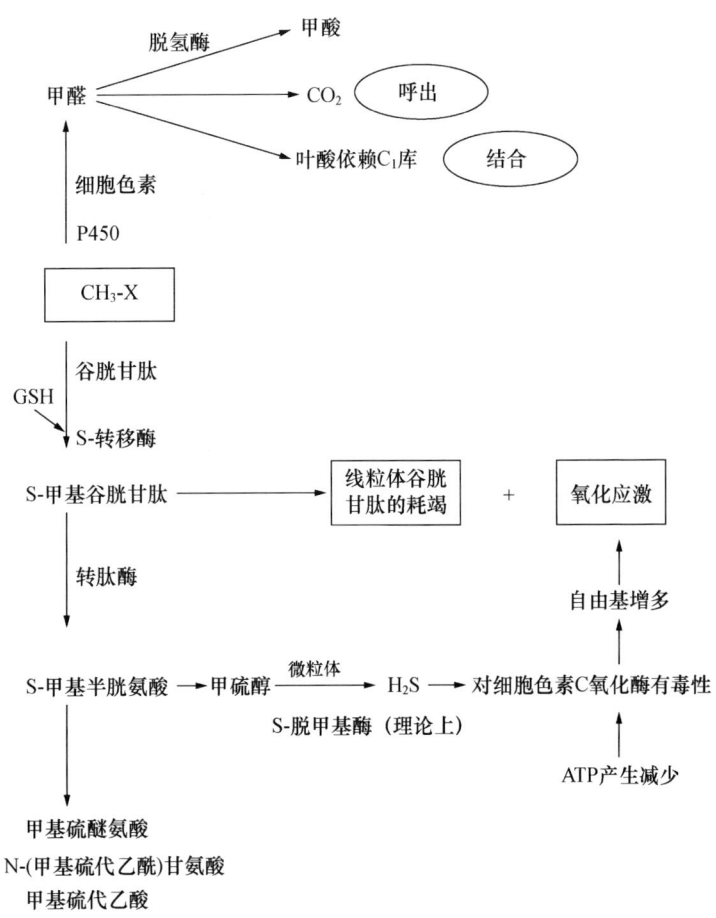

图 17-1 甲基卤代物代谢的参考路径

S-甲基谷胱甘肽转变成 S-甲基半胱氨酸，并经脱羧基及脱氨基作用转变成甲硫醇。在体外神经细胞培养系统中加入水杨酸偶氮磺胺吡啶，一种谷胱甘肽-S-转移酶的抑制剂，通过检测甲醛形成的含量，可测出谷胱甘肽结合途径活性降低。

甲硫醇被认为是最终有毒的代谢产物。另外甲硫醇经微粒体 S-脱甲基酶的脱甲基作用产生另一种高毒的代谢产物硫化氢。

另一条未完全清楚的甲基卤代物代谢途径为混合功能氧化酶系统。氯甲烷经细胞色素 P450 代谢产生甲醛。甲醛进一步经脱氢酶转化成甲酸，并进入叶酸依赖 C_1 途径与大分子结合，或氧化成 CO_2。

四、毒性概述

（一）动物实验资料

1. **急性毒性**　大鼠经口 LD_{50} 为 150～200 mg/kg，小鼠经口 LD_{50} 为 76 mg/kg。小鼠吸入 2 h，LC_{50} 为 900 mg/m³。

动物吸入本品后，出现抓鼻、闭眼、流涕、流涎等黏膜刺激表现，高浓度时出现侧卧、四肢无力、蜷伏、呼吸困难、反射消失而死亡。未死动物在 2～3 周内恢复。死亡动物尸检有明显的肺淤血、出血和肺水肿，有炎症细胞浸润，肾和肾上腺充血，肝细胞和肾小管细胞混浊肿胀，脑膜充血和脑组织水肿，尚有胃胀气和出血等，由此可见，中枢神经、肺、肾可能为其毒作用靶器官。

2. **致突变**　微生物与酵母试验为阳性结果。

3. **致畸**　未见相关报道。

4. **致癌**　国际癌症研究组织（IARC）将碘甲烷归入 2B 类，可能人类致癌物。

（二）流行病学资料

Hermouet 报道，自 1901 年首例报道至 1996 年国外仅有 11 例碘甲烷中毒的报道。

Naiditch 报道一例碘甲烷的职业性皮肤暴露。患者移动一个盛有 99% 纯度的碘甲烷容器时，不小心将碘甲烷倒到手上。他当时戴着一次性腈手套，因此他迅速脱掉手套，用肥皂和水洗手，冲洗了 10 min，当时无症状。但 12 h 后，在接触碘甲烷最多的左手食指出现无症状性水疱，24 h 后右手侧面也出现无症状性水疱。5 天后，左手食指出现水疱处周围出现出血疹，右手的另一部位也出现水肿红斑疹。最初的水疱变成大水疱，其他小水疱也变大。7 天后大水疱周围出现从红斑到出血的水肿斑。患者两周后痊愈，没留瘢痕，无后遗症。

但皮肤接触碘甲烷后如处理不及时有时可能导致严重后果。

Schwartz报道一例工人将盛有碘甲烷的箱子往卡车上搬时发生的事故。患者穿防护服和戴面部呼吸器,但未穿长筒靴。换班时发现防护服脚部破裂。回家洗澡时发现生殖器、内侧大腿及腹股沟出现红色皮疹,随后患者晕厥。入院后发现心跳快而弱,血压降低,诊断为低血容量性休克。同时患者躯干、背部、下肢出现烧伤表现,为超过其体表面积50%的Ⅱ度烧伤,对其左下肢进行了皮肤移植。住院第4天出现精神错乱症状包括意识模糊、发烧、脉搏快等。17天后出院。随后出现疲劳,慢性头痛以及记忆力、注意力降低,完成任务的内在要求差。应用韦氏简明智力量表进行神经心理测试,患者整体智力能力为32%,语言能力26%,非语言能力47%,而感觉、运动功能,语言和交流,视觉持续性注意力和视觉空间功能是正常的。

杨丽莉报道一例亚急性碘甲烷中毒患者,患者在1个月的工作中,每天将9瓶(250 ml)碘甲烷内瓶盖启开,倒入反应釜中,工作中使用含有活性炭的防毒口罩,工作间有排风扇。接触碘甲烷20余天后出现眩晕,双下肢沉重感,乏力,步态不稳等症状,但仍坚持工作。30天后症状明显加重,出现复视、独自行走困难,无头疼、恶心、呕吐及意识障碍。脑核磁共振扫描(MRI)示右侧小脑中脚区及胼胝体压部信号异常,考虑为脱髓鞘改变。肌电图表现为部分被检肌单位电位数减少,感觉诱发动作电位波幅减低。双下肢体感觉诱发电位异常,双上肢体感觉诱发电位双侧颈髓段、皮质段异常。最后确诊为碘甲烷致轻度中毒性脑病,轻度中毒性周围神经病。

(三) 中毒临床表现及防治原则

1. 中毒临床表现 碘甲烷中毒一般有潜伏期,从几小时到几天。

碘甲烷是强麻醉剂。长时间或反复暴露会导致以下症状:易怒、头痛、复视、眼球震颤、倦怠、嗜睡、言语不清、共济失调、测距不准和视力障碍。锥体外系神经系统功能障碍和小脑神经功能障碍明显。这些症状可能发展为麻痹、惊厥、昏迷和死亡。恢复开始后,这些急性神经症状会在几星期内消退,让位于神经心理后遗症,如行为障碍、认知缺陷、精神不正常和情绪不稳。

皮肤或黏膜表面接触液态碘甲烷或其蒸气可有潮红、水肿、局部烧灼麻木感，并伴有丘疹、水疱形成，经处理后，1周内可消退、脱屑，无色素沉着。

吸入碘甲烷蒸气，会刺激呼吸道上皮，造成呼吸困难、支气管痉挛、急性肺损伤。

如果口服，会出现胃肠道症状，恶心、呕吐、腹泻症状占主导地位。

2. 防治原则　应穿防护服并戴防毒面具。工作场所保持通风以防止呼吸道吸入。皮肤污染处可用清水冲洗。主要以对症和支持疗法为主。

五、毒性表现

急性和亚急性中毒的中毒途径一般为呼吸道吸入，症状开始时一般不严重，以头晕、头痛、酩酊感为主，但一般经 12~36 h 症状可逐渐加重或突然恶化。

中枢神经损害最为明显，受损部位包括大脑皮质、小脑和脊髓，部分周围神经也可波及。可有头痛、头晕、睡眠障碍、记忆力减退等，严重者有视力下降、复视、短暂的黄视或绿视、言语困难、表情淡漠、定向障碍，甚至发生幻觉、抽搐、瘫痪、昏迷。体检可见精神萎靡、神志模糊、瞳孔散大、腱反射亢进、手套、袜套型感觉障碍、握力减小、手指震颤、步态蹒跚、闭目难立征试验阳性、指鼻试验阳性等。严重者精神障碍可持续数周，且经治疗后留有神经衰弱综合征，恢复较慢。

六、毒性机制

碘甲烷的神经毒性的确切机制并不十分清楚。完整的化合物分子可能有直接毒性作用，其代谢产物也产生毒性。这些化合物对细胞中大分子蛋白质组分的直接甲基化作用对其毒性可能有一定作用。在体内测试系统中碘甲烷容易与大分子反应形成可检出的血红蛋白加合物。口服或吸入碘甲烷，可在大鼠的肝、肺、胃、前胃中形成DNA交联。氯甲烷不形成交联，但溴甲烷和碘甲烷则与DNA形成甲基-腺嘌呤和甲基-鸟嘌呤。

GSH 依赖的甲基卤代物代谢导致神经毒性的确切机制仍存在争议。一个占主导地位的假说是 GSH 的耗竭造成急性或慢性神经毒性。以下试验证实了这一点。(1) 在神经细胞（包括神经胶质和神经元＋/－胶质细胞系统）培养中，通过 ED_{50} 5 min，分别加 0.2 mmol/L 和 0.5 mmol/L 的碘甲烷以证实 GSH 耗竭的作用。在加入水杨酸偶氮磺胺吡啶或氨基脲（均为谷胱甘肽-S-转移酶的强抑制剂）后，并不改变培养体系神经毒性的效果。(2) 而且线粒体 GSH 的耗竭与神经细胞的损伤相关，而细胞质中 GSH 的耗竭则与细胞损伤无关。(3) 在碘甲烷加入前使 GSH 耗竭会加剧碘甲烷的毒性，相反在碘甲烷加入前补充 GSH，则对细胞起保护作用。因而推测 GSH 耗竭本身造成毒性而不是谷胱甘肽代谢途径中产生的代谢物或加合物造成了神经毒性。

碘甲烷的代谢会导致几种已知毒性的终末代谢产物的产生，如甲醛或硫化氢。硫化氢是细胞色素 C 氧化酶的强抑制剂，因而造成组织呼吸和 ATP 合成的破坏。细胞色素 C 氧化酶的抑制反过来导致超氧阴离子和过氧化氢等自由基的产生，从而导致脂质过氧化。自由基造成的细胞损伤同时伴随细胞能量代谢障碍，可能造成了细胞毒性。

碘甲烷的细胞毒性可能是多因子的。硫化氢或碘甲烷的其他毒性代谢产物引起自由基的产生造成细胞的氧化应激。伴随碘甲烷与 GSH 的结合而造成的 GSH 缺乏，细胞清除自由基的能力降低，因而使细胞处于氧化应激环境中。

（李煜　赵超英　常元勋）

主要参考文献

1. Schwartz MD, Obamwonyi AO, Thomas JD, et al. Acute methyl iodide exposure with delayed neuropsychiatric sequelae: report of a case. Am J Ind Med, 2005, 47 (6): 550-556.

2. Hermouet C, Garnier R, Efthymion ML, et al. Methyl iodide poisoning: report of two cases. Am J Ind Med, 1996, 30: 759-764.
3. Naiditch J, Zirwas MJ. Occupational exposure to methyl iodide. Derma, 2007, 18 (1): 49-51.
4. 杨丽莉. 脑MRI检查在亚急性碘甲烷中毒诊断中的意义. 工业卫生与职业病, 2004, 30 (6): 380.
5. Chamberlain MP, Sturgess NC, Lock EA, et al. Methyl iodide toxicity in rat cerebellar granule cells in vitro: the role of glutathione. Toxic, 1999, 139 (1-2): 27-37.

第三节 溴甲烷

溴甲烷（Bromomethane）又称甲基溴或溴代甲烷，是卤代烷烃类有机化合物，属中等毒类。由于它是一种破坏臭氧层的物质，根据蒙特利尔公约，在发达国家溴甲烷将于2005年，在发展中国家溴甲烷将于2015年被淘汰。

一、理化性质

纯品在常温下为无色、无臭气体，比空气重3.2倍。工业品经液化装入钢瓶中为无色透明或带有淡黄色的易挥发液体，穿透力强，易穿透和溶解橡胶材料。略溶于水，易溶于低级醇、醚、酯、酮、卤代烃、芳香烃和二硫化碳等有机溶剂。

二、来源、存在与接触机会

环境中无天然的溴甲烷。溴甲烷可用作熏蒸杀虫剂、杀菌剂、木材防腐剂、制冷剂、灭火剂、低沸点溶剂或化工有机合成原料等。常见于生产、贮存、使用和运输溴甲烷过程中造成的职业性中毒。国外曾有报道因用溴甲烷烟熏住所下水道或自杀而引起的生活性中毒。

三、吸收、分布、代谢与排泄

溴甲烷可通过呼吸道和皮肤吸收。溴甲烷吸收后，小部分（小于

4%）以原形随呼气排出，大部分随血流分布至全身，含脂肪丰富的组织含量较多，主要在神经系统和实质脏器中。在体内与谷胱甘肽结合，代谢产物有甲醇、甲醛、无机溴化物和二氧化碳等。约50%以二氧化碳形式由呼气排出，20%左右由尿排出，代谢和排出过程较缓慢。所有的甲基卤代物有相同的代谢途径，参见碘甲烷一章甲基卤代物代谢的参考路径。

四、毒性概述

（一）动物实验资料

1. 急性毒性　急性毒作用带窄。因本品易挥发，在空气中迅速达高浓度而不易被觉察，故有高度危险性。极高浓度时可迅速使动物麻醉或呼吸衰竭而死；高浓度时可引起神经系统损害，造成融合性的支气管肺炎或肺气肿，其次影响肝、肾；较低浓度时发病的潜伏期较长。小鼠吸入 LC_{50} 为 1540 mg/m^3，LC_0 为 800 mg/m^3。吸入溴甲烷 5200 mg/m^3 45 min，小鼠平衡失调，10 h 后死亡。吸入 2000 mg/m^3 6 h、1000 mg/m^3 2 h 分别造成大鼠和兔死亡。

2. 慢性毒性　吸入溴甲烷 128.37 mg/m^3 6 个月，兔出现瘫痪和肺部损伤，而猴无变化；吸入溴甲烷 256.74 mg/m^3 6 个月，兔、猴均出现瘫痪和肺部损伤，而大鼠、豚鼠基本无反应；吸入 389 mg/m^3 98 次，大鼠反应从肺部正常到严重肺炎，猴严重抽搐，而豚鼠则存活，肺部无变化。美国国家毒理学研究项目报道，雌、雄 B6C3F1 小鼠各 70 只，吸入 100 ppm 溴甲烷，每天 6 h，每周 5 天，共 20 周，分别引起 7 只雌性，27 只雄性小鼠死亡，其他存活小鼠停止染毒，继续饲养至两年，期间动物出现神经中毒症状，包括颤抖、异常体态、呼吸急促、后肢麻痹；雌雄小鼠均有神经行为变化，但雄鼠更为明显，不爱活动并且对惊觉反应敏感；小脑和大脑出现退行性变、心肌变性或有心肌病、胸骨发育不良、鼻腔内嗅上皮坏死和化生。

3. 致突变　在有或无外源代谢活化的情况下，均可引起鼠伤寒沙门菌 TA100 菌株致突变试验阳性，TA98 菌株则为阴性结果；吸入溴甲烷 14 天后，B6C3F1 雌性小鼠外周血淋巴细胞微核试验和姐妹染色体交换试验阳性；果蝇隐性伴性致死试验阳性。

4. 致畸　对大鼠和兔经口染毒，分别在高达 30 mg/(kg·d) 和 10 mg/(kg·d)，未发现致畸作用。

5. 致癌　本品对动物具有致癌作用。雄性和雌性 Wistar 大鼠经口给予溴甲烷 0.4 mg/kg、2 mg/kg、10 mg/kg、50 mg/kg，每周 5 天，共 103 周。结果为，雌性和雄性大鼠的高剂量组前胃鳞状细胞癌发生率升高。国际癌症研究组织（IARC）将溴甲烷归入 2A 类，人类可疑致癌物。

(二) 流行病学资料

邹贵森报道，某生物食品有限公司对进口的小麦进行杀虫时发生溴甲烷中毒。有两吨小麦因开箱时掉在地上，使用 4 层塑料纸以及一层彩条编织带包裹后在露天杀虫，现场喷洒时由于没有控制好流量而致气体压力过大导致 1kg 溴甲烷外泄。在场的 9 人中，有 4 人因近距离操作直接接触了外泄的溴甲烷。作业现场无任何防护设备，中毒者离泄露点仅 1～6 m 的距离，未佩带任何个人防护器具。接触后发病的潜伏期最短的 30 min，最长的 10.5 h。中毒症状相似出现喉痒、喷嚏、咳嗽、头晕、胸闷、头疼、流涎、口干、眼花、恶心、呕吐、乏力等症状。4 名患者肺纹理增粗，肝功能、心电图无异常。治疗后病情稳定。

Yamano 报道对一个博物馆的贮存区消毒时因溴甲烷气体泄漏造成的严重职业中毒事件。消毒剂含 86% 的溴甲烷和 14% 的环氧乙烷，贮存区事先封闭，面积 1166 m^3，消毒剂量为 80 g/m^3（17 725 ppm）。患者甲接触时间较短，约 9 h，因感觉不舒服退出博物馆。乙和丙继续工作，当室内溴甲烷浓度降低时，则再重新添加消毒剂，并且在博物馆内其他几个房间睡觉或休息。事发后测得其他房间的溴甲烷浓度在 2～17 ppm 不等，2 人吸入高浓度溴乙烷气体约 30 h。3 人血清溴含量为 87.4～164.9 μg/ml，尿溴含量为 75.3～122.4 μg/ml。除甲因接触时间短，症状较轻外，其余 2 人第二天表现全身性强直-阵挛发作，意识损害或意识不清，进而进入癫痫持续状态，呼吸恶化等，治疗后有运动型肌阵挛、行走困难、言语不清、认知缺陷、吞咽困难等后遗症。这些患者的第一症状如头痛、恶心、呕吐、眩晕等往往是非特异的，一天后才出现全身性强直-阵挛发作等神经症状。

杨志秀，黄春琳报道6人慢性溴甲烷中毒事件。患者来自两个家庭，均为当地烟农，其床下均存放能防治烟叶的病虫和杂草的农药溴必泰［含98%溴甲烷和2%氯化苦（三氯硝基甲烷）］，因放置时间长，导致农药泄漏。一家4听农药（每听净重681g）漏完，另有两听剩一半，另一家6听漏完，另有1听剩一半。经粗略估计，两家溴甲烷蓄积浓度最高时分别可达 908～4540 mg/m^3 和 1210～6053 mg/m^3。接触毒物时间多为6～9个月。接触毒物不久均出现头晕、头痛、乏力、食欲不振、恶心、咳嗽、胸闷、视力模糊、嗜睡、言语不清、步态蹒跚、小脑共济失调、四肢麻木疼痛等症状。3例患者在接触毒物6～9个月后症状加重死亡。其中两例因意识障碍伴四肢抽搐、口吐白沫抢救无效而死；另一例住院治疗后病情加重呼吸困难伴四肢抽搐死亡，其尸检结果显示对肺及大脑皮质、小脑、延髓的损害最为严重，有心包积液，肝、肾、脾、胰各脏器均为淤血、水肿改变，有肺出血。患者死因为脑水肿、癫痫持续状态及肺水肿、急性心力衰竭。存活的3名患者中，一例因接触时间短，无任何后遗症。其余两例出现意识模糊、双下肢肌力下降和出现病理征（＋）、脑膜刺激征或共济失调等症状，治疗后双下肢肌力有所恢复，下肢病理征（＋）或下肢痛感减退。随访3年多，但神经系统体征仍无好转。提示慢性溴甲烷中毒遗留的神经损害是持久的、难以恢复的。

（三）中毒临床表现及防治原则

1. 对皮肤、黏膜的损伤　接触蒸气可出现眼及上呼吸道刺激症状，脱离接触后可逐渐消退。眼或皮肤接触液体溴甲烷可引起灼伤，皮肤还可出现皮炎、瘙痒；亦可在几小时后出现疼痛，红斑；严重者有水疱或大疱。

2. 急性中毒　急性溴甲烷中毒以神经系统、呼吸系统两个主要靶器官的临床表现最为突出。除吸入高浓度时，可于数分钟内因呼吸抑制而猝死外，多数病例有数小时的潜伏期（0.5～48 h不等，偶有3～5天者，个别亚急性中毒的潜伏期时间更长）。潜伏期中，可无明显症状体征，或有轻度头昏、头痛、乏力、恶心等症状。

轻度中毒主要表现为头晕、头痛、全身乏力、嗜睡、食欲减退、恶心、呕吐、口吃、发音不清、酒醉感、步态不稳、视物模糊、复视等。有轻度意识障碍或轻度呼吸困难，肺部听到少量干、湿啰音。亦可有轻度肾损害，尿中可见有蛋白、管型及红、白细胞。

重度中毒则表现为头晕、头痛等症状加重；可发生脑水肿，出现昏迷、抽搐、甚至癫痫持续状态，中枢性呼吸衰竭；小脑性共济失调；精神症状如冷漠、谵妄、躁狂、幻觉、妄想、定向障碍、行为异常等。部分病例可有多发性周围神经病。亦可同时发生肺水肿；少数病例的神经系统症状较轻，而主要表现为肺水肿。部分病例可发生肾衰竭，亦可死于尿毒症。肝损害亦较常见；个别病例出现心肌损害，重病例亦可发生周围循环衰竭。

3. 慢性中毒　慢性接触可能出现神经衰弱综合征，主要表现为头晕、头痛、乏力、记忆力减退及性格改变。症状在开始时一般较轻，以后逐渐加重，个别人以头痛和下肢软弱更为突出。并可同时出现视神经萎缩。

4. 防治原则

空气中浓度超标时，佩戴过滤式防毒面具。紧急事态抢救或撤离时，必须佩戴正压自给式呼吸器。戴化学安全防护眼镜。穿透气型防毒服。戴防化学品手套。

工作现场禁止吸烟、进食和饮水。

吸入中毒立即脱离现场，更换污染衣物，有皮肤污染者可用清水、2％碳酸氢钠液或肥皂水清洗。治疗以对症治疗及支持治疗为主。

五、毒性表现

轻度中毒者有头晕、头痛、乏力、恶心、呕吐、口吃、言语不清、震颤、步态蹒跚；重者发展为中毒性脑水肿，出现昏迷、抽搐、癫痫持续状态、中枢性呼吸衰竭及小脑性共济失调等，同时可伴精神障碍，出现淡漠、谵妄、狂躁、幻觉、妄想、定向障碍及行为异常等，部分患者尚伴多发性周围神经病。重症患者治疗后有下肢肌力下降，运动型肌阵挛、行走困难、言语不清、认知缺陷、吞咽困难等后遗症。

六、毒性机制

由于所有的甲基卤代物有相同的代谢途径，因此也具有基本一致的毒作用机制，溴甲烷的毒性机制参见碘甲烷一章的毒性机制。

另外溴甲烷的毒性机制尚有以下观点。(1) 溴甲烷引起机体功能的改变与整个分子有关，因溴甲烷是非特异性原浆毒，是以整个分子与蛋白质结合使其变性，使神经代谢中重要的巯基酶（如琥珀酸脱氢酶、己糖激酶、丙酮酸氧化酶等）甲基化而被抑制；(2) 溴甲烷可引起大鼠脑的所有部位肌酸激酶的活性下降，但对小脑相对影响较小，对脑干影响较大。由于磷酸肌酸是机体内高能磷酸化合物的贮存形式，在肌酸激酶的催化下，ATP 将磷酸键转移给肌酸生成磷酸肌酸，因此肌酸激酶对维持脑的 ATP 正常水平的平衡有重要作用。溴甲烷使肌酸激酶活性受到抑制使 ATP 降低，必然影响能量代谢及脑功能。

（李煜　赵超英　常元勋）

主要参考文献

1. UNEP. Handbook for the International Treaties for the Protection of Ozone Layer. 5th ed. Nairobi, Kenya：UNEP，2000：42-43.
2. 邹贵森，何万新，尹志芬，等. 杀虫剂溴甲烷气体泄漏致急性中毒 4 例报告. 中国工业医学杂志，2007，20（4）：272.
3. Yamano Y, Nakadate T. Three occupationally exposed cases of severe methyl bromide poisoning：accident caused by a gas leak during the fumigation of a folklore museum. J Occup Health，2006，48：129-133.
4. 杨志秀，曹兰芳. 慢性溴甲烷中毒 6 例临床分析. 脑与神经疾病杂志，2005，13（6）：424-425.
5. 黄春琳，吴俊. 两起溴甲烷中毒原因调查. 实用预防医学，2002，9（5）：572-573.

6. Hyakudo T, Hori H, Tanaka I, et al. Inhibition of creatine kinase activity in rat brain by methyl bromide gas. Inhal Toxicol, 2001, 13 (8): 659-669.

第四节 1,2-二氯乙烷

一、理化性质

1,2-二氯乙烷（1,2-Dichloroethane）无色液体，有似氯仿气味。难溶于水，溶于乙醇和乙醚。加热分解，可产生光气。

二、来源、存在与接触机会

自然环境中不存在天然的二氯乙烷。二氯乙烷主要是生产氯乙烯、乙二胺、乙二酸、乙二醇的原料。在医药工业上为生产灭虫宁、哌哔嗪的原料。可作为脂肪、蜡、橡胶的溶剂，还可作为胶黏剂、洗涤剂、萃取剂、农药和金属脱油剂。在农业上可用作粮食、谷物的熏蒸剂、土壤消毒剂。

三、吸收、分布、代谢与排泄

主要经呼吸道和消化道吸收，也可经皮肤吸收。^{14}C-二氯乙烷给小鼠腹腔注射后，10%～42%以原形从呼吸道排出，12%～15%以二氧化碳形式呼出；51%～78%放射活性出现于尿中；粪便中排出极少，约0.6%～1.3%存留于体中。尿中主要代谢物为硫二醋酸和硫二氧硫基醋酸，推测谷胱甘肽在二氯乙烷生物转化中起重要作用。

四、毒性概述

(一) 动物实验资料

1. 急性毒性 吸入 40.500 g/m^3，可使猫、兔和豚鼠发生深麻醉，猫发生四肢瘫痪，比吸入同浓度四氯化碳或氯仿的麻醉作用深而长，但恢复较快；对肝功能损害比四氯化碳轻。小鼠麻醉浓度约为 20.250 g/m^3，每次吸入 7h，对大鼠、小鼠、豚鼠和兔的致死浓度为

$12.150\,g/m^3$。大鼠、豚鼠、兔对本品毒性比较敏感,狗的耐受性较高。大鼠经口、经皮 LD_{50} 分别为 0.680, $2.800\,g/kg$,吸入 432 min,LC_{50} 为 $4.050\,g/m^3$。

2. 慢性毒性　小动物对 1,2-二氯乙烷的敏感性高于大动物。敏感的动物大鼠和豚鼠能耐受吸入 $0.416\,g/m^3$ 几个月而无中毒症状。

慢性动物实验中毒尸检可见有心脏扩大,肺充血和水肿,心肌和肝有脂肪浸润、脂肪性肝病和肾上腺脂质堆积等改变。

3. 致突变　应用微生物测试系统,1,2-二氯乙烷是阳性致突变剂。采用单细胞凝胶电泳和微核试验方法证实,1,2-二氯乙烷在 100 mg/kg 及以上剂量可导致小鼠血淋巴细胞 DNA 损伤和骨髓细胞染色体异常。采用单细胞凝胶电泳方法,得出 1,2-二氯乙烷对小鼠睾丸细胞 DNA 具有明显的损伤作用。

4. 致畸　给予大鼠(妊娠第 6~15 天)和兔(妊娠第 6~18 天)吸入 $0.41\,g/m^3$ 或 $1.22\,g/m^3$ 1,2-二氯乙烷,造成母鼠严重的毒性反应,但无致畸作用。

5. 致癌　对 50 只 F344 大鼠和 50 只 BDF1 小鼠进行吸入毒性试验,以清洁空气作为对照,每天 6 h,每周 5 天,104 周,大鼠的暴露剂量为 10、40 或 160 ppm,小鼠的暴露剂量为 10、30 或 90 ppm。经过两年的暴露能引起良、恶性肿瘤的增长且呈剂量依赖关系,雄性大鼠有皮下纤维瘤、乳腺纤维瘤、腹膜间皮瘤,雌性大鼠有皮下纤维瘤、乳腺腺瘤、纤维腺瘤和腺癌;雌性小鼠细支气管腺瘤和癌、子宫内膜间质息肉、乳腺癌和肝细胞腺瘤。

(二) 流行病学资料

刘喜林报道一起 126 例急性 1,2-二氯乙烷中毒,某玩具厂配装车间 $150\,m^2$,5 条流水线。中毒患者系粘接工、装配工,使用粘接剂,以气相色谱法测定其中 1,2-二氯乙烷含量为 98%。事发当日 1,2-二氯乙烷含量为 $872\,mg/m^3$。贮存 1,2-二氯乙烷的容器放在车间角落,事发前一天,有 2 个容器损毁破裂,导致约 20 kg 1,2-二氯乙烷外泄。平日为全开放手工操作,每天工作 8~12 h,车间通风差,无个人防护措施。中毒工人男 7 例,女 119 例,年龄 17~26 岁,平均年龄21岁。均经呼吸道吸入中毒；事发当日接触毒物时间1～2 h。中毒至就诊时间2 h以内者96例，2～4 h者26例，6 h后就诊者4例。均急性起病，最初患者有头晕、嗜睡、乏力、恶心、呕吐等，其中出现意识丧失16例，伴全身抽搐者4例，癫痫样发作及精神行为异常者各3例；视物不清18例，伴视乳头水肿者3例；一过性听力丧失3例；顽固性胸痛、下腹部痛1例；颈部抵抗感者6例；病理反射阳性者8例。均行心电图、脑电图及肝、肾功能检查，心电图ST-T改变者19例，其中6例磷酸肌酸激酶同工酶（CK-MB）（465～786 U/L）升高，肌钙蛋白Ⅰ定性测定阳性；血清乳酸脱氢酶（LDH）显著升高8例；血肌酐、尿素氮升高者4例；26例脑脊液检查，压力升高者13例（1.96～2.15 kPa，正常范围0.686～1.76 kPa），蛋白质定量测定及白细胞计数在正常范围；脑电图异常者10例；72例行颅脑核磁共振扫描（MRI）检查，有10例发现脑白质广泛对称性密度减低；86例行腹部B超检查，发现肝肿大、光点增粗者8例。根据《职业性急性1,2-二氯乙烷中毒诊断标准及处理原则（GB11506-89）》分级，属轻度中毒者95例，重度中毒者31例。根据病史，属单纯急性中毒者11例，在亚急性中毒基础上发生急性中毒者115例。经综合治疗，胸闷、乏力、恶心、呕吐等症状多于入院后很快缓解，并在2周内消失，肝、肾功能恢复正常而出院。出院2周后，有21例症状再次加重而住院治疗，包括11例已脱离原工作环境者。再次发作者，症状重，持续时间长，部分患者住院治疗长达半年之久。2例于中毒后1个月死于多脏器衰竭，均以中枢神经系统和肝损害为主。

任铁石报道一起1,2-二氯乙烷急性中毒事故，某厂在使用PVC黏合剂（内含二氯乙烷85%、过氯乙烯15%）粘接聚氯乙烯塑料时，致使21名作业工人出现不同程度的接触反应或中毒表现，男5名，女16名，年龄在20～40岁之间。其中3名轻度中毒，2名重度中毒，16名有中毒反应。在约30 m^2 的场所堆放着大量刚粘接完的聚氯乙烯塑料，同时还堆放着两大桶（每桶重约100 kg）未加盖的PVC粘合剂。场所周围有围墙相圈，通风差。工人全部手工操作，无防毒面具，只个别人戴有已破烂、无防护作用的针织线手套，双手沾满PVC

粘合剂。现场采集 7 个样品，空气中二氯乙烷含量最低 92.25 mg/m³，最高 1328.00 mg/m³。典型病例患者李某，女，29 岁，从事 PVC 粘接塑料 5 天，工作开始当日下午即感头晕、头痛、恶心、腹痛等，夜晚休息后有所缓解。至第 5 天症状突然加重，并伴有呕吐、急躁、双上肢抽搐震颤，进而昏迷，检查发现轻度脑水肿等，肝（ALT 82 U/L）、肾（尿蛋白＋）及心脏损害（ECG：Ⅰ度房室传导阻滞），后痊愈。

岳宏薇报道 4 例亚急性中毒，患者均在发电厂蒸气塔内从事黏胶作业，女 3 例，男 1 例。当时为高热季节，湿度大，气压低，塔内面积 40m²，黏胶主要成分为 1，2-二氯乙烷，溶剂置于敞口容器内，现场测定空气中二氯乙烷浓度达到 606 mg/m³（最高容许浓度为 15 mg/m³）。无有效通风及排毒措施。4 人徒手操作，未戴口罩及手套。每天工作 1～1.5 h，均在工作 2 周后发病，出现头痛、头晕、反应迟钝、记忆力不集中、健忘、性格改变。5～10 天后症状加重，头颅 CT 均显示弥漫性脑水肿。轻度中毒 2 例，重度中毒 2 例，其中 1 例因出现重度脑水肿、脑疝死亡。

Bowler 等对 221 名慢性暴露 1，2-二氯乙烷且没有保护措施的清洁工人进行了神经心理测试，发现在加工速度、注意力、认知弹性、运动协调性和速度、词语记忆、言语流畅性、视觉空间能力等方面都有降低。这些工人还表现出情绪低落以及视力损伤。

（三）中毒临床表现及防治原则

1. **急性中毒**　短期内吸入 1，2-二氯乙烷蒸气或因皮肤吸收后引起呼吸道刺激症状，可有肝、肾损害。并可伴有流泪、流涕、咽痛、咳嗽等黏膜刺激症状。轻度中毒者，上述症状较重；尚可有恶心、呕吐等胃肠道症状；或有轻度肝、肾损害。重度中毒者，有中度至重度意识障碍，可伴有肝、肾损害。

2. **亚急性中毒**　近年来主要报道为亚急性中毒事故，临床特点是起病隐匿，潜伏期较长，多为数天甚至十余天，病情可反复或突然加重，迅速出现昏迷，甚至死亡。

3. **防治原则**
工作场所必须保持良好通风，佩戴防毒面具，穿工作服和戴乳胶手套。作业工人应做就业前体检,就业后每 1~2 年定期体检一次。对中毒者目前无特殊治疗药物,按内科治疗原则给予对症及支持治疗。

五、毒性表现

短期吸入或经皮吸收 1,2-二氯乙烷,常引起以神经系统损害为主的全身症状。患者出现头晕、头痛、烦躁、乏力等症状;中度、重度中毒者出现意识障碍、嗜睡等中毒性脑病症状。亚急性中毒,常出现脑水肿。严重者出现抽搐、昏迷,直至死亡。

六、毒性机制

1,2-二氯乙烷引起神经损害的机制尚不明确,可能与以下机制有关:(1) 1,2-二氯乙烷代谢产物之一——2-氯乙醇使得 Ca^{2+}-ATP 酶活性下降,从而引起细胞内 Ca^{2+} 超载,导致蛋白质和脂质的破坏,使细胞死亡;Ca^{2+} 超载也可使线粒体受损,导致溶组织酶释放,神经细胞和血管内皮细胞坏死,血-脑屏障破坏,通透性增加,水分进入细胞间隙而导致细胞外水肿。(2) 在病理因素刺激下,兴奋性氨基酸大量释放,随着细胞外液兴奋性氨基酸含量的不断升高,脑组织的损伤程度逐渐加重,同时随着兴奋性氨基酸的非特异性增加,可伴有 γ-氨基丁酸等抑制性氨基酸的释放增加,兴奋性氨基酸与抑制性氨基酸比例失衡可能是脑水肿不断加重的主要原因。(3) 自由基损害。钙超载除了可引起细胞内水肿外,同时可激活 Ca^{2+} 依赖性中性蛋白酶,继而使黄嘌呤脱氢酶转化为黄嘌呤氧化酶,后者将次黄嘌呤转化为尿酸的同时释放超氧阴离子,超氧阴离子是自由基的始动基团,继而产生大量自由基。自由基可攻击膜磷脂,使其过氧化、分解,破坏膜的完整性而导致细胞内脑水肿;大量自由基同时可攻击脑内微血管,直接损伤脑血管内皮细胞,改变脑内微血管的通透性,引起细胞外脑水肿。因此,自由基的脂质过氧化作用可导致细胞内及细胞外脑水肿的发生。

(李煜 赵超英 常元勋)

主要参考文献

1. Nagano K, Umeda Y, Senoh H, et al. Carcinogenicity and chronic toxicity in rats and mice exposed by inhalation to 1,2-dichloroethane for two years. J Occup Health, 2006, 48 (6): 424-436.
2. 任铁石. 急性二氯乙烷中毒事故调查分析. 职业与健康, 2005, 21 (12): 1926-1927.
3. 岳宏薇, 王丹. 亚急性二氯乙烷中毒 4 例. 中国煤炭工业医学杂志, 2008, 11 (1): 3-4.
4. Bowler RM, Gysens S, Hartney C. Neuropsychological effects of ethylene dichloride exposure. Neurotoxicology, 2003, 24 (4-5): 553-562.
5. 牛侨, 杨利军, 李来玉, 等. 1,2-二氯乙烷及其主要代谢产物对离体神经细胞的毒性研究. 环境与职业医学, 2002, 19 (6): 379-380.
6. 郭晓丽, 牛侨. 兴奋性氨基酸与 1,2-二氯乙烷急性中毒性脑病关系的探讨. 中华劳动卫生职业病杂志, 2003, 21 (2): 83-85.
7. 陆肇红, 时锡金, 周建华, 等. 1,2-二氯乙烷致小鼠血淋巴细胞遗传毒性研究. 工业卫生与职业病, 2007, 33 (1): 37-40.

第十八章

氧及其化合物

第一节 氧

一、理化性质

氧（Oxygen）为无色、无臭和无味的气体，除惰性气体外的所有化学元素都能同氧形成化合物。

二、来源、存在与接触机会

氧普遍广泛存在于自然界的空气、海水以及土壤当中，可以单质或化合物形式存在。

高压氧在医疗中被广泛应用，当高浓度吸氧时，由于氧的供应过剩，可产生过量的活性氧、超氧阴离子自由基、过氧化氢、羟基自由基，从而导致细胞损害。

三、吸收、分布、代谢与排泄

氧主要由肺吸收进入体内，但小部分也可经胃肠道、中耳以及鼻旁窦吸收。吸入肺内的氧经肺泡进入肺毛细血管，溶入血液，进入红细胞并与血红蛋白结合。随血液分布全身，在氧分压较低的组织，氧会弥散至该组织细胞内，组织代谢产生的废物进入血液，随血流回到肺组织排出体外。

四、毒性概述

（一）动物实验资料

1. 急性毒性　实验研究发现，一日龄的大鼠暴露于氧分数为98%的氧，会导致血液中性白细胞计数升高，导致肾小管坏死、膨胀、再生及间质性炎症。眼中央动脉氧分压升高后,导致脉络膜、视网膜毛细血管氧张力升高。氧作用于肺泡毛细血管的上皮与肺上皮细胞可产生肺水肿,并且该毒性反应存在剂量-反应关系。氧暴露会导致组织水含量升高,大鼠在正常气压下暴露于100%氧气24或48h后,肺部组织总含水量升高,而爪部皮肤组织的总含水量则略有升高。

2. 慢性毒性　五种动物新生个体暴露于氧分数大于95%的氧气7天后,与暴露24h的新生个体相比,新生的豚鼠或仓鼠肺中超氧化物歧化酶、过氧化氢酶和过氧化物酶活性并没有显示出明显的改变,新生小鼠、大鼠及兔上述各种酶活性增加了12%~36%。

3. 致畸　动物实验发现,在孕期第6、7、8天,母体暴露于3或4个大气压的氧气2~3h,导致仓鼠胎鼠脐部疝气、露脑、脊柱裂和肢体缺损发生的危险增加;在孕期的第9、10、15天小鼠母体暴露于高水平的氧可导致胎鼠半脊椎、融合肋、腭裂与颅裂等畸形的发生。

(二) 流行病学资料

沉箱作业工人及海军的潜艇军人易发生氧中毒,但自二战之后,氧中毒的发生率已经显著降低。采用高压氧治疗的患者,发生氧中毒的情况较少,并受几个因素的影响,包括:个体易感性、治疗方案以及仪器使用等。1996年Welslau的报道显示,107 264例患者中只有16例(0.015%)发生氧中毒;2003年Hampson与Atik的报道则为0.03%。支气管肺发育不良是早产儿氧暴露最常见的并发症之一,随着早产儿成活率的升高,支气管肺发育不良的发生也随之增多。1997年一项氧暴露研究结果发现,60%的低出生体重儿出现早产儿视网膜病,如果出生体重低于1kg则会有高达72%的婴儿出现早产儿视网膜病。

(三) 中毒临床及防治原则

1. 急性中毒　吸入200 kPa以上的氧气会导致急性氧中毒,主要损害中枢神经系统,以惊厥为主要临床表现(惊厥型氧中毒)。经过一段时间的潜伏期后,出现一定的前驱症状:①面部肌肉抽搐;②自主神经症状：有出汗、流涎、恶心、呕吐、眩晕、心悸和面色苍白等；③感觉异常：可有视野缩小、幻视、幻听、幻嗅、口腔异味和肢端发麻等；④情绪异常：烦躁、忧虑或欣快等；⑤极度疲劳和呼吸困难，少数情况下可能有虚脱发生。病情进一步发展后出现惊厥，如果仍暴露于高氧环境中，则可能出现昏迷。

2. **慢性中毒**　较长时间吸入 60～200 kPa 的氧气可导致慢性氧中毒（肺型氧中毒），主要以肺部损害为主，最初为类似上呼吸道感染引起的气管刺激症状，如胸骨后不适（刺激或烧灼感）伴轻度干咳，并缓慢加重；然后出现胸骨后疼痛，且疼痛逐渐沿支气管树向整个胸部蔓延，吸气时为甚；疼痛逐渐加剧，出现不可控制的咳嗽；休息时也伴有呼吸困难。在症状出现的早期阶段结束暴露，胸疼和咳嗽可在数小时内减轻。可导致肺部纹理改变，肺活量减少。

持续高浓度氧暴露可导致视网膜损伤。在婴儿中会导致早产儿视网膜病的发生；早产儿过量氧暴露会导致视网膜脉管系统发育异常，产生瘢痕组织，从而导致视网膜脱落。沉箱作业工人长时间作业后，可能发生高压氧性近视，这主要是由于高压氧暴露后导致晶状体的屈光力发生变化。

3. **防治原则**　慢性中毒患者脱离高氧环境后，轻者数小时，重者数日可恢复。对于急性中毒患者，应立即脱离高氧环境，平卧休息，保持安静，若发生惊厥，则进行抗惊厥治疗。

通过筛查氧敏感试验阳性者，加强对有关人员的培训，规范用氧操作规程，采用间隔吸氧以及注意氧中毒的前驱症状，氧中毒是能够很好地预防的。

五、毒性表现

氧中毒损害中枢神经系统时，惊厥是主要临床表现。出现惊厥前，有时会出现一些前驱症状，如局部肌肉颤搐，主要是眼部、嘴和前额肌肉，有时会出现手部肌肉颤搐或呼吸时横膈不协调运动；植物（自主）神经症状如出汗、流涎、恶心、呕吐、眩晕、心悸和面色苍白等；感觉异常，如视力模糊、视野收缩、耳鸣；定向障碍。在突然出现的兴奋状态之后进入惊厥的强直性发作,1 min后头、颈、躯干和四肢肌肉的强直性收缩逐渐减弱。发作前患者有时会发出一声短促的尖叫,神志丧失,有时伴有大小便失禁。典型的脑电图改变是双侧半球电压升高和频率加快,出现棘状波和梭状波。

六、毒性机制

(一) 对神经递质的影响

高压氧的神经毒性机制仍然不是很清楚。电生理学研究认为,突触递质的释放可能在氧中毒过程中发挥重要作用。研究发现高水平氧暴露时,自发性突触递质释放增加,而抑制性递质减少,并且在神经肌肉连接处受诱发的兴奋性活动增强。高压氧可影响大部分的神经递质,比如 γ-氨基丁酸、谷氨酸盐、多巴胺、氨、去甲肾上腺素以及天冬氨酸等。有学者发现,在高压氧环境中兴奋性氨基酸——谷氨酸和天冬氨酸的含量增加,谷氨酸脱羧酶受到抑制,导致抑制性氨基酸——γ-氨基丁酸含量减少。

(二) 对神经调质的影响

氧也可以影响神经调质,如 NO。机体氧张力的增加能影响 NO 合酶的活性,从而使 NO 生成增加。NO 是已知的最强的扩血管物质之一。NO 生成增多,脑局部血管扩张,血流增加,促进损伤,发生氧惊厥的潜伏期缩短。也有人认为 NO 的促氧惊厥作用是通过影响脑内抑制性和兴奋性氨基酸的平衡引起的。也有人认为 NO 可抑制线粒体中顺乌头酸酶和电子传递链中复合体Ⅰ、Ⅱ,引起 ATP 的产生减少和细胞的转运系统障碍,从而促进氧惊厥的发生。

(三) 活性氧

暴露于高压氧时,体内活性氧增加,超过体内正常的抗氧化能力,造成损伤。高压氧暴露时,脑组织中的活性氧水平升高,且发生在惊厥出现之前。活性氧能与细胞膜的多聚不饱和脂肪酸发生反应,形成脂质过氧化物,不仅破坏细胞膜的结构,抑制多种细胞膜的酶系统,而且还对蛋白质和核酸也有破坏作用。在氧中毒中膜主动转运系统受损,导致一些神经症状的发生。

(四) 对脑局部血流变化的影响

Torbati 等的实验结果显示，高压氧暴露初期出现脑血管收缩，脑局部血流减少，导致氧气和葡萄糖供应减少，二氧化碳和热的生成也受到限制。因此认为脑内代谢平衡在抑制惊厥的出现中起了重要作用。高压氧暴露时脑局部血液增加则潜伏期明显缩短，而如果使用一氧化氮合成酶抑制剂来减少脑局部血流，发现惊厥潜伏期明显延长。

（丛泽　马文军　常元勋）

主要参考文献

1. Bitterman. CNS oxygen toxicity. Undersea Hyperb Med, 2004, 31 (1): 63-72.
2. 汤中泉, 施小燕, 刘文明. 急性氧中毒的救治. 中华急诊医学杂志, 2001, 10 (02): 120-121.
3. 张汉明, 李润平, 陶恒沂. 近年来药物预防急性氧中毒的研究进展. 中国药理学通报, 2000, 16 (01): 19-22.
4. 田莹, 刘文武. 中枢神经系统氧中毒研究进展. 海军医学杂志, 2007, 28 (02): 177-179.
5. 戈平. 中枢神经系统氧中毒. 新生儿科杂志, 1998, 13 (06): 279-282.

第二节　一氧化碳

一、理化性质

一氧化碳（Carbon monoxide, CO）为无色、无臭、无味、无刺激性的气体，燃烧时呈蓝色火焰，生成二氧化碳。几乎不溶于水，易溶于氨水，不易为活性炭吸附。

二、存在、来源与接触机会

CO 广泛存在于自然界中，碳氢化合物不完全燃烧可以产生 CO。丛林火灾、火山活动会产生大量的 CO，人类活动也增加了自然界中

CO 的含量。

人体内也会产生一定量的 CO，称为内源性 CO。如在血红素氧化酶的作用下，血红素氧化分解为胆红素，释放铁离子并生成 CO，这是体内 CO 生成的主要途径。另外，一些有机分子的氧化也会产生 CO。内源性 CO 在体内可以作为细胞炎症、增殖和凋亡过程的信号分子。也有研究表明，CO 可作为重要的神经递质，参与心血管调节、体温调节和呼吸调节。

1. 环境接触　CO 广泛存在于自然界大气中，尤其是发生火灾时现场环境中 CO 浓度更高，容易发生急性中毒。

2. 生活接触　家庭使用各种燃料，如煤、煤油以及天然气的过程中均会产生 CO。吸烟的人也会暴露于香烟烟雾中的 CO，吸一包烟可释放出 20 mlCO。

3. 职业接触　生产中接触 CO 的作业不下 70 余种，主要有冶金工业中的炼焦、炼钢、炼铁等；采矿中的爆破作业；机械制造业中的铸造、锻造车间；化学工业中用 CO 作为原料制造光气、甲醇、甲酸等。内燃机车尾气中也含有 CO，交警也是暴露于较高水平 CO 的职业之一。

三、吸收、分布、代谢与排泄

CO 经呼吸道吸收进入血液循环，80%～90% 与血红蛋白紧密结合，形成碳氧血红蛋白（HbCO），随血液流遍全身，并可通过胎盘屏障进入胎儿血液循环。约 10%～15% 与血管外的血红素蛋白如肌蛋白、细胞色素氧化酶、过氧化氢酶结合，产生类似碳氧血红蛋白化合物，从而抑制组织细胞的呼吸过程。血中 HbCO 水平主要由 CO 浓度、暴露时间以及肺泡通气量决定。每天轻体力劳动条件下，暴露于 35 ppm 的 CO 6～8 h，血中 HbCO 浓度约为 5%，而重体力劳动情况下暴露于 200 ppm 的 CO 15 min，血中 HbCO 浓度即可达到 5%。

通常 CO 是非蓄积性毒物，暴露停止之后碳氧血红蛋白会完全分解，并通过肺排出体外，只有小部分被氧化为二氧化碳。

四、毒性概述

（一）动物实验资料

1. 急性毒性　小鼠、大鼠、豚鼠、狗等动物经吸入的半数致死浓度（LC_{50}）分别为 2444 ppm、1807 ppm、5718 ppm、4000 ppm，兔吸入致死浓度（LD）为 4000 ppm。

2. 生殖发育毒性　一项动物实验发现，母体暴露于 150～200 ppm 的 CO 后，血中 HbCO 水平约为 15%～25%，会导致胎儿出生体重降低，行为发育迟缓，认知功能被破坏等。心血管系统也会受到损害，如心脏扩大。有的实验表明母体暴露于 60～65 ppm 的 CO 即可产生上述不良后果。

（二）流行病学资料

急性 CO 中毒是日常生活和工业生产中最常见的急性中毒之一，当血中 HbCO 水平低于 2% 时，无明显的人类健康效应，而高于 40% 时可因窒息而引起人死亡。在世界范围内可能占致死性中毒的半数以上，且死亡率高，居急性中毒死因首位。据估计，美国一年由于 CO 暴露造成 5000～6000 人死亡。

CO 中毒多发于冬、春采暖季节，且农村多于城市，退休老人及城市中的外来务工人员多发。引起中毒原因多种多样，在一项 128 例 CO 中毒患者的分析中发现，生活性中毒占大多数（91.0%），其中以在密闭的居室内用燃煤炉取暖中毒所占比例为最高（76.5%），而职业性中毒及其他原因中毒则较低（9.0%）。

老年患者当中迟发脑病发生率较高，一项研究中发现老年患者迟发脑病发生率约为 25%，而青年组仅为 3.3%。

气象因素也可能影响 CO 中毒的发生。温度降低、湿度增大、风速减小等可能使 CO 中毒发生增加，气压、风向等也会对 CO 中毒产生一定影响。

（三）中毒临床及防治原则

1. 急性中毒　当 HbCO 水平超过 5% 时可产生心血管损伤。非冠心病患者表现为心脏输出量、动静脉氧差及冠状动脉血流量增加；

冠心病患者表现为冠状窦血氧分压降低，并可致心肌氧化代谢障碍。20世纪90年代的研究表明，2%～6%的HbCO水平可促使心绞痛的发生。轻度中毒时血红蛋白、红细胞、白细胞数量增加；中度中毒时出现贫血和白细胞数量增加；重度中毒时，可出现贫血和白细胞数量减少，骨髓退行性改变，患者血沉减慢，血液凝固性降低。

(1) 轻度中毒　主要表现为头疼、恶心、呕吐、头晕、视力模糊。

(2) 中度中毒　主要表现为意识模糊、胸痛、虚弱、晕厥、呼吸困难、心动过速以及横纹肌溶解等。

(3) 重度中毒　主要表现为心悸、节律障碍、低血压、心肌缺血、心跳骤停、呼吸停止、非心源性肺水肿、癫痫以及昏迷等。

2. 慢性中毒　长期接触低浓度CO后可能会出现头痛、头晕、耳鸣、无力、记忆力减退及睡眠障碍等症状，将患者移离现场之后，上述症状通常会自行消失。长期接触低浓度的CO还有其他一些临床表现，如孕妇CO中毒可对胎儿产生严重影响，可造成死胎、畸形、低体重儿、重症脑病等。由于影响代谢而出现消瘦，血糖、血乳酸、酮体、胆固醇含量增加。由于营养障碍可出现皮肤病，可见皮肤局部坏死，形成血泡、硬结、溃疡，皮脂腺坏死，指甲（趾甲）变脆，头发脱落、变白，牙齿松动。肌肉关节损伤可见灶性坏死、截瘫性关节病、神经营养不良性关节炎等。

3. 防治原则　迅速将患者移离中毒现场，保持通风，密切观察患者意识状态，并及时进行急救与治疗。

五、毒性表现

暴露于CO后，初始症状包括头痛、头痛、恶心。随着暴露量的增加，患者表现出更加严重的症状，通常是对氧依赖程度较高的器官（如脑与心脏）首先受到损伤。当血HbCO浓度高于10%时，会出现轻度中毒，表现为剧烈的头痛、头昏、四肢无力、视力模糊、恶心、呕吐、步态不稳、轻度至中度意识障碍，但无昏迷。血液碳氧血红蛋白浓度高于30%时出现中度中毒，除上述症状外，面色潮红、多汗、脉快、呼吸急促困难、胸痛、晕厥，出现浅至中度昏迷。当血液碳氧血红蛋白浓度高于50%时出现重度中毒，表现为深昏迷或植物状态，常见瞳孔缩小，对光反射迟钝，四肢肌张力增高，可出现大小便失禁，症状加重则可出现非心源性肺水肿、心跳骤停、心肌缺血损伤以及节律障碍等。

中毒时随着缺氧血症的发展，患者可逐渐丧失思考能力，而后出现小脑功能障碍及共济失调，痛觉丧失。缺氧血症控制后，痛觉往往很久才能恢复，记忆力减退，并可能发生中毒性脑病。经计算机断层扫描或核磁共振成像检查发现，CO中毒造成的脑损伤，主要是弥漫性缺氧缺血性脑病和局灶性皮质损伤，苍白球坏死，基底节、下丘脑、脑干及小脑损伤，弥漫性脑萎缩以及大脑白质脱髓鞘等。

周围神经系统可以出现运动性和感觉性及营养性障碍、多发性或单发性神经炎、神经营养性关节炎、神经根炎、感觉异常、皮肤某些部位的感觉过敏或感觉缺失，可与麻痹同时存在。感觉器官受到损伤时，特别是视觉，可出现复视、视野缩小、色盲、暂时失明、瞳孔障碍、眼肌麻痹、眼球震颤、听敏度及前庭功能障碍。

急性CO中毒意识障碍恢复后，约经2～60天的"假愈期"又出现脑病的神经精神症状，常见的临床表现为：精神及意识障碍呈痴呆状态、谵妄状态或去大脑皮质状态；锥体外系神经障碍，出现帕金森综合征的表现；锥体系神经损害（如偏瘫、病理反射阳性或小便失禁等）；大脑皮质局灶性功能障碍，如失语、失明等，或出现继发性癫痫。

六、毒性机制

（一）缺血缺氧学说

CO被吸收入血后与血红蛋白结合，形成HbCO，使之失去携氧能力。HbCO分解速度非常慢，并且可以影响氧合血红蛋白的解离，阻碍氧的释放，使氧离曲线左移，从而造成血液运氧能力下降，造成组织缺氧。需氧量较大的神经系统受到的影响更加严重，缺氧可引起脑细胞及其间质水肿、酸中毒及血-脑屏障通透性增高，脑血管麻痹扩展，血管内皮肿胀，脑血管微循环障碍，甚至造成缺血性坏死。

(二) 细胞损伤学说

CO 可与线粒体中细胞色素结合，阻碍呼吸链中电子传递，从而阻断氧化磷酸化，造成细胞呼吸障碍，导致能量代谢障碍，从而产生相应病理损伤。此外，CO 可以直接诱导神经细胞凋亡。实验表明，急性 CO 中毒可诱导凋亡基因 Fas、Fasl 表达，引起脑细胞凋亡。CO 诱导的神经细胞凋亡在急性 CO 中毒及迟发性脑病的病理过程中可能起着重要作用。

(三) 活性氧学说

急性 CO 中毒后丙二醛水平升高及超氧化物歧化酶、谷胱甘肽过氧化物酶活性降低提示，机体抗氧化酶活力不足，对活性氧的清除能力降低，氧化损伤过程加重。与机体其他脏器比较，脑组织更易受活性氧的影响而诱发脂质过氧化反应，从而损伤神经纤维的髓鞘。成年大鼠实验也已证实，活性氧阻断剂可以减轻脑缺血引起的脑损伤。

(四) 自身免疫学说

大脑半球白质内的神经纤维大多数是髓鞘纤维。CO 中毒时，会发生脱髓鞘反应。临床上有许多脱髓鞘疾病与免疫有关，有神经免疫学家提出急性 CO 中毒迟发脑病的脱髓鞘改变可能由免疫异常所致，认为髓鞘的碱性蛋白作为抗原使 T 淋巴细胞致敏，致敏 T 淋巴细胞攻击并破坏神经纤维的髓鞘。

（丛泽　马文军　常元勋）

主要参考文献

1. 邓文彬, 韩超. 急性 CO 中毒 418 例临床分析. 中国热带医学, 2007, 7 (04): 534-536.
2. 王德军. 急性一氧化碳中毒迟发性脑病发病机制研究进展. 预防医学论坛, 2007, 13 (04): 345-347.
3. 李霞, 李莹洁. 一氧化碳中毒致中枢神经系统以外的脏器损伤分析. 中国实用内科杂志, 2000, 20 (05): 318.
4. 赵霞, 戴建溪, 王秀英. 近年来城市居民 CO 中毒患者的特点. 现代预防医学，1999，26（02）：233.

5. 朱仲德，李芝兰. 急性 CO 中毒迟发脑病的探讨. 职业与健康，2003，19（08）：25-26.

6. 曾员英，胡慧军，潘晓雯. 急性一氧化碳中毒迟发性脑病免疫机制的研究进展. 北京医学，2008，30（01）：43-45.

7. 崔书杰，急性一氧化碳中毒迟发脑病的治疗研究进展. 职业卫生与应急救援，2002，20（01）：35-38.

8. 牛凤云，赵金垣. 急性一氧化碳中毒迟发脑病的研究进展. 中华劳动卫生职业病杂志，2001，19（05）：397-398.

9. 苏华田，毕经瑞. 急性 CO 中毒迟发脑病研究概况. 职业卫生与应急救援，2003，21（02）：86-88.

10. 温韬，赵金垣，赵伯阳. 急性一氧化碳中毒迟发性脑病的发病机制研究进展. 中国工业医学杂志，2001，14（02）：97-99.

11. Kao LW，KA Nanagas. Toxicity associated with carbon monoxide. Clin Lab Med，2006，26（1）：99-125.

12. Gorman D，Drewry A，Huang，YL. The clinical toxicology of carbon monoxide. Toxicology，2003，187（1）：25-38.

13. Choi IS. Carbon monoxide poisoning：systemic manifestations and complications. J Korean Med Sci，2001，16（3）：253-261.

14. Harper A，Croft-Baker J. Carbon monoxide poisoning：undetected by both patients and their doctors. Age Ageing，2004，33（2）：105-109.

15. Abelsohn A，Sanborn MD，Jessiman BJ. Identifying and managing adverse environmental health effects：6. Carbon monoxide poisoning. CMAJ，2002，166（13）：1685-1690.

16. Raub JA，Mathieu-Nolf M，Hampson NB. Carbon monoxide poisoning—a public health perspective. Toxic，2000，145（1）：1-14.

17. Prockop LD，Chichkova RI. Carbon monoxide intoxication：an updated review. J Neurol Sci，2007，262（1-2）：122-130.

18. Raub JA，Benignus VA. Carbon monoxide and the nervous system. Neurosci Biobehav Rev，2002，26（8）：925-940.

19. Lo CP，Chen SY，Lee KW. Brain injury after acute carbon monoxide poisoning：early and late complications. AJR Am J Roentgenol，2007，189（4）：205-211.

第十九章

硫及其化合物

第一节　二硫化碳

一、理化特性

二硫化碳（Carbon disulfide，CS_2）为易挥发液体。纯品无色，具有醚样气味，工业品为黄色，有烂萝卜气味。与空气形成易燃混合物，爆炸下限和上限分别为1.0%和50.0%。几乎不溶于水，可与脂肪、乙醇、醚及其他有机溶剂混溶。

二、来源、存在与接触机会

CS_2 主要用于黏胶纤维生产。在此过程中，释放出多余的 CS_2。另外，在玻璃纸和四氯化碳制造、橡胶硫化、谷物熏蒸、石油精制、清漆、石蜡溶解以及用有机溶剂提取油脂也可接触到 CS_2。

三、吸收、分布、代谢与排泄

CS_2 是气体麻醉剂。可通过呼吸道和皮肤进入人体内，但皮肤摄入量较少，常可以忽略，意外口服可经消化道吸收。吸入的 CS_2 有40%被吸收。吸收的 CS_2 有10%～30%从呼气中排出，以原形从尿液中排出者不足1%，也有少量从母乳、唾液和汗液中排出；70%～90%在体内转化，以代谢产物的形式从尿中排出。其中，2-硫代噻唑烷-4-羧酸（2-thiothiazolidine-4-carboxylic acid，TTCA）是 CS_2 经P450活化与还原型谷胱甘肽结合所形成的特异性代谢产物。大约有6%吸收的 CS_2 代谢为TTCA，与接触 CS_2 浓度有很好相关性，可作为 CS_2 的生物学监测指标。

四、毒性概述

(一) 动物实验资料

1. **急、慢性毒作用** 高艳华等发现 CS_2 对大鼠的自发活动无明显影响,但染毒后大鼠的肌肉协调能力随染毒浓度加大而降低,这主要与外周神经受累有关,并提示接触浓度为 300 mg/m³ 时,CS_2 即可影响大鼠学习与记忆能力。大鼠 CS_2 动式吸入染毒,在染毒 2 周后血清 N-乙酰神经氨酸和胫后神经的 β-半乳糖苷酶活性增高;坐骨-胫神经运动传导速度下降,随着染毒剂量的增加愈益明显。染毒 6 周后坐骨神经及胫神经神经节苷脂含量下降,神经组织中 β-半乳糖苷酶活性和神经节苷脂含量的改变可能是神经变性的结果。大鼠 CS_2 染毒后发现,不同剂量染毒组大鼠尿量及尿蛋白、血含量均有不同程度的增加,肾小管和肾小球结构也有不同程度的改变。较大剂量(500 mg/kg,腹腔注射) CS_2 急性亚急性毒性实验表明,大鼠心电图出现明显异常改变,虽然观察亚慢性染毒大鼠的血压改变并不明显,但与对照组相比,其脉压差显著性减小。

2. **致突变** 采用静式吸入法用 CS_2 染毒 NIH 成年雌性小鼠 15 天(2 h/d),分析受试小鼠骨髓嗜多染红细胞微核细胞率。结果 CS_2 染毒低、中、高剂量组浓度分别为 199 mg/m³、651 mg/m³、1209 mg/m³,三剂量组的微核率依次为 3.0‰、4.2‰、5.1‰,中剂量组和高剂量组与阴性对照组比较有显著性差异($P<0.05$)。

3. **生殖发育毒性** 通过研究 CS_2 对小鼠睾丸生殖细胞的作用,发现 1898 mg/kg 和 378 mg/kg 腹腔注入组和 10 mg/m³ 与 100 mg/m³ 吸入组睾丸的初级精母细胞常染色体畸变率和性染色体异常率都显著高于对照组。雌性小鼠 10 mg/m³ 和 100 mg/m³ 吸入组受精卵发育异常率和雌性原核染色体畸变的受精卵细胞出现率均显著高于对照组,表明 CS_2 对小鼠雄雌性生殖细胞都有致突变效应。陈国元等以不同浓度 CS_2 (0、50 mg/m³、250 mg/m³、1250 mg/m³)对雄性大鼠静式吸入染毒 10 周,实验组雌鼠受孕率均低于对照组,高浓度组胎鼠各生长发育指标明显低于对照组;附睾重随染毒剂量增加而减轻,中、高浓度组与对照组比较有显著差异,附睾尾精子总数及精子活动率染毒组均低于对照组。

(二) 流行病学资料

CS_2是一种损害人体神经和血管的毒物,临床和尸检已证实二硫化碳是亲血管毒物。回顾性队列研究证实CS_2接触者中冠心病的死亡率增高。CS_2中毒可影响血液系统,有报告显示CS_2作业工人有低色素贫血、多形核左移、单核白细胞增多。现场流行病学研究发现,长期接触较低浓度CS_2,可引起作业工人心脏缺血性改变,冠心病、心肌梗死发生率明显增高。

曲仁禄等对某化纤厂接触CS_2的作业工人调查发现,接触组中类神经和自主神经功能紊乱症状检出率明显高于对照组。

CS_2还可以导致作业工人的视觉障碍,曹雪枫等对117例CS_2接触者的视力、角膜知觉等进行检测,发现接触者视力减退者眼底检查均有不同程度的视神经、视乳头及视网膜受损,原因可能是由于视神经、视乳头及视网膜损害所致。接触组角膜知觉减退明显高于对照组,且有工龄剂量-反应关系。20世纪60年代,在我国某化纤厂接触CS_2工人中曾有眼底病多发的情况,对其中200例统计的结果表明,球后视神经炎占48.5%,中心性视网膜炎占42.5%,二者同时存在者占8.5%,视神经萎缩占0.5%。近年来普遍重视低浓度CS_2对眼睛影响的研究。

在高度接触CS_2者和CS_2中毒工人中,胃肠症状的发生率一般在25%~28%,个别的多达66%。接触CS_2时间小于10年的黏胶纤维生产工人,肾炎和肾病的发病率为对照组的7.6倍。

观察某工厂68名接触CS_2作业工人和72人非接触工人外周血淋巴细胞微核细胞率的变化,发现低浓度CS_2可以引起CS_2作业工人外周血淋巴细胞微核率增高。

对接触CS_2的29名作业工人和29名非接触工人的外周血淋巴细胞微核率进行了比较。结果接触组微核率平均值明显高于对照组,而且不同CS_2水平接触工人的微核率均值随CS_2浓度的递减而递减。

接触较高浓度CS_2能损害男性生殖系统,引起睾丸萎缩;精子生成障碍，出现精子数量减少，精子形态异常率高，精子活力低下，性欲减退。CS_2能通过胎盘屏障进入胎儿体内，子代出生缺陷发生率显著增高，有调查显示，在父母一方生育前接触CS_2浓度大于的$10 mg/m^3$子代中，言语智商和总智商显著低于对照组。在中等程度接触（10～22 ppm）的条件下无致癌作用。接触$10 mg/m^3$以上CS_2超过10年的女工，可发生继发性不孕，妊娠中毒症的发生率增高；发生自然流产、早产的发生率增高。我国的调查发现，在人造丝厂孕期接触CS_2的女工以及橡胶厂的女工子女中，先天缺陷发生率高于对照人群。

（三）中毒临床表现及防治原则

1. **急性中毒** 急性中毒呈麻醉样作用，多见于生产事故。急性轻度中毒有头晕、头痛、眼及鼻黏膜刺激症状；中度中毒尚有酒醉表现；重度中毒可呈短时间的兴奋状态，继之出现谵妄、昏迷、意识丧失，伴有强直性及阵挛性抽搐。可因呼吸中枢麻痹而死亡。严重中毒后可遗留神经衰弱综合征，中枢和周围神经永久性损害。

2. **慢性中毒** 长期接触较低浓度的CS_2后，产生以中枢及周围神经系统损害为主的临床表现，其他器官也有受累的报告。神经系统早期为精神症状，随后出现多发性神经炎、脑神经病变，严重的可有锥体外系损害。精神症状不一，轻者为情绪、性格改变，重者有躁狂抑郁型精神病。多发性神经炎早期呈手套、袜套型感觉异常，沿桡、尺、坐骨及腓总神经疼痛，以后骨间肌和鱼际肌萎缩，甚至步态不稳、跟腱反射消失。可有脑、视网膜、肾和冠状动脉类似粥样硬化的损害，血液中胆固醇可增高。

男性可发生睾丸萎缩、精子生成障碍、精子数量减少、异常精子增多。女性亦可出现月经失调。

Maschewsky对2291名二硫化碳作业工人做了20年的回顾性队列调查，发现结肠癌的死亡率升高，与对照组比较差异有统计学意义，其标化死亡比（SMR）为233。

3. **防治原则** 以防治脑水肿及对症支持治疗为主。并应重视对接触CS_2工人的健康监护。

4. 预防措施　接触者应进行就业前和定期健康检查，发现有禁忌证者，不能录用或应调离 CS_2 作业，发现有早期 CS_2 作用的特征时，应脱离 CS_2 作业。加强个人防护，提高自我防护意识，严格遵守安全操作规程。

五、毒性表现

(一) 急性中毒

CS_2 急性中毒仅见于爆炸事故。吸入高浓度致麻痹状态。轻度中毒呈酒醉样，可有眩晕、头痛、恶心、步态蹒跚及精神症状，并有感觉异常、四肢软弱，重者先呈强烈的兴奋状态，以后出现谵妄、意识丧失、痉挛性震颤、瞳孔反射消失、体温下降，最后昏迷，呼吸中枢麻痹而死亡。

(二) 慢性中毒

长期接触低浓度 CS_2 对工人的早期影响主要是神经行为的改变。CS_2 对中枢神经和周围神经系统的慢性损伤，有以延髓性麻痹、偏瘫或锥体外系病为主要类型的动脉粥样硬化性血管性脑病；有狂躁和抑郁症状与定向力障碍的精神病；伴有植物神经功能失调的神经衰弱综合征；伴有跟腱反射和膝反射减弱或消失，手套、袜套样感觉障碍，对感应电和直流电兴奋性降低及周围神经的感觉和运动神经传导速度减慢的下肢多发性神经症；腓肠肌的肌病。我国也曾发现过 CS_2 中毒性多发性神经炎、神经官能症、慢性精神病、血管性脑病、肌病、震颤麻痹的患者。上海第一医学院曾在接触 CS_2 浓度为 $10\ mg/m^3$ 的工人中发现神经衰弱综合征、脑电图异常、神经传导速度减慢及皮肤感觉异常，发生率显著高于对照组。

有研究报道脑电图检查有助于发现中枢神经系统损害。CS_2 作业工人脑电图异常表现有轻弥漫性慢波、轻度至中度的严重局灶性慢波，个别人有束波放电。周围神经的运动神经传导速度和针电极肌电图测量是检查作业工人早期神经损伤的敏感方法。李六一等调查长期低浓度 CS_2 接触造成神经系统疾病，肌电图表现神经轴索损害特征，插入电活动延迟，出现纤颤、正锐波，以四肢末端为主，出现密度小、散发性表现。轻收缩时,肌电图运动单位时限有部分病例增宽、波幅升高、多相波增多,可能由于 CS_2 致周围神经损害后,形成末梢神经纤维的侧支芽生,神经末梢传导变迟缓了。

CS_2 对神经行为的慢性影响表现为智力、记忆、学习、运动功能和个性的障碍。有人研究报道不同程度 CS_2 接触水平与临床表现的差异,发现警觉性降低、智力活动减慢、情绪控制能力下降,行动过速、缓慢及运动障碍是明显中毒的特征;而情绪抑制、轻度运动障碍和智力损害是潜在性中毒的特征。有报告对接触 CS_2 工人进行精神行为检查结果,发现精神活动速度减慢,"不良"行为经常比对照组多 1.6 倍。

六、毒性机制

CS_2 的神经毒作用机制迄今仍不十分清楚,研究报道有可能与下列机制有关。

(一)蛋白质共价交联

CS_2 慢性中毒中最常见的改变是终端感觉运动神经病变,在动物实验中可观察到以外周和中枢的长轴突为主的神经纤维轴突肿胀。研究表明:CS_2 在体内与蛋白质的氨基发生反应,生成二硫代氨基甲酸酯,经氧化和分解后形成亲电物质,再与蛋白质亲核基团发生反应,引起一系列的病理改变。Craham 等认为,其中与蛋白质的共价交联是导致神经病变的原因。在神经细胞的轴突中,神经微丝发生交联,并顺行运输,最后在神经末端聚积,导致神经末端肿胀。目前在体内、体外实验中已显示 CS_2 可与蛋白质(牛血清蛋白及 β-乳球蛋白)及神经微丝共价交联,导致神经微丝的结构异常,引起慢性 CS_2 中毒患者的神经系统损伤。

(二)CS_2 代谢产物对锌、铜等微量元素的络合作用

CS_2 能溶解在血清中,同蛋白质和氨基酸的游离氨基结合,形成二硫代氨基甲酸酯和噻唑烷酮,二者有较强的络合作用,能与锌、铜等离子形成络合物,阻碍细胞对氨基酸的利用和干扰细胞的能量代谢,使其发生代谢障碍,丧失正常功能。锌是乳酸脱氢酶、碳酸酐

酶、谷氨酸脱氢酶和醇脱氢酶等许多酶所必需的微量元素。铜是吡哆醛的辅助因子，也是细胞色素 C 氧化酶、辅酶 A、脱氢酶和多巴胺羟化酶等发挥功能所必需的微量元素。脊髓内丧失铜能发生细胞性损伤，产生退行性变。接触 CS_2 所致中枢神经和周围神经功能的障碍，可能与上述代谢产物的络合作用、使铜丧失、继而抑制酶系统的作用有关。

（三）对钙离子分布的影响

钙作为第二信使，在人体的生命活动中起重要作用，许多神经性毒物往往最终通过影响细胞内、外钙的失衡引发各种毒作用效应。钙广泛分布于人体的细胞和体液中。近年来人们已对钙离子与学习、记忆的相互关系进行了大量研究。高艳华等应用细胞化学与电镜相结合的方法，观察了 CS_2 引起的细胞内钙离子的变化。CS_2 引起的钙分布异常受一些递质和受体改变的影响，某些递质（如兴奋性氨基酸）的改变可增加钙进入细胞内的量，启动一系列溃变过程。此外 CS_2 在体内与蛋白质的氨基反应生成二硫代氨基甲酸酯，使膜的通透性发生变化，细胞外钙大量被动扩散到细胞内，导致细胞内钙含量增加。研究证实：钙与学习、记忆的神经基础——长时程突触后电位增强相关。缺钙与学习、记忆密切相关，可见钙离子分布异常在 CS_2 对学习、记忆的影响中起某些作用。电镜观察染毒大鼠脑组织不仅有线粒体、内质网等细胞器的溶解，核膜也肿胀、模糊，说明 CS_2 对细胞结构的影响较严重，这在其他神经性毒物中毒中较为少见，这种膜结构改变的根源及其对神经细胞的影响还有待于进一步研究。

（四）对神经递质多巴胺的作用

有报道动物实验表明 CS_2 暴露对人类多巴胺递质活性可产生一定的干扰作用，它可能参与 CS_2 代谢过程活性硫的释放以及与重要生物大分子发生高度活跃反应继而干扰递质通路，从而影响神经递质的合成、释放或降解中一个或多个过程来干扰神经传导。

（五）维生素 B_6 代谢障碍

CS_2 能与吡哆胺反应生成吡哆胺二硫代甲酸，抑制以维生素为辅酶的酶系统活性。大鼠慢性染毒可致吡哆醇代谢障碍，引起吡哆醇缺乏，血清中磷酸吡哆醛浓度下降。据报道，补充维生素 B_6 可改善 CS_2 所致的大鼠行为改变。

（许迎春　常元勋）

主要参考文献

1. 上海第一医学院劳动卫生教研室等. 接触低浓度 CS_2 工人神经和心血管功能的调查. 上海第一医学院学报，1983，11（4）：251-253.
2. 李六一，宋新光. CS_2 致周围神经损害的临床与肌电图诊断. 工业卫生与职业病杂志，2000，26（1）：42.
3. 高艳华，卢坚，梁友信. 二硫化碳致大鼠行为改变的实验观察. 工业卫生与职业病杂志，1997，23（3）：139-142.
4. 张文昌，涂荔卿，黄慧玲. 二硫化碳对大鼠心电图及血压的影响. 中国公共卫生，1997，13（8）：479-481.
5. Beauchamp Jr Ro. A crucial review of the literature on carbon disulfide toxicity. CRC Crtical Reviews in Toxicology, 1983, 11 (3) 169-210.
6. Graham DG, Amamath V, Valenine WM, et al. Pathogenic studies of hexane and carbon disulfide neurotoxicity. Grit Rev Toxicol, 1995, 25: 91-112.
7. Amarnath V, Aathong DC, Valerntine WM, et al. The molecular mechanism of the carbon disulfide mediated cross-linking of protins. Chem Res Toxicol, 1997, 4: 148-150.
8. Orrenius S, Nicotere P. The calcium and cell death. J Neural Transm, 1994, 43: 1-11.
9. Levin LR, Han PL, Hwang Dm, et al. The drosopila learning and memory gene retabags encodosa Ca/Cal modulated responsive adenyl cyclase. cell, 1992, 18: 478-481.
10. 高艳华，阮素云. CS_2 对大鼠神经组织超微结构及钙分布的影响. 中华劳动卫生职业病杂志，1998，16（2）：204-206.
11. Bliss TVP, Coolndge GL. A synaptic model of memory long term potentiation in the hippocampus. Nature, 1997, 361: 31.
12. Lec BL, Yang XF, New AL, et al. Liquid chromatographic determination of Z-thiothiazolidine-4-carboxylic alid, an urinary metabolite after exposed to car-

bon disulphide. Chromatogragphy, 1996, 668: 265-272.
13. 常元勋主编. 靶器官与环境有害因素. 北京: 化学工业出版社, 2008. 30-33.

第二节 硫化氢

一、理化特性

硫化氢（Hydrogen sulfide，H_2S）为无色易燃气体，经压缩后可成液体，具有腐败臭鸡蛋的特殊气味。易与水形成硫氢酸，亦可溶于乙醇、汽油、煤油和原油。比空气重，易积聚在低洼处，并可沿地面流动而造成远处着火。极易燃，与强氧化剂剧烈反应，有爆炸危险。

二、来源、存在与接触机会

自然界中存在的外源性 H_2S 多为某些化学反应或动植物蛋白分解的产物，存在于多种生产过程及环境当中。人体内存在的内源性 H_2S 主要作为神经信使物质发挥其生理作用。

1. 职业接触　H_2S 在工业上很少直接应用，多属生产过程中产生的废气。据世界卫生组织资料，接触 H_2S 的职业有70多种，主要有：石油的勘探、开采、炼制；含硫矿石开采；有色金属冶炼、提纯；煤的低温焦化；硫化染料的生产、应用；以动植物为原料的生产过程；制造元素硫、硫酸、硫化物、杀虫剂；疏通阴沟、下水道、沟渠等。

2. 生活接触　日常生活环境中，污水管与污水井周围的空气中可能存在 H_2S，某些工厂如精制有机蛋白原料的工厂废水中可有 H_2S 存在。

3. 环境接触　H_2S 存在于火山气体、矿泉水、石油以及天然气中，可通过空气等途径与人体接触。

三、吸收、分布、代谢与排泄

H_2S 主要经呼吸道吸收进入人体，也可经消化道和皮肤吸收，但吸收率较呼吸道要低。

吸收进入体内的 H_2S 大多解离成为 HS^-，少量解离成 S^{2-} 形式，少部分仍以原形存在，主要分布于脑、肝、肾、胰和小肠中。目前认为，在生理状态下体内 1/3 的 H_2S 以气体形式存在，2/3 以 NaHS 的形式存在，从而保证不改变内环境的 pH 值，又使体内 H_2S 含量维持在生理水平，H_2S 在大部分组织和血清中水平为 50 μmol/L。有报道称 SD 大鼠的血浆水平在 46 μmol/L 左右，人类血液中 H_2S 则在 10~100 μmol/L。

H_2S 在体内主要经过三个途径进行代谢：①氧化，H_2S 在肝和肾内的硫化物氧化酶及亚硫酸盐氧化酶的催化下，氧化为亚硫酸盐、硫代硫酸盐和硫酸盐，从肾排出，这是 H_2S 的主要解毒途径。除硫化物氧化酶及亚硫酸盐氧化酶外，某些蛋白质上的金属离子也能催化 H_2S 分解，如三价铁就能催化硫化物氧化为硫代硫酸盐；②甲基化，在哺乳动物的肠黏膜和肝中有一种高度特异的硫醇-S-甲基转移酶。这种酶能催化 H_2S 甲基化形成甲硫醇和二甲硫醚，这两种产物毒性均比较低；③与含金属离子或双巯基的蛋白质反应，H_2S 能特异地和细胞色素氧化酶 aa_3 结合而抑制其活性，中断细胞呼吸，这是 H_2S 中毒的生化基础，而 H_2S 与一些非必需蛋白质结合，则可起到解毒作用。

H_2S 代谢转化后大多以硫酸盐和硫酸乙酯的形式经肾排出，部分可由唾液、汗液、胃液以及粪便排出，仅有小部分游离的 H_2S 可随呼吸经肺排出体外。

四、毒性概述

（一）动物实验资料

1. 急性毒性　小鼠在 1000 mg/m³ 的 H_2S 浓度中暴露 5~35 min 即出现死亡；吸入 2 h 死亡 10%，吸入 5 h 全部死亡。引起大鼠条件反射活动改变的 H_2S 阈浓度为 20 mg/m³。H_2S 浓度为 200 mg/m³ 时豚鼠开始出现中毒症状。使猫产生明显刺激症状的 H_2S 浓度为 190 mg/m³。狗暴露于 1400 mg/m³ 浓度中，先是跳跃兴奋，很快转入抑制，呼吸困难。另有报道给狗静脉注射 Na_2S 40~50 mg/kg，2 min 内 5/6 的动物可致死，将豚鼠皮肤大面积暴露于纯 H_2S，45 min 可致死亡，但对狗无影响。Heymans 与 Klentz 分别在不同的动物中（狗与鸡）证实，H_2S 可使呼吸加快，潮气量增加。具体机制尚不清楚，可能是由于硫化氢对颈动脉体的直接刺激作用。对暴露于 H_2S 的兔心肌进行组织化学检验发现了酶的改变，提示可能由于氧化代谢的改变而造成心肌组织缺氧。兔或豚鼠急性暴露于 72 ppm 的 H_2S 或静脉注射 Na_2S 后会导致室性期外收缩。

2. 慢性毒性　研究显示，慢性暴露于低浓度的 H_2S 对小鼠和大鼠的心率及血压没有影响。慢性暴露于 63 ppm H_2S 的小鼠肾颜色发生改变，暴露于 H_2S 的大鼠肾则发生病理性改变。慢性暴露于 H_2S 的兔肾，经组织化学方面研究发现肾中的相关酶的水平降低，如琥珀酸脱氢酶和碱性磷酸酶，而酸性磷酸酶水平则升高，以上结论尚未得到确认。H_2S 慢性暴露浓度低于 20 ppm 时，产生蓄积效应的证据不足。

3. 发育毒性　研究发现，孕期与产后 21 天暴露于 75 ppm H_2S 的大鼠，子代氨基酸神经递质，如谷氨酸盐、γ-氨基丁酸的浓度发生改变。

（二）流行病学资料

我国职业性 H_2S 中毒时有发生，危害大，病死率高，国内 H_2S 中毒占职业性急性中毒的第二位，仅次于一氧化碳中毒。一项自 1990 年 1 月 1 日至 2003 年 6 月 30 日我国重大 H_2S 中毒事故的报告分析显示：(1) 我国 H_2S 中毒病死率高达 41.82%，发病年龄和死亡年龄均低于 35 岁，说明我国职业性 H_2S 危害十分严重，是威胁劳动者健康和生命的重要职业病危害因素；(2) 我国 H_2S 中毒事故行业分布也十分广泛，H_2S 中毒高危行业有化学工业、造纸、污水处理、食品及酿酒业、渔仓、化粪池、石油工业等，H_2S 中毒事故中有 86% 的中毒者和 87.2% 的死亡者是在井下、油罐、反应釜等密闭空间以及下水道、污水池和化粪池等地方作业引起；(3) H_2S 中毒事故中 46% 是患者，30.8% 的死亡者是救援者。

（三）中毒临床及防治原则

1. **急性中毒** 急性中毒作用的特点是：浓度越低，呼吸道及眼的局部刺激作用越明显；浓度越高，全身作用越明显，表现为中枢神经系统状和窒息症状。急性中毒分为轻、中、重三类：①轻度中毒，主要是眼结膜及上呼吸道刺激症状。症状为畏光、流泪、眼刺痛、异物感、流涕、鼻及咽喉灼热感，并伴有轻度头痛、头晕、乏力、恶心、呕吐等症状。检查可见眼结膜充血，肺部可有干性啰音，X线胸片显示肺纹理增强，经数小时或数天能自愈；②中度中毒，接触浓度在 $200\sim300\ mg/m^3$ 时即出现中枢神经系统症状，有明显的头痛、头昏症状，并出现轻度意识障碍，或有明显的黏膜刺激症状，出现咳嗽、喉部发痒、胸部压迫感、视物模糊、眼结膜水肿及角膜溃疡等。肺部可闻及干性或湿性啰音，X线胸片显示两肺纹理模糊，肺野透亮度降低或有片状密度增高阴影；③重度中毒，接触浓度在 $700\ mg/m^3$ 以上，以中枢神经系统的症状最为突出。患者首先发生头晕、心悸、呼吸困难、行动迟钝，继续接触，则出现烦躁、意识模糊、呕吐、腹泻、腹痛和抽搐，迅速陷入昏迷状态，最后可因呼吸麻痹而死亡。昏迷抽搐持续较久者可发生中毒性肺炎、肺水肿和脑水肿。

2. **慢性中毒** 长期接触低浓度 H_2S 可引起眼及呼吸道慢性炎症，H_2S 对眼的毒性是最先被人们认识到的，无论在人类还是动物中，眼部结膜直接暴露于 H_2S 会导致结膜炎。在一项针对污水处理工人中的眼伤患者进行的调查发现，患者通常自觉双眼有明显的疼痛、灼热感、异物感、畏光、流泪及视物模糊，检查发现有眼睑痉挛，部分患者眼部有轻度水肿。如果眼部长期暴露于 H_2S，角膜上皮细胞会发生肿胀并形成水疱，破裂后会感到疼痛并在角膜表面形成可逆性的溃疡，在严重的病例中角膜溃疡会最终导致瘢痕形成，从而形成永久性的视力损伤。持续暴露于超过 250 ppm 的 H_2S 会导致肺水肿，暴露于 $750\sim1000$ ppm 的 H_2S 导致肺水肿的危险性更大，只是如此高浓度下肺水肿的产生被更加强烈和明显的神经系统症状掩盖了。与其他许多化学物相比，H_2S 的嗅阈很低。暴露于浓度超过 100 ppm 的 H_2S，由于嗅觉疲劳或嗅神经麻痹而导致嗅觉丧失。

3. 防治原则　生产过程注意设备的密闭和通风，佩戴个人防护用品，有明显呼吸系统、神经系统及心、肝、肾病的患者不应从事 H_2S 作业。对于 H_2S 中毒者，应迅速脱离接触，吸氧、休息，严密观察。抢救与治疗原则以对症及支持治疗为主，积极防治脑水肿、肺水肿等。

五、毒性表现

中枢神经系统对 H_2S 极为敏感，小剂量兴奋，大剂量则会抑制中枢神经系统的功能。接触较高浓度 H_2S 后患者可出现头痛、头晕、乏力、共济失调，可发生轻度意识障碍；接触高浓度 H_2S 后患者以脑病表现为显著，出现头痛、头晕、易激动、步态蹒跚、烦躁、意识模糊、谵妄、癫痫样抽搐可呈全身性强直性发作等，可突然发生昏迷，也可发生呼吸困难或呼吸停止后心跳停止。眼底检查可见个别病例有视神经乳头水肿；接触极高浓度 H_2S 后可发生电击样死亡，即在接触后数秒或数分钟内呼吸骤停，数分钟后可发生心跳停止；也可立即或数分钟内昏迷，并呼吸骤停而死亡。死亡可在无警觉的情况下发生，当察觉到 H_2S 气味时可立即嗅觉丧失，少数病例在昏迷前瞬间可嗅到令人作呕的甜味。死亡前一般无先兆症状，可先出现呼吸深而快，随之呼吸骤停。急性中毒的后遗症为头疼、易发烧和寒战、智力降低和精神病、视神经炎、慢性脑炎、心肌营养不良等。如无缺氧性脑病，多恢复较快。

急性中毒早期或仅有脑功能障碍而无形态学改变者对脑电图和脑解剖结构成像术如计算机 X 射线断层扫描（CT）和磁共振成像（MRI）的敏感性较差，而单光子发射计算体层摄影（SPECT）/正电子发射体层摄影（PET）异常与临床表现和神经电生理检查的相关性好。

六、毒性机制

神经系统毒性作用机制可能有：（1）H_2S 进入血液后与血红蛋白结合，生成硫化血红蛋白，从而使血红蛋白变性，失去运输氧的能力，导致细胞缺氧，缺氧过久可致供能物质 ATP 耗竭，使膜上 ATP 酶失活，于是质膜与亚细胞膜的主动转运系统（Na^+-K^+ 泵、Ca^{2+} 泵）丧失正常功能，Na^+、Ca^{2+} 和水大量进入细胞内而引起一系列细胞损伤；（2）通过灭活细胞色素氧化酶细胞色素 aa_3 干扰细胞的有氧呼吸，导致脑神经元出现水肿坏死和内容物（如乳酸脱氢酶等）释放；（3）抑制突触传递，损害突触后神经元产生的兴奋性突触后电位；（4）高浓度的 H_2S 所引起的反应同生理浓度时相反，如较高浓度的 NaHS 减少胞质内的 cAMP 水平；（5）在亚急性 H_2S 中毒过程中，脑干可以选择性地摄取硫化物，加之 H_2S 高度的脂溶性，更是加剧了 H_2S 的毒性作用；（6）高浓度 H_2S 主要通过对嗅神经、呼吸道黏膜神经、颈动脉窦和主动脉体化学感受器的强烈刺激，反射性引起中枢神经系统超限抑制或直接抑制呼吸中枢导致呼吸衰竭，引起呼吸麻痹甚至猝死。

（丛泽　马文军　常元勋）

主要参考文献

1. 韩志英，金复生. 硫化氢中毒研究进展. 工业卫生与职业病，2006，2：118-121.
2. 孔令敏，周镁，刘健，等. 急性硫化氢中毒致多器官损害临床分析. 中国工业医学杂志，2006，5：282-283.
3. 黄关麟. 硫化氢中毒的诊断、治疗与预防. 中华全科医师杂志，2005，11：648-651.
4. 岳茂兴，徐冰心，李轶，等. 硫化氢中毒损伤的特点、临床表现和紧急救治原则. 中国全科医学，2004，14：1079-1080.
5. 熊敏如. 硫化氢中毒防治研究的某些进展. 中国职业医学，1999，5：40-42.
6. 张敏，李涛，陈曙旸，等. 我国硫化氢中毒的特点与控制对策. 工业卫生与职业病，2005，1：12-14.
7. 刘登群，胡圣安. 中枢神经系统 H_2S 的作用及机制研究进展. 生理科学进展，2004，2：170-173.
8. Reiffenstein RJ, Hulbert WC, Roth SH. Toxicology of hydrogen sulfide. Annu

Rev Pharmacol Toxicol, 1992, 32: 109-134.
9. Milby TH, Baselt. Hydrogen sulfide poisoning: clarification of some controversial issues. Am J Ind Med, 1999, 35 (2): 192-195.
10. Costigan MG. Hydrogen sulfide: UK occupational exposure limits. Occup Environ Med, 2003, 60 (4): 308-312.

第二十章

酰胺类与无机磷化合物

第一节 丙烯酰胺

一、理化性质

丙烯酰胺（Acrylamide，AA）为白色透明片状晶体，可溶于水、乙醇等，在酸性环境中可水解成丙烯酸，易聚合和共聚。

二、来源、存在与接触机会

丙烯酰胺作为一种不可替代的化工原料，广泛应用于石油和矿山开采、隧道建设、水净化处理、纸浆加工及管道内涂层，在生产合成橡胶和有机合成中作为单体。丙烯酰胺的主要职业暴露发生在丙烯酰胺的运输、保管和现场作业，以及实验室制备聚丙烯酰胺凝胶电泳的过程中，接触人员经皮肤吸收溶液中的丙烯酰胺或经呼吸道吸入丙烯酰胺粉末及其气溶胶。

近年来，随着高温烹饪食品（如炸薯条、薯片）、咖啡及化妆品中的应用，普通人群接触丙烯酰胺的机会也大大增加，有可能在低浓度终生暴露的情况下引发神经毒性。

三、吸收、分布、代谢与排泄

由于丙烯酰胺水溶性强，故其单体可经皮肤、黏膜、呼吸道与胃肠道吸收。经皮肤吸收量为消化道的 200 倍左右。通过 ^{14}C-丙烯酰胺示踪显示丙烯酰胺吸收后很快分布到全身，而以血液中浓度最高。它也可通过血-脑屏障及血胎盘屏障。丙烯酰胺在血液中以两种形式存在，一种为游离型，另一种为蛋白结合型，后者与血红蛋白及器官中蛋白质的巯基结合，转运分布于神经组织、皮肤、肌肉、肝、肾和肺等多个器官,其中神经组织(脑、脊髓、坐骨神经)中丙烯酰胺含量不足摄入量的1%,但存留时间超过14天。丙烯酰胺进入机体后,转化为环氧化物,在谷胱甘肽转移酶的催化作用下,代谢产生的巯基尿酸-乙酰丙酰胺-胱氨酸从尿排出。但 Oxana Doroshyenko 等研究表明,在丙烯酰胺被环氧化为环氧丙酰胺的过程中,CYP2E1 起主要作用。[14]C 标记的丙烯酰胺在大鼠组织的清除实验中发现,血浆中清除较快,半衰期大约为 2.5 h,而红细胞中半衰期约为 10~13 天,因此红细胞中丙烯酰胺浓度可能反映体内负荷的指标。丙烯酰胺主要通过尿排出,24 h 内排出摄入剂量的 2/3,至第 7 天排出已达 3/4,其中 90% 为代谢物形式。在大鼠尿中,现已发现至少 4 种丙烯酰胺的代谢物,其中占总剂量 48% 左右的是巯基尿酸-乙酰丙酰胺-胱氨酸。此外有 6% 以上以 CO_2 形式从呼吸道排出。粪便排出量少,24 h 为 4.8%,7 天仅为 6%。

丙烯酰胺及其代谢产物可以与血红蛋白结合,能聚集在神经系统、肝、肾及生殖系统。另有一些资料显示丙烯酰胺在大、小鼠体内可以通过细胞色素氧化酶 P450 2E1 代谢为环氧丙酰胺(GA),具有遗传毒性。

四、毒性概述

(一)动物实验资料

1. 急性与亚急性毒性 崔群和孙凤祥等经口给予小鼠 0、50、100、150 mg/kg 丙烯酰胺,发现染毒小鼠血清天冬氨酸转氨酶、乳酸脱氢酶、碱性磷酸酶、肌酸激酶活性明显升高,尿酸和尿素氮也不同程度升高,并出现肝、肾、脾的组织病理学变化,提示丙烯酰胺对心、肝、肾具有一定毒性。丙烯酰胺染毒后,小鼠体重明显下降,血清脂质过氧化代谢产物(MDA)含量增加,超氧化物歧化酶(SOD)及全血谷胱甘肽过氧化物酶(GSH-Px)活性明显降低,接触一定量的丙烯酰胺还可抑制机体抗氧化能力和降低机体网状内皮系统吞噬功能。Aschner 利用新生大鼠星形胶质细胞进行的急性毒理试验表明,0.1 mmol/L 的丙烯酰胺可引起谷胱甘肽合成酶明显改变;1 mmol/L

的丙烯酰胺可引起谷胱甘肽-天冬氨酸转换因子 mRNA 表达水平的明显改变。

Maurissen 等发现,猴每天经口给予 10 mg/kg 的丙烯酰胺,每周 5 天,共 9 周后,用 Optacon 测出趾振动觉的消失远比运动障碍出现早,停止染毒后数月,这种感觉障碍仍然存在,而对电刺激引起的痛及温度觉反应则无明显改变,提示动物的振动感觉感受器环层小体选择性受损。

2. 慢性毒性　动物慢性(长期)经口给予丙烯酰胺,可以观察到腿脚麻木、无力等神经损伤表现。皮肤的长期接触可出现红疹。

3. 致突变　Lin 等利用 HL-60 和 NB4 两种细胞研究丙烯酰胺对 $HPRT$ 位点的致突变作用,在分别作用 6 h 后,两种细胞都在 700 mg/L 剂量组出现弱的致突变作用 ($P<0.01$ 或 $P<0.05$)。除了点突变外,两种细胞都出现了外显子缺失的现象。Besaratinia 等利用鼠胚胎成纤维细胞进行实验发现,细胞经低浓度丙烯酰胺处理后能引起 cⅡ 基因突变,产生更多的 DNA 加合物,基因突变数比对照组多出约 2 倍,显示丙烯酰胺具有潜在的遗传毒性。在不同剂量的试验中,环氧丙烯酰胺比丙烯酰胺具有更强的致突变性;人和鼠的试验中都表明,丙烯酰胺的致突变性主要是由于其环氧代谢产物环氧丙烯酰胺形成 DNA 加合物。瑞典食品管理局的报道指出,丙烯酰胺诱导小鼠基因突变的最低剂量为 25~50 mg/kg,此最低剂量的 10~20 倍可诱导小鼠的染色体发生异常。Errol Zeiger 利用小鼠检测低剂量丙烯酰胺对外周血网织红细胞和正染性红细胞的致微核作用。小鼠经口摄入丙烯酰胺 28 天,剂量从 0.125 到 24 mg/(kg·d)。结果表明 6.0 mg/(kg·d) 以上组,网织红细胞微核率升高有统计意义,4.0 mg/(kg·d) 以上组正染性红细胞微核率升高有统计意义。

4. 生殖发育毒性　大鼠的生殖毒性实验的未观察到损害作用剂量 (NOAEL) 为 2mg/kg 体重。以每天 15 mg/kg 丙烯酰胺喂饲雄性大鼠 5 天,雄性小鼠喂饲 12 mg/kg 丙烯酰胺连续 4 周,均出现精子数量、移动距离下降的现象,说明丙烯酰胺可以降低其生育能力。对大鼠进行喂饲含丙烯酰胺 100 mg/L 的饮水 10 周,然后与未处理的雌鼠交配，发现丙烯酰胺明显影响雄鼠交配行为。Tyl 研究发现丙烯酰胺以 5、30、45、60 mg/(kg·d) 剂量染毒 5 天后，雄鼠的交配率与对照组比较显著下降，认为丙烯酰胺影响雄性交配。Yang 等研究发现，30 mg/(kg·d) 剂量的丙烯酰胺连续 5 天染毒对 SD 大鼠睾丸间质细胞（Leydig cells）具有毒性，使睾丸间质细胞分泌睾酮（T）减少。但郭红刚以 25、50 mg/(kg·d) 连续腹腔注射丙烯酰胺 5 天后，小鼠血清 T 含量未有显著变化。研究还发现丙烯酰胺可引起雄性实验动物生殖系统肿瘤，如大鼠睾丸间皮瘤。

经口每天给予实验动物 36 mg/kg 丙烯酰胺连续 8 周，可导致动物精细胞和精母细胞突变。在一项丙烯酰胺对雄性大鼠生殖毒性效应的研究中，分别连续 5 天给予雄性大鼠 0、5、15、30、45 和 60 mg/(kg·d) 的丙烯酰胺，可以观察到丙烯酰胺的毒性作用。在最高剂量 60 mg/(kg·d) 下，大鼠体重下降，睾丸和附睾重量显著下降，附睾尾部的精子数量显著减少并呈剂量依赖关系，生精小管有组织病理损伤，表现为小管内皮细胞的增厚和层数的增加。利用生物累积模型的研究表明，总的染毒剂量是影响小鼠精子细胞基因改变的主要原因，染毒时间和染毒方式仅起次要作用。

Schettgen 研究表明，通过胎盘进入胎体内的丙烯酰胺浓度可能会比母体更高，导致胎体体重减轻，红细胞寿命减少。鲁开化等将奥美定（国产医用聚丙烯酰胺水凝胶）注入小香猪母代及子代后观察其生长、健康状况，结果在实验剂量下未见生殖毒性。

5. 致癌　在两年的致癌试验中，通过饮水给予 F334 雌、雄大鼠丙烯酰胺，结果发现肿瘤发生率在两种性别中均高于对照组。雄性大鼠肾上腺和睾丸间皮瘤的发生率显著增高，肾上腺嗜铬细胞瘤在高剂量组明显增高，并可引起口腔肿瘤和星形胶质细胞瘤。在雌性大鼠甲状腺瘤和乳腺纤维瘤的发生率增高，并引起了肾上腺癌、口腔乳头状瘤、中枢神经系统的原发性神经胶质细胞瘤、脑和脊髓星形细胞瘤，但没有明显的剂量-效应关系。同时该实验中的许多肿瘤与激素有密切关系，提示丙烯酰胺有激素样作用。分别灌胃给予 4 组 AJ 小鼠 0.00、6.25、12.50、25.00 mg/(kg·d) 的丙烯酰胺，每周

3次、共8周，至7个月时宰杀，实验发现小鼠肺腺瘤与丙烯酰胺呈剂量相关性增加。在皮肤促癌实验中，丙烯酰胺能够促进12-0-14烷酰佛波-13-乙酰酯（TPA）引起的皮肤乳头状瘤和鳞状上皮癌。

目前仍无有效证据表明丙烯酰胺可以对人致癌。按照目前成人男性每天丙烯酰胺的平均摄入量计算，在70年的寿命期内，由于食用丙烯酰胺患癌症的概率为万分之六，女性更低。考虑到人体的解毒反应、细胞新陈代谢、DNA修复、免疫防护等因素，其风险还要低得多。Ruden总结了1976年—2002年间14个课题组对丙烯酰胺的致癌性研究的结论表明，有11个课题组认为对动物是致癌物，对人类是可能致癌物；有3个课题组认为对动物和人类都不是致癌物。

Ling等通过饮水每天给予小鼠（3～4 mg/kg体重）丙烯酰胺，染毒2、6和8个月后，均未观察到小鼠出现甲状腺癌。

1994年国际癌症研究组织（IARC）将丙烯酰胺归入2A类，人类可疑致癌物。

（二）流行病学资料

目前有少量丙烯酰胺对人类生殖毒性的报道。苗贞荣等对职业性丙烯酰胺中毒病例报告显示，10例男性职业性慢性丙烯酰胺中毒病例中有4例已婚者出现性功能减退。其中患者最短发病工龄为28天，最长发病工龄为12个月，平均发病工龄为4.4个月。李涛等对丙烯酰胺职业性中毒的16例男性患者进行分析，其平均年龄为27.3岁，平均工龄2.1个月。其中轻度中毒3例中的1例和重度中毒12例中的7例出现性功能障碍，主要表现无性欲。

Mucci等从流行病学的角度，采用病例对照方法，研究了瑞典591名膀胱癌患者、263名肾癌患者、133名大肠癌的患者和587个健康对照者，对摄取14种丙烯酰胺含量较高食品（含量为300～1200 mg/kg）的人与这3种癌症之间的关系进行了分析，结果发现癌症患者并不比健康人消耗更多的丙烯酰胺。同时还发现丙烯酰胺摄入量越高，肠癌的发病率反而更低。为了调查食物中丙烯酰胺与人类肿瘤的关系，国外流行病学专家进行了一项关于油炸食品与癌症危险性关系的病例对照研究。在该研究中，选择口腔癌749例，对照1772

名；食管癌 395 例，对照 1066 名；喉癌 527 例，对照 1297 名；大肠癌 1953 例（结肠癌 1225 例，直肠癌 728 例），对照 4157 名；乳腺癌 2569 例，对照 2588 名；卵巢癌 1031 例，对照 2411 名，发现油炸食品的最低及最高摄入量与癌症的相对危险度（RR）值在 $0.8\sim1.1$ 之间，该研究没有表明油炸食品与人类癌症发生的危险性相关。

Susanna 对瑞典 61 057 女性进行长期随访研究。在 1987 年—1990 年间对她们饮食中丙烯酰胺含量进行评估（通过问卷调查形式），并在 1997 年重复评估一次。平均随访 17.5 年后，发现 368 人患有卵巢癌。最低四分位数（平均摄入量为 16.9 $\mu g/d$）与最高四分位数（平均摄入量为 32.5 $\mu g/d$）的 RR 值为 0.85（95% CI=0.63~1.16）；与患有严重卵巢癌人相比（182 人）RR 值为 1.05（95% CI=0.68~1.63）。该前瞻性研究表明瑞典女性从食品中摄入的丙烯酰胺的量与其卵巢癌发病率没有明显相关性。在此期间，他们同样对 61 433 名瑞典女性的膳食丙烯酰胺摄入量与乳腺浸润性癌的关系进行研究。平均随访 17.4 年后，随访人群中有 2952 人被确诊为乳腺癌。对所有类型的乳腺癌，丙烯酰胺摄入量的最低四分位数与最高四分位数的 RR 值为 0.91（95% CI=0.80~1.02）。他们认为瑞典女性从膳食中摄入的丙烯酰胺量与她们是否患有乳腺癌没有关联。

Janneke 通过群组调查方式研究了 120 852 个荷兰人（年龄在 55~69 岁之间），以 1986 年个人膳食中的丙烯酰胺的含量为本底值。再从这些人中随机选择 5000 人做队列研究。经过 13.3 年的随访调查，肾癌、睾丸癌和前列腺癌患者分别为 339、1210 和 2246。与最低四分位的丙烯酰胺摄入人群比（9.5 $\mu g/d$），高四分位人群（40.8 $\mu g/d$）经调整后的患有肾癌、睾丸癌和前列腺癌患的 RR 值为 1.59（95% CI=1.09~2.30；$P=0.04$），0.91（95% CI=0.73~1.15；$P=0.60$），和 1.06（95% CI=0.87~1.30；$P=0.69$）。对不吸烟工人而言，其患前列腺癌的 RR 值无显著性。研究者认为丙烯酰胺的摄入量与肾细胞癌有正相关的趋势，与睾丸癌和前列腺癌无必然联系。

（三）中毒临床表现及防治原则

1. 急性中毒　本品对眼和皮肤有一定的刺激。国内曾有 2 例中毒报告，从事本品生产，由于管道不严密，室内通风不良，分别在工作后 3 天和 4 天出现双手脱皮、手汗成滴、手足发麻、颤抖、持物不稳、上肢活动受限。继之有持续性头痛、头昏、乏力、食欲不振、视物模糊等症状。1 例主要表现为多发性神经病和震颤，齿轮样肌张力增高及单足不能站立的锥体外系和小脑病变的临床征象。另 1 例除有多发性神经病外，并出现明显的左上肢和左肩胛部运动障碍，部分肌肉萎缩和肌束颤动，呈脊髓前角细胞病变的临床表现。一例经治疗后，自觉症状基本消失，体征亦明显好转。

2. 慢性中毒　在生产条件下可经皮肤、呼吸道吸收。接触数月至数年后，逐渐出现头痛、头昏、疲劳、嗜睡、手指刺痛、麻木感，往往伴有两手掌发红、脱屑，手掌和足心多汗。进一步出现四肢无力，肌肉疼痛，步态蹒跚，易向前倾倒，特别在闭目后，感觉不稳。神经系统检查可见深反射减弱或消失，呈手套、袜套型感觉过敏，音叉振动觉和位置觉减退，闭目难立征试验阳性等，这些改变均为双侧性。电生理学检查发现正中神经和胫神经动作电位明显降低，而传导速度无明显异常。工龄较长的患者可见脑电图轻度异常。血、尿常规及肝、肾功能一般无异常改变。如早期发现症状，及时停止接触，症状一般都可逐步恢复。1%的丙烯酰胺水溶液对皮肤有刺激作用。

五、毒性表现

短时间高浓度接触的患者多呈亚急性病变，急性中毒罕见。首先表现为中毒性脑病症状，共济失调、震颤、意识不清、精神异常、步态不稳、指鼻对指不准、脑电图异常和肌肉萎缩等。停止接触数周后消退，但逐渐出现感觉运动型多发性神经炎。

丙烯酰胺中毒动物可见周围神经发生轴索变性，继发性髓鞘脱失，最后进入华勒变性。神经远端较近端受累重。电镜观察显示周围神经骨髓内聚集大量直径为 $10\,\mu m$ 的神经微丝和肿大的线粒体，这表明丙烯酰胺中毒性神经病属于神经微丝聚积性轴索病。Schaumburg 在丙烯酰胺中毒猫的研究中，发现接受 A 类粗大神经纤维支配的足底部环层小体的轴索和肠肌肌梭内的螺旋神经末梢最早出现轴索变性。此外在中毒猫、小鼠的脊髓薄束、楔束及脊髓小脑束可见大量神经纤维变性。这些方向走行的中枢神经的远端受累，同时与周围神经的远端变性并存，被认为是中枢-周围性远端型轴索病的特点。

丙烯酰胺中毒的猴、狗、猫、大鼠运动神经传导速度轻度下降，一般很少超过3%。神经动作电位及肌肉诱发电位波幅降低，感觉神经动作波幅降低较运动纤维明显，并持续到停止染毒几周后。丙烯酰胺中毒时神经动作电位波幅的降低较神经传导速度减慢出现为早，这一电生理表现符合轴索性神经病的特点。对丙烯酰胺中毒大鼠进行体感诱发电位研究，发现脊髓体感传导速度慢，但无皮质诱发电位的损害。

丙烯酰胺是蓄积性神经毒，对中枢及周围神经系统皆有损害。丙烯酰胺中毒动物电镜显示周围神经远端轴索中神经微丝及神经微管是其原发受损部位。轴索内大量神经微丝聚集，可能与轴索能量代谢障碍导致轴浆运输，特别是逆向轴浆运输减慢有关。此外丙烯酰胺可与神经系统中蛋白质疏基结合，抑制轴索与轴浆运输有关的酶，从而使远离胞体的轴索末梢营养物质供应不上而发生变性。

美国环境保护署（EPA）报道，工厂周围居民在饮用丙烯酰胺污染的水后，出现嗜睡、平衡失调、思维混乱、记忆力减退和幻觉等症状。一般职业中毒较生活中毒常见，危害更严重，暴露水平在美国职业接触限值范围内的工人有67%出现中毒症状，而低于限值暴露的工人14%出现中毒症状，并存在一定的剂量-反应关系。一般首发症状为手足多汗、脱皮，继之出现头痛、头晕、乏力、失眠和食欲不振等神经衰弱综合征的表现，最后出现肢体麻木，振动觉、痛觉、触觉减退，四肢肌无力，手持物不牢，跟腱反射消失，神经传导速度减慢等周围神经病的症状。

工业上常用的丙烯酰胺衍生物有甲基丙烯酰胺、N-二甲基丙烯酰胺、N-异丙烯酰胺、N-羟甲基丙烯酰胺、N-特丁基丙烯酰、N-特辛基丙烯酰胺等。后三种衍生物在实验研究和临床观察中，均未见神经系统损害症状。

六、毒性机制

职业性中毒患者周围神经传导速度及诱发电位的幅度均呈下降趋势，且后者改变尤为明显，提示为轴索损害为主的周围神经病。周围神经病理改变主要为轴索变性、肿胀以及中间丝聚集形成巨大的轴索，有髓神经纤维和无髓神经纤维的轴索出现 Wallerian 变性和有髓神经纤维的髓鞘变薄。

能量学说认为丙烯酰胺通过选择性抑制能量代谢酶，使三磷酸腺苷（ATP）生成降低，相关离子浓度改变，快速轴突运输障碍，轴突变性肿胀，诱发神经病变。许多实验结果支持这一理论：给丙烯酰胺染毒鼠（35 mg/kg，5 次/周）补充外源性糖酵解的终产物丙酮酸钠后可减缓轴突变性的进展，降低丙烯酰胺所致神经损伤的一系列检测指标的严重程度。在此过程中，丙烯酰胺选择性地抑制能量代谢相关酶（3-磷酸甘油醛脱氢酶、磷酸果糖激酶、神经元特异烯醇酶等），干扰了神经系统的能量代谢。另一试验证实了丙烯酰胺染毒鼠脑中的 ATP 明显减少，二磷酸腺苷（ADP）、单磷酸腺苷（AMP）蓄积，葡萄糖水平降低，磷酸激酶活性受到明显抑制，轴浆中 Na^+ 和 Ca^{2+} 增加，K^+-ATP 酶的活性明显抑制，致轴突萎缩、变性、肿胀，动物后肢无力。

氧化代谢学说认为丙烯酰胺主要通过抑制脑内正常的氧化代谢过程，导致神经病变。脑组织是机体氧代谢最活跃的器官，它不仅含有大量极易过氧化的多不饱和脂肪酸，而且还原型谷胱甘肽含量低，主要依赖抗氧化酶来完成正常的氧代谢过程，故脑组织防御自由基损害的能力较差。丙烯酰胺对小脑有选择性的毒性作用。大鼠经腹腔染毒后，丙烯酰胺能够直接、剂量依赖性地抑制运动神经元的氧化代谢，造成小脑浦肯野细胞固缩直至坏死。环氧丙烯酰胺（GA）是丙烯酰胺的活性神经毒代谢物，丙烯酰胺在体内转化为 GA 的过程中伴随有超氧阴离子的产生。超氧化物歧化酶（SOD）（包括 Cu, Zn-SOD 和 Mn-SOD 两种）是脑内唯一能清除超氧阴离子的重要的抗氧化酶，可能在丙烯酰胺的神经毒性危害中发挥一定的作用。通过腹部涂抹丙烯酰胺的方式建立小鼠神经毒模型并采用逆转录聚合酶链反应（RT-PCR）的方法研究小脑中 SOD 的表达情况，实验结果表明丙烯酰胺的神经毒性与其抑制 Cu，Zn-SOD 有关，进一步证实了该学说。

微管是快速轴突转运所依赖的特殊通道，丙烯酰胺可与微管蛋白直接结合，阻碍快速轴突转运。用丙烯酰胺（15 mg/kg）染毒大鼠 2 周后，微管相关蛋白（microtubular associated protein，MAP）水平在海马和小脑中明显下降，在尾核中几乎消失，且此变化早于周围神经病症状的出现。此外，丙烯酰胺亲和巯基，而驱动蛋白的功能也依赖于巯基，所以驱动蛋白也成为丙烯酸胺轴突有害作用的重要位点。微管和驱动蛋白学说认为丙烯酰胺通过对微管和驱动蛋白的共价结合与修饰，降低其稳定性，而产生一系列的神经损害作用。

以往对丙烯酰胺中毒的研究多集中于其对神经元初始损伤位点的确定和形态学的变化，而对大量存在于中枢和外周神经系统内的胶质细胞关注较少。以往的研究发现丙烯酰胺中毒大鼠恢复期小脑、坐骨神经中 R-葡萄糖醛酸酶有不同程度的升高，可以作为观察其中毒时周围神经损害及修复的灵敏、简便的生化指标，而 R-葡萄糖醛酸酶主要存在于中枢神经胶质细胞和周围神经系统的施万细胞中。因此施万细胞在丙烯酰胺引起的周围神经损伤及修复中的作用应引起关注。

研究表明神经末梢是丙烯酰胺中毒的最早作用位点之一。作为亲电子物质，丙烯酰胺能与囊泡释放过程中的突触蛋白的半胱氨酸残基结合，影响递质的释放。在此过程中，由动作电位传导至神经末梢引起细胞内 Ca^{2+} 浓度升高也是神经末梢递质释放所必需的因素。但是丙烯酰胺是否通过运动/感觉神经元细胞内 Ca^{2+} 浓度的变化来影响神经递质的释放目前还不清楚。

生化实验表明，亚急性丙烯酰胺中毒大鼠纹状体钙调蛋白明显升高，小脑 cAMP 含量明显增加，这显示中枢神经细胞内钙离子浓度可能发生变化。中毒大鼠微粒体 Ca^{2+}-Mg^{2+}-ATP 酶活性升高，而对 $^{45}Ca^{2+}$ 的摄取能力明显降低，提示微粒体膜结构发生了变化，引起微粒体对钙隔离作用的失调，进而导致细胞内 Ca^{2+} 稳态失调，这可能是丙烯酰胺毒作用机制的一个重要方面。Lopachin 等通过对丙烯酰胺中毒大鼠神经 X 线微量分析，发现受损的结间轴浆区钠与钾离子浓度改变及在线粒体和轴浆部钙离子浓度增高，并认为早期进行性变性过程是钙离子浓度增高的结果。钠离子浓度增高与钾离子丧失可能导致丙烯酰胺抑制 Na^+-K^+-ATP 酶活性。

（谭壮生　赵超英　常元勋）

主要参考文献

1. 刘仁平，童建. 丙烯酰胺毒性的最新研究进展. 职业与健康，2006，22（1）：12-13.
2. 宋林丽，吴崇荣. 丙烯酰胺毒性研究进展. 国外医学卫生学分册，2005，32（6）：325-328.
3. 秦菲，陈文，金宗濂. 丙烯酰胺毒性研究进展. 北京联合大学学报（自然科学版），2006，20（3）：33-35.
4. 崔群，刘志敏，范志涛，等. 丙烯酰胺对小鼠抗氧化能力和免疫功能的影响. 中国工业医学杂志，2004，3（17）：188-189.
5. LoPachin RM, David S. Synaptic cysteine sulfhydryl groups as targets of electrophilic neurotoxicants. Toxico sci，2006，94（2）：240-255.
6. 江城梅，赵文红，赵红. 食品中丙烯酰胺产生机制和危害的研究进展. 蚌埠医学院学报，2008，33（3）：375-377.
7. 宋宏绣，王冉，曹少先. 丙烯酰胺的雄性生殖毒性. 中华男科学杂志，2008，14（2）：159-162.
8. Susanna C. Larsson, Agneta Åkesson, Alicja Wolk. Long-term dietary acrylamide intake and risk of epithelial ovarian cancer in a prospective cohort of swedish women. Cancer Epidemiol. Biom，2009，18：994-997.
9. Susanna C. Larsson, Agneta Åkesson, Alicja Wolk. Long-term dietary acrylamide intake and breast cancer risk in a prospective cohort of Swedish women. Am J Epidemiol，2009，169：376-381.
10. Oxana Doroshyenko, Uwe Fuhr, Daria Kunz, et al. In vivo role of cytochrome P450 2E1 and glutathione-S-transferase activity for acrylamide toxicokinetics in humans. Cancer Epidemiol Biom，2009，18：433-443.

11. Errol Zeiger, Leslie Recio, Timothy R, et al. Investigation of the low-dose response in the in vivo induction of micronuclei and adducts by acrylamide. Toxicol Sci, 2009, 107: 247-257.
12. Janneke G Hogervorst, Leo J Schouten, Erik J Konings, et al. Dietary acrylamide intake and the risk of renal cell, bladder, and prostate cancer, Am J Clinical Nutrition, 2008, 87: 1428-1438.
13. Ling Jin, Vanessa Chico-Galdo, Claude Massart, et al. Acrylamide does not induce tumorigenesis or major defects in mice in vivo. J Endocrinol, 2008, 198: 301-307.
14. Lin Ao, Sheng-Xue Liu, Meng-Su Yang, et al. Acrylamide-induced molecular mutation spectra at HPRT locus in human promyelocytic leukemia HL-60 and NB4 cell lines. Mutagen, 2008, 23: 309-315.

第二节 磷化氢

一、理化性质

磷化氢（Phosphine）是无色、无味、压缩液化气体。水中溶解度26 ml/100 ml（17℃时），稍溶于乙醇、乙醚和氯化铜溶液。磷化氢极易燃，在火焰中释放出刺激性或有毒烟雾（或气体）。气体-空气混合物有爆炸性。与空气、氧气、氧化剂如氯、氮氧化物、金属硝酸盐、卤素猛烈反应，有着火和爆炸危险。磷化氢对铜等多种金属有一定的腐蚀性。

二、来源、存在与接触机会

磷化氢来源及用途比较广泛，许多行业及部门均有接触机会。工业制备镁粉、黄磷；黄磷遇水；含磷酸钙的水泥遇水；含有磷的矿砂及矽铁遇水；用黄磷制备赤磷过程中磷蒸气与水蒸气结合时；乙炔制造及饲料发酵时，都能产生磷化氢。此外，含有磷的锌、锡、铝、镁化合物遇弱酸或受水作用时也可产生磷化氢。在磷化锌与磷化铝的制造、包装、运输及使用磷化锌、磷化铝熏蒸粮食可接触磷化氢；灭鼠的过程中,也可接触到较高浓度的磷化氢。

三、吸收、分布、代谢与排泄

经呼吸道吸收或由磷化物在胃肠道内吸收。磷化氢进入人体经血液分布全身各组织器官,以肝、脾中的含量最高,故对肝、脾的损伤较为严重。据报道进入大鼠体内的磷化氢一部分可经肺排出,未经呼吸道排出的磷化氢可被氧化,在尿中可发现其氧化产物次磷酸盐和亚磷酸盐。

四、毒性概述

(一)动物实验资料

1. 急性毒性　磷化氢属高毒类。大鼠吸入 4 h LC_{50} 为 15.3 mg/m³。小鼠吸入(2 h 20 min)浓度为 380 mg/m³ 的磷化氢,经 1 h 死亡;浓度为 790 mg/m³ 时,35 min 死亡。大鼠吸入 140~280 mg/m³ 时,经 4 h 后死亡。

动物暴露在高浓度磷化氢条件下,立即出现疲乏、安静,然后深度不安,伴随躲避、运动失调、苍白、癫痫状惊厥,并于 30 min 或更短的时间内死亡。

孔令胜用家兔进行了磷化氢毒性动物实验病理学研究,发现当空气中磷化氢浓度为 149~81 mg/m³ 时,染毒家兔各器官组织的病理变化主要是喉、气管黏膜重度充血、水肿,以及肺不同程度的充血、水肿和出血改变。

2. 慢性毒性　有研究报道,在较低浓度下(7.5 mg/m³)反复吸入不产生可觉察损害,如果停止吸入一天后再吸入,可有轻度中毒症状直至死亡。磷化氢浓度等于或高于 7.5 mg/m³ 时,具有一定的累积中毒反应,而小于或等于 3.75 mg/m³ 则不出现明显的累积中毒所出现的临床症状,仅可见轻微的肾损伤。猫、豚鼠和家兔实验遵循同样规律,种间差异较小。

3. 致突变　人淋巴细胞培养试验显示,随着磷化氢气体浓度的增加,诱发的染色体畸变总数有所增加。接触磷化氢的熏蒸作业人员，其淋巴细胞培养分析表明，染色体畸变同样也明显增加。

4. 生殖发育毒性　大鼠在孕第 6～10 天，吸入磷化氢气体，仔鼠的出生体重和性别比无异常，胚胎的外观、内脏和骨骼与对照组比较无显著性差异。

5. 致癌性　Newton 曾进行磷化氢慢性毒性和致癌性研究，分别用 0.3、1、和 3 ppm 浓度的磷化氢给 F344 大鼠经呼吸道染毒 2 年，结果发现在 0.3、1、和 3 ppm 浓度下动物未表现出与磷化氢有关的毒性变化，也未发现有致癌效应。

(二) 流行病学资料

对粮食防化人员健康影响的研究表明，长期低浓度接触磷化氢可引起头昏、头晕等神经系统反应与恶心、呕吐、腹痛等消化系统症状以及咳嗽、胸闷等呼吸系统症状。这类表现与吸入熏蒸毒气对呼吸道产生的刺激作用和磷化氢对消化道损害是相符的。

有人曾对 118 名磷化铝施药工进行调查，工龄 1～33 年（平均 17.3 年），作业场所空气磷化氢浓度为 0.2～149 mg/m^3。检查发现，这些工人嗅觉减退、鼻咽部干、咽部充血、胸闷、气短、咳嗽等的发生率均比对照组高，其中 73 例胸部 X 线检查有异常改变，表现为肺纹理粗乱、点网状影、点条状影、斑点状影及间质性改变，这些异常改变随工龄增加而增多。国内有人对接触磷化氢 10 年以上的工人进行肺功能检测，发现磷化氢可影响作业工人的肺通气功能，损伤程度随接触年限的增加明显改变。

王小明采用 CX-160CB-M 型超声显像仪和常规内科体格检查，对 190 例接触磷化氢人群肝、脾肿大情况进行观察。超声检查显示有 70 人呈肝、脾均大或单纯肝大、单纯脾大，其肝、脾肿大率高达 36.84%，证明磷化氢对人体肝、脾损害较大，并随接触年限的延长肿大率逐渐升高。

临沂市河东区某食品公司包装车间在 2005 年曾发生一起 68 名包装工磷化氢气体中毒事故，主要临床表现为头疼、头晕、胸闷、视力模糊、恶心、呕吐，发烧（个别病例高烧达 39℃）等症状。经调查中毒原因发现，为该食品公司用磷化铝作为杀虫灭菌消毒剂，对脱水蔬菜进行熏蒸消毒，将磷化铝放置于仓库内遇水氧化分解为磷化氢和氧化铝。而具有消毒杀菌杀虫作用的磷化氢是很强的毒性挥发性气体，被工人吸入后引发中毒。

（三）中毒临床表现及防治原则

1. 急性中毒　磷化氢为剧毒气体。空气中浓度达 $10\,mg/m^3$ 可使人中毒，成人在 $50\,mg/m^3$ 浓度下，接触 $0.5\sim1\,h$ 可致死。职业性急性中毒主要因吸入较高浓度的磷化氢气体所致，中毒者往往病情变化快，若治疗不及时死亡率高。患者主要死于肺水肿和心源性休克。急性中毒的潜伏期可达到 $48\,h$，也有数分钟内即出现严重临床症状者，这与吸入量多少有关。

急性磷化氢中毒主要引起呼吸道充血，轻度水肿；入血后主要损害中枢神经系统，心脏，肝和肾。轻者表现为头痛、头晕、乏力、恶心、呕吐、腹痛和腹泻等消化道为主的症状。重度中毒者除上述症状加重外可出现意识障碍、昏迷或惊厥等神经系统损害症状及呼吸困难甚至肺水肿、呼吸衰竭等呼吸系统症状，以及心肌和肝损害。

2. 慢性中毒　有调查表明，在磷化氢浓度为 $18\,mg/m^3$ 环境中长期工作，可出现头晕、失眠与乏力。此外还发现磷化氢作业者头痛、头晕、乏力、记忆力减退等症状与脑电图异常有关。

3. 诊治要点　根据明确的高浓度磷化氢接触史，神经系统与呼吸系统损害的临床表现，结合实验室检查及现场劳动卫生学调查结果综合分析，并排除其他原因引起的类似疾病，急性磷化氢中毒的诊断可以确立。

治疗原则：磷化氢中毒无特效解毒药，关键是阻止毒物继续侵入及对症处理。

4. 预防措施　对员工加强上岗前职业安全防护知识宣传教育，增强员工自我防护意识。存在磷化氢作业的场所应注意密闭和通风，安装安全警示标识，建立岗位操作规程，经常参加熏蒸消毒的人员，每年应定期进行职业健康体检。

五、毒性表现

磷化氢为剧毒气体，空气中达 10 mg/m³ 可使人中毒，中枢神经系统功能障碍和损害均为主要表现，可有头痛、头晕、乏力、失眠、精神不振、共济失调、复视，严重者意识障碍甚至昏迷、抽搐或伴精神症状。

使用牛津 Medelec Synergy5 通道肌电图/诱发电位仪，对慢性中毒者进行肌电图（EMG）和神经传导速度（NCV）检查，结果表明磷化氢也可引起神经系统的慢性损害，且接触时间越长，表现越显著。EMG 检查呈神经源性改变，其特点为：①感觉、运动神经损害表现为 NCV 轻度或中度减慢，以中度减慢为多，有远端潜伏期延长，但波幅改变不明显，说明病变的神经以脱髓鞘为主，轴索损害较轻，主要影响快传导纤维。②病变较广泛，累及双侧上、下肢周围神经，以四肢远端明显，随着接触磷化氢工龄增长传导速度减慢也变得明显，且有向近体端发展的趋势。③EMG 表现在肌肉收缩明显时，运动单位电位（MUP）呈单纯相或混合相，而自发电位出现率较低；肌肉轻收缩 MUP 时限延长，表明中毒者的轴索损害程度较轻。波幅增高多见于有肌肉萎缩、肌力下降、腱反射减弱者。

六、毒性机制

根据某些作者用昆虫进行磷化氢毒性机制研究，发现磷化氢像氰化氢一样，可抑制昆虫线粒体细胞色素氧化酶，从而阻断线粒体呼吸链，抑制细胞呼吸。推测可能为其毒性机制之一。

还有用昆虫实验证实，磷化氢可抑制昆虫过氧化物酶活性，从而使体内活性氧（O_2^-、$OH·$、H_2O_2）蓄积。推测氧化应激也可能为其毒性机制之一。

还有用大鼠进行磷化氢毒性实验证实，大鼠脑、肝、肺中谷胱甘肽（GSH）含量下降，而丙二醛含量升高。同时还发现，脑、肝中 8-羟基脱氧鸟苷水平分别升高 70% 和 30%。由此，可为磷化氢的毒性机制之一，像氰化氢一样，通过抑制细胞呼吸，表现其对机体的毒性。另一种机制，可能通过抑制过氧化氢酶活性，诱发氧化应激，从而表现对机体的氧化性损伤。

（马玲　马彦　常元勋）

主要参考文献

1. 杨心乐，于瑞广，崇宏临. 68例急性磷化氢中毒事故调查分析. 中国辐射卫生，2006，15（3）：370-371.
2. 杨松涛，刘建华，王仁仪. 化学熏蒸剂对粮食防化员健康影响的调查. 现代预防医学，2001，28（4）：434-435.
3. 李玲，梁文，金佩芳. 急性磷化氢中毒八例. 中华劳动卫生职业病杂志，2005，23（5）：389.
4. 王小明，虞平，谭正勇. 接触磷化氢人群肝脾肿大的观察. 中国初级卫生保健，2003，17（11）：81-82.
5. 曹阳，宋翼，孙冠英. 磷化氢毒理学研究. 2002，23（2）：84-89.
6. 孔令胜，王旭，冯宪勋. 磷化氢毒性动物实验病理学研究. 1999，22（3）：53.
7. 裴保萍，任安萍. 慢性磷化氢中毒患者的神经肌电图分析. 临床神经电生理学杂志，2007，16（3）：159-163.
8. 孙冬，刘新钲. 熏蒸剂磷化氢的研究进展. 安徽农业科学，2007，35（22）：6854-6855.
9. Newton PE, Hilaski RJ, Banas DA. A 2-year inhalation study of phosphine in rats. Inhal Toxicol, 1999, 11 (8): 693-708.

第二十一章

军用毒剂

第一节 失能性毒剂

失能性毒剂是一种暂时使人的中枢神经活动或躯体功能混乱而失去战斗能力的化学毒剂,一般情况下不会造成死亡或引起持久性伤害。按其中毒特点可分为两大类。即主要引起知觉、情感、思维和意识的异常和紊乱的精神失能性毒剂,以毕兹(BZ)、四氢大麻酚、麦角酰二乙胺为代表。另一类是躯体失能剂,主要引起机体运动失调、瘫痪,以及呕吐、失明、听觉丧失、体温失调、低血压等。属于这类化合物的有苯咪胺及双氢 M99 等。以上分类并不是绝对的,对一些化合物来说,很难区分这两方面的作用。如 BZ 兼有躯体失能作用,故也可看作精神躯体失能性毒剂。

BZ 的化学名称为二苯羟乙酸-3-奎宁环酯(3-quinuclidinyl benzilate,QNB)。美军于 1962 年装备部队。以下重点讨论与介绍。

一、理化性质

BZ 及其同类物多数为白色或微黄色结晶,无臭,沸点较高,难溶于水,易溶于氯仿、苯、二氯乙烷及乙酸乙酯等有机溶剂,微溶于乙醇。稳定,不易受热分解,在 200℃下加热 2 h,只有 10% 左右分解。常温下很难水解,可使水源长期染毒。加热加碱可使水解加速。加压煮沸,可将其大部分水解破坏。

二、来源、存在与接触机会

BZ 游离碱为结晶固体,可用爆炸法或热分散法形成气溶胶,呈白色烟雾,主要通过呼吸道吸入,也可加适当溶剂后布洒成液滴态经皮肤吸收,如误服染毒的水或食物,也可经消化道吸收。

三、吸收、分布、代谢与排泄

同位素氚标记本品，0.5 mg/kg 给小鼠静注，1 min 后杀死动物，用放射自显影法检查，在肺、肾、肾上腺等组织以及胃分泌物中可查到放射性物质。以上述同样剂量给小鼠静注，10 min 后，血液中放射性物质浓度开始下降，48 h 后全部消失。BZ 进入机体后很稳定，很难被身体内的生化物质所破坏。48 h 内，可从尿、粪中回收 50% 的放射性物质。若剂量降至 0.03 mg/kg，则 24 h 内单从粪中可回收 43% 的放射性物质。BZ 易通过血-脑屏障进入脑组织。静脉注射氚标记本品 2.5 min 脑内各部浓度达到峰值。纹状体、海马等部位的浓度 4 h 内维持在较高水平。尾状核、豆状核和大脑皮质浓度最高；其次为中脑、脑桥、黑质、丘脑、下丘脑、嗅区较低；小脑和脊髓最低。

四、毒性概述

BZ 吸入中毒的半数失能剂量（ICt50）为 110 mg/(m^3·min)，30% 失能剂量（ICt30）为 90 mg/(m^3·min)。肌肉注射失能剂量为 6 μg/kg。

五、毒性表现

BZ 类毒剂中毒后，由于中毒的途径、时间、剂量各不相同，个体差异也较大，临床表现是多种多样的，概括起来，可分为外周和中枢两种症状。

1. **中枢症状** BZ 阻断中枢乙酰胆碱作用，从而破坏中枢神经系统功能的完整性和协调性，引起思维、感觉和运动障碍。主要表现有：眩晕、嗜睡、思维活动迟缓、反应迟钝、判断力、注意力、理解力和近期记忆力减退；当 BZ 作用达高峰时，由于大脑皮质处于深度抑制、皮质下中枢兴奋，出现谵妄综合征，如躁动不安、行为失常、胡言乱语、思维不连贯和幻觉等。运动障碍表现为：初期中毒者感觉无力，随后连很轻的东西也拿不起；甚至连手脚也不能抬起，言语不清；继之有不自主活动、共济失调、行动不稳，甚至摔倒在地。由于起源于皮质深部的锥体细胞也受到 BZ 的阻断作用，因而出现反射亢进及巴宾斯基征阳性。

2. 周围症状　BZ 与毒蕈碱型胆碱能受体结合后阻断了胆碱能神经冲动的传导，使肾上腺素能神经冲动的效应相对加强，出现与阿托品作用相类似的症状和体征，如瞳孔散大、视力模糊、口干、心跳加快、皮肤干燥潮红、体温升高、便秘、排尿困难及尿潴留等。

3. 中毒过程　BZ 中毒后，并不立即发作，而要经过一段相对长的无症状潜伏期。一般呼吸道吸入中毒的潜伏期短，重者 0.5～1 h，轻者数小时；皮肤中毒潜伏期较长，数小时以上，有的长达 36 h。

潜伏期后，首先出现周围阿托品样症状，且逐渐加重，以口干、心跳加快最明显，同时伴有记忆力减退、嗜睡等精神症状，此时不易判断中毒的轻重。以后逐渐加重，中毒 4 h 后达到高峰，重者可出现谵妄状态，并伴有明显的运动障碍。一般在野战条件下达到致死剂量的可能性极小，但是个别人也可能出现昏迷、抽搐、呼吸衰竭等严重中毒症状。此时若合并高热则有致死的危险。中毒 12 h 后，症状逐渐减轻，2～4 天后可恢复正常，某些残余症状如视物模糊、无力、记忆力差等可持续数周。

4. 防治原则

（1）一般措施　防毒面具防护效果较好。皮肤接触时，用肥皂水或清水清洗。对危重昏迷伤员，除了一般常规处理外，特别要注意对呕吐、尿潴留、高热等的处理。

（2）抗毒治疗　具有中枢作用的可逆性乙酰胆碱酯酶抑制剂氨基甲酸酯类药物（毒扁豆碱、解毕灵等）对 BZ 及其类似物中毒都有很好的疗效。

（3）对症治疗　瞳孔散大，视力模糊者，用 0.1% 解毕灵眼药水，0.25% 毒扁豆碱或 1% 毛果芸香碱眼药水滴眼。

有些外周症状如排尿困难、便秘等，可用不易进入中枢的胆碱酯酶抑制剂新斯的明 0.5～1.0 mg 肌注或每次口服 15 mg。

心跳过速者，可加用心得安 10～20 mg 口服。

六、毒性机制

BZ 与阿托品、东莨菪碱的毒理作用极为相似,属解胆碱能类药物。它能阻断乙酰胆碱与毒蕈碱型胆碱能受体结合,从而改变或破坏神经系统的正常生理功能。BZ 的中枢作用比阿托品强约 40 倍。因此,中毒特点主要是造成中枢神经系统功能障碍。周围作用的强度与阿托品相似。

根据化合物立体构型对胆碱受体的推论,认为 BZ 等抗胆碱能药物含有类似乙酰胆碱的基团和立体结构,其分子能与胆碱受体表面结合,形成牢固的药物受体复合物,因而能有效地阻止乙酰胆碱和受体的结合。BZ 与胆碱受体的结合是可逆的,因此它对胆碱能神经递质的阻断作用也是可逆的。体内胆碱酯酶能迅速分解乙酰胆碱,却不能破坏 BZ,故 BZ 在体内代谢较慢,需时数天。使用可逆性胆碱酯酶抑制剂使乙酰胆碱不被胆碱酯酶破坏,聚积起来的乙酰胆碱在达到一定的浓度时,就能在受体水平上与 BZ 发生竞争性拮抗作用。

第二节　神经性毒剂

神经性毒剂是有机磷酸酯类化合物,它和有机磷农药 1605、1059、乐果是同类化合物,故毒理作用相似,但其毒性大大超过后者。一般分为两类 G 类和 V 类。前者系指甲氟磷酸烷酯或二烷氨基氰磷酸烷酯类毒剂,有沙林、梭曼、塔崩。后者指 S-二烷氨基乙基甲基硫代磷酸烷酯类毒剂,主要有维埃克斯(VX)。

一、理化性质

沙林、梭曼和塔崩均为水样流动液体,VX 为流动油状液体。纯品无色,含杂质时,沙林、梭曼为淡黄色,塔崩为棕色,VX 为棕黄色。沙林、梭曼、塔崩有微弱水果香味,一般不易觉察,VX 有硫醇味,沙林、梭曼、塔崩和 VX 的挥发度依次为沙林＞梭曼＞塔崩＞VX,因此沙林为暂时性毒剂,梭曼为半持久性毒剂,而 VX 为典型的持久性毒剂。VX 的挥发性只有沙林的 1/1300，所以野战条件下靠自然挥发，空气中不易达到伤害浓度。神经性毒剂都易溶于有机溶剂。沙林易溶于水，梭曼（0℃时只有 1% 溶于水）和塔崩在水中溶解度较小。VX 水中溶解度，常温为 2.5%。梭曼脂溶性强，容易透过衣物渗入皮肤，而 VX 挥发度小，皮肤渗透性好，液滴易渗透皮肤进入体内。G 类毒剂比 V 类毒剂渗透性好，V 类毒剂的皮肤吸收比 G 类毒剂强。

沙林在水中被分解为无毒产物，但常温下水解缓慢，因此可造成水源长期污染。加热可以加速水解，沙林在碱中水解迅速，常用碱来对沙林和梭曼进行消毒。梭曼水解反应比沙林慢，水源污染的时间比沙林更长。VX 化学性质比 G 类毒剂稳定，水解很慢，常温下水解速度为沙林的 1/5000，加温时水解速度可加快，但不完全。加碱能使水解速度加快，但不能满足消毒要求，加酸反而减慢水解，因此用加温加碱的方法来消毒服装。VX 易与氧化、氯化的物质起反应，故实验室对 VX 的消毒常用硝酸和三合二。

二、来源、存在与接触机会

主要用于战争目的，能大规模杀伤人畜。近年来运用神经性毒剂进行化学恐怖袭击的事件屡有发生。

三、吸收、分布、代谢与排泄

1. 吸收　经呼吸道吸入、消化道和皮肤吸收，均有较强的毒性。
2. 分布　以 ^{32}P 标记的塔崩或沙林给大鼠注射，结果 ^{32}P 在血液、肾和肺中含量最高，肝、肠黏膜和骨中较少，而脑、心和骨骼肌最少。
3. 代谢　在体内负有解毒作用的，一方面是磷酰基磷酸酶对毒剂的水解，使其变为无毒产物；另一方面是毒剂与非特异性蛋白质如脂族酯酶、凝血酶等结合。沙林、梭曼和塔崩均能被磷酰基磷酸酶水解，而 V 类神经毒却不受此酶作用，这也是它毒性较大的原因之一。G 类神经毒经酶水解后，使毒剂在 P—F 键或 P—CN 键断裂，而失去原有毒性。塔崩在体内的主要代谢产物是二甲胺基羟磷酸乙酯,无毒害作用;但从塔崩离解出来的氰根,却有毒害作用。沙林的酶水解产物是甲磷酸异丙脂,梭曼经酶水解后的主要产物是甲磷酸特乙酯,均无毒。

4. 排泄 G类神经毒的代谢产物,主要随尿排出,少量随粪便排出。给大鼠静注^{32}P-沙林 50 μg/kg,在 45 min 和 90 min 后,分别随尿排出^{32}P 物质 32% 和 47%。

四、毒性概述

(一) 动物实验资料

均属剧毒或高毒类。一般来说,沙林的毒性比塔崩大 3~4 倍,梭曼的毒性又比沙林大 2~3 倍,V类神经毒的毒性要比 G 类大 5~10 倍,但其皮肤吸收毒性,则比 G 类大百倍以上。此类毒剂对各种动物的毒性,以猴最为敏感,狗接近猴,其次为猫、兔、豚鼠和大鼠,小鼠最不敏感。如梭曼肌注的 LD_{50}(μg/kg),狗为 7,猫为 13,兔为 17,豚鼠为 29,大鼠为 80,小鼠为 140。

1. 急性毒性 沙林对小鼠、大鼠和猴的吸入毒性(中毒 10 min 内所得结果)分别为:250 mg/(m^3·min)、300 mg/(m^3·min)、150 mg/(m^3·min),塔崩对小鼠、大鼠和猴的吸入毒性分别为:380 mg/(m^3·min)、300 mg/(m^3·min)、250 mg/(m^3·min)。

塔崩对兔经皮 LD_{50} 为 1.5~3 mg/kg。沙林对豚鼠经皮 LD_{50} 为 5.6 mg/kg。沙林对豚鼠去毛皮肤或去角质层皮肤的 LD_{50} 各为 12.8 mg/kg 和 1.33 mg/kg。由此可见角质层对梭曼吸收是个屏障,有防护作用。VX 对小鼠和兔经皮 LD_{50} 各为 0.15 mg/kg 和 0.17 mg/kg。

塔崩对大鼠、兔和狗经口 LD_{50} 各为 3.7 mg/kg、16.3 mg/kg 和 8 mg/kg。沙林对大鼠经口 LD_{50} 为 0.55 mg/kg。

2. 亚急性毒性 采用连续 14 天皮下注射小剂量梭曼(6~10 μg/kg)发现,长期给予小剂量梭曼可降低大鼠的空间学习记忆能力,降低海马突触可塑性。

(二) 流行病学资料

在 1991 年 3 月海湾战争期间，位于伊拉克 Khamisiyah 的一个存放有沙林和环沙林的军药库被摧毁了。1994 年—1995 年的调查将该地的 140 名海湾战争老兵分为高、中、低和无暴露剂量水平，研究了其神经行为功能表现。沙林和环沙林暴露 4～5 年后与不熟练的神经行为功能任务，特别是视觉空间能力和精神运动功能呈显著相关，且有剂量效应关系。

日本的松本市和东京市分别于 1994 和 1995 年发生了两起使用沙林的恐怖袭击，造成 19 人死亡和超过 6000 人受伤。沙林的吸入造成松本市的 4 名受害者因呼吸停止立即死亡。在东京市，两名受害者在地铁站死亡，另有 10 名受害者在几小时至 3 个月内在医院死亡。血清乙酰胆碱酯酶低于最低正常值 20% 的 6 名患者心跳呼吸骤停或昏迷同时伴有全身性痉挛被抢救成功，其中 5 人完全康复，1 人因脑缺氧成植物人状态。脑电图异常持续了 5 年。严重至轻微中毒患者瞳孔缩小、呼吸道及胃肠道分泌物增多（毒蕈碱样症状）较为普遍。严重中毒患者出现虚弱无力和肌肉抽搐（烟碱样症状）。不到 10% 的患者出现神经症状和共济失调，在 3 天至 3 个月内消失。普遍有白细胞增多和血清肌酸激酶水平高。严重患者出现高血糖、酮尿、血清甘油三酯降低、低血钾。五年后创伤后压力心理障碍症（post traumatic stress disorder, PTSD）表现者少于 8%。然而，两起事件中患者均持续存在心理症状。

五、毒性表现

1. 急性中毒　神经性毒剂无论哪种途径中毒，出现中毒症状的时间和中毒程度可能有差别，但是在全身吸收后引起中毒症状的性质都是一致的。中毒症状有以下方面：

（1）毒蕈碱样症状　主要表现为机体腺体分泌增加，如汗腺、唾液腺、泪腺，鼻黏膜、支气管的腺体；平滑肌痉挛，如虹膜括约肌、睫状肌、支气管、胃肠道平滑肌及膀胱逼尿肌等；心脏抑制表现出轻度心跳徐缓。毒蕈碱样症状随着中毒途径和中毒程度的不同，症状特点也有区别。吸入中毒时,呼吸道的毒蕈碱样作用较其他症状明显。一般轻度中毒主要是毒蕈碱样中毒症状。而消化道中毒时表现出以胃肠道症状为主的毒蕈碱样症状。

(2) 烟碱样症状 多半在中度中毒程度以上才表现出来。支配随意肌的运动神经末梢和自主神经节内的乙酰胆碱过多蓄积,会引起烟碱样的症状和体征。作用于横纹肌表现出疲劳、无力、肌肉抽搐、束状抽动、痉挛、全身无力(呼吸肌无力)、呼吸困难、发绀。作用于交感神经节表现出皮肤苍白、血压升高。

(3) 中枢神经系统症状 由于中毒程度不同,所以表现出眩晕、紧张、不安、恐惧、焦虑、情绪不稳、多梦、失眠、噩梦、头痛、震颤、淡漠和抑郁、脑电去同步电波、嗜睡、注意力不集中、反应缓慢、言语不清、运动失调、无力、昏迷、反射消失、惊厥、呼吸中枢抑制等。神经性毒剂对中枢神经系统的作用是小剂量兴奋、大剂量抑制。

(4) 急性中毒类型,根据其症状表现程度可分为轻度、中度和重度中毒。

①轻度中毒 中毒症状主要表现出毒蕈碱样症状,同时伴有中枢或烟碱样症状,有缩瞳、胸闷、胸部压迫感、流涕、流涎、多汗、恶心、呕吐、不安、无力;还表现有紧张、焦虑、恐惧、头晕、失眠、多梦、情绪不稳等中枢症状。有的表现眼睑、颈部及颜面肌肉纤维颤抖。血液胆碱酯酶活力降至正常的70%左右。

②中度中毒 除毒蕈碱样和中枢神经系统症状以外,还出现明显的烟碱样症状,如视力模糊、流涕、呼吸困难、气急、喘鸣、发绀、呕吐、腹痛、腹泻、出大汗等毒蕈碱样作用。还有头痛、震颤、不安、无力、多梦、记忆障碍、反应迟钝、脑电明显异常等中枢神经系统症状。烟碱样症状突出表现为全身肌肉颤抖、步态不稳、言语不清、腱反射亢进。血液胆碱酯酶活力降至正常的50%左右。

③重度中毒 毒蕈碱样、烟碱样和中枢神经系统症状都十分明显。主要表现瞳孔极度缩小(似针尖状但惊厥时可散大)、流涕、唾液分泌增多、支气管痉挛造成呼吸道阻塞和呼吸极度困难,缺氧引起

严重发绀、出大汗、呕吐、腹痛、大小便失禁、全身肌颤、四肢抽动、运动失调、行动不稳、有强直或阵发性惊厥、反射消失、最后呼吸循环衰竭而死亡。全血胆碱酯酶活力下降到正常的20%左右，甚至全部抑制。

上述中毒症状发展过程随中毒途径、毒剂浓度和机体的机能状态而异。在高浓度下蒸气态吸入中毒时，上述中毒症状并不十分明显，很快出现呼吸中枢抑制，呼吸停止。当经皮肤中毒时，开始症状不易觉察，若毒剂吸收剂量加大可以发展到严重中毒。消化道中毒症状出现快慢与中毒剂量、吸收多少有关。因此中毒程度分度标准应根据具体症状的发展变化而定。

2. 慢性中毒　经常接触或暴露在低浓度神经性毒剂的环境中，也可以出现慢性中毒。中毒症状发展缓慢，血中胆碱酯酶有时降到50%以下，但仍然不出现明显的中毒症状。当胆碱酯酶下降到一定的水平时，可引起中毒症状的突然发作。慢性中毒主要表现为心搏徐缓、心律不齐、头痛、易疲劳、记忆障碍、失眠、食欲不振，类似植物性神经功能障碍，重者可以精神失常。急性神经性毒剂中毒一般不留后遗症，而慢性中毒者，往往多半留有恢复较慢的中枢神经系统症状。

3. 防治原则　对本类毒剂应注意吸入、皮肤和经口中毒的预防工作。主要措施有四：使用防护器材；采用药物预防；采取有效的消毒措施；遵守染毒区行动守则。

治疗措施包括以下几个方面：（1）抗毒治疗。主要有重活化剂和解胆碱能药两类。（2）维持呼吸循环功能。（3）其他综合治疗措施。包括控制惊厥；纠正水、电解质紊乱和维持酸碱平衡；抗感染；对于缩瞳引起的头痛、眼痛，注射阿托品不能使瞳孔散大；加强医疗护理工作。

六、毒性机制

神经性毒剂中毒后主要是抑制了体内胆碱酯酶活性而使乙酰胆碱大量蓄积，不断作用于胆碱能受体（烟碱样受体和毒蕈碱样受体），导致胆碱能神经系统功能紊乱,这就是神经性毒剂中毒的生化基础。毒剂还可以直接作用于胆碱能受体。神经性毒剂与胆碱酯酶的作用方式为:神经性毒剂+胆碱酯酶→磷酰化酶+乙酰胆碱蓄积。可见中毒程度决定于毒剂抑制胆碱酯酶的多少。胆碱酯酶抑制越多,乙酰胆碱的蓄积量就越大,中毒也越严重,甚至危及生命。神经性毒剂与胆碱酯酶相结合形成的中毒酶(磷酰化酶)的牢固程度,不同的神经性毒剂是有差别的。如 VX 虽然与胆碱酯酶结合,只要不继续接触,形成的磷酰化酶能很快脱掉磷酰基,使胆碱酯酶恢复活力,这样在中毒不严重时中毒症状逐渐消失。梭曼与胆碱酯酶结合形成的磷酰化酶,很快脱掉了烷基团而磷酰基不易脱掉,使胆碱酯酶不易恢复活性,这种磷酰化酶叫"老化酶"。梭曼形成"老化酶"最快,在中毒后 $6\sim8$ min 大部分酶已老化,沙林中毒酶在中毒后 24 h 只有 50% 的酶老化。而 VX 中毒,酶在中毒后 24 h 也不容易老化。了解不同毒剂中毒酶的老化时间对于指导中毒后急救治疗是很有意义的。

  神经性毒剂对机体各个系统的毒理作用主要是导致乙酰胆碱蓄积而作用于中枢和外周的胆碱能受体,引起不同效应器的反应。对中枢神经系统的作用,由于神经性毒剂脂溶性大,易通过血-脑屏障,抑制脑和脊髓神经细胞突触处的胆碱酯酶。急性中毒常因惊厥和呼吸中枢抑制而致死。动物实验观察到中毒产生惊厥和脑电癫痫波的出现是一致的,但当胆碱酯酶全部被抑制之后再给动物注射毒剂仍可引起脑电癫痫波,说明毒剂对中枢神经系统有直接作用。毒剂对中枢引起的惊厥可被中枢解胆碱能药苯那辛、东莨菪碱完全对抗,用阿托品时则很差。神经性毒剂对循环中枢的作用因兴奋迷走神经中枢而引起心律减慢,血压下降,但在中毒过程中其重要性不如毒剂对心脏的直接作用。神经性毒剂对于神经肌肉接头的作用非常敏感,表现出小剂量兴奋、大剂量阻断。其中呼吸肌麻痹就是中毒死亡原因之一。肟类重活化剂能对抗毒剂引起的神经肌肉接头的阻断,除重活化中毒酶外,还有直接对毒剂的生理对抗作用。神经性毒剂对心血管的作用,主要是毒蕈碱作用引起的心率减慢、心律紊乱、心输出量减少、心收缩力减低、血压下降,同时伴有心电图改变。呼吸抑制造成的缺氧加重循环衰竭。神经性毒剂对胆碱能神经支配的汗腺、唾液腺、胃、胰、肠以及支气管腺体和胆碱能神经支配的支气管、胃肠道、膀胱、虹膜、睫状肌的平滑肌均有明显的兴奋作用,引起收缩或痉挛,而周围抗胆碱能药阿托品对上述毒蕈碱样作用均能有效抵抗。

神经性毒剂中毒死亡原因,主要是呼吸肌麻痹(以呼吸道吸入中毒表现更为突出而迅速)包括呼吸中枢麻痹、呼吸肌(膈肌、肋间肌)麻痹、支气管平滑肌痉挛引起支气管收缩和支气管分泌物增加导致气道堵塞缺氧。因此中毒后首先表现的是呼吸抑制,呼吸衰竭后引起循环衰竭,而循环衰竭又促使呼吸抑制。所以中毒严重死亡者首先是呼吸先停而后心跳停止。

胆碱能系统功能异常并不能完全解释中毒后中枢神经系统的所有变化,动物实验发现,神经性毒剂所致各脑区损伤程度与胆碱酯酶抑制程度不一致,这提示在神经性毒剂所致脑损伤过程中,胆碱能系统功能异常不是唯一因素,非胆碱能机制在此过程中的作用日益引起人们的广泛关注,这方面的研究近年来有很大进展。具体有以下几个方面:

(一) 细胞兴奋毒性作用

多数学者认为,乙酰胆碱在癫痫的启动上发挥了重要作用,而随后激发的兴奋性氨基酸(主要为谷氨酸)释放,则引发了癫痫持续状态并最终导致神经细胞死亡。谷氨酸被释放后与突触后膜上的受体结合,尤其是 N-甲基-D-天冬氨酸(NMDA)受体,导致 Ca^{2+} 内流明显增加;同时它还使细胞除极时间延长,更多 NMDA 受体通道开放,进一步加重病理过程。另一方面,谷氨酸可以使促凋亡因子(如 Bax 蛋白)增加,促进细胞凋亡的发生。此外,NMDA 受体的过度激活又通过细胞膜的去极化,诱导乙酰胆碱的持续释放,形成恶性循环。

(二) 钙超载

神经性毒剂中毒后可致脑组织中谷氨酸释放增多,进一步使 Ca^{2+} 大量进入细胞内,引起钙超载。如沙林中毒后大鼠脑组织中 Ca^{2+} 和 Ca^{2+} 通道相关基因水平持续上升,并在相应脑区表现出神经元变性。细胞内 Ca^{2+} 水平上升,激活了一系列 Ca^{2+} 依赖性酶(如水解酶、蛋白激酶、核酸内切酶等),引起线粒体结构和功能异常,促进自由基生成,从而导致细胞膜、DNA 的损伤,同时引起细胞能量代谢障碍,最终导致神经细胞变性、坏死。

(三) 氧化应激和脂质过氧化反应

神经性毒剂可以诱导机体氧化应激反应及其介导的自由基的产生和和抗氧化清除系统的改变。其机制可能是中毒后脑组织细胞内 Ca^{2+} 浓度增高,激活一氧化氮合酶,产生大量具有细胞毒性的自由基。研究发现,梭曼染毒后大鼠大脑组织中一氧化氮合酶和脂质过氧化产物丙二醛、4-羟壬烯醛水平显著增加,抗氧化剂超氧化物歧化酶和总抗氧化能力显著下降。这些过氧化损伤指标的巨大变化提示梭曼中毒伴有脂质过氧化损伤机制。

(四) 炎性反应

神经性毒剂可以诱导脑组织的急性炎性反应,虽然炎性反应不是脑损伤的最终决定性因素,但是它通过激活吞噬细胞和触发细胞凋亡或坏死机制,参与了脑损伤过程,尤其是长期的神经元变性。Dhote 报道,小鼠经梭曼 172 mg/kg 染毒(染毒前 5 min 注射肟 HI-6 50 mg/kg)后,测定 IL-1β、TNF-α、IL-6、细胞间黏附分子-1(ICAM-1)和细胞因子信号负调控因子 3(suppressors of cytokine signaling,SOCS3)mRNA 的表达。发现染毒后 1 h 皮质中即可观察到这 5 种物质浓度的升高,6~24 h 达峰值。在海马区染毒后 6 h 出现基因上调,24~48 h 达峰值。Williams 等发现梭曼暴露后大鼠脑组织中炎性细胞浸润增加,炎性因子 TNF-α、IL-1β、IL-6 和细胞间黏附分子-1、血管黏附分子的 mRNA 增加了 20~550 倍,同时还证实炎性反应程度和脑损伤易损部位基本一致,例如梨状皮质中炎性因子基因的 mRNA 水平增加程度是其他脑区的 2~3 倍。炎性因子 TNF-α、IL-1β、IL-6 可以激活凋亡相关的 caspases,并促进活性氮类的产生,导致 DNA 断裂增加和细胞死亡。Chapman 等在沙林中毒大鼠模型上也证实了炎性因子水平的上调,他们发现癫痫发作后海马和皮质中 TNF-α、IL-1β、IL-6 表达增加。另外,外周炎性反应也参与了神经性毒剂诱导的脑损伤。正常情况下，中枢神经系统通过血-脑屏障与外周免疫系统隔离。而中毒后，血-脑屏障受到破坏，外周免疫反应的炎性因子可以透过血-脑屏障进入脑组织。

（五）血-脑屏障通透性的改变

神经性毒剂可以导致血-脑屏障通透性增加，这种作用与毒剂的剂量相关，但不依赖于乙酰胆碱酯酶的抑制。既然血-脑屏障在稳定中枢神经系统微环境中发挥重要的作用，那么其通透性的改变也就必然引起中枢神经系统病理性改变。

（李煜　赵超英　常元勋）

主要参考文献

1. 康健捷，黎海蒂，徐海伟，等. 小剂量梭曼对大鼠学习记忆和海马脑片LTP的影响. 第三军医大学学报，2003，23（3）：230-233.
2. Proctor SP, Heaton KJ, Heeren T, et al. Effects of sarin and cyclosarin exposure during the 1991 Gulf War on neurobehavioral functioning in US army veterans. Neurotoxic, 2006, 27 (6): 931-939.
3. Yanagisawa N, Morita H, Nakajima T. Sarin experiences in Japan: acute toxicity and long-term effects. J Neurol Sci, 2006, 249 (1): 76-85.
4. Baille V, Clarke PG, Brochier G, et al. Soman-induced convulsions: the neuropathology revisited. Toxic, 2005, 215: 1-24.
5. Day T, Greenfield SA. A peptide derived from acetylcholinesterase induces neuronal cell death: characterization of possible mechanisms. Exp Brain Res, 2003, 153: 334-342.
6. Damodaran TV, Patel AG, Greenfield ST, et al. Gene expression profiles of the rat brain both immediately and 3 months following acute sarin exposure. Biochem Pharmacol, 2006, 71: 497-520.
7. 杨兴斌，蒋宁，杨会宣，等. 梭曼中毒大鼠脂质过氧化损伤及抗氧化剂的作用. 卫生毒理学杂志，2003，17：17-19.
8. 冯安吉，海春旭，蒋宁，等. 维生素A和维生素E对梭曼染毒大鼠自由基损伤的预防作用. 中国药理学与毒理学杂志，2002，16：53-55.
9. Jacobsson SO, Cassel GE, Persson SA. Increased levels of nitrogen oxides and

lipid peroxidation in the rat brain after soman-induced seizures. Arch Toxicol, 1999, 73: 269-273.
10. Wang J, Asensio VC, Campbell IL. Cytokines and chemokines as mediators of protection and injury in the central nervous system assessed in transgenic mice. Curr Top Microbiol Immunol, 2002, 265: 23-48.
11. Dhote F, Peinnequin A, Carpentier P, et al. Prolonged inflammatory gene response following soman-induced seizures in mice. Toxic, 2007, 238 (2-3): 166-176.
12. Williams AJ, Berti R, Yao C, et al. Central neuro-inflammatory gene response following soman exposure in the rat. Neurosci Lett, 2003, 349: 147-150.
13. Chapman S, Kadar t, Gilat E. Seizure duration following sarin exposure affects neuro-flammatory markers in the rat brain. Neurotoxic, 2006, 27: 277-283.

第二十二章

生物毒素

第一节 肉毒毒素

一、生物学特性

肉毒毒素是肉毒梭状芽孢杆菌产生的外毒素,以神经毒素和非神经毒性成分结合的复合物形式释放出来。培养分离得到的肉毒毒素通常以复合物即前体毒素的形式存在,毒素复合物由神经毒素(BoNT)、血凝素(HA)、非毒素非血凝素(NTNH)以及RNA通过非共价键连接而成。非毒素组分在毒素进入人畜体内后,起到维持毒素三维结构及稳定性的作用,但并不是毒素活性的必需成分。复合形式的肉毒毒素对消化酶、酸和低温很稳定,但易被碱和热破坏而失去毒性。各型复合形式的毒素在 75~85℃ 加热 5~15 min 或 100℃ 加热 1 min 即被破坏,暴露于日光下迅速失去活力,但在干燥、阴暗、密封条件下可保存多年。肉毒梭状芽孢杆菌是严格的厌氧菌,根据所产生毒素抗原性的不同分为 A~G 7 个血清型,其中引起人类疾病的最主要型别为 A 型和 B 型,E 型、F 型偶见。我国报道主要为 A 型、C 型、D 型引起牲畜及鸟类肉毒病。一种毒素只能被其产生的抗毒素所中和,无交叉免疫。各型肉毒毒素的抗原性和免疫原性及其毒性作用机制不同,但分子结构基本一致。各型肉毒毒素的神经毒素部分具有相近的相对分子量,约为 150 000 单链多肽。无论内源还是外源性蛋白分解酶,均可将此单链多肽切割为双链,双链间至少有一个二硫键联结。打断二硫键彻底分离的两条多肽链中,一条相对分子质量为 100 000 的肽链为重链(H 链),H 链的羧基端(Hc)与靶细胞受体具有高度特异性结合位点;H 链的氨基端(Hn)则与细胞内吞转运活动有关;另一条相对分子质量为 50 000 的肽链为轻链(L 链),L

链实质是锌肽链内切酶，是毒素的活性成分。

二、来源、存在与接触机会

肉毒梭状芽孢杆菌在自然界分布广泛，主要来源于土壤、尘埃及动物粪便。与人类接触有以下三种方式。

（一）食物

食品在制作过程中被肉毒梭状芽孢杆菌污染，制成后未彻底灭菌，芽胞在厌养环境中发芽繁殖，产生毒素，食前又未加热、烹调，食入已产生的毒素而发生肉毒中毒，是单纯性毒素中毒，而非细菌感染，这种通过食物而引发的肉毒毒素中毒称为食源性肉毒病。

最常见的污染食品种类以罐头、香肠、腊肉等肉类制品为主，还有发酵豆制品（如臭豆腐、豆瓣酱、豆豉等）和面制品（如甜面酱等），此类食品在较高温度、密闭环境（厌氧条件）中发酵或装罐，提供了肉毒梭状芽孢杆菌成为繁殖体并产生毒素的条件。此类食品制成后，一般不经加热而食用，其毒素随食物进入人体，引起中毒。

此外还有两类特殊的肉毒病是由于食入了被肉毒梭状芽孢杆菌污染的食物引起。肉毒梭状芽孢杆菌在人体内一般不出芽，但某些婴儿因其肠道的特殊环境及缺乏能拮抗肉毒梭状芽孢杆菌的正常菌群，芽孢出芽繁殖，产生肉毒毒素被吸收后中毒，称为婴儿肉毒病。另一类为成年人感染性肉毒病，此类是患者中毒前多有胃肠手术史，或服用抗生素导致肠道菌群失调，使食入的肉毒梭状芽孢杆菌有条件出芽繁殖，产生毒素吸收后中毒。

（二）创伤

肉毒梭状芽孢杆菌感染创伤伤口，由于清创不彻底，伤口内厌氧环境导致芽孢出芽繁殖，产生肉毒毒素进入血液循环致病，称为创伤性肉毒病。近年来美国多有报道吸毒者因静脉注射感染肉毒病的就属于创伤性肉毒病。由于近年来吸毒现象泛滥，美国自1994年来因吸毒导致肉毒病的发病率迅速增加，根据美国疾病预防控制中心（CDC）的监控资料显示，吸毒者是由于静脉注射一种产自墨西哥名为 black tar 的海洛因后罹患肉毒病的。

(三)气溶胶

自然界中的肉毒梭状芽孢杆菌不可能以气溶胶形式存在,但是当肉毒毒素作为恐怖活动的生物武器时,可能会被制成气溶胶的形式,人类经呼吸道吸入中毒。已有相关动物实验表明,小鼠吸入气溶胶形式的肉毒毒素会出现中毒反应。

三、吸收与分布

复合物形式的肉毒毒素分子可稳定存在于外环境和胃肠道。当复合物通过受污染的食物进入小肠后,其中的神经毒素(BoNT)在碱性环境下解离,通过受体介导的入胞作用穿越肠壁进入血液和淋巴循环扩散至颅脑神经核和外周神经肌肉接头以及自主神经末梢,通过阻碍乙酰胆碱释放来影响神经冲动的传递,导致肌肉的松弛性麻痹。有研究表明,介导入胞作用的受体可能是小肠黏膜表面的糖蛋白。

四、毒性概述

肉毒毒素是一种已知毒性最强的神经毒素,其毒性分别是氰化钾、有机磷神经毒剂 VX 和沙林的 1 万倍、1.5 万倍和 10 万倍,对人的致死剂量约 0.1 μg,是最危险的生物恐怖病原之一。

(一)动物实验资料

小鼠经口 LD_{50} 为 0.1~1 ng/kg。

(二)流行病学资料

早在 1895 年 Van Emergem 在比利时的一次爆发性食物中毒流行病学调查中发现,在食物与人体内均检出了革兰阳性厌氧的肉毒梭状芽孢杆菌,并将此类中毒定名为"肉毒病"。

我国是肉毒病的高发国家之一。自 1949 年以来新疆、西藏、青海、宁夏、吉林、黑龙江、山东、陕西、四川等地区均有肉毒中毒报告,但主要为食源性肉毒病。其中 1949 年—1975 年为肉毒中毒的高发期,病例高达 2000 多例。此后经宣传教育,发患者数有所下降。致病血清型以 A 型为主,B 型、E 型散发。其中新疆、青海又为中毒高发区,新疆以伊犁地区高发,因当地气候干燥,适应肉毒梭状芽胞杆菌生活，加之当地居民喜食自制豆制品及发酵面制品；青海多为牧民食用自制牛、羊肉食品所致。有资料显示我国发生的肉毒中毒患者中91.8%由植物性食品引起，导致我国肉毒毒素中毒的相关食物详见表22-1。

由于肉毒病的病死率较高。美国自19世纪70代后将该病列为美国CDC的监控疾病之一。据美国CDC的报道，自1973年—1998年美国平均每年发生肉毒病98例，其中食源性肉毒病占24.5%，创伤性肉毒病占3.1%例，婴儿肉毒病占72.4%。但1994年以后，创伤性肉毒病所占比例逐年增加，增加的病例主要是由于吸毒所致的肉毒中毒。另有资料显示，自1980年—2002年间，美国CDC接报的1269例肉毒病病例中大部分致病血清型为A、B、E型，占99%左右。导致美国肉毒毒素中毒的相关食物详见表22-1。

表22-1 中美两国导致肉毒毒素中毒的相关食物比较表

	中国	美国
相同	家庭自制罐装食品、霉变土豆、霉变玉米	猪、牛、羊肉、咸鱼、腊肉、蜂蜜
不同	发酵豆制品（臭豆腐、豆瓣酱、豆豉、霉豆腐，各种豆腐）发酵面制品（玉米粉酱、甜面酱）	家庭自制沙拉 大蒜油 奶酪 辣椒酱

（三）中毒临床表现及防治原则

1. 中毒临床表现　临床上根据感染肉毒毒素的方式不同，可以分为以下四种类型的肉毒病：

（1）食源性肉毒病　患者在食入被肉毒毒素污染的食物后，经潜伏期4～36h，长者可达数日，会出现可有全身疲乏、无力、头晕、头痛、食欲不振等前驱症状。起病突然，多为家庭型或亲友型在共同进食的人群中发生，少则1～2人，多则10余人。临床表现为：

①消化系统症状　出现恶心、呕吐、便秘、腹胀、腹痛、腹泻。但此类消化道症状比其他食物中毒为轻。消化道症状一般为前驱症

状,有时还伴有头晕、头痛。

②神经系统症状 中毒的特异性症状分为:Ⅰ.眼症 脑神经对称性损害,最早出现眼部症状,如视物模糊、眼睑下垂、复视、斜视、瞳孔散大,A型远视差、B型则近视差;Ⅱ.口舌咽症 声音嘶哑、伸舌困难、言语不清、构音不良、咀嚼无力、吞咽困难、呛咳、流涎。Ⅲ.肢体及呼吸肌麻痹 抬头困难、四肢软瘫、尿潴留、呼吸困难、呼吸衰竭,不及时治疗可发展为呼吸肌麻痹,其发展极为迅速,可引起气道阻塞,继发肺部感染并致死亡。骨骼肌无力见于所有病例,最早出现而最晚消失,近端肌力减退明显,表现为头下垂,平卧时屈颈困难,上、下肢不能抬举,卧位起床困难,行走困难等。

根据患者中毒程度不同,将临床表现分为四型:轻度主要包括全身软弱,颈肌无力,眼睑下垂,视物模糊等;中度除轻度中毒症状外,另有张口困难,咀嚼困难,声音嘶哑,咽喉阻塞感等;重度除中度中毒症状外,尚有吞咽困难、呛咳等;极重度除重度中毒症状外,加上呼吸肌麻痹、呼吸困难等。过去由于医疗条件所限,未使用人工或机械通气及迅速辅助治疗的患者病死率较高,有资料显示达60%左右;现在该病的病死率约为5%～10%,死因多为诊治不及时而出现的呼吸衰竭,以及长期使用辅助通气装置导致的肺部感染等并发症。

(2) 创伤性肉毒病 由于此种感染方式中肉毒毒素的产生与吸收均在体内,毒素经伤口直接进入血液循环,所以此类患者的临床表现中并无消化道症状,其余症状与食源性肉毒病相同。但是经创伤感染的潜伏期较食源性肉毒病长,大约为7天,病死率约为15%。

(3) 婴儿肉毒病 临床表现:便秘多为首发症状,进而出现喂食困难、哭声减弱、吮乳无力、吞咽困难、眼睑下垂,患儿普遍会出现全身肌张力减退、头颈部肌肉松软等症状,严重者亦可因呼吸肌麻痹而导致婴儿猝死。但其病死率不高,约为1%～2%。另有资料表明,85%的婴儿肉毒病患者无法确定感染源,仅15%的病例可以确定是食入被肉毒毒素污染的蜂蜜所致,加上该病基本是散发病例,因此婴儿肉毒病的发病可能与个体易感性有关。

(4) 成人感染性肉毒病 此类患者多有胃肠道手术史、胃肠道先天畸形和近期接受过可能影响肠道菌群的抗生素治疗。发病较为罕见，其临床症状与食源性肉毒病相同。

2. 诊疗要点 由于本病的病死率较高，因此早期诊断非常重要，应尽早根据典型临床症状、可疑饮食史做出诊断，迅速给予 A、B、E 三型多价抗毒素。同时加强护理及对症治疗，特别是维持呼吸功能，对呼吸肌麻痹者，及时气管插管、切开，人工或机械辅助通气，并控制呼吸道感染。轻者恢复快，无后遗症，重者恢复缓慢，几个月至几年，直到被损伤的神经末梢重新恢复功能。

3. 预防措施

(1) 加强食品卫生管理 目前国内外均已制定了严格的食品生产卫生执行标准，有效防止肉毒梭状芽孢杆菌污染及其在世界范围蔓延。

(2) 个人防护 低温保存食品，防止芽孢发芽。80℃ 加热食品 20 min 破坏毒素。

(3) 及早发现首发病例 禁食有毒食品，对同食者及早给予抗毒素预防。

五、毒性表现

肉毒毒素作用于胆碱能神经突触部位，抑制乙酰胆碱释放，导致肌肉收缩无力。通过影响不同部位的胆碱能神经突触，会引发不同部位及不同形式的肌无力。

(一) 影响外周胆碱能神经

肉毒毒素作用于外周胆碱能神经突触，主要影响神经肌肉接头及副交感神经的突触间传递，会引发不典型的肌无力，周身乏力，进行性加重，但四肢完全瘫痪者少见。

(二) 影响中枢胆碱能神经

中枢胆碱能神经突触主要分布于以下部位：(1) 脊髓前、后角及脊髓侧角交感神经节前神经元。(2) 脑干第Ⅲ、Ⅳ、Ⅴ对躯体运动神经核和第Ⅴ、Ⅶ、Ⅸ、Ⅺ对特殊内脏运动核，还见于动眼神经副核，上、下泌涎核及迷走神经背核，另有一些散在分布于脑干各个部位。

(3) 大脑皮质、基底神经节。

肉毒毒素中毒：①前庭小脑系统胆碱能神经功能障碍，患者可诉旋转性或非旋转性的头晕、轻度头痛。②动眼神经麻痹，眼球活动受限或眼球固定。③瞳孔括约肌麻痹致瞳孔对光反射减弱或消失，患者主诉复视、视物模糊、畏光。④咽喉部肌肉麻痹，致构音障碍、声音嘶哑、语音低、鼻音、吞咽困难、饮水呛咳。⑤面部表情肌麻痹者闭目无力、示齿、鼓腮困难。⑥呼吸肌麻痹，导致胸闷、憋气以至周围性呼吸衰竭，危及生命。毒性作用的严重程度与毒素在体内量的多少有关。

六、毒性机制

(一) 毒作用机制

肉毒毒素在小肠内被胰蛋白酶活化并释放出神经毒素（BoNT），被小肠黏膜细胞吸收入血，作用于外周神经-肌肉接头处、植物神经末梢及颅脑神经核。神经毒素（BoNT）可通过其氢键与胆碱能神经突触前膜上毒素受体——神经节苷脂结合，降低 Ca^{2+} 亲和力，影响突触小泡作用的某一环节，阻止胆碱能神经节末梢释放乙酰胆碱（ACh）。使神经冲动与肌肉收缩之间传递受阻，终致肌肉麻痹和瘫痪。重症病例可见颅脑神经核及脊髓前角产生退行性变，脑及脑膜充血、水肿及血栓形成。

神经毒素（BoNT）对神经肌肉接头的作用机制主要包括以下 4 个步骤：

1. **靶细胞的识别与结合** 肉毒毒素通过其 Hc 结构域结合神经肌肉接头（NMJ）处胆碱能神经元的突触前膜，作用迅速，而且亲和力高。近几年来，大量研究集中于寻找毒素特异性受体方面，研究表明这些受体是突触前膜上的神经节苷脂和突触结合蛋白Ⅰ、Ⅱ。神经毒素进行序列和功能比对认为，BoNT/A 的 Hc-C 的 5 个保守的氨基酸残基（Glu1202、Ser1263、Trp1265、Tyr1266 和 Gly1278）形成了神经节苷脂结合结构域。

2. **内化** 内化是指毒素进入细胞内部的过程。神经毒素结合神经细胞后，形成一个包裹毒素分子的多孔的酸性小泡，通过受体介导的内吞过程，这个过程依赖了温度与能量。Hn 结构域在毒素的内化过程中发挥了重要作用。

3. 跨膜转运及毒素的活化　当 BoNT 内化入酸性囊泡后，必须跨越囊泡膜这个疏水性的屏障进入细胞质，才能发挥其活性。普遍认为囊泡内的低 pH 值环境导致 BoNT 的构象发生改变，使得中性条件下水溶性的毒素转变为酸性条件下的疏水性结构，原来埋藏在内部的疏水片段暴露于表面，形成轻链-锌肽链内切酶，这样 BoNT 的重链和轻链就能嵌入囊泡的脂质双分子层中，并导致离子通道的形成，毒素的轻链由此从小泡腔内转运到神经细胞胞质中。

4. 蛋白质水解作用　在突触前膜，神经递质的释放是以胞吐的方式进行的。有一组 snare 蛋白，主要包括位于转运小泡膜上的 VAMP，位于突触前膜上的 SNAP25 和 syntaxin，以及一些胞质蛋白，共同形成复合物，介导了转运小泡与突触前膜的锚定和融合，是递质释放的必需蛋白。所有的 BoNT 都具有高度特异性的蛋白水解酶活性，不同血清型的 BoNT 作用的底物不同，或者作用于同一底物的不同位点，但这些底物都是 SNAP25 蛋白，如 BoNT/A、E 作用于 SNAP25 蛋白，BoNT/B、D、F、G 作用于 VAMP，BoNT/C 作用于 SNAP25 和 syntaxin，通过这种作用阻止了乙酰胆碱等神经递质的释放。

(二) 毒作用转归

迄今为止，大量研究确认中毒神经末梢（神经肌接头）并未发生神经末梢细胞膜（包含突触前膜）、突触间隙、突触后膜等的结构破坏。即中毒神经肌肉接头的解剖结构完整，只是在神经肌接头突触前膜侧的神经末梢胞内，发生了阻碍 snare 蛋白形成的诸多膜蛋白分子结构破坏，致使乙酰胆碱囊泡释放抑制。早期认为神经肌肉接头处的恢复机制是由于早先认为是中毒神经末梢，临近神经肌接头的无髓鞘轴突区域侧方发生芽生并建立新的神经肌肉接头的结果。后来随着研究的深入，逐渐认识到随着肉毒毒素的清除、突触前膜和乙酰胆碱囊泡膜上形成 snare 蛋白的膜蛋白结构的修复（此修复可能是神经元新合成蛋白的膜结构表达,抑或是酶介导的蛋白分子结构再修复),原本中毒的神经肌接头将重新恢复兴奋传递功能。因此,肉毒毒素对神经肌肉接头处的毒性作用是限时性效应,中毒的神经肌接头有最终完全恢复的潜力。但对于肉毒毒素对神经肌肉接头的累积毒性效应尚无定论,这也为临床上利用肉毒毒素进行美容治疗的安全性提出了疑问。

(李芳　赵超英　常元勋)

主要参考文献

1. 程卫东. 肉毒毒素致神经系统损害的机制及临床特征. 河南实用神经疾病杂志, 2004, 7 (1): 87-88.
2. 章金勇, 张晓丽. 肉毒毒素及其疫苗研究进展. 中国生物制品学杂志, 2007, 20 (12): 948-951.
3. 韩业华, 王伟勇. 肉毒毒素. 临床军医杂志, 2007, 35 (1): 117-119.
4. 雷晶, 马建华, 吴红霞. 肉毒中毒 75 例临床分析. 新疆医学, 2006, 36: 52-53.
5. 蓝弘. 两起肉毒杆菌食物中毒事件的分析. 第三军医大学学报, 2007, 29 (23): 2106-2107.
6. 刘波等. 肉毒杆菌中毒 19 例临床分析. 中国现代医学杂志, 2001, 11: 76.
7. Douglas T. Wound botulism associated with black tar heroin among injecting drug users. JAMA, 1998, 279: 859-863.
8. Roger L. Shapiro. Botulism in the United States: A Clinical and Epidemiologic Review. 1998, 129 (3): 221-228.
9. Gupta A. Adult botulism type F in the United States, 1981—2002. Neurology 2005, 65: 1694-1700.
10. Miyazaki S. Experimental botulism in chickens. Jpn J Med Sci Biol, 31: 1-15.

第二节　河豚毒素和石房蛤毒素

一、理化性质

河豚毒素(Tetrodotoxin, TTX)是一种毒性很强的氨基全氢化喹唑啉化合物，分子式为 $C_{11}H_{17}N_3O_8$，分子量为 319.28，为无臭、易潮解的白色结晶。石房蛤毒素（Saxitoxin，STX）是一种毒性很强的非蛋白生物毒素，分子式为 $C_{10}H_{17}N_7O_4$，分子量为 299.30，为白色固体，有吸湿性。TTX 和 STX 均易溶于水，微溶于乙醇和冰醋酸，不溶于有机溶剂。TTX 和 STX 在酸性条件下的化学性质非常稳定，一般烹调手段难以破坏。即使在日光下暴晒 20 天或在盐水中盐腌 30 天，其毒性仍不能全部破坏。TTX 和 STX 仅在碱性条件下，高温加热 30 min 以上时才能分解，TTX 易分解为几种喹唑啉化合物，STX 则容易降解为芳香族的氨基嘌呤衍生物。

二、来源、存在与接触机会

（一）动物提取

TTX 系日本学者田原良纯 1909 年首先从河豚中发现，并命名为 tetrodotoxin。1952 年津田藤介等从红鳍东方鱼屯、紫色东方鱼屯卵巢中独立地分离到了结晶态的河豚毒素。TTX 不仅存在于河豚体内，在其他多种生物，包括毛颚类、腹足类、软体动物、棘皮类、两栖类、纽虫、海藻内也发现了 TTX 或 TTX 类似物。我国也于 1958 年由上海水产学院加工系首先进行了河豚毒素的提取分离工作。

STX 最初是从阿拉斯加的大石房蛤中分离提取得到，因此命名为石房蛤毒素，后证实它来源于某些甲藻，经食物链作用而富集于贝类等动物体内。在生物体内一般以微量形式存在。

（二）TTX 产生菌提取

近年来，有关许多细菌、放线菌会产生 TTX 的报道不断出现。特别是近年来的研究表明，TTX 不是河豚自身产生的，而是由环境中的各种细菌产生的，可根据此从自然界通过遗传工程筛选出 TTX 高产菌株，直接从培养物中提取，产量大大提高。

三、吸收与分布

通过进食含此类毒素的河豚和贝类食物，经消化道吸收进入血液循环系统，可分布于全身主要器官，主要为神经系统。

四、毒性概述

（一）动物学资料

TTX 和 STX 对小鼠的腹腔注射 LD_{50} 为 $8\sim10\ \mu g/kg$，比氯化钠毒性大 1000 倍以上。TTX 家兔静脉注射的最小致死量（MLD）和致死量（LD）分别为 $3.1\ \mu g/kg$ 和 $3.8\ \mu g/kg$，全死和全活剂量非常接近，毒性的剂量-反应关系曲线非常陡峭。

小鼠经腹腔注射致死量 TTX 后，于数分钟内出现精神萎靡、肌无力、瘫痪、角弓反张、抽搐而死亡。经口给予 TTX 的小鼠于数小时后出现昂头、摇头、全身颤动、共济失调。有些小鼠在 $1\sim3\ h$ 内突发抽搐死亡，有些似"濒死"状态的动物经十几小时而后死亡。雄性动物较雌性动物更为敏感。

（二）中毒临床表现

TTX 大量存在于河豚中，主要集中在卵巢和肝，肌肉则很少。如果不慎食入了未经妥善处理的河豚，大约在 20 min 内就会出现神经系统麻痹症状，呼吸系统衰竭、痉挛、心脏跳动不规律，而且经常引致死亡。一般认为若有从唇、舌、咽喉开始到肢体末端的进展性麻痹，即应考虑为 TTX 或 STX 中毒。STX 中毒的临床表现与 TTX 极为相似。

1. 消化系统　胃肠道局部的刺激症状出现较早，表现为恶心、呕吐、腹泻。

2. 呼吸系统　对呼吸的抑制表现为呼吸变慢，呼吸肌收缩无力。

3. 神经系统　局部皮肤麻木或刺痛感，首先是口唇、舌尖麻木，继而出现广泛的肌肉麻痹。咽喉麻痹可导致失音。呼吸麻痹表现为呼吸窘迫、发绀。瞳孔开始收缩，后散大。从发病到死亡，多数患者神志清醒。

4. 心血管系统　心律失常，产生严重的低血压，体温降低。

（三）诊疗要点

目前临床上对 TTX 和 STX 中毒尚无特效药，主要采取综合对症治疗措施。早期可催吐、洗胃，用 2% 碳酸氢钠中和胃内毒素。出现呼吸困难行气管插管术或呼吸机辅助呼吸。

（四）预防措施

1. 加强宣传，提高群众对河豚及有毒贝类危害性的认识，避免误食。

2. 食用河豚时必须掌握科学的方法。

五、毒性表现

TTX 和 STX 均为神经性毒素，中毒后主要导致神经肌肉麻痹。TTX 和 STX 是通过中枢还是外周神经起作用一直有一定的争议。两种毒素均为脂溶性带正电荷，因此一些学者认为它们不能穿过血-脑屏障进入中枢，对呼吸的抑制是由于呼吸肌（膈肌）的麻痹，血压下降则是血管平滑肌麻痹导致外周血管舒张的结果。但近年来又有实验提示，STX 能进入中枢起作用，STX 经静脉注射后能对呼吸中枢产生强烈的抑制作用。经进一步的研究表明，给豚鼠腹腔注射 TTX，同时观察脑干吸气相关神经元和呼气相关神经元活动，表明 TTX 对这两个部位神经元放电均有抑制作用，它使呼吸中枢节律减缓，并发现 TTX 对髓部的节律发生有直接和持久的抑制作用，同时观察到膈肌放电减慢，在 STX 也观察到同样的结果。这些研究表明毒素能透过血-脑屏障进入中枢并产生明显的抑制作用。因此，目前一般认为 TTX 和 STX 对呼吸和心血管系统的抑制是对中枢和外周神经共同作用的结果。

六、毒性机制

TTX 和 STX 均是通过与钠离子通道受体结合，从而阻滞动作电位，导致相关生理活动障碍，主要是神经肌肉的麻痹。构效关系研究表明，TTX 的活性基团是 1、2、3 位的胍胺基和附近的 C_4、C_9、C_{10} 位的羟基。STX 的活性基团是 7、8、9 位的胍胺基及附近 C_{12} 的羟基。

对 TTX 的作用机制已经研究得十分清楚，TTX 选择性地抑制可兴奋膜的电压依赖性 Na^+ 通道的开放，从而阻止神经冲动的发生和传导，使神经肌肉丧失兴奋性。TTX 对 Na^+ 通道的选择性极高，能

阻止 Na^+ 进入细胞内，从而阻止神经和肌肉产生兴奋活动。近年来的资料表明 TTX 对心肌、神经及骨骼肌的 Na^+ 通道阻断方式不同。TTX 阻断心肌的 Na^+ 通道作用具有电压依赖性和使用依赖性。在这一点上，TTX 对神经 Na^+ 通道的影响是：TTX 的阻断与通道的门控是互相独立的。另有报道 TTX 对骨骼肌的作用主要是通过神经肌肉接头的阻断，同时对骨骼肌也有直接抑制作用。

（李芳　赵超英　常元勋）

主要参考文献

1. 徐勤惠，黄凯，高莉莎，等. 河豚毒素对小鼠和家兔的毒性研究. 卫生研究，2003，32（4）：371-374.
2. 陈素青，任雷鸣. 河豚毒素的药理作用及临床应用. 中国海洋药物，2001，6：50-55.
3. 宋蔚忠，顾杜新. 河豚毒素和石房蛤毒素的中毒与防治. 中国公共卫生，2000，16（10）9：47-948.
4. 阎林奇，吴少杰，郭瑞华. 河豚毒素的研究进展. 华北煤炭医学院学报，2008，10（1）：48-50.
5. 黄军，严美姣，陈国宏. 河豚毒素的起源及其研究进展. 生物技术通讯，2006，17（6）：998-1000.

第三节　贝　毒　素

一、概述

贝类中毒已受到人们的关注，目前认为该类中毒与贝类吸食浮游藻类有关，毒物在贝内蓄积与代谢，人类食用贝类而中毒。根据中毒症状，可分为麻痹性贝毒素（PSP）、腹泻性贝毒素（DSP）、神经性贝毒素（NSP）、记忆缺失性贝毒素（ASP）、西加鱼毒素（CFP）5种毒素。其中麻痹性贝毒素因其分布范围最广、对人类危害最严重而受到人们极大的关注，成为全球水产养殖业和海洋食品进出口部门重点检测的对象。

二、来源、存在与接触机会

麻痹性贝毒素（PSP）和神经性贝毒素（NSP）广泛分布于全球各大海域，是一类对人类生命健康危害最大的海洋生物毒素。水体中的藻类是这两类贝毒素的主要来源。现已知海洋中有13种单细胞的藻类可产生贝毒素。贝类因滤食有毒藻而在体内积累素毒，但尚未发现两者间明确的对应关系。因此，尽管在许多海域发现贝类含有很高的毒素，但仍难以根据藻毒与贝类间关系找到肇事毒藻。藻毒素可通过食物链的传递作用而在贝类、鱼类等体内积累，当人们误食体内富含这类毒素的海产品时，就会发生中毒。

三、中毒临床症状

麻痹性贝毒素中毒潜伏期为数分钟至 20 min，表现为口唇周围轻微刺激和麻木，逐渐扩大到面部和颈部，指尖和脚趾刺痛，有头晕、头痛、恶心等症状。随后全身麻痹，呼吸衰竭而死亡。

神经性贝毒素中毒时，会出现以神经系统中毒为特征的中毒症状，表现为头痛、头晕、恶心、呕吐；四肢麻木，无疼痛感觉，伴眩晕、全身无力、肌肉、关节疼痛等。

四、流行病学

据统计，自20世纪60年代以来，我国已有600多人因误食有毒的贝类而中毒，其中29人死亡。1976年—1978年，浙江舟山、宁波地区发生多起食用织纹螺中毒事件，毒素来源于甲藻；1986年福建东山发生食用菲律宾蛤仔而引起136人中毒，1人死亡；2002年，福建宁德、青田、罗源等地先后发生50多人因食用甲锥螺而中毒，其中3人死亡。

五、毒性机制

据早期有关文献报道，从贝类消化腺提炼的麻痹性贝毒素共具有

10种毒素成分。其中主要成分分别是毒性较低的 N-磺氨甲酰基类毒素占毒素总量的 59%，毒力较高的膝沟藻类毒素占总量的 39%，近年来，还不断有新毒素被发现。2000年我国东海赤潮中发现了麻痹性贝毒素，现已发现有 30 多种组分。

当贝类在吸食有毒藻类后，其所含的有毒物质即进入贝体内。此类毒素在贝类体内呈结合状态，对贝类本身无毒。但人食用这种含毒素贝类，毒素可迅速从贝类中释放，呈现毒作用。其中麻痹性和神经性贝类毒素为神经毒，主要毒作用为阻断神经传导。

鼠单位（简称 Mu）是国际上用于表达麻痹性贝毒素毒力的单位。一个鼠单位是使一只重 20g 的小白鼠在 15min 内死亡所需腹腔注射的剂量。Mu/g 表示每克贝类消化腺组织的毒力，不同的贝类中的贝毒素毒力差异较大，平均毒力约为 10~50 Mu/g。

（李芳　赵超英　常元勋）

主要参考文献

1. 江天久，尹伊伟，黄伟建．深圳大亚湾麻痹性贝类毒素成分特征．暨南大学学报（自然科学版），2000，21（5）：65-69．
2. 江天久，陈菊芳，邹迎麟．中国东海和南海有害赤潮高发区麻痹性贝毒素研究．应用生态学报，2003，14（7）：1156-1160．
3. 李勇主编．营养与食品卫生学．北京：北京大学医学出版社．2005，688．